Dieses Buch ist unseren Kindern
Katharina, Franziska, Max & Noah Schneider
und Moritz Richling gewidmet

FAKTEN.

Arzneimittel 2007

Detlev Schneider
Frank Richling

3. Auflage

Georg Thieme Verlag
Stuttgart · New York

Bibliografische Information Der Deutschen Nationalbibliothek
Die Deutsche Nationalbibliothek verzeichnet diese Publikation in der Deutschen Nationalbibliographie; detaillierte bibliographische Daten sind im Internet über http://dnb.d-nb.de abrufbar.

Wichtiger Hinweis: Wie jede Wissenschaft ist die Medizin ständigen Entwicklungen unterworfen. Forschung und klinische Erfahrung erweitern unsere Erkenntnisse, insbesondere was Behandlung und medikamentöse Therapie anbelangt. Soweit in diesem Werk eine Dosierung oder eine Applikation erwähnt wird, darf der Leser zwar darauf vertrauen, dass Autoren, Herausgeber und Verlag große Sorgfalt darauf verwandt haben, dass diese Angabe **dem Wissensstand bei Fertigstellung des Werkes** entspricht. Für Angaben über Dosierungsanweisungen und Applikationsformen kann vom Verlag jedoch keine Gewähr übernommen werden.
Jeder Benutzer ist angehalten, durch sorgfältige Prüfung der Beipackzettel der verwendeten Präparate und gegebenenfalls nach Konsultation eines Spezialisten festzustellen, ob die dort gegebene Empfehlung für Dosierungen oder die Beachtung von Kontraindikationen gegenüber der Angabe in diesem Buch abweicht. Eine solche Prüfung ist besonders wichtig bei selten verwendeten Präparaten oder solchen, die neu auf den Markt gebracht worden sind. **Jede Dosierung oder Applikation erfolgt auf eigene Gefahr des Benutzers.** Autoren und Verlag appellieren an jeden Benutzer, ihm etwa auffallende Ungenauigkeiten dem Verlag mitzuteilen.

Insbesondere sei hier auch noch darauf hingewiesen, dass die in diesem Buch aufgeführten Handelsnamen exemplarisch ausgewählt sind und keinen Anspruch auf Vollständigkeit erheben.

Rüdigerstraße 14, D-70469 Stuttgart
Unsere Homepage: http://www.thieme.de

Printed in Germany

Umschlaggestaltung: Thieme Verlagsgruppe
Umschlagfoto: Creative Collection
Satz: primustype Robert Hurler GmbH, Notzingen
Druck: Druckhaus Götz GmbH, Ludwigsburg

ISBN 3-13-140543-0 1 2 3 4 5 6
ISBN 978-3-13-140543-2

Vorwort

Aktuell, klar und übersichtlich strukturiert bietet das kompakte **FAKTEN. Arzneimittel 2007** schnellen Zugriff zu den relevanten Informationen, die im klinischen Alltag aller Fachdisziplinen beim Umgang mit Arzneimitteln ständig benötigt werden.
Die umfassende Nennung der aktualisierten *Handelsnamen* inklusive der *Generika* ermöglicht das rasche Auffinden von Medikamenten und das Erkennen von Alternativen von Präparaten mit gleichem *Wirkstoff* oder aus der gleichen oder verwandten *Wirkstoffgruppen*. Das umfangreiche, farblich gestaltete *Stichwortverzeichnis* erleichtert den Zugriff.
Die neu aufgenommene Tabelle *Notfallpräparate* hilft bei der konkreten Entscheidungsfindung in der Akutsituation.
Differenzierte indikationsspezifische Dosierungshinweise unter besonderer Berücksichtigung von Dosierungsmodifizierungen bei *Nieren- und Leberinsuffizienz* sowie bei *Kindern*, ermöglichen die korrekte, an die individuelle Situation des Patienten angepasste Dosierung.
Die Darstellung der ebenfalls aktualisierten *Therapiekosten* unterstützt in Zeiten immer begrenzterer Budgets den ökonomischen Umgang mit Arzneimitteln.
Anwendungsbeschränkungen in der *Schwangerschaft und Stillzeit*, *Kontraindikationen*, *Nebenwirkungen* und *Wirkmechanismen* bieten dem Mediziner einen schnellen Überblick über die wesentlichen **FAKTEN** eines Wirkstoffs.
Die *Pharmakokinetik* gibt darüber hinaus wichtige Informationen, wenn es um die Frage geht, ab wann und wie lange eine Substanz wirkt, wie hoch ein mögliches Interaktionspotential anhand der Plasmaeiweißbindung ist und über welchen Weg ein Wirkstoff eliminiert wird.
Diess Buch in Ihrer Kitteltasche soll nicht nur jedes Jahr aktualisiert sondern auch besser werden. Ihre Hinweise und Verbesserungsvorschläge nehmen wir dankend entgegen und werden sie in der nächsten Auflage berücksichtigen.

Menden und Krefeld im September 2006

Frank Richling
Detlev Schneider

Anschriften

Dr. med. Detlev Schneider
Abteilung für Neurologie und Neurologische Intensivmedizin
Spezielle Schmerztherapie
St. Josef Krankenhaus GmbH
Asberger Straße 4
47441 Moers
Email: DS-Fakten@gmx.de

Dr. med. Frank Richling
Lungenklinik Hemer
Zentrum für Pneumologie und Thoraxchirurgie
Theo-Funccius-Straße 1
58675 Hemer
Email: FR-Fakten@gmx.de

Abkürzungen

ab	abstillen
AK	Antikörper
alk.	alkalisch
ALL	akute lymphatische Leukämie
allg.	allgemein
allerg.	allergisch
Am	Anwendung möglich
Amp.	Ampulle
AT	Augentropfen
Aub	Anwendung unbedenklich
AUC	Area under the curve
AV	atrioventrikulär
BB	Blutbild
BMI	Body Mass Index
BTM	Betäubungsmittel
BtMVV	Betäubungsmittel-Verschreibungsverordnung
BV	Bioverfügbarkeit
CLL	chronisch lymphatische Leukämie
CML	chronisch myeloische Leukämie
CMV	Zytomeglievirus
CPR	cardio pulmonale Reanimation
d	Tag
DA	Dosieraerosol
Dos	Dosierung
ED	Einzeldosis
EF	Ejektionsfraktion
EPMS	extrapyramidal motorische Symptome
Erh-Dosis	Erhaltungsdosis
Erw.	Erwachsene
FFP	Fresh-frozen Plasma
GFR	glomeruläre Filtrationsrate

GIT	Gastrointestinaltrakt
GM	Grand mal Anfall
Gneg	Gram-negativ
Gpos	Gram-positiv
Gr	Gravidität, Schwangerschaft*
h	Stunde
HCG	Choriongonadotropin
HD	Hämodialyse
HF	Herzfrequenz
HI	Hinweise/Herzinfarkt
HIPA	Heparin-induzierter Plättchenaktivierungstest
HIT	heparininduzierte Thrombozytopenie
HLS	Hirnleistungsstörung
HN	Handelsname
HOCM	hypertrophe obstruktive Kardiomyopathie
HOPS	hirnorganisches Psychosyndrom
HP	Helicobacter pylori
HRST	Herzrhythmusstörungen
HWI	Harnwegsinfekt
HWZ	biologische Halbwertszeit
HMV	Herzminutenvolumen
HZV	Herzzeitvolumen
I	Indikation
I.E.	internationale Einheiten
i.v.	intravenös
Inf.-Fl.	Infusionsflaschen
Inj.	Injektion
INR	international normalized ratio
J.	Jahre
k.A.	keine Angaben
kE	keine Erfahrung
KG	Körpergewicht

* Erklärung zur Gruppenbezeichnung s. S. IX

kH	kein Hinweis
KHK	koronare Herzkrankheit
KI	Kontraindikationen
KK	Kleinkinder
KO	Körperoberfläche
komb.	Kombination
Kps.	Kapseln
Krea	Kreatinin
KS	Kopfschmerzen
La	Laktation, Stillperiode*
LA	Lokalanästhetika
LJ	Lebensjahr
LP	Liquorpunktion
Lsg.	Lösung
Lufu	Lungenfunktionsdiagnostik
LV	linksventrikulär
Max-Dosis	Maximaldosis
min	Minute
Mo.	Monat
MRSA	multiresistente Staphylokokkus aureus
MS	Multiple Sklerose
Mtm	Monotherapie möglich
NIDDM	Non insulin dependent diabetes mellitus
ns	nicht signifikant
NSE	Neuronen-spezifische Enolase
NW	Nebenwirkungen
Pat.	Patient
p.i.	per inhalationem
PNP	Polyneuropartesie
p.o.	per os
PEB	Plasmaeiweißbindung
PK	Pharmakokinetik
RF	Rheumafaktor
RR	Blutdruck
SA	sinuatrial
Säugl.	Säugling
s.c.	subkutan
SD	Schilddrüse
sI	strenge Indikationsstellung
S-Krea	Serum-Kreatinin
SK	Schulkinder
s.l.	sublingual
Sm	Stillen möglich
SR	Sinusrhythmus
SS	Schwangerschaft
SSW	Schwangerschaftswoche
subl.	sublingual
Supp.	Suppositorium
Susp.	Suspension
SV	supraventrikulär
Tbl.	Tabletten
tgl.	täglich
Trpf.	Tropfen
TTK	Tagestherapiekosten**
ub	unbedenklich
vI	vitale Indikation
VT	ventrikuläre Tachykardie
WB	Wirkungsbeginn
WD	Wirkdauer
Wi	Wirkungsmechanismus/ Wirkung
WM	Wirkungsmaximum
wtl.	wöchentlich
Wo.	Woche
WW	Wechselwirkungen

* Erklärung zur Gruppenbezeichnung s. S. X

** Hinweis: Die Tagestherapiekosten wurden ausgehend von einer mittleren Dosierung für einen mittelschweren Patienten (75 kg KG) umgerechnet und sind daher nur richtungsweisende Werte. Im Einzelfall können die Kosten der Behandlung in Abhängigkeit der Erkrankung von unseren Angaben abweichen.

Hinweise zu Verwendung der Wirkstoffe während Schwangerschaft und Stillzeit

Die Hinweise finden Sie im Buch unmittelbar nach den Tagestherapiekosten hinter jedem Wirkstoffnamen in Form der folgenden Chiffren bzw. Abkürzungen:

Schwangerschaft – Chiffren*

GR 1	Bei umfangreicher Anwendung am Menschen hat sich kein Verdacht auf eine embryotoxische/teratogene Wirkung ergeben. Auch der Tierversuch erbrachte keine Hinweise auf embryotoxische/teratogene Wirkungen
GR 2	Bei umfangreicher Anwendung am Menschen hat sich kein Verdacht auf eine embryotoxische/teratogene Wirkung ergeben.
GR 3	Bei umfangreicher Anwendung am Menschen hat sich kein Verdacht auf eine embryotoxische/teratogene Wirkung ergeben. Der Tierversuch erbrachte jedoch Hinweise auf embryotoxische/teratogene Wirkungen. Dieses scheinen für den Menschen ohne Bedeutung zu sein.
GR 4	Ausreichende Erfahrungen über die Anwendung beim Menschen liegen nicht vor. Der Tierversuch erbrachte keine Hinweise auf embryotoxische/teratogene Wirkungen.
GR 5	Ausreichende Erfahrungen über die Anwendung beim Menschen liegen nicht vor.
GR 6	Ausreichende Erfahrungen über die Anwendung beim Menschen liegen nicht vor. Der Tierversuch erbrachte Hinweise auf embryotoxische/teratogene Wirkungen.
GR 7	Es besteht ein embryotoxisches/teratogenes Risiko beim Menschen (1. Trimenon)
GR 8	Es besteht ein fetotoxisches Risiko beim Menschen (2. und 3. Trimenon)
GR 9	Es besteht ein Risiko perinataler Komplikationen oder Schädigungen beim Menschen
GR 10	Es besteht das Risiko unerwünschter hormonspezifischer Wirkungen auf die Frucht beim Menschen
GR 11	Es besteht das Risiko mutagener/karzinogener Wirkung.

* Quelle: Arzneimittel in Schwangerschaft und Stillzeit, Beratungsstellen ROTE LISTE® 2005, Seite 363–365
Herausgeber: Rote Liste® Service GmbH

Stillzeit – Chiffren*

La 1	Es ist nicht bekannt, ob die Substanz in die Milch übergeht.
La 2	Substanz geht in die Milch über. Eine Schädigung des Säuglings ist bisher nicht bekannt geworden.
La 3	Substanz geht in die Milch über. In Abhängigkeit von Dosis, Art der Anwendung und Dauer der Medikation kann das Befinden des Säuglings vorübergehend beeinträchtigt werden.
La 4	Substanz geht in die Milch über. In Abhängigkeit von Dosis, Art der Anwendung und Dauer der Medikation kann eine ernsthafte Schädigung des Säuglings eintreten.
La 5	Substanz führt zur Verminderung der Milchproduktion.

Verwendete Abkürzungen

KI	Kontraindikation
sI	strenge Indikationsstellung
Am	Anwendung möglich
kE	keine Erfahrung
k.A.	keine Angaben
vI	vitale Indikation
Sm	Stillen möglich
ab	abstillen
Aub	Anwendung unbedenklich
ub	unbedenklich
kH	kein Hinweis
Mtm	Monotherapie möglich

* Quelle: Arzneimittel in Schwangerschaft und Stillzeit, Beratungsstellen ROTE LISTE® 2005, Seite 363–365
Herausgeber: Rote Liste® Service GmbH

Inhaltsverzeichnis

1.1 Opioid-Analgetika

1.1.1 Opioide

Ind starke und stärkste Schmerzzustände

Wi Bindung an Opioidrezeptoren (μ-, κ- und δ-Rezeptoren) im zentralen + peripheren Nervensystem → Analgesie (spinal + supraspinal + im limbischen System), Atemdepression, Sedierung, Übelkeit und Erbrechen, Hustendämpfung, Euphorie/Dysphorie, später antiemetische Wi, Miosis, RR-Senkung (Sympathikusdämpfung → Vasodilatation, Bradykardie, neg. Inotropie), Histaminfreisetzung
Buprenorphin: partieller μ-Rezeptoren Agonist (in niedrigen Dosen Agonist, in höheren Antagonist)
Pentazocin: gemischter Agonist/Antagonist (an μ-Rezeptoren als Antagonist, an κ-Rezeptoren als Agonist)

KI zentrale Atemdämpfung, Status asthmaticus, Ileus; *relative KI:* Opioidabhängigkeit, Bewusstseinsstörungen, respirat. Insuffizienz, Atemantriebsstörung, erhöhter Hirndruck, Hypotension bei Hypovolämie, Gallenwegserkrankungen, Prostatahyperplasie mit Restharn, Harnwegstenosen oder Koliken der Harnwege, obstruktive und entzündliche Darmerkrankung, Phäochromozytom, Pankreatitis, Myxödem, Kinder < 1 J.

NW Atemdepression, Sedierung, Übelkeit und Erbrechen (initial), Schwindel, Spasmen der glatten Muskulatur (u a. Magen-Darm-Trakt, Harnwege, Bronchien) → Obstipation, Gallenkolik, Bronchospasmen, Blasenentleerungsstörungen; Miosis, Euphorie, Abhängigkeit, Verwirrtheit, Bradykardie und Tachykardie, Hypo- und Hypertonie, lokal Pruritus und Exanthem (bei s.c.-Gabe)

Alfentanil *(BtMVV); TTK 3,- € (2 ml), 8,- € (10 ml); Gr 4+9; KI/La 2, KI*

HN *i.v.:* **Rafipen®** 0,5 mg/ml Inf.-Lsg. à 2|10 ml Amp.

Dos **Anästhesie einschl. Neuroleptanästhesie:**
- *i.v.:* einmalige Bolusinjektion 15–150 μg/kg KG (2–20 ml/70 kg KG i.v.), fraktionierte Bolusinjektion 15 μg/kg KG/15 min (2 ml/70 kg KG/15 min)
- *Infusion:* 1 μg/kg KG/min (0,14 ml/70 kg KG/min)

PK sequenzielle HWZ 0,4–2,2 min und 8–32 min, terminale Eliminations-HWZ 83–223 min, max. Analgesie + Atemdepression innerhalb von 1–2 min, PEB 92%, hauptsächlich hepatische Metabolisierung, renale Elimination

Buprenorphin *(BtMVV); TTK s.l.: 3–7,40 € (1,2–1,6 mg); i.v.: 4,8 € / Amp.; Pflaster: 20–25,- € /52,5 µg Pfl.; sl/sl*

HN *p.o.:* **Temgesic**® 0,2 | 0,4 mg forte/s.l.-Tbl., **Subutex**® 0,4 | 2 | 8 mg/s.l.-Tbl.
parenteral: **Temgesic**® 0,3 mg/Amp. à 1 ml
transdermal: **Transtec**® PRO Pflaster mit Wirkstoffabgabe von 35 µg/h, 52,5 µg/h oder 70 µg/h

Dos **starke und stärkste Schmerzen:**
- *parenteral:* 1 × 0,15–0,3–0,6 mg i.m./s.c./i.v., ggf. alle 6–8 h wiederholen bis max. 4 × 0,3 mg/d; *Max-Dosis:* 1,2 mg/d
- *p.o.:* 4 × 0,2–0,4 mg/d sublingual; *Max-Dosis:* 1,6 mg/d
- *transdermale Applikation:* Pflasterwechsel alle 72 h;
  - bei Pat. ohne vorherige Analgesie initiale Pflasterstärke 35 µg/h
  - zuvor 30–60 mg Morphium/24h → initiale Stärke 35 µg/h
  - zuvor 60–90 mg Morphium/24h → initiale Stärke 52,5 µg/h
  - zuvor > 120 mg Morphium/24h → initiale Stärke 70 µg/h
- *Kinder > 1–12 J.:* ED 3–6 µg/kg KG i.v./i.m./s.l., max. 9 µg/kg KG

PK BV 50%, max. Plasmakonz. nach 5 min, max. Wi nach 30–60 min nach i.v. bzw. nach 2 h p.o., PEB 96%, Wi-Dauer 6–8 h, HWZ 3–5 h, hepatischer Metabolismus, renale (10%) und fäkale (90%) Elimination, im Vgl. zum Morphin 30–60fache Wi, Äquivalenzdosis i.v. 0,4 mg/p.o. 0,8 mg

Codein – Codeinphosphat *(BtMVV); TTK 2,80–5,60 € (200–400 mg); sl im 1. Trim., KI kurz vor der Geburt/sl*

HN *p.o.:* **Antitussivum Bürger**® 30 mg/Tbl., **Codeinum phosphoricum Compretten**® 30 | 50 mg/Tbl., **Codeinsaft von ct**® 5 mg/5 ml, **Codeintropfen von ct**® 1 mg/Trpf., **Codicaps Mono**® 30 mg/Kps., Saft 10 mg/5 ml, **Codicompren ret.**® 50 mg/Tbl., **Codipertussin**® 30 | 50 mg/Tbl., Saft 100 mg/ 100 ml, **Optipect**® Kodein Forte Trpf. 21,2 mg/ml, **Tryasol**® 30 | 50 mg/Tbl., Lsg. 2,5 mg/ml, 22,1 mg/30 Trpf., **Tussoret**® 30 mg/Tbl., Saft 10 mg/ 5 ml

Dos **Schmerzen (in Kombination mit nicht-opioid Analgetika):**
- *p.o.:* 50–100 mg alle 4 h p.o.
- *Max-Dosis:* 300 mg/d
- *Kinder:* > 12 J. 30 mg, > 3 J. 15 mg, > 1 J. 7,5–15 mg jeweils als 3–4 ED/d p.o. oder 3–4 × 0,5 mg/kg KG/d p.o.

PK BV 40–60%, max. Plasmakonzentration nach 1–2 h, HWZ 2–3 h, Wi-Dauer 4–6 h, hepatische Metabolisierung, zu 5–20% Demethylierung in Morphin

Dihydrocodein *TTK p.o.: 1,13–3,20 € (60–180 mg); Gr 6, Kl/La 1, Kl*

HN *p.o.:* **DHC Mundipharm®** 60 | 90 | 120 mg/ret.-Tbl., **Paracodin®** 10 mg/Tbl., 20 mg/ret.-Kps., N-Sirup 9,7 mg/4 ml, Tropfen 10 mg/1 ml (= 20 Trpf.), **Tiamon®** Mono 10 mg/Tbl., 35 mg/ret.-Kps.

Dos **starke Schmerzen:** *Initial* 2 × 60 mg/d, dann indiv. Dosis mit 2 × 1 Tbl./d à 60 | 90 | 120 mg p.o.

starker Reizhusten:
- *Erw:* 30–90 mg/d verteilt auf 3 ED p.o.
- *Kinder:* > 12 J. 30–90 mg/d, > 9 J. 15–30 mg/d, > 6 J. 15 mg/d, > 4 J. 7,5–15 mg/d jeweils verteilt auf 3 ED p.o.

Opiatentzug: 2 × 150 (–300) mg/d p.o., nach spätestens 1 Wo. tgl. um 15–30 mg reduzieren

▸ *Max-Dosis:* 240 mg/d bei der Schmerzbehandlung, 600 mg/d beim Opiatentzug

PK BV 20%, Wi-Dauer 4–6 h (bis 12 h), HWZ 3–4,5 h, PEB 10%, hepatische Metabolisierung

Fentanyl *(BtMVV); TTK p.o.: 11,- € /Tbl.; Pflaster: 8,50–17,- € (25–50 µg); i.v.: 4,40–4,80 € /10 ml Amp.; Gr 5+6, sl/La 2+3, sl*

HN *p.o.:* **Actiq®** 100 | 400 | 600 | 800 | 1200 | 1600 µg Lutschtbl. mit Applikator
kutan: **Durogesic®** SMAT Membranpflaster 12 µg/h, **Fentanyl (Generika)**, **Matrifen®**, **Robifentanyl®** - *alle:* *25 | 50 | 75 | 100 µg/h* Pflaster
parenteral: **AB-Fentanyl®**, **Fentanyl® (Generika)** – *alle:* *0,1 | 0,5 mg/2 | 10 ml Amp.*

Dos **Neuroleptanalgesie:**

- 50–100 µg i.v. in Komb. mit einem Neuroleptikum, ggf. Wdh. nach 30–45 min.
- *Perfusor:* 0,05–0,15 (-0,4) mg/h = 5–15 ml/h
- *Perfusor-„Rezept“:* 1 Amp.= 0,5 mg mit NaCl 0,9% verdünnen auf 50 ml = 0,01 mg/ml

Intubationsnarkose: *initial* 2–50 µg/kg KG i.v. (140–3500 µg/ 70 kg KG), dann 25–250 µg je nach OP-Verlauf

chronische Schmerzen:

- *p.o.:* initial: 200 µg/d, ggf Steigerung bis 1600 µg/d
- *Membranpflaster:* Sorgfältige Titration der Fentanyldosis für den individuellen Bedarf erforderlich (siehe Äquivalenztabelle), Wechsel alle 72 h notwendig

▸ *Kinder:* 2–5 (–10) µg/kg KG i v./i.m., über Perfusor 1–3 µg/kg KG/h

PK
- *i.v.:* Wi-Beginn nach Sek. (max. Wi. nach 4 min), HWZ 2–7 h, Wi-Dauer nach initialer Injektion nur 20–30 (-60) min, PEB 84%, zu 95% Elimination nach hepatischer Metabolisierung (Cytochrom P3A4)
- *Membranpflaster:* BV 92%, nach 12–24 h Wi-Beginn, nach 48 h volle Wi mit gleichbleibendem Plasmaspiegel, terminale HWZ 16–22 h,
- *Lutschtbl.:* BV 50%, rascher Wi-Beginn in 15 min., Wi-dauer 1–2 h

Hydromorphon

(BtMVV); TTK p.o.: 2,80–5,50 € (8–16 mg), 1,20–1,60 € (1,3–2,6 mg); i.v.: 4,- € /Amp.; Kl/La 3, Kl

HN *p.o.:* **Palladon®** 4|8|12|16|24 mg/ret.-Kps.,1,3|2,6 mg Hart-Kps.
parenteral: **Dilaudid®** 2 mg/Amp. à 1 ml

Dos **starke und stärkste Schmerzen:**
- *akut:* 1–2 mg i.m./s.c., Wdh. je nach Schmerzstärke (i.v. nur in Ausnahme)
- *p.o.: initial:* 2 × 4 mg/d, ggf. um 4 mg/d steigern
- *Kinder:* > 12 J.: 0,08 mg/kg KG alle 12 h; 6–12 J.: 0,5–1,0 mg i.m. oder s.c.; < 6 J. 0,015 mg/kg KG i.m. oder s.c

PK BV 36%, PEB < 10%, HWZ 2,6 h, Wi-Eintritt nach 10–20 min (i.v.), 1–2 h (p.o.), Wi-Dauer 5 h, Wi-Potenz im Vgl. zu Morphin

6–7,5fach p.o., 5fach i.v.; hepatische Glukuronidierung, v.a. renale Elimination

Methadon/Levomethadon *(BtMVV); TTK p.o.: 1,30–2,60 € (25–50 mg Lsg.); 3,90–7,80 € (10–20 mg); i.v.: 1,8 € (2,5 mg); sl/sl*

HN *p.o.: Levomethadon:* **L-Polamidon**® Lsg. 5 mg/ml, Trpf. 5 mg/ml (= 20 Trpf.)
p.o.: Methadon: **Methaddict**® 5|10|40 mg/Tbl.
parenteral Levomethadon: **L-Polamidon**® 2,5|5 mg/Amp. à 1|2 ml

Dos **starke und stärkste Schmerzen:**
- *parenteral:* 2,5 mg i.v. oder bis 7,5 mg i.m./s.c., ggf. Wdh. alle 4–6 h
- *p.o.:* 4–6 × 2,5–7,5 mg/d p.o. (individuell unterschiedlich)

Substitution bei Opiatabhängigkeit: *initial:* morgens 15–20 mg p.o. und abends 10–25 mg, nach 1–6 d Tagesdosis 1 ×/d
Opioidentzug: Ersttagesdosis morgens 15–20 mg, ggf. abends zusätzlich 10–25 mg, dann ggf. Dosisanpassung alle 2 d um 20% je nach Auftreten von Entzugssymptomen
▸ *Max-Dosis:* 150 mg/d p.o. = Tagesverschreibungshöchstdosis

PK BV > 90%, Wi-Eintritt nach 30–60 min, max. Plasmakonz. nach 4 h, lange Wi-Dauer (5–8 h), PEB von 85%, HWZ 15–72 h, hepatischer Metabolismus (> 50%) und renale Elimination

Morphin *(BtMVV); TTK k.A.; Kl/sl*

HN *p.o.-retardiert:* **Capros**®, **Kapanol**®, **M-beta**®, **M-long**®, **Morphanton**®, **Morphin (Generika)**, **Morphinsulfat-GRY**®, **Morph Sandoz**®, **MST Continus**® 200 mg/Ret.-Tbl., **MST Mundipharma**® 200 mg/Ret-Tbl. + Granulat, **M-STADA**® – *alle: 10|30|60|100 mg/Ret.-Tbl.*; **Kapanol**® 20|50|100 mg/Ret.-Tbl.
p.o.-unretardiert: **Sevredol**® 10|20 mg/Tbl., **Morphin Merck**® 0,5%–2,0%-Trpf.
parenteral: **M-Dolor**® 10|15|20 mg/Amp., **M-STADA**® 1020 mg/Amp., **MSI Mundipharma**® 10|20|100|200 mg/Amp., **Morphin Merck**® 10|20|100 mg/Amp., **Morphin (Generika)** 10|20|100|200 mg/Amp., **M-STADA**® 10|20 mg/Amp.
rektal: **MSR Mundipharma**® 10|20|30 mg/Supp.

Dos **starke und stärkste Schmerzen:**

- *akut:* 5–10 (–15) mg in aqua inject verdünnt i.v. oder 10–20 mg i.m./s.c.
- *Perfusor:* 1–4 mg/h = 0,5–2 ml/h i.v., schrittweise Dosissteigerung bis auf 5 mg/h; „Rezept": 10 Amp. à 10 mg = 100 mg auf 50 ml NaCl 0,9% verdünnen = 2 mg/ml
- *p.o.:* 5–15(–30) mg/d p.o., ggf. erhebliche Dosissteigerung möglich
- *Max-Dosis:* 300 mg p.o., 100 mg über Perfusor; ggf. 2000 mg/d p.o. bis zu 30 d lang möglich
- *Kinder:* > 12 J. 6 mg; > 7 ½ J. 3 mg; > 3 J. 2 mg; > 1 J. 1 mg; > ½ J. 0,8 mg; > ¼ J. 0,5 mg s.c. (ED) oder 1–3 × 10 mg ret. Tbl./d p.o., Dosissteigerung am Folgetag um 50–100% bis zur völligen Schmerzfreiheit

PK BV 30%, Wi-Eintritt nach 15–45 min, Wi-Max. nach 1 h, HWZ 2–3 h, Wi-Dauer 4–5 h, in ret. Form 8–24 h, renale und biläre Ausscheidung

Oxycodon *(BtMVV); TTK 2,40–7,90 € (20–80 mg); Gr 5, Kl/La 2, Kl*

HN *p.o.:* **Oxygesic®** 5 | 10 | 20 | 40 | 80 mg/Ret.-Tbl.

Dos **starke Schmerzen:**

- *Erwachsene und Kinder > 12 J.:* nicht-opioidgewöhnte Pat.: 2 × 10 mg/d p.o., Dosisanpassung max. alle 1–2 d
- *Nicht-Tumorschmerzen:* 40 mg/d p.o., *Tumorschmerzen* 80–120 mg/d p.o., ggf. Steigerung auf 400 mg/d
- *Risikopatienten* (Leber-/Niereninsuffizienz, geringes Körpergewicht, „Langsam-Metabolisierer"): halbe Dosis

▸ *Absetzen:* bei Dosis > 60 mg/d ausschleichen

PK max. Plasmakonz. nach 3 h, PEB 38–45%, HWZ 4,5 h, intestinale u. hepatische Metabolisierung (CYP P450)

Pentazocin *(BtMVV); TTK p.o.: 2,40 € (200 mg Kps.); Supp.: 4,- € (200 mg); i.v.: 2,7 € /Amp.; sl/sl*

HN *p.o.:* **Fortral®** 50 mg/Kps.
parenteral: **Fortral®** 30 mg/Amp. à 1 ml
rektal: **Fortral®** 50 mg/Supp.

Dos **starke und stärkste Schmerzen:**

- *akut:* 30 mg langsam i.v./i.m., ggf. Wdh. alle 3–4 h; *Max-Dosis:* 360 mg/d bzw. 1 mg/kg KG bei s.c./i.m., 0,5 mg/kg KG bei i.v.
- *p.o./rektal:* 50 mg p.o. oder Supp., ggf. Wdh. alle 3–4 h; *Max-Dosis:* 600 mg/d bzw. 12 Kps./d p.o., Supp.: 200 mg/d bzw. 4 Supp.
- *Kinder:* > 12 J. 20 mg; > 7½ J. 15 mg; > 3 J. 10 mg p.o., i.m., i.v. oder 0,5 (–1) mg/kg KG i.v. bzw. 0,5–2 mg/kg KG p.o. b.B. alle 3–4 h Wdh. möglich; *Max-Dosis:* 1 mg/kg KG bei s.c./i.m., 0,5 (–1) mg/ kg KG bei i.v.

PK BV 20%, Wi-Beginn 2–3 min (i.v.), 10–20 min (i.m.), 15–30 min (p.o./Supp.), HWZ 2–2,5 h, Wi-Dauer 3–4 h, Wi-Stärke ist 0,3 im Vgl. zu Morphin (1), PEB 65%, Elimination nach hepatischem Abbau

Pethidin *(BtMVV); TTK p.o.: 2-4,- € (200–400 mg); Supp.: 1,40 € / Supp.; i.v.: 1,25 € (50 mg); sl/sl*

HN *p.o.:* **Dolantin®** 50 mg/ml (= 20 Trpf.)
parenteral: **Dolantin®** 50|100 mg/Amp. à 1|2 ml
rektal: **Dolantin®** 100 mg/Supp.

Dos **starke und stärkste Schmerzen:**

- *akut:* 50 mg i.v. oder 50–100 mg s.c. oder i.m., ggf. Wdh. alle 3–4 h
- *Trpf.:* 20–40 Trpf. (50–100 mg) p.o., ggf. Wdh. alle 3–4 h
- *Supp.:* 100 mg als Supp., ggf. Wdh. alle 3–4 h
- *Max-Dosis:* 500 mg/d i.v./p.o./Supp.
- *Kinder:* > 12 J. 33 mg; > 7 ½ J. 25 mg; > 3 J. 17 mg; > 1 J. 12,5 mg; > ½ J. 10 mg; > ¼ J. 8 mg jeweils 3 ×/d p.o./s.c./i.m. oder akut 0,5–1 mg/kg KG i.v.

PK BV 50%, Wi-Beginn nach 15 min, Wi-Dauer 3–5 h, Wi-Stärke ist 0,1 im Vgl. zu Morphin (1), HWZ 2–7 h, PEB 60%, renale Elimination

Piritramid *(BtMVV); TTK 6,40–12,80 € (30–60 mg); Gr 5, Kl/La 1,sl*

HN *parenteral:* **Dipidolor®** 15 mg/Amp. à 2 ml

Dos **starke und stärkste Schmerzen:**

- *akut:* 7,5–15 (–30) mg i.m., langsam i.v. oder s.c., ggf. Wdh. alle 6–8 h

- *Kinder:* 0,05–0,1 mg/kg KG i.m., langsam i.v. oder s.c., ggf. Wdh. alle 6–8 h
- *Max-Dosis:* 600 mg/d

PK Wi-Beginn nach 1–2 min (i.v.), 10–15 min (i.m.), 30 min (s.c.), Wi-Dauer 6–8 h, HWZ 4–10 h, 15 mg Piritramid = 10 mg Morphin, hepatischer Metabolismus, Elimination der Metabolite per Fäzes

Remifentanyl *(BtMVV); TTK 7,16–8,80 € /mg; sl/La1, sl*

HN **Ultiva**® 1 | 2 | 5 mg Pulver in Durchstechfl.

Dos **Narkoseeinleitung:** 1 µg/kg KG Bolusinjektion langsam über mind. 30 s bzw. 0,5–1 µg/kg KG kont. Infusion

Narkoseaufrechterhaltung: (Stickoxydul 66%) Bolusinj. 0,5–1 µg/kg KG; kont. Infusion Anfangsrate 0,4 µg/kg/min, Bereich 0,1–2 µg/kg KG/min; (Isofluran, Anfangsdosis 0,5 MAC) Bolusinj. 0,5–1 µg/kg; kont. Infusion Anfangsrate 0,25 µg/kg KG/min, Bereich 0,005–2 µg/kg KG/min; (Propofol Anfangsdosis 100 µg/kg KG/min) Bolusinj. 0,5–1 µg/kg KG; kont. Infusion Anfangsrate 0,25 µg/kg KG/min, Bereich 0,05–2 µg/kg KG/min

Anästhesie bei Spontanatmung: Infusion Anfangsrate zur Narkoseeinleitung u. Aufrechterhaltung 0,04 µg/kg KG/min, Bereich von 0,025–1 µg/kg KG/min, Bolusinj. nicht empfohlen

Intensivmedizin: Dauerinf. Anfangsdosis 0,1–0,15 µg/kg KG/min (6–9 µg/kg KG/h), Dosierungsbereich 0,006–0,74 µg/kg KG/min (0,38–44,6 µg/kg KG/h)

PK HWZ 3–10 min, PEB 70%, Hydrolyse durch unspez. Blut- und Gewebeesterasen

Sufentanil *(BtMVV); TTK 4–28,- € (100 µg); Gr 4, sl/La 1, KI*

HN *parenteral:* **Sufenta**® (0,25 mg/5 ml, **epidural**® 0,01 mg/2 ml, **mite**® 0,005 mg/1 ml), **Sufentanil curamed**® 0,01 mg/2 ml, 0,05 mg/10 ml, 0,25 mg/5 ml, 1 mg/20 ml, **curasan**® 0,005 | 0,05 mg/ml, **ratiopharm**® 0,05 mg/ml, 0,01 mg/2 ml, 0,25 mg/5 ml, 0,05 mg/10 ml, 1 mg/20 ml)

Dos **bei Kombinationsnarkosen (als analgetische Komponente):**

- *Einleitungsdosis:* 0,7–2 µg/kg KG (50–140 µg/70 kg KG) langsam i.v. über 2–10 min
- *Erh-Dosis:* 0,15–0,7 µg/kg KG (10–50 µg/70 kg KG) i.v.

Monoanästhetikum mit 100 % O_2: 7–20 µg/kg KG i.v., dann 0,35–1,4 µg/kg KG/h i.v.
epidural: 10 ml Lsg. 0,125% oder 0,25% Bupivacain + 0,001–0,01 mg (1–10 µg); max. 0,03 mg bzw. 30 µg bei einmaliger Gabe

▶ *Kinder:* Zur Einleitung und Aufrechterhaltung bis 12 J. 5–20 µg/kg KG zusammen mit 100% O_2

PK Anschlagzeit 2–3 min, Wi-Dauer stark von der Applikationsdosis und -Dauer abhängig (0,5 µg/kg KG wirken ca. 50 min), HWZ 2,5 h, PEB 93%

Tramadol *TTK p.o.: 0,5–1,- € (100–200 mg); i.v.: 1–1,20 € /100 mg; 0,80 € /Supp.; sl/sl*

HN *p.o.:* **Amadol®**, **Jutadol®**, **Tial®**, **T-long®**, **Tramabeta®**, **Tramal®**, **Tramadol** (**Generika**), **Tramadolor®**, **Tramagit®**, **Tramundin ret.®**, **Travex One®** – *alle: 50 mg/Kps. oder Tbl., ret. 100|150|200 mg/Ret.-Tbl., Tropfen 100 mg/40 Trpf.;* **Tramadol®** SL (Komb. aus 25 mg und 75 mg ret./Tbl.)
parenteral: **Trama®**, **Tramal®**, **Tramadol** (**Generika**), **Tramadolor®**, **Tramagit®**, **Tramundin ret.®** – *alle: 50|100 mg/Amp.*
rektal: **Tramal®**, **Tramadol** (**Generika**), **Tramadolor®**, **Tramagit®**, **Tramundin ret.®** – *alle: 100 mg/Supp.*

Dos **mittelstarke bis starke Schmerzen:**
- *akut:* 1–2 × 50–100 mg i.m. oder i.v.
- *p.o./rektal:* 1–2 × 50–100 mg p.o., ggf. Dosissteigerung bis 4 × 20–40 Trpf. oder 4 × 50–100 mg/d (Trpf., Supp., Kps.)
- *Max-Dosis:* 400 mg/d p.o./i.v./Supp.
- *Kinder > 1 J.:* i.v. 1 mg/kg KG, p.o. 0,5–2 mg/kg KG als ED, die jeweils auf das 4–8fache/d je nach Wi u. Verträglichkeit gesteigert werden kann

▶ *Dosisreduktion bei Niereninsuffizienz:* S. 489

PK BV 60–70%, PEB 20%, HWZ 2–3 h, Wi-Dauer 2–4 h, hepatischer Metabolismus und renale Elimination zu 90%

1.1.2 Morphin-Antagonisten

Ind Intoxikation mit Opioiden, Aufhebung postoperativer Atemdepression von Opioiden
Naltrexon: Entwöhnungsbehandlung von Opiat-Abhängigen

Wi kompetitiver Opiatantagonist (an μ-, ε-, κ- und δ-Rezeptoren) ohne wesentliche pharmakologische Eigenwirkung, bei Abwesenheit von Opioiden rasche Aufhebung nahezu aller Wirkungen von Opioidanalgetika, v.a. einer Atemdepression/Koma, Kreislaufstimulation durch massiven Konzentrationsanstieg von Katecholaminen, keine oder nur geringe Wirkung bei Buprenorphinintoxikation

KI Opiatentzugssyndrome

NW Entzugssymptome: Übelkeit, Erbrechen, Schwitzen, Kreislaufstimulation (RR-Anstieg, HRST), epileptische Anfälle

Naloxon *TTK 6–7,50 € /Amp.; Gr 3, sl/La 2, sl*

HN *i.v.:* **Naloxon** (**Generika**), **Naloselect®**, **Narcanti®** – *alle: 0,4 mg/ Amp. à 1 ml*

Dos **Opioidintoxikation:** 0,1–0,2 mg alle 2–3 min i.v. (Naloxontitration) bis 4–10 mg, ggf. Perfusor mit 0,4–max. 5 mg/h (bei lang anhaltender Opioidwirkung)

postoperativ:

- *Erw:* 0,1–0,2 mg alle 2–3 min i.v. bis ausreichende Spontanatmung vorliegt
- *Kinder:* Zunächst 0,01 mg/kg KG i.v., ggf. alle 2–3 min nach fehlender Besserung 0,01 mg/kg KG

▸ *Max-Dosis:* 24 mg/d

PK Wi nach 1–2 min, Wi-Dauer 1–4 h, HWZ 1–1,5 h, PEB 32–45%, hepatischer Metabolismus und renale Elimination

Naltrexon *TTK 3,95 € (50 mg); Gr 6, sl/La 1, sl*

HN *p.o.:* **Nemexin®** 50 mg/Tbl.

Dos **Unterstützung einer Entwöhnungstherapie nach erfolgter Opiatentgiftung:** 1 × 50 mg/d (ausreichend um ca. 25 mg Heroin für 24 h zu blockieren); individuelles Dosierungschema möglich

PK BV 5–40%, max. Plasmakonz. nach 1 h, HWZ 4 h, PEB 21%, renale Elimination

1.2 Nichtopioid-Analgetika, nichtsteroidale Antirheumatika (NSAR)

1.2.1 Salicylsäure-/Propionsäure-/Essigsäurederivate, Oxicame

Ind leichte und mittelschwere Schmerzen, v.a. entzündlich und viszeral bedingt, Knochen-, Weichteil- und Kopfschmerzen
Acetylsalicylsäure: Thrombozytenaggregationshemmung, Sekundärprophylaxe von HI, Schlaganfall und pAVK

Wi periphere Prostaglandinsynthesehemmung durch unselektive Cyclooxygenasehemmung (COX 1 und 2) → Bildung schmerzverstärkender Prostaglandine ↓ (COX-2-Hemmung) → analgetische, antipyretische und antiphlogistische Wi; COX-1-Hemmung: renale Durchblutung ↓, Magenschleimhautschutz ↓
Acetylsalicylsäure: zusätzlich Thrombozytenaggregationshemmung

KI schwere Leber- (Child-Pugh-Score > 7) und Niereninsuffizienz (GFR < 30 ml/min.), gastrointestinale Ulzera, erhöhte Blutungsneigung bzw. Gerinnungsstörungen, Asthma bronchiale
Acetylsalicylsäure: Kinder mit fieberhaften Erkrankungen (Gefahr Reye-Syndroms)

NW GIT-Symptome (Schmerzen, Sodbrennen, Magen-Darm-Ulzera, Magenblutung), verlängerte Blutungszeit, Thrombozytenaggregationshemmung, Störungen Nieren- und Leberfunktion, Zystitis, Na^+- u. Wasserretention, anaphylaktische Reaktionen, Gicht (Harnsäureretention ↑)
Acetylsalicylsäure: pseudoallerg. Reaktionen mit Bronchospasmen, Asthmaanfall, Tinnitus

Acemetacin *TTK 0,21–0,96 € (30–180 mg); KI/KI*

HN *p.o.:* **Acemetacin (Generika)**– *alle: 30|60 mg/Tbl*

Dos **Arthritiden, rheumat. Erkrankungen, Knochen- und Gelenkschmerzen > 14 J.:** 30–180 mg/d in 2–3 ED p.o.
Akuter Gichtanfall > 14 J.: 180 mg/d bis max. 7 d, bei fehlenden gastrointestinalen Vorschäden *initial* 120 mg, dann alle 6 h 60 mg
▸ *Max-Dosis:* 300 mg/d

PK BV 100%, HWZ 4,5 h, max. Plasmakonz. nach 2–3 h, Bildung von Indometacin als aktiver Metabolit, Elimination 40% renal, Rest fäkal

Acetylsalicylsäure (ASS) *TTK p.o.: 0,05–0,10 € (500–1000 mg); i.v.: 6,- € /Amp.; Kl/Kl*

HN *p.o.:* **Apovital Apo Ass**®, **Aspirin**® 300 mg/Tbl., **ASS (Generika)**, **Godamed**® – *alle: 100 | 500 mg/Tbl.*; **Acesal**® 250 | 500 mg/Tbl., **Herz-Ass-ratiopharm**® 50 | 100 mg/Tbl., **Togal**® **ASS** 400 mg/Tbl.; **Delgesic**® 100 | 500 | 1000 mg/Pulver-Btl., **Temagin**® 600 mg/Tbl.
i.v.: **Aspirin i.v.** ® *à Inj.-Fl. 500 mg Trockensubstanz* (DL-Lysin-monoacetylsalicylat]) + 5 ml H_2O

Dos **allgemeine Schmerzzustände:** 1–2 (–3) × 500–1000 mg/d p.o.
Migräneanfall: 1 × 500–1000 mg i.v. oder p.o., bei *oraler Gabe* zuvor 20–30 mg Domperidon
rheumatische Erkrankungen: 3 × 1000 mg/d p.o.
- *Max-Dosis:* 6 g/d
- *Dosisreduktion bei Niereninsuffizienz*: s. Tab S. 486

PK Resorption > 90%, BV 40–50%, max. Plasmakonz. nach 30–40 min, PEB 70–90%, HWZ von Acetylsalicylsäure 10–20 min, HWZ der Metabolite (Salicylsäure) 3–5 h, Elimination 80% hepatisch und 20% renal

Aceclofenac *TTK 0,54 € (200 mg); sl 1.+2. Trim, Kl 3. Trim./La 1, Kl*

HN *p.o.:* **Beofenac**® 100 mg/Tbl.

Dos **Knochen- und Gelenkschmerzen:** 2 × 100 mg/d p.o.; *max.* 200 mg/d
- *bei Leberinsuffizienz:* initial 100 mg/d

PK BV 100%, max. Plasmakonz. 1,25–3 h, PEB 99,7%, renale Elimination

Dexibuprofen *TTK 0,52–1,60 € (400–1200 mg); Kl im 3. Trim., sl im 1. +2. Trim./sl*

HN *p.o.:* **Deltaran**® 200 | 300 | 400 mg/Tbl.

Dos **nicht rheumatische Schmerzzustände, Fieber, Dysmenorrhö:**
- 450–1200 mg/d p.o. verteilt auf 3 ED
- *Kinder > 5. J.:* ca. 15 mg/kg KG/Tag auf 2–4 ED verteilt

rheumatische Erkrankungen: 900–1200 mg/d p.o. verteilt auf 3 ED

- *max. ED:* 400 mg, *max. Tagesdosis:* 1200 mg
- *max. Tagesgesamtdosis bei Kindern* < *30 kg KG:* 300 mg

PK max. Plasmakonz. nach 2,1–2,8 h, HWZ 1,8–3,5 h, PEB 99%, nach hepatischer Metabolisierung renale (90%) Elimination unwirksamer Metaboliten

Diclofenac *TTK p.o.: 0,14 € (50 mg); 0,17 € (75 mg ret.); i.m.: 0,55 €/ Amp.; KI im 3. Trim., sl; im 1.+2. Trim./sl*

HN *p.o./parenteral/rektal:* **Allvoran**®, **Arthrex**®, **Diclac**®, **Diclo** (Generika), **Diclofenac** (Generika), **Diclofenbeta**®, **Diclophlogont**®, **Dolgit Diclo**®, **Duravolten**®, **Effekton**®, **Jutafenac**®, **Monoflam**®, **Rewodina**®, **Voltaren**®
– *alle: 25|50 mg/Tbl., 75|100|150 mg/ret.-Tbl./Kps.;* **Voltaren dispers**® 46,5 mg/Tbl., **Voltaren resinat**® 75 mg/Kps.
parenteral: **Allvoran**®, **Diclac**®, **Diclo** (Generika), **Diclofenac** (Generika), **Diclophlogont**®, **Duravoletten**®, **Effekton**®, **Monoflam**®, **Voltaren**® **Injekt**
– alle: 75 mg/Amp.; 1 Amp. = 2 oder 3 ml
rektal: **Allvoran**®, **Diclac**®, **Diclo** (Generika), **Diclofenac** (Generika), **Duravolten**®, **Effekton**®, **Monoflam**®, **Rewodina**®, **Voltaren**®
– *alle: 25|50|100 mg/Supp.*
lokal: **Diclac**®, **Diclofenac** (Generika), **Duravoletten**®, **Effekton**®, **Rewodina**®, **Voltaren**® – *alle: Creme/Gel*

Dos **Arthritiden, rheumatische Erkrankungen, schmerzhafte Schwellungen:**

- *i.m.:* 1 × 75 mg (nur einmalige Injektion zulässig!)
- *p.o.:* 2–3 × 50 mg/d am 1. d, dann 1–2 × 50 mg/d als Erh-Dosis; *akut:* **Voltaren dispers**® als Tbl. oder **Voltaren resinat**® 1–2 × 75 g/d p.o.
- *rektal:* 1–2 × 50 mg/d Supp.
- *lokal:* mehrmals tgl. lokal einreiben
- *Max-Dosis:* 150 mg/d p.o.
- *Kinder > 6 J. (2 mg/kg KG):* > 6 J. 25–50 mg/d, > 9 J. 25–75 mg/d, > 13 J. 50–100 mg/d jeweils verteilt auf 2 ED/d p.o.

PK BV 60%, max. Plasmakonz. nach 2 h, PEB 100%, HWZ 1–2 h, überwiegend renale, aber auch biliäre Elimination nach Metabolisierung

Ibuprofen *TTK p.o.: 0,17–0,42 € (400–1200 mg); Supp.: 0,27–0,50 € / Supp.; i.m.: 3,- € /Amp. ; KI im 3. Trim., sl im 1.+2. Trim./sl*

HN *p.o.:* **Aktren**®, **Anco**®, **Axea Ibuprofen**®, **Contraneural**®, **Dolgit**®, **Dolo-Puren**®, **Dolormin**®, **Esprenit**®, **Fibraflex**®, **Hofibu**®, **Ibu** (Generika), **Ibuflam**®, **Ibuprofen** (Generika), **Imbun**®, **Jenaprofen**®, **Nurofen**®, **Optalidon**®, **Parsal**®, **Tabalon**®, **Spalt Liqua**®, **Togal**®

– alle: 200|400|600|800 mg/Tbl. oder Drg., z. T. ret. 800 mg/Ret.-Tbl. und Brause-Tbl.

rektal: **Esprenit**® Supp 542 mg, **Ibuhexal**® Supp 600 mg, **Ibuprofen STADA**® Supp 600 mg, **Ibuprof von ct**® 500 mg, **IbuTAD**® Supp 600 mg, **Imbun**® Supp 500 mg

lokal: **Trauma-Dolgit**® Creme und Mikrogel

i.m.: **Ibuprofen von ct**® 400 mg/3 ml Amp.

Dos **leichte bis mäßig starke Schmerzen, Migräne, Dysmenorrhö, Fieber, rheumatische Erkrankungen:**

- *p.o.:* 2–3 × 200–400 (– 800) mg/d p.o. oder 600–800 mg als ED
- *rektal:* 2–3 × 1 Supp. = 2–3 × 500 mg rektal
- *lokal:* 2–3 × tgl. auf betroffene Stelle auftragen
- *i.m.:* 1 × 1 Amp. = 1 × 400 mg/d i.m. (nur einmalige Anwendung !)
- *Max-Dosis:* 2400 mg/d
- *Kinder > 6 Mo.:* 20–30 mg/kg KG/d p.o. verteilt auf 3 ED/d, ED (bei Fieber und Schmerz) 5–10 mg/kg KG

PK BV > 80%, HWZ 2 h, max. Plasmakonz. nach 1–2 h, Wi-Beginn nach 30 min, PEB 99%, hepatischer Metabolismus, renale Elimination (75–85%)

Indometacin *TTK p.o.: 0,16–0,35 € (50–100 mg); Supp.: 0,30–0,44 € (50–100 mg); KI im 3. Trim., sl im 1.+2. Trim./sl*

HN *p.o.:* **Indometacin** (Generika), **Indomet** (Generika), **Indopaed**® Susp. 25 mg/ml, **Indo von ct**® *– alle: 25|50 mg/Kps., ret. 75 mg/Ret.-Kps.*

rektal: **Indomet-ratiopharm**®, **Indometacin** (Generika), **Indo von ct**®, **Inflam**® *– alle: 50|100 mg/Supp.*

Dos **Arthritiden, rheumatische Erkrankungen, schmerzhafte Schwellungen:**
- *p.o.: initial* 2–3 × 25 mg/d, stärker: 2–3 × 50 mg/d
- *rektal:* 1 Supp. = 100 mg abends
- *Kinder:* > 6 J. 1–3 mg/kg KG p.o. verteilt auf 2–3 ED/d

Gichtanfall: 100 mg rektal alle 4–6 h

▶ *Max-Dosis:* 400 mg/d, chronisch 200 mg/d

PK BV 100%, HWZ 2–4 h, max. Plasmakonz. nach 2 h, Wi-Beginn nach 30 min, PEB > 90%, hepatischer Metabolismus und renale Elimination (50–70%)

Ketoprofen *TTK p.o.: 0,40 € (100 mg), 0,57 € (200 mg ret.); Supp.: 0,57 € /Supp.; i.m.: 1,30 € /Amp.; sl 1.+2. Trim., Kl. 3. Trim./Kl*

HN *p.o.:* **Alrheumun®**, **Gabrilen®**, **Ketoprofen** (**Generika**), **Orudis®** – *alle: 50|100 mg/Kps.;* **Spondylon®** 100 mg/Kps., **Gabrilen®** retard, **Ketoprofen** (**Generika, ret.**), **Orudis®** retard – *alle: 200 mg/Ret-Kps.;* **Gabrilen® GS** 25 mg/Tbl., **Orudis® SL** 150 mg/Tbl.

rektal: **Ketoprofen** (**Generika**) – *alle: 100 mg/Supp.*

i.m.: **Gabrilen® i.m.** Injektionslsg., **Ketoprofen 100 von ct® Amp.** Injektionslsg. – *alle: 100 mg/Amp. à 2 ml (50 mg/ml)*

lokal: **Effekton Gel®**, **Phardol® Schmerz-Gel**, **Togal® Mobil-Gel** – *alle: 25 mg/g Gel*

Dos **Arthritiden, rheumatische Erkrankungen, schmerzhafte Schwellungen, Dysmenorrhö:**
- *akuter Schmerz:* initial 300 mg/d (kurzzeitig)
- *p.o.:* 25–200 mg/d in 1–2 ED
- *rektal:* 1–2 × 1 Supp. in 1–2 ED
- *i.m.:* einmalig 1 Amp. tief i.m., *max. Tagesdosis* 300 mg
- *lokal:* 3–4 × 2–4 g/d auf intakte Hautoberflche

PK max. Plasmakonz. 1–2 h (p.o./rektal) 20–30 min (i.m.), BV 90% (p.o.) 70% (rektal/i.m.), HWZ 1,5–2,5 h, PEB 99%, hepatische Metabolisierung, renale Elimination

Lornoxicam *TTK 0,48–0,60 € (12–16 mg); Kl/Kl*

HN *p.o.:* **Telos®** 4|8 mg/Tbl., **Xefos®** 8 mg/Tbl.

Dos **aktivierte Arthrose, rheumatoide Arthritis:**
- *p.o. (ab 18 J.):* 3 × 4 mg/d bzw. 2 × 8 mg/d

- *Max-Dosis:* 16 mg/d p.o.
- Leber- und Nierenfunktionsstörungen: max. 12 mg/d

PK max. Plasmakonz. nach 1–2 h, BV 90–100%, PEB 99%, Elimination 2/3 hepatisch u. 1/3 renal

Meloxicam *TTK p.o.: 0,26–0,41 € (7,5–15 mg); Supp.: 1,55 € /Supp.; i.m.: 1,16 € /Amp ; KI/KI*

HN *p.o.:* **Meloxicam (Generika)**, **Mobec®** - *alle: 7,5 | 15 mg/Tbl.*
rektal: **Mobec®** 7,5 | 15 mg/Supp.
i.m.: **Mobec®** 15 mg/Amp. à 1,5 ml Inj.-Lsg.

Dos **aktivierte Arthrose, rheumatoide Arthritis, Spondylitis ankylosans:**

- *akut i.m.:* 1 × 15 mg/d (nur einmalige Anwendung !)
- *p.o./rektal:* 1–2 × 7,5 mg/d; bei LZ-Therapie 1 × 7,5 mg/d
- *Max-Dosis p.o.:* 15 mg/d p.o.
- *Leber- und Nierenfunktionsstörungen:* 1 × 7,5 mg/d

PK Resorption p.o. 89%, rektal 85%, PEB 99%, renale und fäkale Ausscheidung nach Metabolisierung

Naproxen *TTK p.o.: 0,66–0,85 € (500–750 mg); Supp.: 0,60 € / 250 mg; KI/sI*

HN *p.o.:* **Malexin®**, **Naproxen** (**Generika, STADA®** 750 mg/Tbl.), **Naprocutan®**, **Prodolor®**, **Proxen S®** – *alle: 250 | 500 mg/Tbl.*
Alacetan NNA® *220 mg/Tbl.*, **Aleve®** *220 mg/Tbl.*, **Dolormin®** *250 mg/Tbl.*, **Dysmenalgit®** *250 mg/Tbl.*,
rektal: **Naproxen von ct®** 250 | 500 mg/Supp.

Dos **rheumatische Erkrankungen:** 2–3 × 250 mg/d p.o. je nach Schwere der Erkrankung bis zu 2 × 500–750 mg/d p.o. oder als Supp.
allg. Schmerzen: 1–2 × 250 mg/d p.o. oder als Supp., ggf. Steigerung auf max. 1500 mg/d p.o.
Migräneanfall: 500–1000 mg p.o. oder Supp., max. 1500 mg/d

- *Kinder:* 10–15 mg/kg KG/d verteilt auf 2 ED, max. 15 mg/kg KG/d

PK vollständige perorale Resorption, PEB 100%, HWZ 13–14 h, Plazentaschranke wird passiert, renale Elimination nach hepatischer Metabolisierung

Piroxicam *TTK p.o.: 0,37–0,42 € (20 mg); i.v.: 0,70–10,30 € /Amp.; Gr 4 im 1./2. Trim., Gr 6 im 3. Trim., Kl/La 2, Kl*

HN *p.o.:* **Brexidol®** 20 mg/Beutel à 3 g, 20 mg/Tbl., **Durapirox®**, **Fasax®**, **Felden®**, **Flexase®**, **Jenapirox®**, **Piro (Generika)**, **Pirox von ct®** 20 mg/ Brause-Tbl., **Piroxicam (Generika)**, **Rheumitin®** – *alle: 10|20 mg/Kps. bzw. Tbl.*
i.v.: **Felden®**, **Flexase®**, **Piro (Generika)**, **Pirorheum®**, **Pirox von ct®**, **Piroxicam (Generika)** – *alle: 20 mg/Amp. à 1 ml*
rektal: **Felden®**, **Pirorheum®**, **Piro (Generika)**, **Pirox von ct®**, **Piroxicam (Generika)** – *alle: 20 mg/Supp.*
äußerlich: **Felden®**-top, **Mobilat akut®**, **Pirocutan®**, **Piroxicam (Generika)** – *alle: 5 mg/1 g Creme|Gel*

Dos **Arthritiden, rheumatische Erkrankungen, schmerzhafte Schwellungen:**
- *akut:* 1–2 × 20 mg/d i.v.
- *initial:* 40 mg/d p.o. für 2 d, dann 20 mg/d p.o./Supp.
- *Max-Dosis:* in den ersten 4 Behandlungstagen 40 mg/d, sonst 20 mg/d

PK BV 90%, max. Plasmakonz. nach 3–5 h, HWZ 50 h, 95% werden metabolisiert

Tiaprofensäure *TTK 0,73 € (600 mg); Gr 4, Kl/La 2, Kl*

HN *p.o.:* **Surgam®** mite 200|300 mg/Tbl.

Dos **Arthritiden, rheumatische Erkrankungen, schmerzhafte Schwellungen:**
- **1**-2 × 200–300 mg/d p.o.
- *Max-Dosis:* 600 mg/d
- ▸ *ältere Pat. bzw. Niereninsuffizienz:* red. Dosis bzw. längere Dosisintervalle

PK BV 100%, PEB 98–99%, max. Plasmakonz. nach 1–3 h, HWZ 1,5–2,5 h, renale Elimination

1.2.2 Coxibe

Ind Schmerzen bei Reizzuständen degenerativer Gelenkerkrankungen, rheumatoide Arthritis, postoperative Schmerzen, Zahnschmerzen

Wi selektive Cyclooxygenase-2-(COX-2-)Hemmer; Cyclooxygenase ist u. a. für die Prostaglandinbildung verantwortlich; COX 1 spielt eine

Rolle bei der gastrointestinalen Zellprotektion und Thrombozytenaggregation, COX 2 bei Entzündungsvorgängen in Makrophagen und Synovialzellen sowie bei der Schmerzauslösung durch die Hemmung prostanerger Mediatoren Wirkung auf Schmerz, Entzündung und Fieber

KI aktives peptisches Ulkus oder gastrointestinale Blutung, mittelschwere oder schwere Leberfunktionsstörung, Herzinsuffizienz NYHA II-IV, Niereninsuffizienz (GFR < 30 ml/min), Pat. mit NSAR-induziertem Asthma, akuter Rhinitis, Quincke-Ödem oder Urtikaria, entzündliche Darmerkrankungen, klinisch gesicherte KHK, zerebrovaskuläre Erkrankungen

NW GIT-Symptome (u a. Übelkeit, Dyspepsie, Diarrhö), GIT-Ulzerationen/Blutungen, Infekte der oberen Atemwege, KS, leichte Natriumretention und Beinödeme, RR-Anstieg, Tachykardie, Arrhythmie, erhöhtes Risiko kardiovaskulärer Ereignisse und Schlaganfall

Celecoxib *TTK 0,68–1,27 € (100–200 mg); KI/KI*

HN *p.o.:* **Celebrex®** 100 | 200 mg/Hartkps.

Dos **aktivierte Arthrose, chronische Polyarthritis:** 1–2 × 100 (–200) mg/d p.o.; *Max-Dosis:* 400 mg/d p.o.

PK BV 70%, max. Plasmakonz. nach 2–3 h, PEB 97%, HWZ 8–12 h, Elimination vorwiegend nach Metabolisierung

Etoricoxib *TTK 1,50–1,75 € (90–120 mg); KI/KI*

HN *p.o.:* **ARCOXIA ®** 60 | 90 | 120 mg/Tbl.

Dos *p.o.:* 60–120 mg/d p.o.

- **Arthrose:** 60 mg/d p.o.
- **rheumatoide Arthritis:** 90 mg/d p.o.
- **akute Gichtarthritis:** 120 mg/d p.o. für maximal 8 d

▶ *Dosisreduktion bei Leberinsuffizienz:* Child-Pugh-Score 5–6: 60 mg/d, Child-Pugh-Score 7–9: 60 mg/jeden 2. d

▶ *Dosisreduktion bei Niereninsuffizienz:* GFR > 30 ml/min. keine Dosisanpassung, < 30 ml/min. kontraindiziert

PK BV 100%, max. Plasmakonz. nach ca. 1 h, PEB 92%, renale Elimination (70%) v.a. nach Metabolisierung

Parecoxib *TTK 10,- € /Amp.; sl 1./2. Trim., KI 3. Trim./La 1, KI*

HN *parenteral:* **Dynastat**® 40 mg/Durchstechflasche

Dos **post-OP-Schmerzen, Kurzzeittherapie:** *initial* 40 mg i.v. oder i.m., danach b. Bed. alle 6–12 h 20–40 mg; *Max-Dosis:* 80 mg/d
- *Dosisreduktion bei Leberinsuffizienz (Child B):* um 50% (max. Tagesdosis 40 mg); kontraindiziert bei Child-Pugh Score > 9 (Child C)

PK hepatische Metabolisierung in die aktive Substanz Valdecoxib; max. Plasmakonz. nach 0,5–1 h; PEB 98%, HWZ von Valdecoxib 8 h; Valdecoxib hepatisch metabolisiert und als inaktiver Metabolit zu 70% renal eliminiert

1.2.3 Anilinderivate

Ind Schmerzen aller Art, Fiebersenkung, akuter Migräneanfall

Wi Analgetikum der Stufe 1, Anilin-Derivat, Prostaglandinsynthesehemmer (zentral >> peripher), analgetisch, gut antipyretisch, aber kaum antiphlogistisch wirksam (fehlende Hemmung der Cyclooxygenasen)

KI Nieren- und Leberschäden, hereditärer Glukose-6-Phosphat-DHG-Mangel (Gilbert-Syndrom), Meulengracht Krankheit, *parenteral:* Kinder < 33 kg KG (ca. 11 J.)

NW NW selten, Vorsicht bei Lebererkrankungen, selten allerg. Reaktionen, BB-Veränderungen (Thrombopenie, Leukopenie bis Panzytopenie), Bronchospasmen; bei chron. Einnahme analgetikainduzierter KS, Nierenschäden, bei Missbrauch (hohe Dosen) auch hepatotoxisch
bei Intoxikation Leberzellnekrose: Erwachsene > 150–200 mg/kg KG, bei Kindern bereits ab 125 mg/kg KG

Paracetamol *TTK p.o.: 0,06 € (500 mg); Supp.: 0,20 € (1 g); i.v.: 2,60 € (500 mg); Am/Am*

HN *p.o.:* **Ben-u-ron**®, **Captin**®, **Enelfa**®, **Fensum**®, **Mono Praecimed**®, **Paedialgon**®, **Paracetamol** (**Generika**) – *alle: 500 mg/Tbl., 200 mg/5 ml Saft*
rektal: **Ben-u-ron**® 75 mg/Supp., **Captin**®, **Enelfa**®, **Fensum**®,

Mono Praecimed®, **Paedialgon®**, **Paracetamol** (**Generika**) – *alle: 125 | 250 | 500 | 1000 mg/Supp.*
i.v.: **Perfalgan®** 10 mg/ml Infusionslösung

Dos **leichte bis mäßig starke Schmerzen, Fieber:**
- *p.o./rektal: 3–4 × 10–15 mg/kg KG/d, max. 50 mg/kg KG/d*
- *parenteral i.v.:* > 50 kg KG bis zu 4 × 1000 mg/d über 15 min. (= 4 × 100 ml/d); zwischen den Anwendungen sollte ein Abstand von mind. 4 h bestehen; > 33 kg KG < 50 kg KG: 15 mg/kg KG = 1,5 ml/kg KG pro Anwendung über 15 min
- *Kinder:*
  - *p.o.:* 10 (–15) mg/kg KG ED bis 4 ×/d
  - *Supp.:* 20 (–30) mg/kg KG ED (< 10 kg KG: 125 mg ED) bis 4 ×/d

PK BV 88% (p.o.), 50% (rektal), HWZ 1–4 h, max. Plasmakonz. nach 3–4 h, Wi-Beginn nach 30–60 min, PEB 10–20%, Elimination zu 80% nach hepatischer Transformation renal, i.v.: Wi-Beginn 5–10 min., max. Wi innerhalb 1 h, Wi-Dauer 6 h

1.2.4 Pyrazolonderivate, andere Analgetika

Ind Schmerzen aller Art, v a. viszerale Schmerzen mit spastischer Komponente, zur Fiebersenkung, akuter Migräneanfall
Flupirtin: akute/chronische Muskelschmerzen der Halte-/Bewegungsmuskulatur, Dysmenorrhö

Wi Analgetika der Stufe 1, periphere Hemmung der Schmerzempfindung durch Prostaglandinsynthesehemmung, antipyretisch wirksam, spasmolytisch wirksam bei höheren Dosierungen
Flupirtin: zentral wirksames nicht-opioides Analgetikum, verspannungslösende Wi auf Skelettmuskulatur, kein Abhängigkeitspotenzial und keine Toleranzentwicklung

KI Pyrazolon-Allergie, Analgetika-Asthmasyndrom, Analgetika-Intoleranz vom Urtikaria-Angioödemtyp, Granulozytopenie, akute intermittierende hepatische Porphyrien, Glukose-6-Phosphat-Dehydrogenasemangel, Knochenmarkstörung, Erkrankungen des hämatopoetischen Systems, Säuglinge < 3 Mo. oder 5 kg KG, zuzüglich bei i.v.-Gabe: Hypotonie, instabile Kreislaufsituation
Flupirtin: Myasthenia gravis, eingeschränkte Leberfunktion und

Lebererkrankungen (Cave: hepatische Enzephalopathie), Alkoholabusus, Cholestase, Asthma mit Sulfit-Überempfindlichkeit

NW Agranulozytose (1:10000–1000000; s u.), evtl. allerg. Reaktionen, anaphylaktische Reaktionen v.a. bei rascher Infusion (1:5000), gelegentlich RR-Abfall und GIT-Symptome
Flupirtin: Schwindel, Müdigkeit, Übelkeit, Erbrechen, CK ↑, GOT ↑, Asthmaanfall bei Sulfitüberempfindlichkeit

Metamizol *TTK p.o.: 0,26–0,40 € (500 mg); i.v.: 1,30 € (1 g); Kl/Kl*

HN *p.o.:* **Analgin**®, **Berlosin**®, **Metamizol-Hexal**® Brause-Tbl., **Nopain**®, **Novalgin**® akut 500 mg/Brause-Tbl., Tropfen 500 mg/ml (= 20 Trpf.), Sirup 500 mg/ml, **Novaminsulfon** (Generika) 500 mg/ml (= 20 Trpf.)
– alle: 500 mg/Tbl.
parenteral: **Analgin**®, **Berlosin**®, **Metamizol-Hexal**®, **Novalgin**®, **Novaminsulfon** (**Generika**) – *alle: 500 | 1000 u./o. 2500 mg/Amp.*
rektal: **Berlosin**®, **Metalgin**®, **Metamizol-Hexal**®, **Novalgin**® *– alle: 300 | 1000 mg/Supp.*

Dos **starke Schmerzen, Koliken, Fieber:**

- *parenteral (akut):* 1–4 × 1000 mg/d i.m./langsam i.v.
- *p.o.:* 1–2 × 500 mg/d p.o. oder 20–36 Trpf. p.o. max. 4 ×/d
- *rektal:* 1–2 × 500 mg Supp./d rektal
- *Max-Dosis:* 4000 mg/d
- *Kinder (ED):* > 63 kg KG → 750–1000 mg = 30–40 Trpf.; > 47 kg KG → 500–750 mg = 20–30 Trpf.; > 32 kg KG → 500 mg = 20 Trpf.; > 16 kg KG → 250 mg = 10 Trpf. – *alle: bis zu 4 × /d alle 6–8 h*

PK Wi-Beginn nach 20–30 min, Wi-Dauer 3–5 h, HWZ 10 h, renale Elimination, z. T. Rotfärbung des Urins (ungefährlicher Metabolit)

Phenazon *TTK p.o.: 0,12–0,26 € (500 mg); Supp.: 1,- € (500 mg); Kl/Kl*

HN *p.o.:* **Eu Med**®, **Migräne-Kranit**®, **Mono Migränin**® *– alle: 500 mg/Tbl.*
rektal: **Migräne-Kranit**® 500 mg/Supp.

Dos **Migräneanfall, leichte bis mäßig starke Schmerzen:**

- *> 15 J.:* 1–3 × 0,5–1 g/d p.o./rektal (4–8 h-Intervall); *max.* 4 g/d p.o./rektal
- *Kinder > 7 J:* 1–3 × 250 mg/d p.o. (4–8 h-Intervall); *max.* 1250 mg/d p.o.

▸ *bei Niereninsuffizienz:* max. 2000 mg/d

PK max. Plasmakonz. nach 1 h, HWZ 11–12 h, geringe PEB, renale Elimination nach hepatischem Metabolismus

Phenylbutazon *TTK p.o.: 0,24–0,50 € (200–400 mg); Supp: 0,60 € (300 mg); i.m.: 2,85 € (400 mg); Kl/Kl*

HN *p.o.:* **Ambene**®, **exrheudon OPT**® – *alle: 200 mg/Tbl. bzw. Drg.*
i.m.: **Ambene**® **parenteral** 400 mg/Amp. à 2 ml
rektal: **Ambene**® 300 mg/Supp.

Dos **Spondylitis ankylosans u. chron. Polyarthritis:** *p.o.: initial* 2–3 × 200 mg/d, dann 1–2 × 200 mg/d; *rektal: initial* 2 × 300 mg/d, dann 1 × 300 mg/d, *i.m.:* 1 × 400 mg einmalig
Akuter Gichtanfall: *p.o.: initial* 2 × 200 mg, dann 1 × 200 mg/d, *rektal: initial* 2 × 300 mg/d, dann 1 × 300 mg/d (für 3 d), *i.m.:* 1 × 400 mg einmalig

PK max. Plasmakonz. nach 2 h, PEB 99 %, hepatischer Metabolismus zum aktiven Oxyphenbutazon, renale und biliäre Ausscheidung

Propyphenazon *TTK 0,40 € (500 mg); Kl/Kl*

HN *p.o.:* **Demex**® Zahnschmerztablette *500 mg/Tbl.*

Dos **leichte, mäßig starke Schmerzen, Fieber:**

- *Erw:* 1–3 × 0,5–1 g/d p.o.; *Max-Dosis:* 4 g/d
- *Kinder 7–15 J.:* 1–3 × 250 mg/d p.o. oder; *Max-Dosis:* 1200 mg/d

Flupirtin *TTK p.o.: 2,40–3,40 € (300–400 mg); i.m.: 3,- € (Amp.); Supp: 6–8,- € (300–400 mg); Gr 4, Kl/La 2, Kl*

HN *p.o.:* **Katadolon**®, **Trancopal Dolo**® – *alle: 100 mg/Kps.;*
***Dolokadin*® *Einmal täglich, Katadolon S long*®**, **Trancolong Dolo**® – *alle: 400 mg/Ret-Tbl.*
i.m.: **Katadolon**® **inject** 100 mg/3 ml Amp.
rektal: **Katadolon**® 75 | 150 mg/Supp., **Trancopal Dolo**® 150 mg/Supp.

Dos **leichte bis mäßig starke Schmerzen, Neuritis, Dysmenorrhö:**

- *p.o.:* 3–4 × 100 mg/d
- *Supp.:* 3–4 × 150 mg/d Supp.
- *Max-Dosis:* 600 mg/d; *Max. Therapiedauer:* 4 Wo

PK BV 90% (p.o.), 70% (Supp.), Wi-Beginn nach 20–30 min, Wi-Dauer 3–5 h, HWZ 7–10 h, Elimination zu 70% renal nach hepatischem Metabolismus

1.3 Analgetika-Kombinationen

Tilidin + Naloxon

TTK Trpf.: 0,40 € (20 Trpf. = 1 ml); Tbl.: 1,30–1,90 € (100–200 mg); Gr 5, sl/ La 1, sl

HN *Trpf./Tbl.:* **Nadilin®**, **Tili** (**Generika**), **Tilidalor®**, **Tilidin** (**Generika**), **Tilidura®**, **Valoron N®** – *alle: 70 mg (+ 5 mg Naloxon)/20 Trpf. (= 0,72 ml) oder 50 mg/Kps.*
Ret. Tbl.: **Celldolor®**, **Valoron N®** – *alle: 50 | 100 | 150 | 200 mg (+ 4 | 8 | 12 | 16 mg Naloxon [s. S 10])/Ret.-Tbl.*

Dos **starke bis sehr starke Schmerzen:**
- *akut:* bis zu 6 × 20–40 Trpf. oder 1–2× 50–100 mg Kps./d p.o.
- *chronische Schmerzen:* 2 × 50 mg ret./d, ggf. Steigerung auf 600 mg ret./d
- *Max-Dosis:* 600 mg/d
- *Kinder:* > 12 J. 10–15 Trpf.; > 7½ J. 5–10 Trpf.; > 3 J. 2–4 Trpf.; > 2 J. 1–2 Trpf. Lsg. p.o. Wdh. bis zu 4 ×/d

PK fixe Kombination von Tilidin/Naloxon im Verhältnis von 50 : 4; BV 60–70%, Wi-Beginn nach 5–10 min bzw. 15 min (Kps.), Wi-dauer 3–5 h, Wi-Maximum nach 25–50 min, Dosisäquivalenz: 10 mg Morphin i.m. = 300 mg Tilidin, HWZ von Nortilidin 3–5 h, durch hepatischen Metabolismus Umbau in das wirkungsaktive Nortilidin, renale Elimination

ASS + Codein

TTK p.o.: 0,60–1,80 € (1–3 Tbl.); Supp.: 1,20–3,60 € (1–3 Supp.); sl im 1.+2. Trim., Kl im 3. Trim./sl

HN *p.o.:* **Dolviran® N** 500 mg ASS + 30 mg Codein/Tbl., **Praecineural®** Tbl. 350 mg ASS + 20 mg Codein/Tbl.
rektal: **Praecineural®** Supp 500 mg ASS + 40 mg Codein

Dos **mäßig starke bis starke Schmerzen:**
- *Erwachsene:* 1–3 × 1–2 Tbl./d p.o. bzw. 1–3 × 1 Supp./d rektal

- *Jugendliche > 12 J.:* 1–3 × 1 Tbl./d p.o. bzw. 1–2 × 1 Supp./d rektal

▶ *bei Leber- und Niereninsuffizienz:* längere Dosierungsintervalle

Diclofenac + Codein *TTK 0,80–2,40 € (1–3 Tbl.); Gr 3+9 , KI/sl*

HN *p.o.:* **Combaren**® 50 mg Diclofenac + 50 mg Codeinphosphat-Hemihydrat/Tbl.

Dos **starke u. sehr starke Schmerzen nach OP/Tumorschmerzen:** 1–3 × 1 Tbl./d p.o. (Intervall min. 6 h); *max.* 3 Tbl./d p.o. für *max.* 2 Wo.

Paracetamol + Codein *TTK p.o.: 0,60 € (500 mg), Supp.: 1,20 € (Supp.); sl im 1. Trim., KI kurz vor Geburt /sl*

HN *p.o.: Tbl.:* **Contraneural**®, **Gelondia**®, **Lonarid**®, **Nedolon**® **P**, **Paracetamol AL comp.**®, **Talvosilen**®, **Titretta**® – *alle: 500 mg Paracetamol + 30 mg Codein/Tbl.;*
Saft: **Talvosilen**® Saft Paracetamol + 5 mg Codein/5 ml
rektal: **Talvosilen**® Supp 250 | 500 | 1000 mg Paracetamol + 5 | 10 | 20 mg Codein/Zäpfchen, **Talvosilen**® **forte** Zäpfchen, **Optipyrin**® – *alle: 1000 mg + 60 mg Codein/Supp.*

Dos **mäßig starke und starke Schmerzen:**

- *Erwachsene:*
  - *p.o.:* 1–4 × 1–2 Tbl. bzw. Kps./d, 1–4 × 2½–4 Messb./d
  - *rektal:* > *14 J.* 1–4 × 1 Supp/d, > *18 J.* ggf. forte-Supp 1–3 × 1 Supp./d (alle 4–8 h)
  - *Max-Dosis:* 6 Tbl./d., 4 Supp./d oder 3 forte-Supp./d
- *Kinder:* 1–6 J. → ½–1 × 1–3 Messb./d p.o., 6–12 J. → 1–2 × 1–3 Messb./d p.o. oder 1–3 × 1 Supp./d rektal

▶ *Leber- und Nierenschäden:* Dosisreduktion oder Intervallverlängerung

Paracetamol + Codein + Coffein *TTK p.o.: 0,60–2,40 € (1–4 Tbl.); Supp.: 1,30 € (Supp.); sl, KI vor Geburt/sl*

HN *p.o.:* **Azur**® Compositum 350 mg Paracetamol + 50 mg Coffein + 30 mg Codein /Tbl.
rektal: **Azur**® Compositum 600 mg Paracetamol + 50 mg Coffein + 40 mg Codein /Supp

Dos **starke Schmerzen:** 1–4 × 1–2 Tbl./d p.o. oder *rektal:* 1–4 × 1 Supp./d

Paracetamol + Metoclopramid *TTK 0,44–0,70 € (1–2 Tbl.); Gr 4, Kl/Kl*

HN *p.o.:* **Migraeflux®** MCP Tbl., **Migralave®** + MCP Filmtbl., **Migräne-Neuridal®**, **Migränerton®** – *alle: 500 mg Paracetamol + 5 mg Metoclopramid/Tbl.*

Dos **akuter Migräneanfall:** > *15 J.: initial* 1 × 2 Tbl., ggf. Wdh. nach 4 h; *max* 6 × 1 Tbl./d p.o.

ASS + Paracetamol + Codein *TTK 0,22–0,46 € (1–2 Tbl.); sl, Kl im 3. Trim./sl*

HN *p.o.:* **Dolomo®** TN (blau) 250 mg ASS + 250 mg Paracetamol + 30 mg Codein/Tbl.

Dos **akute mäßig starke Schmerzen:**

- *Erw und Kinder > 14 J.:* 1–2 × 1 Tbl./d p.o. zur Nacht
- *Max-Dosis:* 3 × 1 Tbl./d p.o.

▸ *bei Leber- und Niereninsuffizienz:* verlängerte Dosierungsintervalle

ASS + Paracetamol + Coffein *TTK ca. 0,20–0,60 € (1–3 Tbl.); sl 1.+2. Trim, Kl 3. Trim./sl*

HN *p.o.:* **Dolomo®** TN (weiß), **Melabon®** K – *alle: 250 mg ASS + 250 mg Paracetamol + 50 mg Coffein/Tbl.;* **Chephapyrin®**, **HA-Tabletten N®** gg. Schmerz, **Melabon® K**, **Neuralgin®** Schmerztbl., **Neurandial®** Schmerztbl., **Ratiopyrin®** Schmerztbl., **Thomapyrin®** Schmerztbl., **Titralgan®** gg. Schmerz – *alle: 250 mg ASS + 200 mg Paracetamol + 50 mg Coffein/Tbl.*

Dos **akute leichte bis starke Schmerzzustände:**

- *Erw und Kinder > 14 J.:* 1–3 × 1–2 Tbl./d p.o. (Intervall 4–8 h); *max.* 6 Tbl./d p.o.
- *Kinder 6–14 J.:* 1–3 × ½–1 Tbl./d p.o.

Propyphenazon + Coffein *TTK p.o.: 0,24–0,72 € (1–3 Drg.); Supp.: 0,62 € (Supp.); sl/Kl*

HN *p.o.:* **Optalidon N®** 125 mg Propyphenazon + 25 mg Coffein/Drg.
rektal: **Optalidon N®** Supp 375 mg Prophenazon + 75 mg Coffein/Supp.

Dos **leichte bis mäßig starke Schmerzen:**

- *Erwachsene:* 1–6 × 1–2 Drg./d p.o. oder 1–3 × 1 Supp./d
- *Kinder > 7 J.:* 1–3 Drg./d p.o. bzw. 1/3–1 Supp./d rektal

Diclofenac + Misoprostol *TTK 0,60 - 1,80 € (1–3 Tbl.); KI /KI*

HN *p.o.:* **Arthotec®**, **Arthotec® akut** – *alle:* 50 mg/0,2 mg/Tbl.; **Arthotec® forte** 75 mg/0,2 mg/Tbl.

Dos **Schmerzen Bewegungsapparat:** 2 × 1 forte-Tbl./d p.o. bzw. 1–3 × 1 Tbl./d p.o. zu den Mahlzeiten

1.4 Basistherapeutika

Ind Mittel der Wahl zur Dauertherapie bei mittelschwerer und schwere rheumatoider Arthritis

WI Hemmung der Aktivität der entzündlichen Prozesse der Autoimmunreaktion, zum Teil verzögerter Wi-Eintritt, Basistherapeutika in ca. 50–70% der Fälle wirksam

KI *Alle:* schwere Leber- und Nierenerkrankungen (S-Krea > 2,0 mg/dl, Clearance < 50 ml/min), GIT-Ulzera, hämatopoetische Insuffizienz, floride Infekte*Leflunomid (LEF):* schweres Immundefizit (z. B. AIDS), Hypoproteinämie, Kinder/Jugendliche < 18 J. (k E), Kombination mit MTX
Penicillamin: systemischer Lupus erythematodes, Penicillinallergie (Kreuzreaktion), gleichzeitige Gold- oder Chloroquintherapie
Goldverbindungen: Schwermetallallergie
Azathioprin: akute Pankreatitis, Lebendimpfungen
Cyclophosphamid: Harnverhalt, Harnwegsstrikturen

NW *Alle:* GIT-Symptome (GIT-Ulzera, Bauchschmerzen, Mukositis, orale Schleimhautläsionen, Übelkeit und Erbrechen), Leber- und Nierenfunktionsstörungen (bis zum ANV), knochenmarktoxisch, BB-Veränderungen, KS
Methotrexat: Alopezie, Exantheme, allerg. Pneumonie, Lungenfibrose, teratogen, blasentoxisch, Psychosen, Muskelschmerzen und Parästhesien
Salazosulfapyridin: → S 153 (Colitis-Ulzerosa)
Leflunomid (LEF): leichte Blutdruckerhöhung, reversibler Haarausfall, Anstieg der Infektionshäufigkeit, Sehnenscheidenentzündung
Chloroquin: → S 96 (Anti-Malaria-Wirkstoffe)
Penicillamin: Neuropathie, reversible Geschmacksstörungen, allerg.

Hauterscheinungen, myasthene Syndrome
Goldverbindungen: Dermatitis, Stomatitis, selten Pankreatitis
Azathioprin: Haarausdünnung, Cholestase, Pankreatitis, allerg. Hautreaktionen, Muskel- und Gelenkschmerzen *Cyclophosphamid:* hämorrhagische Zystitis, schwere Schleimhautschäden durch toxische Abbauprodukte in den ableitenden Harnwegen (5–10%), Anorexie, Kardiotoxizität, Haarausfall (50%, meist nach 3 Mo. reversibel), Zweittumoren, Schwartz-Bartter-Syndrom

Methotrexat (MTX) *TTK p.o.: 1,80 € (10 mg); i.v.: 50,- € (500 mg); KI/KI*

HN *p.o.:* **Lantarel®**, **Metex®**, **Methotrexat (Generika)**, **MTX Hexal®** *– alle: 2,5 | 7,5 | 10 mg/Tbl.*
parenteral: **Farmitrexat®** 5 | 20 | 50 | 500 | 1000 | 5000 mg/Inj.-Fl., **Lantarel®** 7,5 | 10 | 15 | 20 | 25 mg/Inj.-Fl., **Metex®** 10 mg/ml Inj.-Lsg., **Methotrexat-Gry®** 5 | 50 | 500 | 1000 | 5000 Inj.-Lsg., **Methotrexat (Generika)** 5 | 7,5 | 15 | 50 | 250 | 500 | 1000 | 5000 mg/Inj.-Fl., **O-Trexat®** 25 | 50 | 100 | 500 mg/Inj.-Fl.

Dos **Chronische Polyarthritis, Psoriasis-Arthritis:**
- *Initial* 7,5 einmal pro Woche p.o. oder i.v., ggf. schrittweise *Dosissteigerung* um 2,5 mg auf *max. Wochendosis* von 20–25 mg
- *Kinder < 16 J.:* 10–15 mg/m² KOF/Wo., *max. Wochendosis* 20–30 mg/m² KOF/Wo.

▶ *Dosisreduktion bei Niereninsuffizienz:* S. 486

PK Resorption p.o. 70% (individuell sehr unterschiedlich 25–90%), HWZ triphasisch: 2–4 h, 5 h und 27 h, PEB 50%, renale Elimination zu 55–88% innerhalb 24 h

Salazosulfapyridin = Sulfasalazin *TTK p.o.: 1,20 € (2000 mg); Supp.: 1,20 € (Supp.); Gr 1, sl/La 2, sl*

HN *p.o.:* **Azulfidine®**, **Colo-Pleon®**, **Pleon® RA**, **Sulfasalazin (Generika)** *- alle: 500 mg/Drg. oder Tbl.*
Supp.: **Azulfidine®** *500 mg/Supp.*

Dos **Chronische Polyarthritis, Psoriasis-Arthritis:**
- *Initial* 2 × 1 g/d p.o., ggf. *Dosissteigerung* auf 3 × 1 g/d p.o.
- *Max-Dosis:* 3000 mg/d

PK geringe Resorption von 5-ASA (< 20%), Sulfasalazin 10%, wobei der größte Anteil durch den enterohepatischen Kreislauf wieder in den Dünndarm gelangt, 60–80% des Gesamt-Sulfapyridins werden acetyliert bzw. glukuronidiert, der überwiegende Anteil wird per Fäzes eliminiert

Leflunomid (LEF) *TTK 2,53–3,40 € (10–20 mg); 24,- € (100 mg); Gr 7 + 8, Kl/La 4, Kl*

HN *p.o.:* **Arava®** 10|20|100 mg/Tbl.

Dos **aktive rheumatoide Arthritis des Erwachsenen:**

- *Aufsättigung:* 100 mg/d p.o. für 3 d
- *Erh-Dosis:* 10–20 mg/d p.o.

PK Resorption 82–95%, rasche Umwandlung in der Leber zu aktivem Metaboliten, PEB 99%, Wi-Max. nach 1–24 h, Eliminations-HWZ 2 Wo, Ausscheidung über Urin und Fäzes (enterohepatischer Kreislauf)

Penicillamin (D-) *TTK 0,50 € (300 mg); Kl/Kl*

HN *p.o.:* **Metalcaptase®** 150|300 mg/Tbl.

Dos **Chronische Polyarthritis:**

- *Erw: initial* 150 mg/d für 2 Wo., dann alle 14 d um 150 mg bis auf 2 × 300 mg/d erhöhen, *Max-Dosis:* 900–1200 mg/d, nach Erreichen einer Symptomkontrolle Reduktion auf die *Erh-Dosis:* 300–600 mg/d p.o.
- *Kinder: initial* 3–5 mg/kg KG/d, Dosissteigerung alle 2–4 Wo. um 5 mg/kgKG/d bis auf 10 mg/kg KG/d, *Max-Dosis* 15–20 mg/kg KG/d, nach Erreichen einer Symptomkontrolle Reduktion auf die *Erh-Dosis:* 5–10 mg/kg KG/d p.o.

PK Resorption 50%, max. Plasmakonz. nach 1–2 h, HWZ 1–3 h, terminale Eliminations-HWZ 4–6 h, Elimination über die Nieren

Chloroquin-Phosphat *TTK p.o.: 2,50–2,80 € (250 mg); i.v.: 4,80 € (Amp.); Kl/Kl*

HN *p.o.:* **Chlorochin®** 250 mg/Tbl., **Resochin® junior** 81|250 mg/Tbl., **Weimer®quin** 250|500 mg/Tbl., Sirup 25 mg/ml
parenteral: **Resochin®** 250 mg/Amp.

Dos **Chronische Polyarthritis:**

- *Tagesdosis* köpergewichtsadaptiert: 11–20 kg → 40,5 mg, 21–30 kg → 81 mg, 32–62 kg → 125 mg, 63–93 kg → 250 mg, 94–124 kg → 375 mg Chloroquinphosphat/d p.o.
- *parenteral: 16 mg/kg KG als Infusion > 4 h, dann 8 mg/kg KG über 4 h, dann alle 12 h bis zu einer Gesamtsdosis von 40–50 mg/kg KG*
- *max. Kumulativdosis für Erw:* 160 g Chloroquinphosphat

PK BV 90%, PEB 50–60%, Anreicherung in Erythrozyten um das 2–5- fache, in Leber, Niere und Herz um das 10fache, hepatische Metabolisierung, überwiegend renale Elimination, Eliminations-HWZ 30–60 d

Auranofin *TTK 2,- € (6 mg); KI/KI*

HN *p.o.:* **Ridaura®** 3 mg/Tbl.

Dos **Chronische Polyarthritis:**

- *Erw* 2 × 3 mg/d p.o. als ED morgens oder morgens und abends jeweils zu den Mahlzeiten
- *Max-Dosis:* 3 × 3 mg/d p.o.

PK Wi-Eintritt nach 2–6 Mo., max. Serumgoldspiegel nach 10 Wo., HWZ Serum 11–31 d, gesamt 81 d, PEB 60%, Elimination 15% renal, Rest fäkal, BV nach ED 25%

Natriumaurothiomalat *TTK 23,- € (50 mg); KI/KI*

HN *i.m.:* **Tauredon®** 10|20|50 mg/Amp.

Dos **Chronische Polyarthritis, Psoriasis-Arthritis:**

- *Erw:* initial 2 × Wo., 1.–3. Inj. 10 mg, 4.–6. Inj. 20 mg, ab 7. Inj. 2 × max. 50 mg/Wo. oder 1 × max. 100 mg/Wo.; bei Symptombesserung *Erh-Dosis* 1 × 50 mg/14 d
- *max. kumulative Gesamtdosis:* 2000 mg
- *Kinder < 20 kg KG:* 1. Wo. 1 × 5 mg i.m., 2. – 12. Wo. je 1 × 10 mg/Wo, danach jede 2. Wo. 1 mg/kg KG; *20–30 kg KG:* 1. Wo. 1 × 10 mg i.m., 2. – 12. Wo. je 1 × 20 mg/Wo, danach jede 2. Wo. 1 mg/kg KG; > 30 kg KG: 1. Wo. 1 × 10 mg i.m., 2. – 3. Wo. je 1 × 20 mg/Wo, 4. – 12. Wo. 1 × 50 mg/Wo., danach jede 2. Wo. 1 mg/kg KG

PK BV 95%, max. Plasmakonz. nach 2–6 h, HWZ initial 5,5 d, HWZ terminal 25 d, Steady state nach 50 mg i.m. nach 5–10 Wo., PEB 95%, Ausscheidung Gold 70% renal, 30% fäkal

Azathioprin *TTK p.o.: 1,60–2,40 € (100–150 mg); i.v.: 30,70 € (50 mg); Gr 6, sl/La 2, Kl*

HN *p.o.:* **Aza-Q®**, **Azafalk®**, **Azamedac®**, **Azathiodura®**, **Azathioprin** (**Generika**), **Colinsan®**, **Imurek®**, **Imurel®**, **Zytrim®** – *alle: 25|50 mg/Tbl.*
parenteral: **Imurek®** 50 mg/Amp.

Dos **Chronische Polyarthritis (Mittel der Reserve):**
- 1–2,5 mg/kg KG/d = 70–175 mg/d bei 70 kg KG p.o./i.v.

PK BV 60%, Resorption 88%, max. Plasmakonz. nach 2 h, PEB 30%, HWZ 5 h, hepatische Metabolisierung zu Mercaptopurin, renale Elimination zu 60%

Cyclophosphamid *TTK p.o.: 0,40–0,50 € (50 mg); i.v.: 8,90 € (500 mg); Kl/Kl*

HN *p.o.:* **Cyclostin®**, **Endoxan®** – *alle: 50 mg/Drg.*
i.v.: **Endoxan®** 100|200|500|1000 mg/Inj.-Fl.

Dos **Chronische Polyarthritis, Psoriasis-Arthritis (Mittel der Reserve):**
- *Erw:* 1–3 mg/kg KG/d p.o.
- ▶ *Dosisreduktion bei Leberinsuffizienz* (Serumbilirubin 3,1–5 mg/100 ml): um 25%
- ▶ *Dosisreduktion bei Niereninsuffizienz* (GFR < 10 ml/min): um 50%, S. 487

PK BV 74%, HWZ 4–8 h, Wi-Eintritt nach 1–2 Wo., 30% unverändert in 24 h ausgeschieden, keine Penetration der Blut-Hirn-Schranke

Anti-TNF-α-Präparate (Infliximab, Etanercept) **S. 124**

Selektive Immunsuppressiva **S. 123**

1.5 Glukokortikoide

Ind Allergische Erkrankungen aller Art, einer Vielzahl autoimmunologisch bedingter Erkrankungen, antiödematöse Therapie zentraler und peripherer Kompressionssyndrome, vorübergehend floride chronische Polyarthritis (CP) bis zum Wirkunseintritt der Basistherapie, hochaktive Alters-CP („low-Dosis"-Steroidtherapie)

WI entzündungs-, exsudations- und proliferationshemmend, antiödematös, immunsuppressiv + antiallergisch (Leukozyten ↑, Eosinophile + Lymphozyten ↓, B- + T-Lymphozytenaktivität ↓); Gluconeogenese ↑ → Katabolismus mit Muskelatrophie; diabetogen → Hyperglykämie, Steroiddiabetes; hypokalzämische Wi → Osteoporose; Lipolyse ↑ → Hyperlipidämie + Fettumverteilung; Unterdrückung der ACTH-Freigabe → Nebennierenrindeninsuffizienz; mineralokortikoide Wi (Na^+-Retention ↑, K^+-Ausscheidung ↑)

KI für längere Anwendung unter Nutzen/Risikoabwägung: Systemmykosen, GIT-Ulzera, schwere Hypertonie, Diabetes mellitus, schwere Leberzirrhose, Glaukom, bekannte Psychose, Tuberkulose, Osteoporose, Niereninsuffizienz, akute Virusinfekte (u a. Herpes zoster), HbsAG pos. chron. aktive Hepatitis, 8 Wo. vor und 2 Wo. nach BCG-Impfung

NW *zu Beginn:* Hypokaliämie, Natriumretention (Ödeme), BB-Veränderungen, Hyperglykämie, Euphorie/Depression, Kortisonpsychose, Thrombosen, Magen-Darm-Ulzera
auf Dauer: Striae rubrae, Steroidakne, Myopathie, Hypertonie, NNR-Insuffizienz, Osteoporose, aseptische Knochennekrosen, Katarakt, Glaukom, Pankreatitis, Vollmondgesicht, Stammfettsucht, Kortikoderm, sekundäres Immundefizit mit gesteigerter Infektanfälligkeit, Steroiddiabetes, Ulcus ventriculi

Betamethason

TTK p.o.: 0,45 € (0,5 mg); rektal: 4,66 € (5 mg); i.v./i.m.: 4,88 € (4 mg); sl/La 2, sl

HN *p.o.:* **Celestamine® N** 0,5 mg/Tbl., **Celestamine® N** 0,5 liquidum 0,5 mg/ml
rektal: **Betnesol® Rektal-Instillation** 5 mg/Btl. (100 ml)
parenteral: **Celestan® Depot** 4 mg/ml; **Celestan® solubile** 4|20 mg/ml; **Driposone®** Depot 2 mg

Dos **rheumatische und allergische Erkrankungen aller Art:**
- *p.o.: initial* 1,5–4 mg/d, *Erh-Dosis:* 0,25–1 mg/d
- *i.v./i.m.: initial* 4–32 (- 80) mg/d, dann Dosisreduktion
- *intraartikulär:* je nach Gelenkgröße 0,1–1 ml, Wdh. b.B.
- **Driposone® Depot:** je nach Schweregrad 1–2 ml alle 4–6 Wo. i.m., 0,5–1,0 ml (selten bis 2,0 ml) intra- und perifokale Inj.,

nicht mehr als 0,2 ml/cm^2 Hautoberfläche (pro Behandlung nicht mehr als 1,0 ml) subläsionale Inj.

PK nahezu vollständige Resorption nach p.o., max. Plasmakonz. 1–2 h nach p.o., HWZ 5–7 h, PEB 64%, hepatische Metabolisierung, Ausscheidung renal

Cloprednol *TTK 0,40–0,65 € (2,5–5 mg); Gr 3+8, sl/La 1, sl*

HN *p.o.:* **Syntestan®** 2,5 | 5,0 mg/Tbl.

Dos **Asthma bronchiale, chronische Polyarthritis:** 1,25–12,5 mg/d p.o. (einmalige Einnahme morgens zw. 6–8 Uhr, bzw. 2/3 morgens und 1/3 abends)

PK BV 100%, max. Plasmakonz. nach 50–60 min, HWZ 1,7–3,1 h, 80% renale, 20% fäkale Ausscheidung, PEB 67–84%

Deflazacort *TTK 0,35–0,70 € (6–12 mg); Gr 6, sl/La 2, sl*

HN *p.o.:* **Calcort®** 6 mg/Tbl.

Dos **Rheumatoide Arthritis bei unzureichender Wirkung von NSAR:**

- *p.o.:* 1–3 × 6 mg/d (*einmalige Einnahme* morgens zw. 6–8 Uhr während oder vor Frühstück)
- *Erh-Dosis:* als ED täglich oder jeden zweiten Tag die Zwei-Tage-Dosis, bei Therapieende ausschleichen

▸ *Niereninsuffizienz: initial* 1,5 mg/kg KG/d, dann Reduktion bis zur Erh-Dosis

PK HWZ 1,5 h

Dexamethason *TTK p.o.: 1,80–2,80 € (8 mg); i.v.: 26–49,- € (40–100 mg); Gr 3, sl/La 2, sl*

HN *p.o.:* **Dexamethason** (**Generika**), **Fortecortin®** – *alle: 0,5 | 1,5 | 4 | 8 mg/Tbl.*

parenteral: **Afpred-Dexa®** forte 8 mg/Amp., **Dexa** (**Generika**, **Jenapharm®** 8 | 40 | 100 mg/Amp., **-ratiopharm®** 8 | 40 | 100 mg/Amp., **von ct®** 8 mg/Amp.), **Dexamethason** (**Jenapharm®** 8 mg/Amp., **Sandoz®** 8 mg/Amp.), **Dexabene®**, **Dexaflam injekt®**, **Lipotalon®** 4 mg/Amp., **Fortecortin® Injekt** 8 | 40 | 100 mg/Amp.

– alle: 4 mg/Amp.

Dos **Anaphylaxie:** 1 × 40–100 mg i.v. nach vorheriger Adrenalingabe
Allgemein (individuell sehr unterschiedlich):
- *akute Erkrankungen: initial* 7,5–15 mg/d, später 0,5–1,5 mg/d
- *chron. Erkrankungen: initial* 4,5–7,5 mg/d, später 0,5–1,5 mg/d
- *intraartikulär:* 2–8 mg injizieren
- *Kinder:* 0,2–0,3 mg/kg KG/d, zur Langzeittherapie 0,02–0,05 mg/kg KG/d, ggf. initial aber auch deutlich höhere Dosen möglich

Schmerztherapie (bei Tumorschmerz): initial 8–32 mg/d, später auf 2–4 mg/d reduzieren
Hirndruck bei Hirntumor: akut 40–100 mg initial i.v., dann 4 × 8 mg/d p.o., Dosis je nach Befund tgl. um 4 mg reduzieren; bei relativer Einklemmungsgefahr: 4 × 8 mg/d p.o.
adrenogenitales Syndrom (AGS): 1 × 0,5–1,5 mg/d morgens p. o.

PK gute perorale Resorption, HWZ 1½ – 2 d, max. Serumspiegel nach 1–2 h, Wi-Dauer ca. 3 d, geringe PEB, hepatische Metabolisierung und renale Elimination

Fludrocortison
TTK 0,45–1,- € (0,1–0,2 mg); Gr 6, Kl/ La 2, Kl

HN *p.o.:* **Astonin H®**, **Fludrocortison®** – *alle: 0,1 mg/Tbl.*

Dos **Morbus Addison:** 0,1–0,2 mg/d p.o.
arterielle Hypotonie: *initial* 0,2–0,3 mg/d p.o., *Erh-Dosis* 0,1–0,2 mg/d p.o.
- *Max-Dosis:* 0,4–0,5 mg/d
- *Kinder* > ¼ J.: 0,05–0,1 mg/d p.o.
- **adrenogenitales Syndrom (AGS):** 0,15–0,3 mg/m2 KOF im 1. J., halbe Dosis im 2. J., 1/3 der Dosis im 3. J.

PK 100%ige Resorption, max. Plasmakonz. nach 1,7 h, HWZ 1 h, 80% der Substanz werden nach 24 h mit dem Urin ausgeschieden

Fluocortolon
TTK p.o.: 0,43–1,20–3,60 € (5–10–50 mg); Gr 3+8, sl/ La 2, sl

HN *p.o.:* **Ultralan® Oral** 5|20|50 mg/Tbl.

Dos **Alle Indikationen der systemischen Kortikoidtherapie, u a. rheumatische und allergische Erkrankungen aller Art:**
- *p.o.: initial* 20–100 mg/d p.o., *Erh-Dosis:* 5–20 mg/d
- *Kinder:* 1–2 mg/kg KG/d, Frühgeborene 1–1,5 mg/kg KG/d jeweils früh morgens p.o.

PK BV 83%, max. Plasmakonz. nach 1–2 h, PEB 95%, HWZ 90 min, nach hepatischem Metabolismus renale Elimination, 5 mg entsprechen 20 mg Kortison, Cushing-Schwellendosis 7–10 mg/d

Hydrocortison *TTK p.o.: 0,51 € (10 mg); Gr 4, sl/ab bei hohen Dosen o. LZ-Therapie*

HN *p.o.:* **Hydrocortison** (**Generika**), **Hydrocutan**® – *alle: 10 mg/Tbl.,* **Hydrogalen**® *10 mg/g Lsg.*
parenteral: **Hydrocortison**® *100|250|500|1000 mg/Amp. o. Inf.-Fl.,* **Hydrocortison Hoechst**® 5 mg/ml

Dos **Rheumatische, entzündliche u. allergische Erkrankungen:**
- *parenteral:* bei lebensbedrohlichen Zuständen bis 50 mg/h, sonst 10 mg/h
- *Substitutionstherapie* > 18 J.: 10–30 mg/d p.o.
- *Hemmtherapie > 18 J.:* 15–20 mg/m^2 KOF/d p.o.
- *Pharmakodynamische Therapie: initial* 60–200 mg/d p.o., dann Dosisverminderung

▸ *Kinder: Substitutionstherapie:* 10–15 mg/m^2 KOF/d p.o., *Pharmakodynamische Therapie: initial* 4–7,5 mg/d pro kg KG p.o., dann Dosisverminderung

PK HWZ 0,5–2 h, hepatischer Metabolismus, renale Elimination

Methylprednisolon *TTK p.o.: 0,35–0,94 € (4–16 mg); i.v.: 17–24,- € (125–250 mg); sl/sl*

HN *p.o.:* **Medrate**® 2|4|100 mg/Tbl., **Methylprednisolon** (**Generika**), **Metycortin**®, **Metypred Galen**®, **Metysolon**®, **M-Prednihexal**®, **Predni M**® **Tablinen**, **Urbason**® 40 mg/Tbl. – *alle: 4|8|16 mg/Tbl.*
parenteral: **Medrate**® 40 mg/Trockenamp., **Methylpred Galen**® 250 mg/Trockenamp., **Urbason solubile**® 16|32|250 mg/Trockenamp. – *alle: 125|500|1000 mg/Trockenamp.*

Dos **Alle Indikationen der systemischen Kortikoidtherapie:**
- *i.v.:* 250 mg i.v. (evtl. alle 4 h wiederholen)
- *p.o.:* 12–80 mg/d p. o., dann Erh-Dosis 4–16 mg/d p.o.

Schock (septisch, anaphylaktisch): 15 mg/kg KG i. v. (1000 mg/ 70 kg KG)

▸ *Kinder (Substitutionsdosis):* > 12 J. 8 mg/d; > 7 ½ J. 6 mg; > 3 J. 4 mg; > 1 J. 3 mg; > ½ J. 2 mg, jeweils früh morgens p.o. geben

PK BV 82%, max. Plasmakonz. nach 1,5 h, HWZ 2–3 h, PEB 77%, Wi-Dauer 12–36 h, hepatischer Metabolismus, renale Elimination der Metabolite

Prednisolon = Prednison *TTK p.o.: 0,16–0,30 € (5–20 mg); i.v.: 0,45–0,55 € (25 mg); Gr 3, sl/La 2, sl*

HN **Prednisolon:**
p.o.: **Decortin H**® 1 mg/Tbl., **Dermosolon**, **PredniHexal**®, **Predni-H-Tablinen**®, **Prednisolon (Generika, -Galen** 2 mg/Tbl.) – *alle: 5|10|20|50 mg/Tbl.*, **Hefasolon**® 5 mg/Tbl.
parenteral: **Solu-Decortin H**®, **Predni (Generika), Predni H Injekt**® – *alle: 10|25|50|100|250|500|1000 mg/Amp.*, **Predni**® 10|25 mg/Amp., **Prednigalen**® 10|25|50 mg/Amp., **Hefasolon**® 40 mg/Amp.
rektal: **Infectocortikrupp**®, **Prectal**® – *alle: 100 mg/Supp.*
Prednison:
p.o.: **Cutason**®, **Decortin**® 1 mg/Tbl., **Prednison**® **(Generika)** – *alle: 5|20|50 mg/Tbl.*, **Predni Tablinen**® 5 mg/Tbl.
rektal: **Rectodelt**® 5|10|30|100 mg/Supp.

Dos **systemische Kortikoidtherapie allgemein:** 2–120 mg/d p.o. morgens
Anaphylaxie: *Initial* 250–1000 mg i.v. ggf. alle 6 h, symptomorientierte langsame Reduktion
chronische Polyarthritis: 100 mg p.o. morgens für 1 Wo., dann ausschleichen, bei schwersten Fällen 250 mg p.o.
PNP-Vaskulitis: 1–2 mg/kg KG/d; *Erh-Dosis:* 0,1–0,2 mg/kg KG/d; *initial* Hyper-Ca^{2+}-Krise: 125–250 mg/d i.v.
MS-Schub: 500–1000 mg morgens i.v. für 5 d dann ausschleichen
- *Max-Dosis:* 30 mg/kg KG
- *Kinder:*
  - *Pseudokrupp-Anfall:* 30–50 mg Supp., in schweren Fällen 100 mg Supp.
  - *Anaphylaxie:* 5–10 mg/kg KG i.v.
  - *Status asthmaticus:* 5–10 mg/kg KG i.v.

PK gute Resorption p.o., hepatische Metabolisierung von Prednison in Prednisolon, HWZ 3,5 h, Wi-Dauer 12–36 h, max. Plasmakonz.

nach 1–2 h, HWZ 18–36 h, hohe PEB, renale Elimination der Metabolite, Cushing-Schwellendosis 7,5 mg/d

Triamcinolon/Triamcinolonacetonid *TTK p.o.: 0,40 € (4 mg); i.v.: 8,17 € (40 mg); Gr 7, sl/La 4, sl*

HN *p.o.: (Triamcinolon):* **Delphicort®** 2|4|8 mg/Tbl., **Triam-Oral®** 4 mg/Tbl., **Volon®** 4|8|16 mg/Tbl.
parenteral: (Triamcinolonacetonid): **Delphicort®** 25|40 mg/Amp., **Triam (Generika)** 10|40 mg/Amp., **Triam Injekt®** 10|20|40|60 mg/Amp., **Volon A®** 10|40|80 mg/Amp., **Volon A® solubile** 10|40|80|200 mg/Amp.
lokal: (Triamcinolonacetonid): **Delphicort®**, **Linola Triam®**, ***Linolacort*** **Triam®**, **Triam (Generika)**, **Volon A®** *Fettsalbe, Spray, Lotio N,* **Volonimat®** *– alle: Creme u. Salbe*

Dos
- Dosierung variiert je nach Krankheit stark – s. auch Fachinfo
- *p.o.:* 4–32 mg/d p.o.
- *parenteral:* 10–80 mg/d i.m. oder i.v.

PK Wi-Dauer 2,25 d, max. Plasmakonz. nach 4 h (i.m.), Cushing-Schwellendosis 6 mg/d

1.6 Migränetherapeutika → S. 370

2.1 Penizilline

2.1.1 Benzylpenizilline

Ind *sensible Erreger:* Pneumo-, Strepto-, Meningo-, Pepto-, Staphylokokken, Aktimyceten, Leptospiren, C. diphtheriae, Treponemen, Borrelien, Past. multocida, Fusobakterien, Clostridien
Natürliche Resistenz: Enterobakterien, Pseudomonas, B. fragilis, E. faecium, Norcardia, Mykoplasmen, Chlamydien, β-Lactamasebildner, Salmonellen, V. cholerae

Wi β-Lactamantibiotikum, durch Blockade der bakteriellen Transpeptidase Synthesehemmung von Murein (Zellbestandteil), bakterizide Wirkung auf proliferierende Keime, nicht β-laktamasefest, gute Liquorgängigkeit bei Meningitis, relativ schlechte Verteilung im Stützgewebe

KI bekannte Penicillinallergie, schwere Niereninsuffizienz

NW allerg. Reaktionen: Fieber, Urtikaria, anaphylaktische Reaktionen, hämolytische Anämien, dosisabhängige Hemmung der Thrombozytenaggregation, interstitielle Nephritis, Nephrotoxizität, Hyperkaliämie → HRST, meningeale Reizsymptome, epileptische Anfälle, GIT-Symptome
Depotpenicillin: versehentliche i.v.-Injektion: Hoigné-Syndrom

Benzylpenicillin = Penicillin G *TTK 6,30–8,40–22,30 € (3–15–40 Mega I.E.); Am/Am*

HN *parenteral:* **Penicillin G JENAPHARM®** 0,5|1|3|5 Mega I.E./Inj.-Fl., **Penicillin Grünenthal®** 1 Mega I.E./Inj.-Fl., **Tardocillin®** 1,2 Mega I.E./Inj.-Fl.

Dos **Infektionen mit empfindlichen Erregern:**

- *leichte Infektion:* 3–4 × 0,5–1 Mega I.E./d langsam i.v. oder i.m.
- *schwere Infektion:* 6 × 5 Mega I.E./d langsam i.v. oder i.m.

Meningo- oder Pneumokokkenmeningitis: 3–4 × 10 Mega I.E./d langsam i.v.; *Therapiedauer* 10–14 d oder 7 d nach Fieberfreiheit

▸ *Max-Dosis:* Normal 8 Mega I.E./d, schwer 20–60 (–100) Mega I.E./d

- *Kinder:*
  - *1 – 12 J.:* 0,05–0,5 Mega I.E./kgKG/d i.m. oder i.v. in 4–6 ED
  - *<1 J.:* 0,05–1,0 Mega I.E./kgKG/d langsam i.m. oder i.v. in 3–4 ED
- *Niereninsuffizienz:* Normale Initialdosis, Erh.-Dosis s. Seite 486

PK HWZ 40 min (Injektionen im Abstand von 3–4 h erforderlich), PEB 50%, schlechte Verteilung in Knochen und Gelenken, rasche renale Elimination

Benzylpenicillin-Benzathin *TTK 10,50–21,- € (1,2–2,4 Mio I.E.); Am/Am*

HN *i.m.:* **Pendysin**® 1,2 Mio I.E. Inj.-Fl.

Dos **Rezidivprophylaxe chron. Streptokokkeninfektionen (rheum. Fieber):** *Erw und Kinder:* 1–2 × 1,2 Mio I.E./Mo. tief i.m.
Syphilis: bis zu 3 × 2,4 Mio I.E. in Abständen von 1 Wo.; Inj. ausschließlich tief i.m.

2.1.2 Phenoxypenizilline

Ind siehe Benzylpenicillin S. 37
Azidocillin: auch gegen Hämophilus influenza und Bordetella pertussis wirksam

Wi siehe Benzylpenicillin, nicht β-laktamasefest S. 37

KI siehe Benzylpenicillin S. 37

NW siehe Benzylpenicillin S. 37

Penicillin V = Phenoxymethylpenicillin *TTK 1,35–1,70 € (3–6 Mega Tbl.); Am/Am*

HN *p.o.:* **Arcasin**® Saft 0,3 Mio IE/5 ml, **Durapenicillin**®, **Infectocillin**® Saft 0,25|0,5|0,75 Mega I.E./5 ml, **Isocillin**® 1,2 Mega I.E./Tbl., Saft 150.000 I.E./1 g Saft, **Ispenoral**®, **Megacillin**® 0,6|1,0|1,5 Mega I.E./Tbl., **Pen (Generika)**, **Penicillin V (Generika**, **STADA**® 0,8|1,2 Mega I.E./Tbl.)
– alle: 1|1,5 Mega I.E./Tbl., Saft 300.000 I.E. oder 400.000 I.E./5 ml

Dos **HNO-, Atemwegs-, Mund-, Kiefer-, Zahn-, Hautinfektionen, Scharlach, Erysipel, Lymphadenitis; Prophylaxe: Endokarditis, Rezidiv rheumatisches Fieber:**

- *Erw:* 3–4 × 0,5–1,5 Mio. I.E./d p.o. oder 3 × 600 mg/d – 3 × 1,5 g/d p.o.
- *Kinder:* > 12 J. 2 Mio. I.E./d; > 7 ½ J. 1,5 Mio. I.E./d; > 3 J. 1,0 Mio. I.E./d; > 1 J. 0,75 Mio. I.E./d; > ½ J. 0,6 Mio. I.E./d; > ¼ J. 0,5 Mio. I.E./d jeweils verteilt auf 3 ED/d vor den Mahlzeiten p.o.

▶ *Niereninsuffizienz* GFR < 10 ml/min: *Max-Dosis:* 1,5 Mio. I.E./d

PK Resorption 50%, geringer bei gleichzeitige Nahrungsaufnahme, max. Plasmakonz. nach 30–60 min, PEB 60–80%, HWZ 30 min, renale (30–50%) Elimination

Propicillin *TTK 5,30–10,56 € (3–6 Mega); Gr 1, Am/sl*

HN *p.o.:* **Baycillin®** -Mega 1000000 I.E./Tbl.

Dos **HNO-, Atemwegs-, Mund-, Kiefer-, Zahn-, Hautinfektionen, Scharlach, Erysipel, Lymphadenitis; Prophylaxe: Endokarditis, Rezidiv rheumatisches Fieber:**

- *Erw:* 3 × 1 (-2) Mio. I.E./d p.o.
- *Kinder:* > 12 J. 2 Mio I.E./d; > 7 ½ J. 1,5 Mio I.E./d; > 3 J. 1 Mio I.E./d; > 1 J. 0,75 Mio I.E./d; > ½ J. 0,6 Mio I.E./d; > ¼ J. 0,5 Mio I.E./d p.o. jeweils auf 3 ED/d verteilt

PK rasche Resorption, hohe BV, max. Plasmakonz. nach 30–90 min, PEB 80–85%, überwiegend renale, geringgradig biliäre Elimination

Azidocillin *TTK 4,40 € (1500 mg); Am/sl*

HN *p.o.:* **Infectobicillin H-Tabletten®** 750 mg/Tbl.

Dos **HNO-, Atemwegs-, Hautinfektionen, Scharlach**: *Erw u. Kinder > 6 J.:* 2 x 750 mg/d p.o.

PK HWZ ca. 1 h

2.1.3 Isoxazolylpenizilline (Staphylokokken-P.)

Ind leichte Infektionen mit β-lactamasebildende Staphylokokken, deutlich schwächere Wirkung auf grampositive Benzylpenicillin-empfindliche Erreger

Wi siehe Benzylpenicillin S. 37; säurestabil, penicillinasefest, geringe Gewebegängigkeit, schlechte Liquorgängigkeit

KI siehe Benzylpenicillin S. 37

NW siehe Benzylpenicillin S. 37

Dicloxacillin *TTK 5,44–10,88 € (1–2 g); Am/sl*

HN *p.o.:* **InfectoStaph®** 0,25 g/Kps.

Dos **Staphylokokken bedingte Infektionen:**

- *Erw, Kinder > 6 J.:* 4–6 × 500 mg/d
- *Kinder 1–6 J.: 6 J.:* 4–6 × 250 mg/d
- *Säuglinge > 3 Mon.:* 4 × 125–250 mg/d
- *Säuglinge bis 3 Mo.:* 3 × 30–50 mg/kg KG/d
- bei schweren Infektionen ist eine Erhöhung der Dosen auf das Doppelte möglich
- ▶ *Dosisreduktion bei starker Niereninsuffizienz:* S. 487

PK HWZ 40–50 min

Flucloxacillin *TTK p.o.: 12,90 € (3 g); i.v.: 15,90 € (3 g); Gr 2, sl/sl*

HN *p.o.:* **Staphylex®** 250|500 mg/Kps., Saft 5 g/Flasche
parenteral: **Fluclox®** **(Generika)** 2|4 g/Inj.-Fl., **Flucloxacillin-curasan®** 2 g/Inj.-Fl., **Staphylex®** 0,25|0,5|1|2 g/Inj.-Fl. Trockensubstanz
– alle: 1 g/Inj.-Fl. Trockensubstanz

Dos **Staphylokokken bedingte Infektionen:**

- *parenteral:* 3 × 1 g/d i.m. oder i.v. (*max. Tagesdosis* 12 g/d)
- *p.o.:* 3–4 × 1 g/d p.o. nüchtern (*max. Tagesdosis* 12 g/d)
- ▶ *Kinder:* 10–14 J. 3–4 × 0,5 g/d; 6–10 J. 3–4 × 0,25–0,5 g/d jeweils p.o./i.v. oder 1–12 J. 20–60 mg/kg KG verteilt auf 3–4 ED/d p.o./i.v.; *Säuglinge* 40–50 (–100) mg/kg KG verteilt auf 3–4 ED/d p.o./i.v.
- ▶ *Niereninsuffizienz:* siehe S. 487

PK BV 80%, HWZ 1 h, PEB 95%, schlechte Liquorgängigkeit, Elimination zu 60% renal, der Rest über hepatische Metabolisierung, Substanz ist nicht dialysierbar

Oxacillin *TTK 2,14–4,30 € (2–4 g); Gr 1, Am/sl*

HN *parenteral:* **InfectoStaph®** 0,5|1 g/Inf.-Flasche

Dos **Staphylokokken bedingte Infektionen:**

- *i.v.:* 2–4 g/d in 4–6 ED
- *i.m.:* 2–4 g/d in 4 ED (> 40 kg KG)

- *Kinder:* > 12 J. 1350–2700 mg/d; > 7 ½ J. 1000–2000 mg/d; > 3 J. 670–1300 mg/d; > 1 J. 500–1000 mg/d; > ½ J. 400–800 mg/d; > ¼ J. 330–670 mg/d jeweils in 4 ED i.v. oder i.m.

▸ *Dosisreduktion bei Niereninsuffizienz:* S. 488

PK PEB 97%, geringe Liquorgängigkeit, HWZ 20–30 min, 50–60% hepatische Metabolisierung

2.1.4 Aminobenzylpenizilline (Breitband-P.)

Ind siehe Benzylpenicillin S. 37, v.a. auch Erreger aus dem gramnegativen Spektrum: u a. Haemophilus influenzae, E. Coli, Campylobacter-Arten und Proteus mirabilis
Mezlocillin: breites Spektrum gegen gramnegative Erreger (v.a. Enterokokken)
Piperacillin: breites Spektrum gegen gramnegative Erreger (v.a. Pseudomonas)

Wi s. Benzylpenicillin S. 37, keine Penicillinasefestigkeit (→ zahlreiche Resistenzen)
Mezlocillin, Piperacillin: nicht β-Lactamase- und säurestabil

KI siehe Benzylpenicillin S. 37
Ampicillin: infektiöse Mononukleose (EBV-Infektion)

NW siehe Benzylpenicillin S. 37
Ampicillin: makulo-papulöse Exantheme
Mezlocillin: Hypokaliämie, Thrombozytopenie, Gerinnungsstörungen *Piperacillin:* dosisabhängige Hemmung der Thrombozytenaggregation, Leberenzyme ↑, Bilirubin ↑, Kreatinin und Harnstoff ↑, Hypokaliämie

Amoxicillin *TTK 1,10–2,20 € (1500–3000 g); Gr 1/sl*

HN *p.o.:* **Amagesan®, Amoxicillin** (**Generika**), **Amoxi** (**Generika**), **Amoxypen®, Flui-Amoxicillin®, Infectomox®, Jutamox®** – *alle: 500|750|1000 mg/Tbl., Saft und Brausetbl.*

Dos **HNO- Atemwegs-, Harnwegs-, Magen-Darm-Trakt-, Haut-, Weichteilinfektionen, Listeriose, Osteomyelitis, Typhus:**

- *Erw, Kinder > 14 J.:* 3–4 × 500–1000 mg/d p.o., in schweren Fällen 2–3 × 2000–3000 mg/d p.o.; *Max-Dosis:* 6000 mg/d

- *Kinder 1–14 J.:* 3 × 500 mg/d p.o.; *Kinder:* 3. Mo.–1 J. 50–100 mg/kg KG/d aufgeteilt in 2 ED

Endokarditisprophylaxe: 2 g p.o. 1 h vor dem Eingriff
H.P.-Eradikation: 2 × 1 g/d p.o. + 2 × 500 mg Clarithromycin + 2 × 20 mg Omeprazol

▸ *Dosisanpassung bei Niereninsuffizienz:* S. 486

PK BV 75–90%, max. Plasmakonz. 2 h, HWZ 1 h, PEB 17%, renale Elimination

Ampicillin *TTK p.o.: 3,- € (3 g); i.v.: 7–15,- € (3–6 g); Gr 1, Am/sl*

HN *p.o.:* **Ampicillin (Generika)** – *alle: 1000 mg/Tbl., Saft 250 mg/5 ml*
i.v.: **Ampicillin-ratiopharm®, Binotal®** – *alle: 0,5|1,0|2,0|5,0 g/ Inf.-Fl.*

Dos **HNO- Atemwegs-, Harnwegs-, Magen-Darm-Trakt-, Haut-, Weichteilinfektionen, Listeriose, Osteomyelitis, Typhus, Meningitis, Endokarditis:**

- *p.o.:* 3–4 × 1 g/d, bei schwerem Infekt 3–4 × 2 g/d
- *i.v.:* 1,5 – 6 g/d in 3–4 ED als Kurzinf. bzw. 150–200 mg/kg KG/d

Meningitis: 6 × 2 g/d i.v.
Endokarditisprophylaxe: 2 g i.v./i.m. 30 min vor der Untersuchung

▸ *Max-Dosis:* 8 g/d (i.v. und p.o.)

▸ *Kinder:* 1–12 J. 50–100 mg/kg KG/d p.o. verteilt auf 4 ED oder 80–300 (–400) mg/kg KG/d i.v. verteilt auf 3–4 ED; Säugl. 3–12 Mo. 100–300 mg/kg KG/d i.v. verteilt auf 3 ED; *Max-Dosis:* 300 mg/kg KG/d

▸ *Dosisreduktion bei Niereninsuffizienz:* S. 486

PK BV 30–40%, max. Plasmakonz. nach p.o. 90–120 min, i.m. 30–60 min, PEB 17–20%, HWZ 50–60 min, renale, biliäre und fäkale Elimination

Mezlocillin *TTK 36–87,20 € (6–16 g); sl/sl*

HN *i.v.:* **Baypen®** 0,5|1|2|4 g Trockensubstanz

Dos **Sepsis, Endokarditis, Meningitis, Peritonitis, Pneumonie, abd., gynäk., Knochen- und Weichteilinfektionen:**

- *Erw und Kinder > 14. J.:* 3 × 2–5 g/d i.v., *max.* 2 × 10 g/d i.v.
- *Kinder:* < 3 kg KG: 2 × 75 mg/kgKG; > 3 kg KG – 14 J.: 3 × 75 mg/kg KG

- *Dosisreduktion bei Niereninsuffizienz und schweren Lebererkrankungen in Abhängigkeit der GFR:* > 10 ml/min Normdosis alle 8 h, < 10 ml/min Dosisintervall 12 h, max. 2 × 5 g/d, weitere Dosisreduktion bei begleitender Leberinsuffizienz notwendig

PK HWZ 1 h, PEB 30%, überwiegend renale Elimination zu 60%

Piperacillin *TTK 39–73,50 € (6–12 g); Am/sl*

HN *i.v.:* **Piperacillin (Generika, Hexal®** 3 g) – *alle: 1|2|4 g/Trockensubstanz + Lsg.-mittel*

Dos **Sepsis, Endokarditis, Meningitis, Peritonitis, Pneumonie, abd., gynäk., Knochen-, Weichteilinfektionen:**
- *Erw:* 6–12 g/d verteilt in 2–4 ED/d; *Max-Dosis:* 24 g/d i.v.
- *Kinder:* 100–200 mg/kg KG/d (4–8 g/40 kg KG/d) auf 2–4 ED/d verteilt oder > 12 J. 4000 mg/d; > 7 ½ J. 3000 mg/d; > 3 J. 2000 mg/d; > 1 J. 1500 mg/d; > ½ J. 1200 mg/d; > ¼ J. 1000 mg/d in 2–4 ED/d i.v.
- *Dosisreduktion bei Niereninsuffizienz (Erw):* S-Krea 1,5–3 mg/100 ml → 4 g alle 6 h; S-Krea 3,1–5 mg/100 ml → 4 g alle 8 h; S-Krea > 5 mg/100 ml → 4 g alle 12 h

PK BV i.m. 70–80%, HWZ 50–60 min, PEB 20%, renale Elimination zu 80%

2.1.5 Betalaktamasefeste Penizilline

Ampicillin + Sulbactam *TTK p.o.: 4–8,- € (1125–1500 mg); i.v.: 10–41,40 € (1,5–9 g Inf.-Fl.); Gr 4, sl/sl*

HN *p.o.:* **Unacid PD oral®** 375 mg/Tbl., Saft 375 mg/7,5 ml
parenteral: **Unacid®** 1,5|3 g/Inf.-Fl.

Dos **Atemwegs-, Harnwegs-, Haut-, Weichteil-, abd. Infektionen:**
- *p.o.:* 2–3 × 375–750 mg/d p.o.; Dauer 5–14 d
- *i.v.:* 2–3 × 0,75–3 g/d i.v.; Dauer 5–14 d
- *Max-Dosis:* 12 g/d

PK BV 30–40%, HWZ 1 h, im höheren Alter 2 h, 80% werden in 8 h eliminiert

Amoxicillin (A.) + Clavulansäure (C.) *TTK p.o.: 6,75 € (1500 mg); i.v.: 30–60,- € (3–6 mg); sl/sl*

HN *p.o.:* **Abiclav®**, **Amagesan®**, **Amoclav® (Generika)**, **Amoxiclav (Generika)**, **Augmentan®**, **Bioclavid®** – *alle: 125 | 250 | 500 | 750 | 1000 oder 2000 mg A./Tbl. + 31,25–125 mg C., Saft und Brausetbl.*
i.v.: **Augmentan®** (250 | 500 | 1000 | 2000 mg A. + 25 | 100 | 200 | 200 mg C. /Inj.-Inf.-Fl.)

Dos **Atemwegs-, Harnwegs-, Haut-, Weichteil-, abd. Infektionen:**
- *Erw, Kinder > 12 J.:*
- leichte Infekte: 3 × 500 mg A. + 125 mg C. p.o. oder 2 × 875 mg A. + 125 mg C. p.o.
- schwere Infekte: 3 × 1000–2000 mg A. + 200 mg C. i.v.
- *Kinder 2–12 J.:* 70 mg A. + 10 mg C./kg KG/d p.o. in 2 ED
- *Kinder < 2 J.:* 30 mg A. + 7,5 mg C./kg KG/d p.o. in 2 ED

▸ *Dosisanpassung bei Niereninsuffizienz p.o.* (GFR in ml/min → ED, Dosierungsintervall): 30–10 → 500/125 mg alle 12 h, < 10 → 500/125 mg alle 24h p.o.

▸ *Dosisanpassung bei Niereninsuffizienz i.v. (GFR in ml/min → Dosis initial → Dosis Fortsetzung, Intervall):* 30–10 → 1,2 g → 600 mg alle 12 h, < 10 → 1,2 g → 600 mg alle 24 h; *für Kinder:* 30–10 → 20 mg/kg KG alle 12 h, < 10 → 20 mg/kg KG alle 24 h

Piperacillin + Tazobactam *TTK 64,80–93,60 € (6–12 g); Gr 4, sl/sl*

HN *i.v.:* **Tazobac®** 2 | 4 g Piperacillin + 0,5 g Tazobactam/Fl.

Dos **Atemwegs-, Haut-, Weichteil-, abd. Infektionen:**
- *Erw u. Kinder > 12 J.:* 3 × 2–4 g P./0,5 g T. alle 8 h i.v.
- *Kinder mit intraabdominellen Infektionen:* 2–12 J. bis 40 kg KG 100 mg P./12,5 T./kg KG alle 8 h; *Therapiedauer:* mind. 5, – höchstens 14 Tage

▸ *Dosisanpassung bei Niereninsuffizienz (GFR in ml/min → Intervall → Dosierung):* 40–20 → alle 8 h, 19–2 → alle 12 h, Dialysepat. → alle 12 h

▸ *Dosisanpassung bei Niereninsuffizienz bei Kindern von 2–12 J. (GFR in ml/min → Dosierung):* > 50 → 100 mg P./12,5 mg T./kg KG alle 8 h, < 50 ml/min 70 mg P./8,75 mg T./kg KG alle 8 h

2.2 Cephalosporine

Ind *Auf Cephalosporine sensible bakterielle Organinfektionen:*
leichte Atemwegs- und Wundinfekte (Basiscephalosporine)
ungezielte nicht lebensbedrohliche Infekte mit Gramnegativen Bakterien und Staphylokokken (Übergangscephalosporine)
ungezielte Mischinfektion mit Gpos-Bakterien und Anaerobiern (Anaerobiercephalosporine)
schwere lebensbedrohliche Infektionen mit multiresistenten Erregern und Immunabwehr (Breitspektrumcephalosporine)
Atemwegs-, Harnwegs- und Hautinfektionen (Oralcephalosporine)

Wi Hemmung der Zellwandsynthese bei proliferierenden Keimen durch Blockade der Muraminsynthese, unterschiedliche, aber überwiegend hohe Stabilität gegen β-Lactamasen, bakterizide Wi, schlechte Liquorgängigkeit
Basiscephalosporine: Cefazolin
Übergangscephalosporine: Cefuroxim, Cefotiam
Anaerobiercephalosporine: Cefoxitin
Breitspektrumcephalosporine: Cefotaxin, Ceftriaxon, Ceftazidim, Cefepim
ältere Oralcephalosporine: Cefalexin, Cefaclor, Cefadroxil
neuere Oralcephalosporine: Cefuroxim, Cefpodoxim, Cefixim, Ceftibuten

KI bekannte Allergie gegen Cephalosporine (wg. möglicher Kreuzreaktionen auch Vorsicht bei Penicillinallergie)

NW allerg. Reaktionen, GIT-Symptome (Übelkeit, Erbrechen, pseudomembranöse Kolitis, Soor), Fieber, KS, Transaminasen ↑, Eosinophilie, Agranulozytose, Nephrotoxizität, positiver Coombs-Test

Cefaclor

TTK 2,80–8,40 € (1000–3000 mg); sl/sl

HN *p.o.:* **CEC®**, **Cef Diolan®**, **Cefaclor** (**Generika**), **Infectocef®**, **Panoral®** – *alle: 125|250|500 oder 1000 mg/Tbl. oder Kps., Saft 125|250 mg/5 ml*

Dos **Atemwegs-, HNO-, Harnwegs-, Haut-, Weichteil-, Knochen, gyn. Infektionen:**

- *leichte Infekte:* 2 × 375–500 mg/d für 5 d
- *schwere Infektionen (Strepto- und Pneumokokken):* 2–3 × 500 mg/d
- *schwere Infektionen (gramegative Erreger und Staph. aureus):* 3 × 1000 mg/d
- *Max-Dosis:* 4 g/d
- *Kinder:* > 12 J. 1250 mg/d, > 7½ J. 750 mg/d, > 3 J. 500 mg/d, > 1 J. 350 mg/d, > ½ J. 300 mg/d in 2–3 ED/d p.o., bei schweren Infekten ggf. Dosis verdoppeln
- **Gonorrhö:** 1 × 3 g + 1 g Probenecid p.o.

PK BV 90%, PEB 50%, HWZ 45–60 min, überwiegend renale Elimination

Cefadroxil *TTK 4,- € (2 g); sl/sl*

HN *p.o.:* **Cefadroxil** (**Generika**), **GRÜNCEF®** – *alle: 1 g/Tbl.;* **Cedrox®**, **Cefadroxil** (**Generika**), **GRÜNCEF®** – *alle: 250 | 500 mg/5 ml Susp.*

Dos **Atemwegs-, HNO-, Harnwegs-, Haut-, Weichteil-, Knochen-, gyn. Infektionen:**

- *Erw:* 2 × 1 g/d p.o.; *Max-Dosis:* 4 g/d
- *Kinder < 40 kg KG:* 20–100 mg/kg KG in 2 ED

▸ *Dosisanpassung bei Niereninsuffizienz (GFR → Intervall):* 50–25 ml/min → alle 12 h, 25–10 ml/min → alle 24 h, 10–0 ml/min → alle 36 h

PK Resorption 100%, max. Plasmakonz. nach 1–1,3 h, PEB 18–20%, HWZ 12–24 h, 90% renale Elimination

Cefalexin *TTK 3,45–5,40 € (1,5–3 g); sl/sl*

HN *p.o.:* **Cephalex von ct®**, **Cephalexin-ratiopharm®**, **Ceproxine®** – *alle: 500 | 1000 mg/Tbl.;* **Cephalexin-ratiopharm®** 250 mg/5 ml Susp.

Dos **Atemwegs-, HNO-, Harnwegs-, Haut-, Weichteil-, Knochen-Infektionen:**

- *Erw, Kinder > 12 J.:* 3–4 × 0,5–1 g/d p.o.
- *Säuglinge/Kinder < 12 J.:* 25–50 mg/kg KG/d, in 2–4 ED, ggf. bis zu 100 mg/kg KG/d

▸ *Dosisanpassung bei Niereninsuffizienz:* (GFR → Intervall): *Erw:* 30–15 ml/min → alle 8–12 h, 15–5 ml/min → alle 24 h, < 5 ml/min → alle 48 h; *Säuglinge u. Kinder < 12 J.* (GFR →

Dosierung in mg/kg KG/d): 50–20 ml/min → 50, 20–5 ml/min → 25, < 5 ml/min → 8 h

PK BV 90%, max. Plasmakonz. nach 30–90 min, HWZ 0,9–1,2 h, PEB 6–15%, gut gewebegängig, renale Elimination

Cefazolin *TTK 10,20–21,80–32,70 € (2–4–6 g); sl/sl*

HN *i.v:* **Basocef**®, **Cephazolin** (**Generika**) – *alle: 1|2 g/ Inf.-Flasche o. Trockensubstanz,* **Cephazolin** (**Generika**) *2 g/Inf.-Flasche*

Dos **Atemwegs-, HNO-, Harnwegs-, Haut-, Weichteil-, abd. Infektionen:**

- *leichte bis mittelschwere Infektionen* (Grampositive Erreger): 1,5–2 g/d i.v. auf 3 ED
- *leichte bis mittelschwere Infektionen* (Grampositive Erreger): 3–4 g/d i.v. auf 3 ED
- *schwerste Infekte:* 3 × 2 (– 4) g/d i.v., *Max-Dosis:* 12 g/d
- *Kinder:* > 12 J. 1300 mg/d, > 7 ½ J. 1000 mg/d, > 3 J. 700 mg/d, > 1 J. 500 mg/d, > ½ J. 400 mg/d, > ¼ J. 300 mg/d oder 50 (– 100) mg/kg KG/d jeweils verteilt auf 3–4 ED/d i.v. oder i.m.

▸ *Dosisreduktion bei Niereninsuffizienz:* S-Krea < 1,5 mg/dl → normale Dosis, S-Krea 1,5–3 mg/dl → normale Dosis alle 8 h, S-Krea 3,1–4,5 mg/dl → 50% Dosis alle 12 h, S-Krea > 4 mg/dl → 50% Dosis, alle 18–24 h; S. 486

PK PEB 80%, HWZ ca. 2 h, zu 90% renale Elimination

Cefepim *TTK 43,80–125,70 € (4–6 g); sl/sl*

HN *i.v.:* **Maxipime**® 0,5|1|2 g/Inj.-Inf.-Fl.

Dos **Sepsis, schwere Pneumonie, Harnwegs-, Gallenwegs-Infektionen:**

- *Erw:* 2 (-3) × 2 g/d i.v. über 5 min oder als Kurzinf i.v.
- *Behandlungsdauer:* 7–10 d, *max.:* 14 d

▸ *Dosisreduktion bei Niereninsuffizienz:* (GFR → Erh.-Dosis → Intervall): > 50 ml/min → 2 g → alle 12 h, 30–50 ml/min → 2 g → alle 24 h, 11–29 ml/min → 1 g → alle 24 h, < 10 ml/min → 500 mg → alle 24 h

PK HWZ 2 h (bei Niereninsuffizienz länger), PEB < 19%, renale Elimination

Cefixim *TTK 2,60–4,50 € (200–400 mg); sl/sl*

HN *p. o.:* **Cefixdura**®, **Cefixim** (**Generika**), **Cephoral**® Saft 100 mg/ 5 ml, **Suprax**® 100 mg/5 ml Lsg. – *alle: 200 oder 400 mg/Tbl.* **Uro-Cephoral**® 200 mg/Tbl.

Dos **Atemwegs-, HNO-, Harnwegs-, Gallenwegs-Infektionen**:

- *Erw:* 1 × 400 mg/d oder 2 × 200 mg/d p.o. für 5–10 d
- *Kinder:* > 12 J. 300 mg/d, > 7 J. 200 mg/d, > 3 J. 150 mg/d, > 1 J. 100 mg/d, > ½ J. 100 mg/d, > ¼ J. 50 mg/d jeweils 1 × /d p.o. für 5–10 d

▸ *Dosisreduktion bei Niereninsuffizienz:* GFR < 20 ml/min/ → 1 × 200 mg/d

PK BV 50%, PEB 60%, HWZ 3–5 h, renale Elimination

Cefotaxim *TTK 16,74–52,95 € (2–6 g); sl/sl*

HN *i. v.:* **Cefotaxim** (**Generika**), **Claforan**® – *alle: 0,5 | 1 | 2 g/Inf.-Fl.*

Dos **Atemwegs-, Harnwegs-, Haut-, Weichteil-, Knochen- und abd. Infektionen, Sepsis, Endokarditis, Meningitis:**

- *leichte Infektionen:* 2 × 1–2 g/d i.v.
- *schwere Infektionen:* 3 × 2 g/d i.v.; *Max-Dosis:* 12 g/d i.v.

Pneumo-/Meningokokkenmeningitis: 3 × 2 g/d i.v.

bakterielle Meningitis (unbekannter Erreger): 3 × 2 g Cefotaxim und 3 × 5 g Fosfomycin (S. 70), ggf. auch noch 4 × 2 g Ampicillin/d (S. 42)

▸ *Kinder:* > 12 J. 2000 mg/d, > 7½ J. 1500 mg/d, > 3 J. 1000 mg/d, > 1 J. 750 mg/d, > ½ J. 600 mg/d, > ¼ J. 500 mg/d in 3–4 ED/d i.v.

▸ *Dosisreduktion bei Niereninsuffizienz:* GFR < 5 ml/min → 1 g/24 h

PK PEB 50%, HWZ 50–80 min., renale Elimination (80%)

Cefotiam *TTK 55,50–79,50 € (3–6 g); sl/sl*

HN *parenteral:* **Spizef**® 0,5 | 1 | 2 g/Inf.-Flasche

Dos **Atemwegs-, Harnwegs-, Haut-, Weichteil-, Knochen- und abd. Infektionen, Sepsis:**

- *leichte Infektionen:* 3 × 1 g/d langsam i.v.
- *schwere Infektionen:* 3 × 2 g/d langsam i.v.; *Max-Dosis:* 6–8 g/d i.v.
- *Kinder:* 1–12 J. 50–200 mg/kg KG/d i.v. verteilt auf 3 ED

Gonorrhö: 1 × 1,5g i.m.

▸ *Dosisreduktion bei Niereninsuffizienz:* S-Krea 2 mg/dl → 1 g alle 8 h oder 2 g alle 12 h, S-Krea 3,5 mg/dl → 0,75 g alle 8 h oder 1,5 g alle 12 h, S-Krea 6 mg/dl → 0,5 g alle 8 h oder 1 g alle 12 h, S-Krea 15,5 mg/dl → 0,75g alle 24h oder 1 g alle 24 h

PK PEB 67%, HWZ 40 min, renale Elimination zu 50–70% innerhalb von 12 h

Cefoxitin *TTK 40,80- 52,20 € (3–6 g); sl/sl*

HN *i.v.:* **Mefoxitin®** 1 | 2 g/Inf.-Fl.

Dos **Atemwegs-, Harnwegs-, Haut-, Weichteil-, Knochen-, abd. Infektionen, Sepsis, Endokarditis:**

- *Erw:* 3 × 1–2 g/d i.v.
- *Kinder:* 20–40 mg/kg KG alle 6–8 h i.v., *maximal* 12 g/d i.v.
- *Neugeborene: 0–1 Wo.:* 20–40 mg/kg KG alle 12h i.v., 1–4 Wo.: 20–40 mg/kg KG alle 8 h i.v.

unkomplizierter Harnwegsinfekt: 2 × 1 g i.m.

Gonorrhö: einmalig 2 g i.m. + 1g Probenecid p.o.

▸ *Dosisreduktion bei Niereninsuffizienz: initial* 1–2 g, dann (GFR → Erh-Dosis → Intervall): 50–30 ml/min → 1–2 g → alle 8–12 h, 29–10 ml/min →1–2g → alle 12–24 h, 9–5 ml/min → 0,5–1 g → alle 12–24h → < 5 ml/min → 0,5–1 g → alle 24–48h

PK HWZ 1 h, PEB 70%, renale Ausscheidung

Cefpodoxim *TTK 3,50–6,- € (200–400 mg); Gr 4, Kl/ La 2, sl*

HN *p.o.:* **Cefpo Basics®**, **Cefpodoxim** (**Generika**), **Orelox®** junior Granulat 40 mg/5 ml Lsg., **Podomexef®** Saft 40 mg/5 ml Lsg. – *alle: 100 | 200 mg/Tbl.*

Dos **Atemwegs-, HNO-, Harwegs-, Gallenwegs-Infektionen:**

- *Erw:* 2 × 100–200 mg/d p.o.
- *Kinder:* 1–12 J. 3–12 mg/kg KG/d p.o. verteilt auf 2 ED

▸ *Dosisreduktion bei Niereninsuffizienz:* GFR 10–40 ml/ min → max. 200 mg alle 24 h; GFR < 10 ml/min KI

PK BV 50%, PEB 40%, HWZ 2–3 h, überwiegend renale Elimination

Ceftazidim *TTK 29–72–109,- € (2–4-6 g); sl/sl*

HN *i.v.:* **Ceftazidim** (**Generika**), **Fortum®**, **Infectozidim®** – *alle: 0,5 | 1 | 2 g/Inf.-Fl.*

Dos **Atemwegs-, Harnwegs-, Haut-, Weichteil-, Knochen-, abd.**

Infektionen, Sepsis, Meningitis:

- *leichte Infekte:* 2 × 1–2 g/d i.v.
- *schwere Infekte:* 2–3 × 2 (–3) g/d i.v.; *Max-Dosis:* 6 (–9) g/d i.v.
- *Kinder:* > 12 J. 2000 mg/d, > 7½ J. 1500 mg/d, > 3 J. 1000 mg/d, > 1 J. 750 mg/d, > ½ J. 600 mg/d, > ¼ J. 500 mg/d jeweils in 2–3 ED/d i.v., bei schweren Infekten ggf. Dosis verdoppeln

▸ *Dosisreduktion bei Niereninsuffizienz:* S-Krea 1,7–2,3 mg/dl → 1 g alle 12 h, S-Krea 2,3–4,0 mg/dl → 1 g alle 24 h, S-Krea 4,0–5,6 mg/dl → 0,5 g alle 24 h, S-Krea > 5,6 mg/dl → 0,5g alle 48 h

PK PEB 10%, HWZ 1,6–2,2 h, nahezu vollständige renale Elimination

Ceftriaxon *TTK 12–19,80–39,60,- € (1–2–4 g); sl/sl*

HN *parenteral:* **Cefotrix**, **Ceftriaxon** (**Generika**), **Rocephin**® i.m. 1 g/ Amp. – *alle: 0,5 | 1 | 2 g/Inf.-Fl.*

Dos **Atemwegs-, Harnwegs-, Haut-, Weichteil-, Knochen-, abd. Infektionen:**

- *leichte Infektionen:* 1 × 1–2 g/d i.v., i.m.
- *schwere Infektionen:* 1 × 2–4 g/d i.v., i.m.; *Max-Dosis:* 4–8 g/d
- *Kinder:* > 12 J. 1300 mg/d, > 7½ J. 1000 mg/d, > 3 J. 700 mg/d, > 1 J. 500 mg/d, > ½ J. 400 mg/d, > ¼ J. 300 mg/d jeweils 1 × /d i.v., bei schweren Infekten ggf. Dosis verdoppeln;

bakterielle Meningitis (Kinder): 2 × 80 mg/kg KG/d alle 12h am 1. Tag, dann 1 × 80 mg/kg KG/d i.v.

bakterielle Meningitis (Erwachsene): 1 × 100 mg/kg KG/d i.v. (6–8 g/70 kg KG/d)

Borreliose Stadium II – III: 1 × 2–4 g/d i.v. für 14–21 (–28) d

PK HWZ 6–8 h, PEB konz.-abhängig 58–95% Elimination renal 60%, hepatisch 40%

Cefuroxim *TTK 8,60–11,10–19,70 € (1,5–3–4,5 mg); sl/sl*

HN *i.v.:* **Cefuroxim** (**Generika**), **Zinacef**® – *alle: 250 | 750 | 1500 mg/ Inf.-Fl.*

Dos **Atemwegs-, Harnwegs-, Haut-, Weichteil-, Knochen-, abd. Infektionen, Sepsis:**

- *Leichte Infektionen:* 1,5–2,25 g/d in 2 -3 ED i.v.
- *Schwere Infektionen:* 3–4,5 g/d in 2 -3 ED i.v.
- *Kinder 1–12 J.:* 75–150 mg/kg KG/d in 2–3 ED/d i.v.

- *Dosisreduktion bei Niereninsuffizienz:* S-Krea 3,5–15 mg/dl 750 mg alle 12 h, S-Krea > 15 mg/dl 375 mg alle 24 h, S. 486

PK HWZ 1 h, PEB 20%, zu 90% renale Elimination in antibakteriell aktiver Form

Cefuroxim axetil *TTK 4,40–7,20 € (500–1000 mg); sl/sl*

HN *p.o.:* **Cefudura®**, **Cefuhexal®** Saft 125 mg/5 ml, **Cefurax®**, **Cefuro-puren®**, **Cefuroxim (Generika**, **-ratiopharm®** Susp 125 mg/5 ml, **von ct®** Susp 125 mg/5 ml), **Cefurox-Wolff®**, **Elobact®** 125 mg/Tbl., **Zinnat®** 125 mg/Tbl. – *alle: 250|500 mg/Tbl.*
i.v.: **Cefuroxim** (s. oben)

Dos **Atemwegs-, Haut-, Weichteil-, HNO-Infektionen:** 2–3 × 250–500 mg/d p.o.
Harnwegsinfektionen: 2 × 125–250 mg/d p.o.
Gonorrhö: 1 × 1 g p.o.
Erythema migrans: 2 × 500 mg/d p.o. für 20 d

- *Kinder:* 3 Mo. – 5 J.: 2 × 10 mg/kg KG p.o., > 5 J.: 2 × 125–250 mg/d p.o.
- *Dosisreduktion bei Niereninsuffizienz:* max. 1 g/d

Loracarbef *TTK 5,40–9,60 € (400–800 mg); sl/sl*

HN *p.o.:* **Lorafem®** 200|400 mg/Kps., 100|200 mg/5 ml Saft

Dos **Tonsillitis, Pharyngitis, Bronchitis, Haut- u. Weichteil infektionen:**

- *Erw u. Kinder ab 12 J.:* 2 × 200 mg/d
- *Kinder bis 12 J.:* 2 × 7,5 mg/kg KG/d , schwere Infektionen: 2 × 15 mg/kg KG/d

Schwere Infektionen, Sinusitis u. Pneumonie: *Erw u. Kinder ab 12 J.:* 2 × 400/d
Unkomplizierter Harnwegsinfekt: *Erw u. Kinder ab 12 J.:* 1 × 200 mg/d

- *Max-Dosis:* 800 mg/d
- *Dosisanpassung bei Niereninsuffizienz* (GFR in ml/min → Dosierung): 49–10 → 50% Dosisreduktion; < 10 → ED jeden 3., 4., od. 5. Tag, bei HD zusätzlich ED nach der Dialyse

PK Max. Plasmakonz. nach 30–90 min, 90%ige Resorption aus GI-Trakt, HWZ 1 h, PEB 25%

2.3 Tetracycline

Ind Infektionen der Atemwege, im HNO-Bereich, des Urogenitaltraktes, der Gallenwege, Chlamydienkonjunktivitis, Trachom, tropische Sprue, Morbus Whipple, Lyme-Borreliose

Wi orale Breitspektrumantibiotika → Wi auf 30-S-Untereinheit der Ribosomen → bakterielle Proteinsynthese ↓, höhere Affinität zu Bakterien-Ribosomen erklärt geringe Toxizität, bakteriostatische Wirkung auf Grampositive und zahlreiche gramneg Bakterien, gute Gewebepenetration (bis auf ZNS)

KI Allergie gegen Tetrazykline, Kinder < 8 J. (Knochenschäden, Zahnschmelzschädigung), schwere Leber- und Niereninsuffizienz

NW GIT-Störungen/Schleimhautschäden, Photosensibilisierung, BB-Veränderungen, irreversible Veränderungen der Zähne (gelbliche Verfärbung, Zahnschmelzhypoplasie), Wachstumsstörungen (Einbau in Knochenmatrix, s. KI), hepato- und nephrotoxisch

Doxycyclin *TTK p.o.: 0,56–0,60 € (100–200 mg); i.v.: 5–10,- € (100–200 mg); KI/KI*

HN *p.o.:* **Anatodox®**, **Doxy** (**Generika**), **Doxycyclin** (**Generika**), **Doxymono®**, **Supracyclin®**, **Vibramycin®** – *alle: 100 | 200 mg/Tbl./Tabs/Kps.*
i.v.: **Doxycyclin-ratiopharm®**, **Doxyhexal SF®** – *alle: 100 mg/Amp. à 5 ml*

Dos **Atemwegs-, HNO-, Haut-, Harnwegs-, diverse Infektionen empfindlicher Erreger:**
- *p o.:* 1–2 × 100 mg/d
- *i.v.: Loading-dose* 200 mg, dann 1–2 × 100 mg/d

Borreliose Stadium I + II: 2 × 100 mg/d für (14) – 21 – (28) d
- ▸ *Kinder 8 – 12 J.:* 4 mg/kg KG/d verteilt auf 1–2 ED/d, ab 2.d ggf. Dosisreduktion auf die Hälfte

PK BV 90%, max. Plasmakonz. nach 1–2 h, PEB 80–90%, HWZ 15–24 h, geringe Liquorgängigkeit, Elimination renal (35–60%)

Minocyclin → S 460

Tetracyclin *TTK mg 1,10–2,20 € (1000–2000 mg); KI/KI*

HN *p.o.:* **Achromycin®**, **Tefilin®** 250 mg/Kps., **Tetracyclin (Generika, Wolff®** 250 mg/Kps.) – *alle: 500 mg/Kps. bzw. Tbl.*

Dos **HNO-, Atemwegs-, Urogenitaltrakt-, GIT-Infektionen:**
- *Erw und Jugendliche:* > 14 J.: 2–4 × 500 mg/d, *Max-Dosis:* 2–2,5 g/d p.o.
- *Kinder 8–14 J.:* 25–50 mg/kg KG/d aufgeteilt alle 12 h, *maximale Tagesdosis:* 1 g/d p.o.

PK BV 80%, max. Konz. 2–4 h, HWZ 8–9 h, PEB 36–64%, Metabolisierung 30–50%, v.a. renale Elimination

2.4 Sulfonamide und Trimethoprim

Infektionen der Atemwege, der Nieren und ableitenden Harnwege (HWI), des GIT-Traktes, im HNO-Bereich, im Genitaltrakt, septische Salmonellenenteritis, Pneumocystis-carinii-Pneumonie, Nocardiose, Brucellose, Toxoplasmose-Enzephalitis

Wi Sulfonamide bewirken bakterielle Folsäuresynthesehemmung → bakteriostatische Wirkung, Trimethoprim ist ein Folsäurereduktasehemmstoff, Sulfamethoxazol ein mittellang wirksames Sulfonamid, in Kombination → bakterizide Wirkung

KI Erythema exsudativum multiforme (auch in der Anamnese), BB-Veränderungen, schwere Nieren- und Leberinsuffizienz, akute Porphyrie, Früh- und Neugeborene mit Hyperbilirubinämie, Osteomyelitis, Glukose-6-Phosphat-Dehydrogenasemangel

NW GIT-Symptome (Übelkeit, Erbrechen), allerg. Reaktionen (allerg. Exanthem auf Sulfonamide v.a. bei Kindern), Entzündungen Zunge/Zahnfleisch, Geschmacksstörungen, cholestatische Hepatose, Stevens-Johnson-Syndrom, Agranulozytose, Kreatinin ↑, nephrotoxisch (akutes Nierenversagen), BB-Veränderungen (Leuko- und Thrombopenie)

Cotrimoxazol (Trimethoprim-Sulfamethoxazol = T/S) *TTK p.o.: 0,55–0,70 € (1–2 Tbl.); i.v.: 2,80–5,60 € (1–2 Amp.); sl/sl*

HN *p.o.:* **Berlocid®**, **Cotrim** (**Generika**), **Co Trimoxazol®**, **Cotrimazol AL®**, **Cotrimox Wolf®**, **Eusaprim®**, **Kepinol® T/S** 20/80 mg/Tbl., **Sigaprim®**, **TMS®**, **Supracombin®** – *alle: (T/S = 1:5) 80/400 mg/Tbl.*, forte 160/800 mg/Tbl., Sirup E 80/400 mg/5 ml, Sirup K 40/200 mg/5 ml
i.v.: **Cotrim-ratiopharm®** *(T/S = 1:5) 80/400 mg/Amp. à 5 ml*

Dos **Atemwegs-, Harnwegs-, genitale Infektionen, bakt. Endokarditis, Salmonellosen, Shigellosen, Norcardiose:**

- *i.v.:* 2 × 1–2 Amp. für 7–10 d je als Kurzinf. (1 Amp. in 125 ml Inf.-Lsg.)
- *p.o.:* 2 × 1 Tbl. forte (160/800)/d oder 2 × 10 ml Sirup/d

Harnwegsinfektionen: 2 × 1 Tbl. forte für 7–10 d; *unkomplizierter HWI (Stoßtherapie):* 1 × 3 Tbl. forte (Einmaldosistherapie); *Prophylaxe bei rez. HWI:* 1 Tbl. (80/400 mg)/d abends p.o.

Pneumocystis-carinii-Pneumonie: (T/S) 20/100 mg/kg KG/d für 14–21 d

Prophylaxe (Pneumocystis-carinii-Pneumonie/Toxoplasmose): 1 × 1 Tbl./d p.o. oder 3 × 1 Tbl. forte/Wo p.o.

- ▶ *Dosisreduktion bei Niereninsuffizienz:* GFR 15–30 ml/min Reduktion auf ¼ Standarddosis; bei < 15 ml/min nicht anwenden
- ▶ *Kinder: Standarddosis:* > 7½ J. 2 × 10 ml/d, > 1 J. 2 × 5 ml/d, > ½ J. 2 × 2,5 ml/d Kinder-Sirup p.o. (5–8 mg/kg KG/d verteilt auf 2 ED/d); *Rezidivprophylaxe bei HWI:* > 7½ J. 1 × 6 ml/d, > 1 J. 1 × 4 ml/d, > ½ J. 1 × 2 ml/d Kinder-Sirup p.o. (1–2 mg/kg KG/d in 1 ED/d)

PK BV 100%, max. Plasmakonz. nach 2–4 h (p.o.), HWZ 9–11 h, PEB [T/S] 65%/40%, gut liquor- und plazentagängig, hepatischer Metabolismus (Metabolisierungsgrad T/S = 20%/40%), renale Elimination der Metabolite

Sulfadiazin *TTK 0,88–1,76 € (2–4 mg); sl/sl*

HN *p.o.:* **Sulfadiazin-Heyl®** 500 mg/Tbl.

Dos **Toxoplasmose (in Komb. mit Pyrimethamin):**

- *Erw:* 2–4 g/d, verteilt auf 3–6 ED

- *Kinder > 2 Mon.:* 65–150 mg/kg KG (maximal 1,5 g/d), die Initialdosis beträgt ½ Tagesdosis

PK PEB 55%, max. Plasmakonz. nach 3–6 h, HWZ 8–17 h, hepatische Metabolisierung, renale Elimination

Trimethoprim *TTK 0,60–1,08 € (200–400 mg); sl/sl*

HN *p.o.:* : **Infectotrimet®** 50 | 100 mg/Tbl., 50 | 100 mg/5 ml Saft, **TMP-ratiopharm®** 50 | 100 | 150 | 200 mg/Tbl.

Dos **Unkomplizierte Harnwegsinfekte:**

- *Tbl. Erw:* 2 × 150–200 mg/d;
- *Tbl. Kinder bis 12 J.:* 2 × 3 mg/kg KG/d, Kinder > 12 J u.
- *Saft:* Säugl. (5–10 kg KG): 2 × 25 mg/d, Kleinkinder (10–20 kg KG): 2 × 50 mg/d, Schulkinder (20–40 kg KG): 2 × 100 mg/d, Jugendliche (> 12 J.): 2 × 150–200 mg/d mg

Rezidivprophylaxe:

- *Saft Kinder < 12 J.:* 1 × 2 mg/kg KG/d, Jugendliche > 12 J.: 1 × 100mg/d
- *Tbl. Erw u. Kinder > 12 J.:* 1 × 100 mg abends, Kinder < 12 J.: 2 mg/kg KG/abends

PK HWZ 10–11 h

2.5 Makrolide

Ind Infektionen der Atemwege (auch Chlamydien-/Legionellen-Pneumonie), Otitis media, Prophylaxe rheumatischen Fiebers, Weichteil-/Genitalinfekte, Mittel 2. Wahl als Prokinetikum

Wi Bindung an Bakterienribosomen → Proteinbiosynthese ↓, bakteriostatische Wirkung, Anreicherung in der Leber; Stimulation von Motilin-Rezeptoren (Wirkung besonders an Magen und Duodenum)

KI schwere Leberfunktionsstörungen, allerg. Reaktionen gegen den Wirkstoff oder gegen andere Makrolidantibiotika, Kombination mit Pimozid, Terfenadin oder Astemizol

NW GIT-Symptome (Übelkeit und Erbrechen, Diarrhö), Leberfunktionsstörungen (Transaminasen ↑, Cholestase, Ikterus), reversible Hypakusis, Tinnitus, ventrikuläre HRST (Torsade de pointes, VT)

Azithromycin *TTK p.o.: 3,33–6,60 € (250–500 mg); sl/sl*

HN *p.o.:* **Azithro** (**Generika**), **Azithromycin** (**Generika**), **Ultreon**® 600 mg/Tbl., **Zithromax**® Pulver für Susp 200 mg/5 ml – *alle: 250|500 mg/Tbl.*
i.v.: **Zithromax**® i.v. 500 mg/Inf.-Fl.

Dos **Atemwegs-, HNO-, Haut-, Weichteil-Infektionen:**
- *Erw:* 1 × 500 mg/d p.o. über 3 d
- *Kinder:* 1 × 10 mg/kg KG p.o. (500 mg/50 kg KG) über 3 d (–5 d)

Mycobacterium-avium-intracellulare-(MAI-) Prophylaxe: 1 × 1200 mg/ Wo p.o.
unkompl. Genitalinfektion durch Chlamydien: 1 × 1 g (Einmaldosis)

PK BV 20–40%, HWZ 2–4 d → 3-tägige Therapie ausreichend! Hepatische Elimination, 20% über Urin

Clarithromycin *TTK 2,20–4,40 € (500–1000 mg); sl/sl*

HN *p.o.:* **Biaxin**® **HP**, **Clarithrobeta**®, **Cyllind**®, **Clarithromycin** (**Generika**), **Klacid**®, **Mavid**® 250 mg/Granulat-Beutel – *alle: 125|250|500 mg/Tbl. und/oder Saft 125|250 mg/5 ml*

Dos **Atemwegs-, HNO-, Haut-Infektionen:**
- *leicht:* 2 × 250 mg/d p.o., *schwer:* 2 × 500 mg/d p.o.;
- *Max-Dosis:* 1000 mg/d p.o.
- *Kinder:* > 12 J. 300–600 mg/d, > 7 ½ J. 250 mg/d, > 3 J. 200 mg/d, > 1 J. 150 mg/d, > ½ J. 100 mg/d oder im Alter von 6 Mo – 12 J. 15 mg/kg KG/d jeweils verteilt auf 2 ED p.o.; *Max-Dosis:* 1000 mg/d

H.P.-Eradikation: 2 × 500 mg + 2 × 1 g Amoxycillin + 2 × 20 mg Omeprazol/d
Mycobacterium-avium-intracellulare-(MAI-) Infekt: 2 × 500 mg/d p.o. + Ethambutol 2 × 600–800 mg/d p.o.
▶ *Dosisreduktion bei Niereninsuffizienz:* GFR < 30 ml/ min um 50%

PK BV 50–55%, HWZ 5 h, Elimination renal und über Fäzes, überwindet nicht die Blut-Hirn-Schranke

Erythromycin *TTK p.o.: 2,80–5,- € (1–4 g); i.v.: 22–56,- € (1–4 mg); sl/sl*

HN *p.o.:* **Erybeta**® Granulat 200|400 mg/5 ml, **Erycinum**®, **Eryhexal**® Granulat 500|1000 mg/Beutel, Saft

200 | 400 mg/5 ml, **Erythrocin**® Granulat 500 | 1000 mg/Beutel, **Erythromycin (Generika)** Granulat 500 | 1000 mg/Beutel, **Infectomycin**® Saft 100 | 200 | 400 | 600 mg/5 ml, Pulver 1000 mg/Beutel, **Monomycin**® Saft 200 mg/5 ml – *alle: 250 | 500 mg/ Tbl.*, **Paediathrocin**® Saft 200 | 400 mg/5 ml, Trpf.-Pipette 100 mg/2,5 ml

i.v.: **Erycinum**®, **Erythrocin**®, **Erythromycin (Generika)** – *alle: 500 | 1000 mg/Amp.*

Dos **Atemwegs-, HNO-, Haut-Infektionen, atyp. Pneumonie:**

- *i.v.:* 20–50 mg/kg KG/d verteilt auf 4 ED/d (4 × 250–1000 mg/d)
- *p.o.:* 4 × 250–1000 mg/d
- *Kinder:* > 12 J. 1000 mg/d; > 7 ½ J. 750 mg/d; > 3 J. 500 mg/d; > 1 J. 375 mg/d; > ½ J. 300 mg/d; > ¼ J. 250 mg/d verteilt auf 3 ED/d p.o. (30–50 mg/kg KG/d p.o.)

Prokinetikum: 3 × 3 mg/kg KG/d i.v. oder p.o. (= 3 × 250 mg/ 80 kg KG/d)

▸ *Dosisreduktion bei Niereninsuffizienz (GFR <10 ml/ min.):* um 25–50%, Tagesdosis max. 1 g (gilt auch für Leberinsuffizienz)

PK BV 40%, HWZ 2 h, gute Gewebepenetration, geringe Liquorgängigkeit, Elimination z. T. biliär als Metabolit, z. T. unverändert renal

Roxithromycin

TTK 3,20–4,80 € (300–600 mg); sl/sl

HN *p.o.:* **Infectoroxit**®, **Romyk**®, **Roxi (Generika, Hexal**®**)**, **Roxithromycin (Generika)**, **Rulid**® – *alle: 50 | 150 oder 300 mg/Tbl.*

Dos **Atemwegs-, HNO-, Haut-Infektionen, atyp. Pneumonie:**

- *Erw:* 2 × 150–300 mg/d für 7–10 d je vor der Mahlzeit p.o.
- *Kinder:* 5–7,5 mg/kg KG/d verteilt auf 1–2 ED/d p.o.

▸ *Dosisreduktion bei schwerer Leberinsuffizienz:* um 50%

PK max. Plasmakonz. nach 2 h, HWZ 8–10 h (Kinder bis 20 h), PEB 95%, Elimination v.a. über Fäzes

Telithromycin

TTK 7,20 € (800 mg); Gr 5, Kl/La 1, Kl

HN *p.o.:* **Ketek**® 400 mg/Tbl.

Dos **Atemwegs-, HNO-Infektionen:**

- *p.o.:* 1 × 800 mg/d über 7–10 d

- *Dosisreduktion bei Niereninsuffizienz:* bei GFR < 30 ml/min um 50%

PK max. Plasmakonz. nach 1–3 h, BV 57%, PEB 60–70%, HWZ 2–3 h, hepatischer Metabolismus, Elimination per Fäzes 76%, renal 17%

2.6 Lincosamide

Ind schwere intraabdominelle und gynäkologische Infekte (Anaerobierinfektionen), Staphylokokkeninfektionen

Wi Reserveantibiotikum, bakteriostatische, bei höheren Konzentrationen auch bakterizide Wi durch Hemmung der bakteriellen Proteinsynthese, gute Gewebe- und Knochenpenetration

KI i.v. Gabe bei Neugeborenen; *relative KI:* Vorsicht bei schweren Leber- und Nierenfunktionsstörungen, Myasthenia gravis, Parkinson'sche Krankheit

NW GIT-Symptome (u a. Übelkeit, Diarrhö, pseudomembranöse Kolitis), RR ↓ bei schneller Infusion, BB- Veränderungen (Leuko- und Thrombozytopenien), Hemmung der Funktion der neuromuskulären Synapse, hepatotoxisch (GOT ↑, AP ↑, Bilirubin ↑)

Clindamycin *TTK p.o.: 4–6,- € (1,2–1,8 mg); i.v.: 34–68,- € (1,2–2,4 mg); KI/KI*

HN *p.o.:* **Clinda** (**Generika**), **Clindamycin** (**Generika**), **Dentomycin®**, **Jutaclin®**, **Sobelin®** – *alle: 75 | 150 | 300 | 600 oder 900 mg/Kps., 1200 mg/32 g Granulat (= 80 ml)*
i.v.: **Clindahexal®**, **Clindamycin Azupharma®** 300 mg/Amp., **Clinda-hameln®** 300 | 600 mg/Amp., **Clindamycin-ratiopharm®** 300 | 900 mg/Amp., **Clinda-saar®** 900 mg/Amp., **Sobelin®** 300 mg/2 ml, 600 mg/4 ml, 900 mg/6 ml Amp., **Turimycin®** 300 mg/Amp. – *alle: 600 mg/Amp.*

Dos **HNO-, Zahn-, Kiefer-, Knochen-, Weichteil-, Haut-, Atemwegs-, abd.-Infektionen:**
- *i.v.:* 2–4 × 600 mg/d über 30 min als Kurzinfusion
- *p.o.:* 1,2–1,8 g/d verteilt auf 4 ED
- *Max-Dosis:* 2700 mg/d i.v., 1800 mg/d p.o.

- *Kinder:* > 12 J. 1000 mg/d, > 7½ J. 750 mg/d, > 3 J. 500 mg/d, > 1 J. 375 mg/d, > ½ J. 300 mg/d, > ¼ J. 250 mg/d oder 10–40 mg/kg KG/d verteilt auf jeweils 3–4 ED/d p.o. oder in 2–4 ED i.v.
- *lokal:* 1 Applikatorfüllung für 3–7d vaginal applizieren

Endokarditisprophylaxe: 600 mg p.o. 1 h vor der Untersuchung

PK BV 80%, max. Plasmakonz. nach 1 h, HWZ 2,5h (bei Niereninsuffizienz 5 h, bei Leberinsuffizienz 7–14 h), gute Knochengängigkeit, PEB 90%, renale Elimination

Lincomycin *TTK p.o.: 11,20–14,90 € (1,5–2 mg); i.v.: 37,44 € (2,4 mg); KI/KI*

HN *p.o.:* **Albiotic**® 500 mg/Kps.; 250 mg/5 ml Sirup; *parenteral:* **Albiotic**® 600 mg/Inj.-Fl./Fertigspritze à 2 ml

Dos **Knochen-, Weichteilinfektionen mit Staphylokokken:**

- *Erw:* 3–4 × 500 mg/d p.o. oder 2–3 × 600–1200 mg/d i.v. als Kurzinfusion in G5% oder 0,9% NaCl, oder i.m.
- *Kinder (> 1 Mo.): p.o.:* mäßig schwere Infektionen: 30 mg/kg KG/d in 3–4 ED p.o. (Sirup). Schwere Infektionen: 60 mg/kg KG/Tag in 3–4 ED;
- *i.v./i.m.:* 10mg/kg KG alle 12–24 h

▸ *Dosisreduktion bei Niereninsuffizienz:* um 70–75%

PK BV 20–30% (p.o.), max. Plasmakonz. nach 4 h (p.o.), 1 h (i.m.), PEB 85%, gute Penetration in die Knochen, HWZ 4–6 h, überwiegend hepatische Elimination

2.7 Aminoglykoside

Ind schwere bakterielle Infektionen (Sepsis, Meningitis, Endokarditis, Atemwegsinfektionen, Harnwegsinfektionen, Osteomyelitis), Infektionen des vorderen Augenabschnitts (Mittel der Wahl gegen schwere Infektionen mit gramneg. Stäbchen), Darmsterilisation (p.o.)

Wi nach Bindung an bakterielle Ribosomen → Proteinsynthese ↓, Synthese falscher Proteine → Hüllstruktur wird durchlässiger/zerstört, bakterizide Wirkung, geringe Knochen- und ZNS-Penetration, kaum Resorption nach p.o.-Gabe

KI *relativ*: Niereninsuffizienz, Innenohrschwerhörigkeit, Myasthenia gravis, Gabe von Muskelrelaxanzien

NW nephrotoxisch, ototoxisch (v.a. bei Dauer > 10 d und hohen S-Spiegeln), allerg. Reaktionen (Hautexantheme), neurotoxisch (Atemdepression durch neuromuskuläre Blockade), Gleichgewichtsstörungen, Tremor, GIT-Symptome (Übelkeit + Erbrechen)

Amikacin *TTK 38–76,- € (500–1000 mg); KI/KI*

HN *i.v.:* **Amikacin Fresenius**® Inf.-Lsg. 250 mg/50 ml, 500 mg/100 ml, **Biklin**® Inj.-Lsg. 100 | 250 | 500 mg

Dos **Atemwegs-, abd.-, Urogenital-, Knochen-, Weichteil-, Haut-Infektionen, Sepsis, bakt. Endokarditis:**

- *Erw und Kinder > 6 J.:* (10-) 15 mg/kg KG in 2–3 Dosen/d (3 × 350 mg/70 kg KG), für 10–14 d
- *Kinder:* < 6 J. 2 × 7,5 mg/kg KG/d i.v. (Behandlungsdauer 3–10 d)
- ▸ *Dosisreduktion bei Niereninsuffizienz*: 1. Infusion mit 7,5 mg/kg KG, dann nach Formel: 7,5 mg/kg KG alle X Stunden (X = 9 × S-Krea)

PK max. Plasmakonz. nach 1–2 h, HWZ 2h (bis 80h bei Niereninsuffizienz!), PEB 4–10%, schlechte ZNS-Gängigkeit, Elimination überwiegend renal

Gentamycin = Gentamicin *TTK 6,10–15,40 (120–320 mg); KI/sI*

HN *parenteral:* **Gencin**® 160 mg/Amp., **Genta von ct**®, **Gencin**® 160 mg/Amp., **Gentamicin** (**Generika**, **Hexal**® 160 mg/Amp., **-ratiopharm**® 160 mg/Amp.), **Refobacin**® 10 | 120 mg/Amp. – *alle: 40 | 80 mg/Amp.*

Dos **Nosokomiale Pneumonie, abd.-, Urogenital-, KnochenInfektionen, gramneg. Meningitis, Sepsis, bakt. Endokarditis:**

- *i.v./(i.m.):* 2–5 mg/kg KG/d (140–350 mg/70 kg KG/d) aufgeteilt in 1–3 ED
- *Max-Dosis:* 6 mg/kg KG/d
- *Kinder ab 1. Lebensmonat*: 4,5–7,5 mg/kg KG/d i.v./i.m.
- ▸ *Dosisreduktion bei Niereninsuffizienz:* s. Seite 487

PK max. Plasmakonz. nach i.m.-Gabe nach 30–60 min, HWZ 2–3 h, PEB < 10%, renale Elimination 90%

Netilmicin *TTK 34,20–57,60 € (300–600 mg); Kl/La 2, sl*

HN *parenteral:* **Certomycin®** 15|50|100|150|200 mg/Amp.

Dos **Abdominal-, Urogenital-, Knochen-, Weichteil-, Atemwegs-infektionen, Sepsis:**

- 1 × 4–6 mg/kg KG/d als Kurzinf. (max. 7,5 mg/kg KG/d) oder i.m.
- *Kinder:* 3 × 2,0–2,5 mg/kg KG; *Säuglinge (> 1 Wo.):* 3 × 2,5–3,0 mg/kg KG
- ▸ *Dosisanpassung bei Niereninsuffizienz* (GFR in ml/min → Intervall): > 70 → ½ Dosis alle 12 h, 69–55 → ½ Dosis alle 15 h, 54–40 → ½ Dosis alle 18 h, 39–30 → ½ Dosis alle 24 h, 29–20 → ½ Dosis alle36 h, 19–30 → ½ Dosis alle 48 h, 12–10 → ½ Dosis alle 72 h; HD-Patienten: (nach der Dialyse) Erw 2,0 mg/kg KG, Kinder 2,0–2,5 mg/kg KG

PK vollständige Resorption, max. Plasmakonz. nach 30–60 min, HWZ 2,5h initial, dann HWZ 35–36 h, geringe PEB, Ausscheidung renal

Tobramycin *TTK i.v.: 15,30–43,- € (120–400 mg); inhalativ: 59,20 € (300 mg); Kl/Kl*

HN *parenteral:* **Brulamycin®**, **Gernebcin®**, **TOBRA-cell®** – *alle:* *20|40|80 mg/Inj.-Fl.*
inhalativ: **TOBI®** 300 mg Inhalationslsg.

Dos **Atemwegs-, abd.-, Urogenital-, Knochen-Infektionen, gramneg. Meningitis Sepsis, bakt. Endokarditis:**

- *leichte Infekionen:* 2 mg/kg KG/d (140 mg/70 kg KG/d) in 3 ED i.v.
- *schwere Infektionen:* 3–6 mg/kg KG/d (210–420 mg/70 kg KG/d) in 3 ED alle 8 h i.v.
- *Kinder, leichte Infektionen:* > 12 J. 80 mg/d; > 7½ J. 50 mg/d; > 3 J. 30 mg/d; > 1 J. 20 mg/d; > ½ J. 15 mg/d; > ¼ J. 10 mg/d jeweils verteilt auf 2–3 ED/d i.v./i.m.
- *Kinder, schwere Infektionen:* > 12 J. 200 mg/d; > 7½ J. 120 mg/d; > 3 J. 70 mg/d; > 1 J. 50 mg/d; > ½ J. 35 mg/d; > ¼ J. 25 mg/d jeweils verteilt auf 2–3 ED/d i.v./i.m.
- *max. Behandlungsdauer:* 7–10 d, bei Hochdosistherapie möglichst baldige Dosisreduktion

- *inhalativ:* 2 × 300 mg (5 ml) inhalativ/d über 28 Tage, ggf. nach 28 Tage Wdh.

▸ *Dosisreduktion bei Niereninsuffizienz:* s. Seite 489

PK gute Liquorgängigkeit, HWZ 2–3 h, keine PEB, renale Elimination

2.8 Chinolone (Gyrasehemmer)

Ind Harnwegsinfekte, chron. bakterielle Prostatitis, Sinusitis, Knochen- und Gelenkentzündungen, nosokomiale Infektionen, Atemwegsinfektionen, abdominelle Infektionen, Sepsis, Hornhautulzera, Konjunktivitis, Blepharitis

Wi Hemmung der bakteriellen DNA-Gyrase (DNA-Topoisomerase II) → keine Aufwicklung der DNA mehr möglich, bakterizide Wirkung, gute Gewebegängigkeit, breites antibakterielles Wirkspektrum

KI Kinder und Jugendliche vor Abschluss der Pubertät (evtl. Gelenkknorpelschäden), Epilepsie (GABA-Wirkung ↓), schwere Niereninsuffizienz

NW GIT-Symptome (Übelkeit, Erbrechen, Diarrhö), ZNS-Störungen (KS, Schwindel, Unruhe, Halluzinationen, psychotische Erscheinungen, epileptische Anfälle), BB-Veränderungen (Eosinophilie, Leukozytopenie, Granulozytopenie, Anämie, Thrombozytopenie), allerg. Reaktionen, Schädigungen der Gelenkknorpel, Tendinitis mit Gefahr der Ruptur, sehr selten interstitielle Nephritis, Hepatitis, Leberzellnekrose

Ciprofloxacin *TTK p.o.: 2–2,80 € (500–1000 mg); i.v.: 38–70–100,- € (200–400–800 mg); KI/KI*

HN *p.o.:* **Baycip**® 250 mg/Tbl., **Ciprobay**®, **Infektocipro**® Saft 250 (5%) | 500 (10%) mg/5 ml, **Ciprobay Uro**®, **Cipro** (**Generika**), **Ciprofloxacin** (**Generika**), **Ciproflox** (**Generika**), **Gyracip**®, **Gyrastop**®, **Keciflox**®– *alle: 100 | 250 | 500 | 750 mg/Tbl.*
i.v.: **Ciprobay**® 100 | 200 | 400 mg/Inf.Fl.

Dos **Atemwegs-, HNO-, Urogenital-, abd.-, Haut-, Weichteil-, Knochen-Infektionen, Sepsis:**

- *leichte Infektionen:* i.v.: 2 × 100 mg/d; p.o.: 2 × 250–500 mg/d

- *schwere Infektionen*: i.v.: 2 × 200–400 mg/d; p.o.: 2 × 500–750 mg/d

▶ *Dosisreduktion bei Niereninsuffizienz:* GFR 31–60 ml/min (S-Krea 1,4–1,9 mg/100 ml) p.o. max. 1000 mg/d, i.v. max. 800 mg/d; GFR < 30 ml/min (S-Krea > 2 mg/100 ml) p.o. max. 500 mg/d, i.v. max. 400 mg/d; S. 487

PK Resorption 75–80%, max. Plasmakonz. nach 1–2 h, HWZ 3–5 h (bei Niereninsuffizienz bis 12 h), PEB 20–30%, gute Liquorgängigkeit, 80–90% unveränderte renale Elimination

Enoxacin *TTK 4–8,- € (400–800 mg); Kl/Kl*

HN *p.o.:* **Enoxor®** 200 mg/Tbl.

Dos **Atemwegs-, HNO-, Harnwegs-, abd.-, Haut-Infektionen:** 2 × 400 mg/d p.o.

unkomplizierter Harnwegsinfektionen: 2 × 200 mg/d für 3d

▶ *Dosisreduktion bei Niereninsuffizienz:* GFR < 30 ml/min max. 2 × 200 mg/d, max. Therapiedauer 4 Wo.

PK BV 87%, max. Konz. nach 1–2 h, HWZ 4–6 h, PEB 30%, renale Elimination

Levofloxacin *TTK p.o.: 2,46–3,46 € (250–500 mg); i.v.: 34–56,- € (250–500 mg); Kl/Kl*

HN *p.o.:* **Tavanic®** 250|500 mg/Tbl.
i.v.: **Tavanic®** Inf.-Lsg. (250|500 mg/50|500 mg in 100 ml)

Dos **Atemwegs-, HNO-, kompl. Harnwegs-, Haut-, Weichteil-Infektionen:**

- *leichte Infektionen:* 1–2 × 250 mg/d i.v. oder p.o.
- *schwere Infektionen:* 1–2 × 500 mg/d i.v. oder p.o.
- *Dosisanpassung bei Niereninsuffizienz:* GFR 50–20 ml/min: 50% Dosis, GFR 19–10 ml/min: 25% Dosis, GFR < 10 ml/min. (inkl. HD): max. 1 × 125 mg/d

PK BV 100%, max. Plasmakonz. nach 1 h, PEB 30–40%, schlechte Liquorgängigkeit, HWZ 6–8 h, renale Elimination

Moxifloxacin *TTK p.o.: 6,- € (400 mg); i.v.: 58,- € (400 mg); Kl/Kl*

HN *p.o.:* **Actimax®**, **Avalox®** *– alle: 400 mg/Tbl.*
i.v.: **Avalox®** 400 mg/250 ml Inf.-Lsg.

Dos **Atemwegs-, Wund-Infektionen, Sinusitis:** 1 × 400 mg/d p.o. oder i.v. (über 60 min) für 5–10 d

▸ *Dosisanpassung bei Niereninsuffizienz*: GFR < 30 ml/min. KI

PK BV 90%, HWZ 12–15 h, unveränderte und metabolisierte renale und biliäre/fäkale Elimination

Norfloxacin *TTK 1,40–2,10 € (800–1200 mg); KI/KI*

HN *p.o.:* **Bactracid®**, **Barazan®**, **Firin®**, **Norflohexal®**, **Norflosal®**, **Norflox (Generika)**, **Norfloxacin (Generika)**, **Norfluxx®** – *alle: 400 mg/Tbl.*

Dos **Harnwegsinfektion, Prostatitis, bakt. Enteritis:**

- *leicht Infektionen:* 2 × 400 mg/d p.o. für 7–10 d
- *schwere Infektionen:* 3 × 400 mg/d p.o. für 7–10 d

▸ *Dosisanpassung Niereninsuffizienz (GFR < 30 ml/min.):* 400 mg/d für 7–10 d

PK BV 35–40%, HWZ 4–5 h, PEB < 15%, Elimination zu 30–50% unverändert renal, der Rest biliär

Ofloxacin *TTK p.o.: 2,60–5,60 € (400–800 mg); i.v.: 28–42,40 € (200–400 mg); KI/KI*

HN *p.o.:* **Gyroflox®**, **Oflo (Generika)**, **Oflox (Generika)**, **Ofloxacin (Generika)**, **Surnox®**, **Tarivid®**, **Uro-Tarivid®** – *alle: 100|200 oder 400 mg/Tbl.*

i.v.: **Ofloxacin ratiopharm®**, **Tarivid®** – *alle: 100|200|400 mg/ Amp. à 50|100|200 ml*

Dos **Atemwegs-, HNO-, Urogenital-, abd.-, Haut-, Weichteil-, Knochen-Infektionen:**

- *leichte Infektionen:* 2 × 200 mg/d p.o./i.v.
- *schwere Infektionion:* 2 × 400 mg/d i.v./p.o.;

unkomplizierter Harnwegsinfekt: 2 × 100 mg/d p.o. über 3 d

▸ *Dosisreduktion bei Niereninsuffizienz:* S-Krea 2–5 mg/dl um 50%, S-Krea > 5 mg/dl um 75%, HD 100 mg/d

PK BV > 90%, max. Plasmaskonz. nach 30–60 min (p.o.), HWZ 6 h, PEB 25%, v.a. renale Elimination

2.9 Carbapeneme

Ind Infektionen von Atemwegen, Nieren, Harnwegen, Knochen, Gelenken, Geschlechtsorganen, Haut, Weichteilgeweben, Bauchraum und Sepsis

Wi Reserveantibiotikum, β-Lactamasehemmer, Hemmung der bakteriellen Zellwandsynthese durch Proteinzerstörung, hohe bakterizide Wirkung auf wachsende Keime, β-lactamasefest, geringe Liquorgängigkeit

KI *alle:* Säuglinge < 3 Mo., relative KI: Überempfindlichkeit auf Carbapeneme, Penizilline und Cephalosporine
Imipenem + Cilastatin: Meningitis (auf Meropenem zurückgreifen), *relative KI:* schwere Niereninsuffizienz (GFR < 5 ml/min) und Hämodialyse
Meropenem: methicillinresistente Staphylokokken-Infektionen

NW lokale Reaktionen an Injektionsstelle, GIT-Symptome (Schmerzen, Übelkeit und Brechreiz, Diarrhö, pseudomembranöse Kolitis), BB-Veränderungen, Gerinnungsstörungen, reversibler Anstieg von Transaminasen, AP, Krea und Harnstoff, nierentoxisch, ZNS-Symptome, RR-Abfall (bei rascher i.v. Gabe), Na^+-Belastung

Imipenem *TTK 50–72–192,- € (750–1500–4000 mg); Gr 4, sl/La 1, KI*

HN *i.v.:* **Zienam®** 250 | 500 mg/Trockensubstanz für Inf.-Lsg. (in Komb. mit 250 | 500 mg Cilastatin)

Dos **Atemwegs-, HNO-, Urogenital-, abd.-, Haut-, Weichteil-, Knochen-Infektionen, Sepsis:**
- *leichte Infektionen:* 3–4 × 250–500 mg (alle 6–8 h)/d i.v.
- *schwere Infektionen:* bis 4 × 1000 mg/d i.v.
- *Kinder:* > 3 Mo. 50–60 (–100) mg/kg KG/d verteilt auf 3–4 ED/d i.v. (2500 mg/50 kg KG/d)

▸ *Dosisreduktion bei Niereninsuffizienz*: GFR 70–30 ml/ min 500 mg alle 8 h i.v.; 30–20 ml/min 500 mg alle 12 h i.v.; 20–5 ml/min 250 mg alle 12 h i.v.; darunter alle 24 h i.v.

PK HWZ 1 h, max. Plasmakonz. nach 20 min, PEB 20%, Elimination zu 70% unverändert renal

Ertapenem *TTK 66,- € (1 g); Gr 4, sl/KI*

HN *i.v.:* **Invanz®** 1 g Pulver für Inf.-Lsg.

Dos **Gynäkologische, abd.- Infektionen, amb. erworbene Pneumonie:** *Erw:* 1 × 1 g/d über 30 min i.v. für 3–14 Tage

▶ *Dosisanpassung bei Niereninsuffizienz:* GFR < 30 ml/min und HD: KI

PK HWZ 4 h, hohe PEB, 80% renale, 10% hepatische Elimination

Meropenem *TTK 76,80–136,20 € (1500–3000 mg); sl/sl*

HN *i.v.:* **Meronem®** 500 | 1000 mg/Inf.-Fl.

Dos **Atemwegs-, Urogenital-, abd.-, Weichteil-Infektionen, Sepsis:**

- *Erw:* 3 × 500–1000 mg/d i.v.
- *Kinder (3 Mo.–12 J.):* 3 × 10–20 mg/kg KG/d i.v.

bakterielle Meningitis: *Erw:* 3 × 2000 mg/d i.v.; *Kinder* (3 Mo.– 12 J.): 3 × 40 mg/kg KG/d i.v.

▶ *Dosisreduktion bei Niereninsuffizienz:* GFR 26–50 ml/min: 2 × 500–1000 mg/d, 10–25 ml/min.: 2 × 250–500 mg/d, < 10 ml/min: 1 × 250–500 mg/d

PK HWZ 1 h, PEB 2%, unveränderte renale Elimination zu 70% innerhalb von 12 h

2.10 Nitroimidazole

Ind antibiotische Therapie von Anaerobier-Infektionen u a. Magen-Darm-Trakt, weiblicher Genitaltrakt, tiefe Atemwege, ZNS-Infektionen, Abszedierungen; Infektionsprophylaxe bei operativen Eingriffen (wenn mit einer Kontamination mit Anaerobiern zu rechnen ist)
Nimorazol: Protozoeninfektionen

Wi Hemmung der Nukleinsäuresynthese von anaeroben Bakterien und Protozoen, gute Gewebegängigkeit, mutagene und kanzerogene Wirkung im Tierversuch (zeitl. Therapiebegrenzung)

KI *relativ:* schwere Lebererkrankungen, Anfallsleiden

NW GIT-Symptome (Übelkeit und Erbrechen, Diarrhö, pseudomembranöse Kolitis, Mundtrockenheit, Glossitis, Stomatitis), Neurotoxizität (epileptische Anfälle, KS, PNP [bis zu 30%], zerebelläre

Störung [Ataxie]), Leukopenie, Urtikaria, dunkler Urin, Alkohol-Unverträglichkeit (Antabus-Symptomatik)

Metronidazol *TTK p.o.: 1,64–2,50 € (1000–1500 mg); i.v.: 12,80–19,20 € (1000–1500 mg); 1. Trim. Kl, 2.+3. Trim. sl/sl*

HN *p.o.:* **Arilin®**, **Clont®** 400 mg/Tbl., **Flagyl®**, **Metronidazol-Artesan®**, **Vagimid®** – *alle: 250|500 mg/Tbl.;*
Metronidazol (**Generika**), **Metront®** – *alle: 400 mg/Tbl.*
i.v.: **Infectoclont®**, **Metronidazol** (**Generika**) – *alle: 500 mg/Inf.-Fl. à 100 ml*

Dos **Abd.–, Urogenital-, Atemwegs-, Zahn-, Mund,- Kiefer-, Haut-, Knochen-Infektionen, Sepsis, bakt. Endokarditis, Hirnabszess:**

- *i.v.: Initial* 1,5–2 g/d, *Erh-Dosis* 2–3 × 500 mg/d i.v. für 5–7 d
- *p.o.: Initial* 1,5–2 g/d, *Erh-Dosis* 2 × 250–500 mg/d für 5–7 d
- *Kinder: < 12 J.* 2 × 2–3 ml/kg KG/d i.v. = 2 × 10–15 mg/kg KG/d i.v. für 6 d oder 3–12 J. 2 × 125–250 mg/d p.o. für 6 d
- *Max. Therapiedauer:* 10 d

Trichomonaden: 2 × 250 mg/d p.o. für 7 d
Amöbenruhr: 3 × 800 mg/d p.o. für 5–10 d
▸ *Dosisreduktion bei Niereninsuffizienz:* s. Seite 488, bei terminaler Niereninsuffizienz sollte die Tagesdosis nicht > 1 g liegen

PK Resorption 80% (p.o.), max. Plasmakonz. nach 1 h, HWZ 6–8 (–14) h, im Liquor 50% der Serumkonz., gute Lipidlöslichkeit, PEB < 20%, renale Elimination

Tinidazol *TTK 8,90 € (2 g); Kl/Kl*

HN *p.o.:* **Simplotan®** 1 g/Tbl.

Dos **Trichomoniasis u. Giardiasis:**

- *Erw u. Kinder > 12 J.:* einmalig 2 Tbl.+ Partnerbehandlung
- *Kinder > 6 J.* (ab 20 kg KG): einmalig 1 Tbl..

Intestinale Amöbiasis, Amöbeninfektionen der Leber:

- *Erw u. Kinder > 12 J.:* 2 × 1 Tbl./d über 2 –5d
- Kinder > 6 J. (ab 20 kg KG): 1 × 1 Tbl./d über 2 –5d

Anaerobier-Infektionen: *Erw u. Kinder > 12 J.: initial* 2 Tbl./d, dann 1 × 1 Tbl./d über 5–6 d

Prophylaxe postoperativer Anaerobierinfektionen: *Erw u. Kinder > 12 J.:* 2 Tbl. 12h präoperativ

PK vollständige Resorption, max. Plasmakonz. nach 2 h, HWZ 12–14 h, PEB 12%, Elimination renal (60%) u. hepatisch (5%)

2.11 Glykopeptide

Ind Ausweichpräparat bei Infektionen mit auf herkömmliche Antibiotika resistenten Grampos Keimen
p.o. (Vancomycin): pseudomembranöse Enterokolitis (Clostridium-difficile-Infektion), Staphylokokken-Enterokolitis
i.v. (Teicoplanin, Vancomycin): Endokarditis, Infektionen der Knochen und Gelenke, Pneumonie, Septikämie, Sepsis, Harnwegsinfekte, Weichteilinfektionen

Wi Reserve-/Glukopeptidantibiotikum, Zellwandsynthesehemmung durch Bindung an Murein, bakterizide Wirkung auf wachsende Keime, schlecht Gewebe- und keine Liquorgängigkeit, lediglich Wirkung auf Grampos. Bakterien

KI akute Anurie; *relativ:* schwere Niereninsuffizienz, Komb. mit anderen oto- oder nephrotoxischen Substanzen (u a. Aminoglykoside)

NW Exanthem, Phlebitis, Ototoxizität, Nephrotoxizität, Übelkeit und Erbrechen, BB-Veränderungen (Leukopenie, Eosinophilie, Thrombozytopenie)

Teicoplanin *TTK 59,20–107,20 € (200–400 mg); Gr 4, KI/La 1, KI*

HN *parenteral:* **Targocid®** 100 | 200 | 400 mg/Inf.-Fl.

Dos **Atemwegs-, Urogenital-, abd.-, Haut-, Weichteil-, Knochen-Infektionen, Sepsis, bakt. Endokarditis:**

- *leichte Infektionen: initial* 400 mg/d i.v./ i.m., dann 200–400 mg/d
- *schwere Infektionen: initial* 800 mg/d, dann 400 mg/d i.v.
- *Kinder:* > 12 J. 350 mg/d; > 7 ½ J. 260 mg/d; > 3 J. 170 mg/d; > 1 J. 130 mg/d; > ½ J. 100 mg/d; > ¼ J. 80 mg/d jeweils verteilt auf 3 ED/d i.v., bei leichteren Infektionen Dosis ab 2. Tag halbieren

▶ *Dosisreduktion bei Niereninsuffizienz:* ab 4. Therapietag bei GFR 40–60 ml/min: um 50%; bei GFR < 40 ml/min nach folgender Formel: Dosis = (aKc/ nKc) × nD (aKc: aktuelle reduzierte Krea-Clearance; nKc: altersentsprechender Krea-Clearance-Normwert; nD: normale Dosis)

PK BV 90% (i.m.), HWZ 70–100 h, PEB 90%, Elimination unverändert renal

Vancomycin *TTK p.o.: 19,- € (250 mg); i.v.: 38–63,60 € (1000–2000 mg); sl/sl*

HN *p.o.:* **Vancomycin Lilly®**, **Vancomycin Enterocaps®**
– alle: *250 mg/Kps.*
i.v.: **Vanco-cell®**, **Vancomycin (Generika)**, **Vanco (Generika)**
– alle: 500 | 1000 mg Trockensubstanz/Inj.-Fl.

Dos **Pneumonien, Weichteil-, Knochen-Infektionen, Sepsis, bakt. Endokarditis, bakt. Meningitis:**

- *leichte Infekte:* 2 × 500 mg/d p.o.;
- *schwere Infekte:* 4 × 500 mg/d oder 2 × 1000 mg/d i.v.
- *Kinder:* > 12 J. 1500 mg/d, > 7½ J. 900 mg/d, > 3 J. 600 mg/d, > 1 J. 400 mg/d, > ½ J. 300 mg/d, > ¼ J. 200 mg/d jeweils als Dauerinfusion i.v.

Clostridium-Diarrhö: 4 × 125–500 mg/d über 7–10 d p.o.

▶ *Dosisreduktion bei Niereninsuffizienz:* Tagesdosis (mg) = 15 × GFR (ml/min); oder S-Krea 1,2–1,5 mg/dl 1000 mg alle 12 h; 1,5– 5 mg/dl 1000 mg alle 3–6 d; > 5 mg/dl 1000 mg alle 10–14 d

PK geringe orale Resorption, HWZ 6 h, bei Niereninsuffizienz HWZ bis 1 Wo., gute Liquorgängigkeit, Elimination zu 80–90% in antibakteriell aktiver Form renal

2.12 Andere Antibiotika

Aztreonam *TTK 76,50–150,- (3–6 g); Gr 4, Kl/La 2, Kl*

HN *i.v.:* **Azactam®** 500 | 1000 | 2000 mg/Inj.- od. Inf.-Fl.

Dos **Atemwegs-, Urogenital-, abd.-, Haut-, Weichteil-, Knochen-Infektionen, Sepsis, bakt. Meningitis (v.a. Gramneg., aeroben Bakterien):**

- *leichte Infektionen:* 2–3 × 1–2 g/d i.v.
- *schwere Infektionen:* 3–4 × 2 g/d i.v.; *Max-Dosis:* 8 g/d i.v.
- *Kinder > 1 Wo.:* 30 mg/kg KG alle 6–8 h, > 2 J. mit schweren Infektionen: 50 mg/kg KG alle 6–8 h

▶ *Dosisanpassung bei Niereninsuffizienz:* Beginn mit der üblichen Initialdosis, dann je nach GFR (GFR → Dosis): > 30 ml/min → Standard, 10–30 ml/min → ½ Dosis, < 10 ml/min (HD) → ¼ Dosis (bei schweren Infektionen zusätzl. zur Erh-Dosis nach jeder HD 1/8 der Initialdosis)

PK HWZ 1,5–2 h, PEB 56%, zu 60–70% unveränderte renale Ausscheidung, keine Kumulation

Chloramphenicol *TTK 12,60–16,80 € (3–4 g); Kl/La 4, Kl*

HN *i.v.:* **Paraxin®** 1 g/Inj.-Fl.

Dos **Typhus, Paratyphus, Salmonellensepsis, Haemophilus-Meningitis, Rickettsiosen:**
- 40 (–80) mg/kg KG/d i.v. in 3–4 ED
- *Maximale Gesamtdosis:* 25–30 g, *max. Therapiedauer:* < 14 d
- *Kinder:* > 12 J. 1300 mg/d, > 7½ J. 1000 mg/d, > 3 J. 700 mg/d, > 1 J. 500 mg/d, > ½ J. 400 mg/d, > ¼ J. 300 mg/d in jeweils 2–4 ED/d für max. 14d i.v., bei schweren Infektionen ggf. Dosis um 50% erhöhen

PK BV 90%, PEB 50%, HWZ 2–3 h (bei Leberschäden bis 13), gute Liquorgängigkeit, Elimination renal (70–90%)

Fosfomycin *TTK p.o.: 17,- € (3 g); i.v.: 38,80–85,80 € (6–15 g); Gr 4, sl/sl*

HN *p.o.:* **Monuril 3000®** 3 g/Granulat-Beutel
i.v.: **Infectofos®** 2|3|5 g/Inf.-Fl.

Dos **Atemwegs-, HNO-, Harnwegs-, Haut-, Weichteil-, Knochen-Infektionen, Sepsis, bakt. Meningitis, bakt. Endokarditis:**
- *leichte Infektionen:* 2–3 × 2–3 g/d i.v.
- *schwere Infektionen:* 3 × 5 g/d als Kurzinf. in Glc. 5%, *max. Tagesdosis* 20 g/d
- *p.o.:* unkomplizierter Harnwegsinfekt: 1 × 3 g p.o.
- *Kinder i.v./p.o.:* 1–12 J. 100–200 (– 300) mg/kg KG/d; 4 Wo. – 1 J. 200–250 mg/kg KG/d; < 4 Wo. 100 mg/kg KG/d verteilt auf 2–3 ED/d

- *Dosisreduktion bei Niereninsuffizienz (i.v.):* (bei schweren Infektionen) S-Krea 2 mg/ml: 3 g alle 6 h, S-Krea 3,5 mg/ml: 3 g alle 8 h, S-Krea 6 mg/ml: 3 g alle 12 h, S-Krea 15,5 mg/ml: 1,5 g alle 12 h, S-Krea > 15,5 mg/ml: 1,5 g alle 24 h

PK BV 40%, HWZ 2 h, keine PEB, > 90% unveränderte renale Elimination

Linezolid *TTK p.o.: 176,40 € (1200 mg); i.v.: 182,- € (1200 mg); Gr 5, sl/La 1, sl*

HN *p.o.:* **Zyvoxid®** 600 mg Tbl., Granulat 100 mg/5 ml (zur Herstellung einer Suspension)
i.v.: **Zyvoxid®** Inf.-Lsg. 600 mg in 300 ml

Dos **schwere Pneumonie, Haut-, Weichteil-Infektionen (v.a. Grampos. Erreger, inkl. MRSA):** 2 × 600 mg i.v. oder p.o. über 10–14 d; *initial* i.v., bei klin. Wirkung auf p.o. in gleicher Dosierung umsetzen

PK BV 100%, max. Plasmakonz. (p.o.) 2 h, PEB 31%, HWZ 5–7 h, Elimination überwiegend renal, aber auch über Fäces (Metabolite)

Nitrofurantoin *TTK 0,50–1,02 € (150–300 mg); sl/KI*

HN *p.o.:* **Furadantin® RP** 50 mg/Kps., ret. 100 mg/Ret.-Kps., **Nitrofuratin®** 100 mg/ Drg., **Nifuretten®** 20 mg/Drg., **Nitrofurantoin retard-ratiopharm®** 100 mg/Kps., **Uro-Tablinen®** 50 mg/Tbl.

Dos **Harnwegsinfektionen:**

- *akut:* 3 × 100 mg/d p.o. für 6–7 d
- *chronisch:* 3 × 50 mg/d p.o. oder 1–2 × 100 mg ret./d bis über mehrere Mo.
- *Kinder:* > 12 J. 200 mg/d; > 7 ½ J. 120 mg/d; > 3 J. 70 mg/d; > 1 J. 50 mg/d; > ½ J. 40 mg/d; > ¼ J. 30 mg/d jeweils verteilt auf 3 ED

PK gute orale Resorption, HWZ 20–30 min, PEB 50–60%, 50%ige hepatische Metabolisierung in inaktive Form, aktiver Rest wird unverändert renal eliminiert

Pentamidin *TTK inhalativ: 41,60–43,20 € (300–600 mg); i.v./i.m.: 47,60 € (300 mg); Gr 4, KI/ La 1, KI*

HN *parenteral:* **Pentacarinat®** 300 mg/Fl.
inhalativ: **Pentacarinat®** 300 mg/Fl.

Dos **Pneumocystis-carinii-Pneumonie:**

- *Therapie: i.v.:* 4 mg/kg KG/d; *inhalativ:* 300–600 mg/d über 21 d
- *Prophylaxe: initial* 200 mg/d für 4 d, dann 150–200 mg alle 2 Wo. od. 1 × 300 mg/Mo.

Leishmaniosis: 3–4 mg/kg KG/d als i.m.-Inj. jeden 2. d

Trypanosomiasis: 4 mg/kg KG/d als i.m.- od i.v.-Inj. 7–10mal an jedem 2. Tag

▶ *Dosisreduktion bei leichter Niereninsuffizienz:* Dosierungsintervall mind. 36 h

PK HWZ i.v. 6,4h i.m. 9,4 h

Pyrimethamin *TTK 0,88–3,52 € (50–200 mg); sl/Kl*

HN *p.o.:* **Daraprim®** 25 mg/Tbl.

Dos **symptomatische Lymphknotentoxoplasmose:** *Initial* 2 × 1 Tbl./d, dann 1 Tbl./d + Sulfadiazin 150 mg/kg KG/d für 3–6 Wo.

Toxoplasmose-Enzephalitis: *Erw:* 100–200 mg/d für 2 d, dann 25–50 mg/d in Komb. mit Sulfadiazin 75–100 mg/kg KG/d und Folinsäure 5–10 mg/d für mind. 4–6 Wo.

Rezidivprophylaxe: *Erw:* 50 mg/d p.o.

Kinder:

- *Initial für 2 d:* > 12 J. 46 mg/d; > 7 ½ J. 29 mg/d; > 3 J. 17 mg/d; > 1 J. 12 mg/d; > ½ J. 9 mg/d; > ¼ J. 7 mg/d morgens p.o.
- *Dauerbehandlung (3–6 Wo.):* > 12 J. 23 mg/d; > 7 ½ J. 14 mg/d; > 3 J. 8 mg/d; > 1 J. 6 mg/d; > ½ J. 4 mg/d; > ¼ J. 3 mg/d jeweils morgens p.o.

PK gute Resorption, max. Plasmakonz. nach 2 h, hohe Gewebekonz. in Leber, Milz, Niere und Lunge, PEB 80%, HWZ 2–6 d, renale Elimination

Tigecyclin *TTK 126,- € (100 mg); Kl/Kl*

HN *i.v.:* **Tygacil®** *50 mg/Inj.-Lsg.*

Dos **Komplizierte Hau-, Weichteil- und intraabdominelle Infektionen:**

- *i.v.: initial* 1 × 100 mg/d i.v., dann 2 × 50 mg/d für 5–14 d
- bei schwerer Leberfunktionsstörung (Child-Pugh-Klasse C) Dosisreduktion auf 25 mg alle 12 h

PK BV 100%, , nur 20% werden metabolisiert und zu 60% per Faeces und zu 33% renal eliminiert

2.13 Tuberkulostatika

Ind	Kombinationstherapie bei Infektionen mit Mykobakterien
Wi	*Isoniazid*: bakterielle Lipidstoffwechsel- und Nukleinsäuresynthesehemmung *Ethambutol*: nur gegen proliferierende Mykobakterien bakteriostatisch, bei hohen Wirkstoffkonz. auch bakterizid *Pyrazinamid*: bakterizide Wirkung bei unklarem Wirkungsmechanismus *Rifampicin*: Hemmung der DNS-abhängigen RNS-Polymerase *Streptomycin*: Aminoglykosidantibiotikum mit bakterizider Wirkung
KI	*Isoniazid*: schwere Lebererkrankungen, periphere Neuropathien, Blutungsneigung *Ethambutol*: Optikuserkrankung, diabetische Retinopathie, Katarakt, Kleinkinder, schwere Niereninsuffizienz und Hyperurikämie *Pyrazinamid*: schwere Leber- und Nierenfunktionsstörungen, Gicht, akute Porphyrie, akute Hepatitis *Protionamid*: schwere Leberfunktionsstörungen, Epilepsie, Psychosen *Rifampicin*: schwere Lebererkrankungen, erstes Trimenon, Therapie der Meningokokkenmeningitis *Streptomycin:* schwere Nierenfunktionsstörungen, Innenohrschäden
NW	*Alle*: allerg. Reaktionen, GIT-Symptome *Isoniazid*: ZNS-Störungen, periphere Neuropathie, hepatotoxisch, Hämatopoesestörungen *Ethambutol*: periphere Neuropathie, Optikusneuritis, Hyperurikämie, nephrotoxisch *Pyrazinamid*: hepatotoxisch, Hyperurikämie und Gichtanfall, Photosensibilisierung, BB-Veränderungen *Protionamid*: ZNS-Störungen (Krampfanfälle, Psychosen, KS), hepatotoxisch *Rifampicin*: hepatotoxisch, Hämatopoesestörungen *Streptomycin:* oto- und nephrotoxisch, Hämatopoesestörungen

Ethambutol *TTK p.o.: 0,40 € (400 mg); i.v.: 3,70 € (1000 mg); Gr 1, sl/sl*

HN *p.o.:* **EMB®-Fatol** 100 mg/Tbl., 250|400|500 mg/Filmtablette, **EMBHefa®** 400 mg/Tbl., **Myambutol®** 400 mg/Tbl.
parenteral: **EMB-Fatol®** 1000 mg/Inj.-Lsg., **Myambutol®** 10% 400|1000 mg/Amp.

Dos **Tuberkulose:**
- *p.o.:* 1 × 15–25 mg/kg KG/d für mind. 3 Mo. (1400–1750 mg/70 kg KG/d)
- *i.v.:* 1 × 20 mg/kg KG/d (1400 mg/70 kg KG/d), nur *initial* o. bei nicht möglicher p.o. Gabe
- *Kinder:* > 12 J. 800 mg/d; > 7 ½ J. 500 mg/d; > 3 J. 300 mg/d; > 1 J. 200 mg/d jeweils verteilt auf 2 ED/d p.o.
- ▶ *Dosisreduktion bei Niereninsuffizienz:* GFR 10–50 ml/ min alle 24–36 h 15 mg/kg KG, GFR < 10 ml/min jeden 2. Tag 15 mg/kg KG, Spiegelkontrolle

PK BV 80%, max. Plasmakonz. nach 2–4 h, HWZ 3–4 h, PEB 10–20%, teilweise hepatische Metabolisierung, 50% unveränderte renale, 25% fäkale Elimination

Isoniazid (INH) *TTK p.o.: 0,45–0,54 € (250–600 mg); i.v.: 2,30–6,70 € (250–500 mg); Gr 3, sl/La 2, sl*

HN *p.o.:* **Isozid®** 50|100|200 mg/Tbl.
parenteral: **Isozid®** N 500 mg/Amp., **tebesium®-s** 100|250 mg/Amp. à 5 ml

Dos **Tuberkulose:**
- *p.o.:* Dauerbehandlung 1 × 3–5–8 mg/kg KG/d, intermittierende Behandlung 1 × 15 mg/kg KG 2–3 × Wo.
- *lokal (seröse Höhlen):* bis zu 10 mg/kg KG, Konz. der Lsg. 50 mg/ml
- *Aerosol:* 2 ml einer 5%igen Lsg. = 100 mg, 2–5 ×/d
- *i.v.:* 1 × 3–5–8 mg/kg KG/d (siehe auch Fachinfo)
- *Kinder:* 200 mg/m² KOF

PK BV 80%, max. Plasmakonz. nach 1–2 h, PEB 30%, HWZ Langsamazetylierer 2,5 h, Schnellazetylierer 1 h, Metabolisierung zu aktiven Metaboliten

Protionamid *TTK 3,60–4,80 € (750–1000 mg); sl, i.v. Kl/sl*

HN *p.o.:* **Peteha®**, **Ektebin®** – *alle: 0,25 g/Tbl.*

Dos **Tuberkulose:**

- *Erw:* 10–15 mg/kg KG/d; *max. Tagesdosis* 1000 mg
- *Kinder:* < 4 J.: 25 mg/kg KG/d, 5–8 J.: 20 mg/kg KG/d, > 9 J.: 15 mg/kg KG/d

▶ *Dosisreduktion bei Niereninsuffizienz:* intermittierende Therapie: 2–3 ×/Wo. 1 g; bei HD Gabe 4–6 h vor Dialyse

PK max. Plasmakonz. 1–2 h, hepatische Metabolisierung in aktiven Metaboliten, sehr gutes Diffusionsvermögen in tuberkulöses Gewebe, HWZ 2–3 h

Pyrazinamid *TTK 2–2,80 € (2,5–3,5 mg); Gr 4, sl/sl*

HN *p.o.:* **Pyrafat®**, **Pyrazinamid (Generika)**, **PZA-Hefa®** – *alle: 500 mg/Tbl.*

Dos **Tuberkulose:**

- *Erw:* 35–50 mg/kg KG/d (2,4–3,5 g/70 kg KG/d); *Max.:* 3000 mg/d p.o.
- *Kinder:* >12 J. 1500 mg/d; >7 ½ J. 1000 mg/d; > 3 J. 500 mg/d; > 1 J. 350 mg/d; > ½ J. 250 mg/d jeweils morgens p.o.

▶ *Dosisreduktion bei Niereninsuffizienz:* max. 1000 mg/d

PK rasche Resorption, max. Plasmakonz. nach 2 h, gute Gewebe- und Liquorgängigkeit, PEB 50%, HWZ 10 h, hepatische Metabolisierung, v.a. renale Elimination

Rifampicin *TTK p.o.: 2,66–4,80 € (600–900 mg); i.v.: 35,30 € (600–900 mg); Kl im 1. Trim., sl im 2. + 3. Trim./sl*

HN *p.o.:* **Eremfat®** 100 mg/5 ml Sirup, **Rifa®**, **Rifampicin-Hefa N®** – *alle: 150|300|450|600 mg/Tbl., Kps. bzw. Drg.*
i.v.: **Eremfat®** 300|600 mg/Inj.-Fl., **Rifa®** 300|600 mg/Inj.-Fl. à 5|10 ml, **Rifampicin-Hefa®** 600 mg/10 ml

Dos **Tuberkulose:** *Erw:* 1 × 10 mg/kg KG/d p.o./i.v.; *Max-Dosis:* 750 (–1200) mg/d i.v.

Infektionen mit Grampos. Kokken, Legionellen, Chlamydien, M. leprae, Meningokokken, Bacteroides:

- *Erw:* 600–1200 mg/d p.o./i.v. in 2–3 ED
- *Kinder:* > 12 J. 400 mg/d; > 7 ½ J. 250 mg/d; > 3 J. 150 mg/d; > 1 J. 100 mg/d jeweils 1 × morgens p.o.

Chemoprophylaxe: H. influenzae: 1 × 600 mg/d für 4 d; Meningokokken: 2 × 600 mg/d für 2 d

▶ *Dosisreduktion bei Leberinsuffizienz:* Max. 8 mg/kg KG

PK BV 100%, max. Plasmakonz. nach 1–4 h, HWZ 1,5–5 h, PEB 90%, Elimination zu 60–65% über die Fäzes, 30% renal

Streptomycin *TTK 0,70–1,45 € (500–1000 mg); KI/KI*

HN *i.m.:* **Strepto-Fatol®**, **Strepto-Hefa®**, **Streptomycin®** – *alle: 1 g/Fl.*

Dos **Tuberkulose, Brucellose, Tularämie:**

- *Erw < 50 J u. Kinder > 12 J.:* 1 × 15 mg/kg KG/d i.m.;
- *Erw > 50 J.:* 1 × 0,5 g/d
- *Kinder:* ½–12 J.: 20–30 mg/kg KG/d, 3–6 Mo.: 15–25 mg/kg KG/d, 0–3 Mo.: 10 mg/kg KG (max. 50 mg/d) als ED i.m.; *Max-Dosis:* 1 g/d
- *Max. Kummulativdosis:* Erw 30–60 g, Kinder 15–20 g, Säuglinge 10 g

Enterokokken-Endokarditis: *Erw < 50 J. und Kinder > 12 J.:* 2 g/d für 10–14d i.m.

▶ *Dosisanpassung bei Niereninsuffizienz: Initialdosis* 15 mg/kg KG, dann *Erh-Dosis* nach GFR (GFR à Intervall) 50–60 ml/min à 0,54 g alle 24 h, 40–50 ml/min à 0,45 g alle 24 h, 30–40 ml/min à 0,36 g alle 24h *HD:* zusätzl. einmalige Dosis von 3,5–5 mg/kg KG nach Dialyse

PK Max. Plasmakonz. (i.m.) nach 1–2 h, PEB 32–35%, renale Elimination, HWZ 2,5 h

2.13.1 Kombinationen

Rifampicin (RMP) + Isoniazid (INH) *TTK 3,10–4,65 € (600–900 mg RMP + 300–600 mg INH); KI/KI*

HN *p.o.:* **Iso-Eremfat®** 150 mg RMP + 100 mg INH, **Rifinah®**, **tebesium® DUO**
– *alle: 300 mg RMP + 150 mg INH*

Dos **Tuberkulose:** *Erw:* 1 × 10 mg R./kg KG/d und 5 mg I./kg KG/d, getrennte Gabe von RMP und INH bei: Kindern, Nieren- und Leberinsuff.

Isoniazid (INH) + Pyridoxin (P.) *TTK 0,27–0,56 € (200–500 mg); Gr 3, sl/La 2, sl*

HN *p.o.:* **Isozid® comp. N** 100|200|300|400 mg (INH + 20|40|60|80 mg P./Tbl.)

Dos **Tuberkulose:**

- *Erw:* 5 mg I./kg KG/d; intermittierender Behandlung: 15 mg I./kg KG 2–3 mal wtl. (max.: 900 mg/d), *Max-Dosis:* 300 mg/d (tgl. Behandlung)
- *Kinder:* 5–10 mg I./kg KG/d, *Max-Dosis:* 300 mg/d (tgl. Behandlung)
- ▶ *Niereninsuffizienz:* keine Dosierungsreduktion notwendig; 1–2 therapiefreie Tage in der Wo. sind zu empfehlen

Rifampicin + Isoniazid + Pyrazinamid *TTK 2,90–5,90 € (3–6 Tbl.); sl/Kl*

HN *p.o.:* **Rifater®**, **tebesium® TRIO** – *alle: 120 mg R. + 50 mg I. + 300 mg P./Tbl.*

Dos **Lungentuberkulose (Initialphase):** *Erw und Kinder > 12 J.:* < 40 kg → 3 Tbl./d; 40 bis 49 kg → 4 Tbl/d; 50 bis 65 kg → 5 Tbl./d; > 65 kg → 6 Tbl./d als ED/d 1 h präprandial

2.14 Antimykotika

2.14.1 Polyene Antimykotika

Ind lokale und systemische Mykosen
Caspofungin: invasive Aspergillose, invasive Candidiasis bei nicht neutropenischen Erw
Flucytosin: Hefen (u a. Cryptococcus neoformans und Candida-Arten), einige Schimmelpilze (u a. Aspergillus-Arten)
Nystatin: insb. bei oberflächlichen Candida-albicans-Infektionen

Wi *Amphotericin B:* Zellmembranzerstörung, fungistatische bis fungizide Wirkung
Flucytosin: Nukleinsäuresynthesehemmung, fungistatische Wirkung

KI *Amphotericin B:* schwere Leber- und Nierenfunktionsstörungen
Caspofungin: schwere Leberinsuffizienz, < 18 J.

NW *Amphotericin B:* Übelkeit, Fieber, Schüttelfrost, nephro- und neurotoxisch, Thrombophlebitis, selten hepatotoxisch, allerg. Reaktionen
Flucytosin: GIT-Symptome, hepatotoxisch, grippeartige Symptome, BB-Veränderungen
Caspofungin: KS, GIT-Symptome, Fieber, Leberwerte ↑, BB-Veränderungen, Krea. ↑

Amphotericin B *TTK p.o.: 0,55–1,10 € (50–100 mg); i.v.: 85–170,- € (50–100 mg); Gr 5, sl/La 1, sl*

HN *p.o.:* **Ampho-Moronal®** 100 mg/Tbl., Susp 100 mg/ml, 10 mg/Lutschtbl.
parenteral: **AmBisome®**, **Amphotericin B®** – *alle: 50 mg Inj.-Fl.*

Dos **generalisierte Mykosen:**
- *Initial:* 0,1 mg/kg KG i.v. über 24 h, dann 0,75–1,0 mg/kg KG in 1000 ml G5%; *Max-Dosis:* 1,5 mg/kg KG/d i.v.
- *Prophylaxe:* 2 × 50–100 mg/d p.o.
- *Kinder:* < 12 J. 0,1 mg/kg KG/d über 6 h i.v., steigern auf max. 1 mg/kg KG/d

Kryptokokken-Meningitis:
- 0,5–0,75 mg/kg KG/d in 1000 ml G5% i.v. für 4–6 Wo. (Komb. mit Flucytosin und Fluconazol)
- *intrathekal:* 0,1–0,5 mg mit 10–20 ml Liquor verdünnen und injizieren (2–3 ×/Wo.)

▸ *Dosisreduktion bei Niereninsuffizienz*: s. Seite 486

PK BV < 5 % (p.o.), Liquorkonz. 2–4% der Serumkonz., PEB 90–95%, initial HWZ 24 h, terminal HWZ von 15 d, langsame renale Elimination (5 % in 24 h)

Amphotericin B liposomal *TTK 196–392,- € (50–100 mg); Gr 5, sl/La 1, sl*

HN *parenteral:* **AmBisome®** *50 mg/Inf.-Fl.*

Dos **generalisierte Mykosen:** *initial:* 1 mg/kg KG/d i.v., ggf. Steigerung auf 3 mg/kg KG i.v.
Febrile Neutropenie: *initial:* 3 mg/kg KG/d i.v., dann Dosisanpassung zwischen 1–3 mg/kg KG/d i.v.

Viszerale Leishmaniose:

- *Immunkompetente Pat.:* 1–1,5 mg/kg KG/d i.v. über 21 d, alternativ tgl. 3 mg/kg KG/d für 10 d;
- *Immungeschädigte Pat.* (z. B. HIV pos.) 1,9 mg/kg KG/d für 21 d, alternativ 4 mg/kg KG für 10 d

PK PEB 90% (i.v.), initiale HWZ 24 h, langsame renale Ausscheidung, kaum dialysierbar

Flucytosin *TTK 224–336,- € (10–15 g); Gr 6, sl/La 1, sl*

HN *i.v.:* **Ancotil®** 2,5 g/250 ml Inf.-Lsg.

Dos **generalisierte Kandidose, Kryptokokkose, Chromoblastomykose:**

- *Erw u. Kinder:* 150–200 mg/kg KG/d als i.v.- Kurzinf. (20–40 min. Einlaufzeit für 250 ml) alle 6 h in 4 ED. *Behandlungsdauer* < als 4–6 Wo. (Ausnahme: Chromomykose 2–4 Mo.)
- *Früh- u. Neugeborene:* 60–80 mg/kg KG/d in 2 ED

Harnwegs-Candidose, Chromoblastomykose: 100 mg/kg KG/d i.v.

Kryptokokkose, septische Candida-Infektion: 200 mg/kg KG/d i.v.

Candida-Endokarditis: 200–300 mg/kg KG/d i.v.

▸ *Dosisanpassung bei Niereninsuffizienz:* (GFR → Dosisintervall) 40–20 ml/min → alle 12 h, 20–10 ml/min → alle 24 h, < 10 ml/min → 12h nach der ersten Dosis Serumspiegelbestimmung, Serumkonz. sollte zw. 25–40 μg/ml liegen; *HD mit Anurie u. Nephrektomie:* initiale ED von 50 mg/kg KG erst nach der nächsten Dialyse wiederholen

PK PEB 5%, HWZ 3–6 h, geringe PEB, 90% renale Elimination

Caspofungin *TTK 615–780,- € (50–70 mg); sl/Kl*

HN *i.v.:* **Cancidas®** 50|70 mg Pulver zur Herstellung einer Inf.-Lsg.

Dos **invasive Aspergillose, invasive Candidiasis**

Erw: initial 70 mg/d, ab dem 2. d 50 mg/d i.v. (bei KG > 80 kg 70 mg/d)

▸ *Dosisanpassung bei Leberinsuffizienz:* Child 5–6: keine Dosisanpassung, Child 7–9: Initialdosis 70 mg/d, dann 35 mg/d, Child > 9: KI

PK HWZ 9–11 h, PEB 95%, renale und fäkale Elimination

2.14.2 Azole Antimykotika

Ind Breitspektrumantimykotika (gegen nahezu alle Pilze, z. T. auch gegen Hefen)
lokale Anwendung: Bifonazol, Clotrimazol, Econazol, Ketoconazol, Miconazol
orale Anwendung: Fluconazol, Itraconazol, Ketoconazol, Miconazol, Voriconazol
Griseofulvin: nur Dermatophyten-Infektionen (Trichophyton-, Microsporon- und Epidermophyton-Arten)

Wi Ergosterolsynthesehemmung → Zellwandsynthesehemmung → fungistatisch, in hohen Dosen z. T. auch fungizide Wirkung

KI *Alle:* schwere Lebererkrankungen

NW *systemisch:* GIT-Symptome, hepatotoxisch (Transaminasenanstieg, Hepatitis), Steroidsynthesehemmung (Sexualhormone, Kortikoide), ZNS-Symptome (KS, Müdigkeit), allerg. Reaktionen

Ketoconazol *TTK 2,05–4,10 € (200–400 mg); Gr 6, KI/La 2, KI*

HN *p.o.:* **Nizoral**® 200 mg/Tbl.

Dos **Dermatomykosen, Systemmykosen**:
- *Erw:* 1 × 200–400 mg/d p.o. für 2–4 Wo.
- *Kinder > 2 J.:* 1 × 2,5–5 mg/kg KG/d p.o.

PK BV 75%, biphasische HWZ 1,8–3,3 h (in ersten 10 h) und 8–12 h (terminal), PEB 85–100%, Anreicherung in Haaren und subkutanem Bindegewebe, hepatischer Metabolismus, biliäre und renale Elimination

Fluconazol *TTK p.o.: 5,30–8,50 € (100–200 mg); i.v.: 40–70–140,- € (200–400–800 mg); Gr 6, KI/La 2, KI*

HN *p.o.:* **Diflucan**® Derm 50 mg/10 ml Saft, 50 mg/ 5 ml Trockensaft, **Fluc HEXAL**®, **Fluco** (**Generika**), **Fluconazol** (**Generika**), **Flunazul**®
– *alle: 50|100|150|200 mg/Kps.*, **Canex**®, **Fungata**® 150 mg/Kps.
parenteral: **Diflucan**® 100|200|400 mg/Inf.-Fl.

Dos **Systemkandidosen:**

- *initial:* 400 (– 800) mg/d i.v., ggf. später 200–400 mg/d p.o. für mind. 4 Wo.
- *Max-Dosis:* 800 mg/d (lebensbedrohliche Infektionen)
- *Kinder > 1 J.:* 3–6 mg/kg KG/d bei Kandida-/Kryptokokken-Infektionen je nach Schwere der Infektion i.v. oder p.o.

Kryptokokken-Meningitis: *Initial:* 400 (– 800) mg/d i.v. für 6 Wo., dann 200 mg/d p.o. mind. über 10–12 Wo. (Komb. mit Amphothericin und Flucytosin), bei AIDS-Pat. nach 6 Wo. 200 mg/d p.o. (lebenslang)

rezidivierende Oropharyngitis: 1 × 50–100 mg/d p.o. über (7–)14–30 d je nach Schwere der Infektion

Prophylaxe bei Chemo-/Strahlentherapie: 1 × 50 mg/d p.o. für höchstens 1 Mo.

Suppressionstherapie bei HIV-Infektion: 200 mg/d p.o. als Dauertherapie

▸ *Dosisreduktion bei Niereninsuffizienz:* GFR 41–50 ml/min: 1. und 2. d 50–400 mg/d, dann Normaldosis; 21–40 ml/min: 100–200 mg/d; 10–20 ml/min: 1/3 der normalen Tagesdosis; bei HD: 200–400 mg nach jeder Dialyse

PK BV 100%, PEB 11%, max. Plasmakonz. 10,2 µg/ml, HWZ 30– 40 h, Liquorgängigkeit > 70%, unveränderte renale (80%) Elimination

Griseofulvin

TTK 0,33–0,85 € (125–500 mg); Gr 7+8, Kl/La 1, Kl

HN *p.o:* **griseo von ct®** *125 mg,* **Likuden® M 500** *– alle: 500 mg/Tbl.*

Dos **Dermatophyteninfektion der Haut:**

- *Erw:* 1–4 × 125–500 mg/d p.o.
- *Kinder:* 10 mg/kg KG/d in 1–4 ED für 3–6 Wo. (mind. 2 Wo. nach Abklingen der Symptome)

PK HWZ 12.5 h, BV 27–72%, max. Plasmakonz. nach 4 h, PEB 80%, hepatische Metabolisierung und renale Elimination

Itraconazol

TTK p.o.: 3,20–6,40 € (100–200 mg); Gr 6, Kl/La 2, sl

HN *p.o.:* **Itracol HEXAL®, Itraconazol (Generika), Sempera®** 10 mg/1 ml Lsg., **Siros®** *– alle: 100 mg/Kps.*

Dos **Onychomykosen:** 1 × 200 mg/d p.o. für 3 Mo.

Dermatomykosen: 1 × 100 mg/d p.o. für 2 Wo.

Kryptokokken-Meningitis*:* 2 × 200 mg/d p.o. für bis zu 1 J.

pulmonale Aspergillose: 2 × 100 mg/d über 2–5 Mo.
Pityriasis versicolor: 1 × 200 mg/d p.o. für 7 d
Systemmykosen: 1 × 100–200 mg/d p.o. für bis zu 1 J.

PK BV > 70%, HWZ 24–36 h, PEB > 95%, max. Plasmakonz. 0,2–0,4 µg/ml, hepatischer Metabolismus über CYP3 A4, biliäre und renale Elimination

Voriconazol *TTK p.o.: 16–58,- € (50–200 mg); i.v.: 207,- € (200 mg); Gr 6, sl/La 1, ab*

HN *p.o.:* **Vfend**® 50 | 200 mg/Tbl., 40 mg/ml Pulver für Suspension
i.v.: **Vfend**® 200 mg Pulver zur Herstellung einer Inf.-Lsg.

Dos **Invasive Aspergillose, schwere System-Candida-Infektion:**
- *i.v.: Tag 1:* 24 h 2 × 6 mg/kg KG, dann 2 × 4 mg/kg KG i.v.
- *p.o.: Tag 1:* 2 × 400 mg, dann 2 × 200 mg/d, 1 h Abstand zum Essen
- *Kinder:* in den ersten 24 h 2 × 6 mg/kg KG, dann 2 × 4 mg/kg KG

PK BV 96%, PEB 58%, dosisabhängige HWZ (bei 200 mg p.o. 6 h), liquorgängig, hepatische Metabolisierung, hepatische Elimination

2.14.3 Andere

Terbinafin *TTK p.o.: 1,70–2,30 € (125–250 mg); Gr 4, sl/L a 2, KI*

HN *p.o.:* **Amiada**®, **Dermatin**®, **Lamisil**®, **Myconormin**®, **Onymax**®, **Terbiderm**®, **Terbinafin (Generika, Hexal**®, 125 mg/Tbl., **Stada**® 125 mg/Tbl., **Sandoz**® 125 mg/Tbl.) – *alle: 250 mg/Tbl.*

Dos **Schwere Dermatophyteninfektion der Haut**: 1 × 250 mg/d p.o. in der Regel für 3 Mo., ggf. auch länger
Tinea pedis, corporis, cruris: 1 × 250 mg/d für 4–6 Wo.
Onychomykosen: 1 × 250 mg/d (Fingernägel für 6 Wo., Zehen für 3–6 Mo.
▸ *Dosisreduktion bei Nieren- (GFR <50 ml/min) o. Leberinsuffizienz: um* 50%

PK Resorption 85% (p.o.), max. Plasmakonz. nach 1,3–2 h, PEB 99%, HWZ 16–21 h, 80% renale Elimination nach hepatischer Metabolisierung, bei Leberfunktionsstörungen Clearance um 50% reduziert, Akkumulation in Haut, Haaren und Nägeln

2.15 Antivirale Mittel

2.15.1 Nukleoside (Nukleinsäuresynthesehemmer)

Ind Herpes zoster, Herpes-simplex-Meningitis/-Enzephalitis, Herpes genitalis/labialis, Varizellen-Infekte bei HIV-Infektion, Epstein-Barr-Virus-Infektion

Wi Nukleinsäuresynthesehemmung durch Einbau in die DNA (vorzeitiger Abbruch der DNA-Kettensynthese) + DNA-Polymerasehemmung

KI *Famciclovir:* immunsupprimierte Pat. < 25 J., Pat. < 18 J. (kE)
Ganciclovir: Neutropenie (< 500/μl), Thrombozytopenie (< 25000/μl), Kinder < 18 J.

NW reversible Hautausschläge, GIT-Störungen (Übelkeit und Erbrechen), ZNS-Symptome (passagere Verwirrtheit, Halluzinationen, Schwindel, KS), Thrombophlebitis, Retentionswerte ↑ (Kreatinin + Harnstoff) bis zum ANV, Leberenzyme ↑, BB-Veränderungen

Aciclovir *TTK p.o.: 1,60–4,70 € (1–4 mg); i.v.: 45–89,- € (750–2250 mg); sl/La 2, KI*

HN *p.o.:* **Aciclo Basics®**, **Acic®**, **Aciclo (Generika)**, **Aciclovir (Generika)**, **Herpetad®**, **Mapox®**, **Virzin®**, **Zovirax®** – *alle: 200|400|800 mg/Tbl.*; **Zovirax®** Susp 200 mg/5 ml
i.v.: **Aciclovir (Generika)**, **Supraviran®**, **Zovirax®** – *alle: 250|500 mg/Amp. (Trockensubstanz)*

Dos **Herpes zoster:** 3 × 5–10 mg/kg KG/d i.v. für 5–7 (–10) d oder 5 × 800 mg/d p.o. für 5–7 (–10) d
Herpes genitalis + labialis: 5 × 200 mg/d p.o. (für 5–10 d)
Herpesenzephalitis:
- 3 × 10 mg/kg KG/d (bei 70 kg 3 × 700 mg/d) i.v. für 10–14 d
- ▸ *Kinder:* 3 Mo. – 12 J. 3 × 250 mg/m² KOF/d i.v.; bei Herpesenzephalitis oder Varizelleninfektion und Immundefizit 3 × 500 mg/m² KOF/d i.v.; < 3 Mo. 3 × 10 mg/kg KG/d i.v.
- ▸ *Dosierungsintervallreduktion bei Niereninsuffizienz* (GFR in ml/min → Intervall): > 50 → alle 8 h, 50–25 → alle 12 h, 25–10 → alle 24 h, < 10 → alle 24 h halbe Dosis

PK BV 20% (p.o.), max. Plasmakonz. nach 1,5–2 h, Liquorspiegel 50% unter dem des Serumspiegel, HWZ 2–3 h, Elimination bis zu 90% über die Nieren

Brivudin *TTK 13,60 € (125 mg); Gr 4, Kl/La 2, Kl*

HN *p.o.:* **Zostex**® 125 mg/Tbl.

Dos **akuter Herpes zoster bei immunkompetenten Erwachsenen:** *Erw:* 1 Tbl./d für 7 d

PK BV 30%, PEB > 95%, HWZ 16 h, renale (65%) Elimination

Cidofovir *TTK 891,- € (375 mg); Gr 6, Kl/La 1, Kl*

HN *i.v.:* **VISTIDE**® 375 mg/5 ml

Dos **CMV-Retinitis bei AIDS:** *Erw: Initial* 5 mg/kg KG als Kurzinf. (100 ml 0,9%igen NaCl-Lsg. über 1 h) 1 mal/Wo. für 2 Wo., danach *Erh-Dosis:* 5 mg/kg KG als Infusion alle 2 Wo. (stets Probenecid p.o. vorab verabreichen (Nephrotoxizität ↓) und i.v. Vorhydratisierung mit NaCl 0,9% geben)

PK HWZ 2,2 (+/- 0.5) h; PEB < 10%; renale Elimination, 80 bis 100% in 24 h

Famciclovir = Penciclovir *TTK 9,80–32,10 € (250–750 mg); Gr 4, Kl/Kl*

HN *p.o.:* **Famvir**® 125|250 mg/Tbl., **Famvir Zoster**® 250 mg/Tbl.

Dos **Herpes genitalis:** 3 × 250 mg/d für 5–7 d; immunsupprimierte Pat.: 3 × 500 mg/d; Frührezidiv: 2 × 125 mg/d

Herpes zoster: 3 × 250 mg/d p.o. für 7 d

- *bei Niereninsuffizienz:* GFR >/= 40 ml/min. → 3 × 250 mg/d; 30–39 ml/min. → 2 × 250 mg/d; 10–29 ml/min. → 1 × 250 mg/d

PK BV 77%, aktiver Metabolit Penciclovir, max. Plasmakonz. nach 45 min, PEB < 20%, HWZ 2 h, in infizierten Zellen HWZ 9 h (!), unveränderte renale Elimination der Metabolite

Ganciclovir *TTK p.o.: 54,- € (3 mg); i.v.: 74–148,- € (500–1000 mg); Kl/Kl*

HN *p.o.:* **Cymeven**® 500 mg/Kps.
i.v.: **Cymeven**® 500 mg/Inf.-Fl.

Dos **CMV-Retinitis:**

- *initial:* 2 × 5 mg/kg KG/d (2 × 350 mg/70 kg KG/d) für 3 Wo i.v., dann zwingende Suppressionstherapie mit 1 × 5 mg/kg KG/d für

7 d i.v. oder *p.o.:* 3 × 1000 mg/d p.o. = 3 × 2 Kps./d (während der Mahlzeit)

- *Kinder (lebensbedrohliche CMV-Infektionen):* 2 × 5 mg/kg KG/d i.v. für 14 d, dann 1 × 2 mg/kg KG/d i.v.

▸ *Dosisreduktion bei Niereninsuffizienz:* S-Krea 1,4–2,5 mg/dl → Dosis halbieren, 2,5–4,5 mg/dl → Dosis halbieren und nur 1 × tgl. geben, > 4,5 mg/dl → 1 × 1 mg/kg KG/d

PK BV 7–10% (p.o.) (Einnahme zur Mahlzeit erhöht BV), HWZ 3 h, PEB 2%, unveränderte renale Elimination

Valaciclovir *TTK 9,75–19,50 € (1500–3000 mg); Gr 6, Kl/La 2, KI*

HN *p.o.:* **Valtrex®**, **Valtrex® S** - *alle: 500 mg Valaciclovir/Tbl.*

Dos **Herpes zoster:**

- *Erw:* 3 × 2 Tbl./d für 7 d
- *Dosisanpassung bei Niereninsuffizienz:*

Herpes genitalis (primär und rezidivierend):

- *Erw:* 2 × 1 Tbl. /d für 10 d; rezidivierender Herpes genitalis 5 d;

▸ *Dosisanpassung bei Niereninsuffizienz:* S-Krea 2,6–4,7 (Frauen) bzw. 3,5–6,1 mg/dl (Männer): 1000 mg alle 12 h; S-Krea > 4,7 mg/dl (Frauen) bzw. 6,1 mg/dl (Männer): 1000 mg/d

PK BV 54%; PEB 9–33%; HWZ 3 h (bei Niereninsuffizienz 14 h); renale Elimination

2.15.2 Nukleosidische Reverse-Transkriptase-Inhibitoren (NRTI)

Ind *Alle:* HIV-Infektionen, antiretrovirale Kombinationsbehandlung
Lamivudin: ab 16. J. bei chron. Hepatitis B und nachweisbarer Virusreplikation, wenn eine Behandlung mit Interferon erfolglos war oder KI gegen Interferon bestehen

Wi durch Einbau in die virale Nukleinsäure Verhinderung der Virus-Replikation

KI *Alle:* akute Pankreatitis; *relative KI:* Pankreatitis, periphere Neuropathie
Didanosin: Hart-Kps.: Kinder < 6 J. (Aspirationsgefahr)
Zalcitabin: Niereninsuffizienz, in Kombination mit Dapson, Isoniazid, Phenytoin, Vincristin *Zidovudin:* Anämie mit Hb unter 7,5 g/dl,

Neutropenie < 750 µg/l; *relativ:* schwere Leberinsuffizienz, zytostatische Therapie eines malignen Lymphoms/Kaposi-Sarkoms

NW *Alle:* GIT-Symptome (Übelkeit und Erbrechen), Pankreatitis, periphere Neuropathie, KS, selten Laktatazidose
Lamivudin: Neutropenie und Anämie
Stavudin: Hepatitis, Leberversagen, BB-Veränderungen
Zalcitabin: Stomatitis und orale Ulzera
Zidovudin: Myelosuppression, Myopathie

Abacavir (ABC) *TTK 13,80 € (600 mg); Gr 6, Kl/La 2, ab*

HN *p.o.:* **Ziagen®** 300 mg/Tbl., Lsg. 20 mg/ml

Dos **HIV-Infektion:**
- *Erw und Kinder > 12 J.:* 2 × 300 mg/d p.o. bzw. 2 × 15 ml/d p.o.
- *Kinder 3 Mo. – 12 J.:* 2 × 8 mg/kg KG

PK BV 83%, max. Plasmakonz. nach 1–1,5 h, HWZ 1,5 h, PEB 50%, hepatischer Metabolismus, renale Elimination (83%)

Didanosin (DDI = Didanosin) *TTK 5,50–10,70 € (125–400 mg); Gr 4, Kl/La 1, Kl*

HN *p.o.:* **Videx®** 125|200|250|400 mg/magensaftresistente Kps., Pulver 2|4 g

Dos **HIV-Infektion:**
- *Erw < 60 kg KG:* 250 mg/d; *> 60 kg KG:* 400 mg/d nüchtern p.o.
- *Kinder:* 2 × 140 mg/m² KOF/d nüchtern p.o.; bei Komb. mit Zidovudin 2 × 90 mg/m² KO/d
- ▸ *Dosisreduktion bei Niereninsuffizienz:* GFR 30–60 ml/min um 50%, < 30 ml/min um 75% der Normaldosis

PK orale BV ↓ durch gleichzeitige Nahrungsaufnahme, HWZ 1,4 h, in der Zelle HWZ 12 h, 50% renale Elimination

Emtricitabin *TTK 9,75 € (200 mg); Gr4, Kl/La1, Kl*

HN *p.o.:* **Emtriva®** 200 mg/Kps., Lsg. 10 mg/ml Lsg.

Dos **HIV-Infektion:**
- *Erw:* 1 × 1 Kps. oder 1 × 240 mg (24 ml) Lsg.
- *Kinder:* 1 × 6 mg/kg KG Lsg. (max. 240 mg)
- ▸ *Dosisreduktion bei Niereninsuffizienz:* GFR 30–49 ml/min um 50%, 15–29 ml/min um 66% , < 15 ml/min um 75% der Normaldosis

PK Max. Plasmakonz. nach 1–2 h, BV Kps. 93 %, Lsg. 75 %, PEB < 4 %, HWZ 10 h, 86 % renale Elimination

Lamivudin (3TC) *TTK 4,60–9,20 € (150–300 mg); Gr 6, Kl/La 2, Kl*

HN *p.o.:* **Epivir**® 150 | 300 mg/Tbl., Lsg. 10 mg/ml, **Zeffix**® 100 mg/Tbl., Lsg. 5 mg/ml

Dos **HIV-Infektion:**

- *Erw:* 2 × 150 mg/d p.o. in Komb. mit AZT *oder* AZT/DDC *oder* AZT/DDI
- *Kinder:* 3 Mo. bis 12 J. 2 × 4 mg/kg KG; *Max-Dosis:* 300 mg/d

HIV-Stichverletzung: 2 × 150 mg + 2 × 250 mg Zidovudin + Indinavir 800 mg alle 8 h/d

chron. Hepatitis B: 100 mg/d p.o.

▶ *Dosisreduktion bei Niereninsuffizienz:* GFR > 50 ml/min. → 2 × 150 mg/d; 30–49 ml/min → 1 × 150 mg/d; 15–29 ml/min → 1. Tag 150 mg/d, dann 100 mg/d; 5–14 ml/min → 1. Tag 150 mg/d, dann 1 × 50 mg/d; < 5 ml/min → 1. Tag 50 mg, dann 1 × 25 mg/d

PK BV 80 %, max. Plasmakonz. nach 1 h, Metabolisierung zum aktiven Triphosphat, HWZ 5–7 h, intrazelluläre HWZ 10–15 h, renale Elimination (79 %)

Stavudin (D4T) *TTK 9,60–9,80 € (60–80 mg); Gr 6, sl/La 1, Kl*

HN *p.o.:* **Zerit**® 15 | 20 | 30 | 40 mg/Kps., Pulver für Lsg. (1 mg/ml Lsg.)

Dos **HIV-Infektion:**

- *> 60 kg KG:* 2 × 40 mg/d p.o.
- *< 60 kg KG:* 2 × 30 mg/d p.o.

▶ *Dosisreduktion bei Niereninsuffizienz:* > 60 kg KG und GFR 26–50 ml/min 2 × 20 mg/d, < 26 ml/min 1 × 20 mg/d; < 60 kg KG und GFR 26–50 ml/ min 2 × 15 mg/d, < 26 ml/min 1 × 15 mg/d

PK BV 90 %, HWZ 1 h, intrazelluläre HWZ 3 h, renale Elimination

Zalcitabin = Dideoxycytidin (DDC) *TTK 4,50–6,60 € (1,12–2,25 mg); Gr 6, sl/Kl*

HN *p.o.:* **Hivid**® 0,375 | 0,75 mg/Tbl.

Dos **HIV-Infektion:**

- *Erw:* 3 × 0,75 mg/d p.o.

- *Kinder:* 3 × 0,015–0,03 mg/kg KG/d p.o o. 3 × 0,45–3 × 0,9 mg/m² KOF
  - ▶ *Dosisreduktion bei Niereninsuffizienz:* GFR: 10–40 ml/min: 2 × 0,75 mg/d p.o. < 10 ml/min: 1 × 0,75 mg/d p.o.

PK BV > 80%, HWZ 2 h, Liquorspiegel 9–37%, renale Elimination, bei eingeschränkter Nierenfunktion HWZ bis 8 h

Zidovudin (AZT) *TTK p.o.: 10–13,20–5,- € (500–600 mg); i.v.: 23,- € (200 mg); sl/Kl*

HN *p.o.:* **Retrovir®** 100|250 mg/Kps., 300 mg/Tbl., 50 mg/5 ml Lsg. *i.v.:* **Retrovir®** 200 mg/Inf.-Fl. à 20 ml

Dos **HIV-Infektion:**

- *i v.:* 1–2 mg/kg KG (70–140 mg/70 kg KG) über 1 h alle 4 h
- *p.o.:* 2 × 250 mg/d oder alle 8 h 200 mg/d
- *Kinder 3 Mo. – 12 J.:* 360–480 mg/m² KOF p.o. in 3–4 ED oder 120 mg/m² alle 6 h i.v.

Prävention der maternofetalen HIV-Transmission: Schwangere bis zum Einsetzen der Wehen 5 × 100 mg/d p.o., während Wehen und Entbindung Initialdosis von 2 mg/kg KG über 1 h i.v., dann 1 mg/kg KG/h, bis zur Nabelschnurdurchtrennung; Neugeborene 2 mg/kg KG/d p.o. alle 6 h oder 1,5 mg/kg KG über 30 min. alle 6 h bis 6. Lebenswoche

- ▶ *Dosisreduktion bei schwerer Niereninsuffizienz:* 300–400 mg/d p.o. aufgeteilt in 2–3 ED oder 3–4 ×1 mg/kg KG i.v.
- ▶ *Dosisreduktion bei hämatologischen NW unter Therapie:* Hb 7,5–9 g/dl oder Neutrophile 0,75–1,0 × 10^9/dl Dosisreduktion um 50%

PK BV 60–70%, max. Plasmakonz. nach 30–60 min., hepatische Metabolisierung, PEB 35%, HWZ 1 h, renale (90%) Elimination

Lamivudin + Zidovudin *TTK 40,- € (2 Tbl.); Gr 6, sl/La 2, sl*

HN *p.o.:* **Combivir®** 150 mg Lamivudin/300 mg Zidovudin/Tbl.

Dos **HIV-Infektion:** *Erw und Kinder > 12 J.:* 2 × 1 Tbl./d

- ▶ *Dosisanpassung bei Niereninsuffizienz (GFR < 50 ml/min) und eingeschränkter Leberfunktion:* Anwendung von Lamivudin- u. Zidovudin Monopräparaten

Lamivudin + Zidovudin + Abacavir *TTK 36,60 € (2 Tbl.); sl/Kl*

HN *p.o.:* **Trizivir®** 150 mg L. + 300 mg Z. + 300 mg A./Tbl.

Dos **HIV-Infektion:** *Erw:* 2 × 1 Tbl./d p.o.
- *Dosisanpassung bei Niereninsuffizienz:* Anwendung Monopräparaten, KI bei term. Niereninsuffizienz
- *Leberfunktionsstörungen:* KI

2.15.3 Nicht-nukleosidische Reverse-Transkriptase-Inhibitoren (NNRTI)

Ind antivirale Kombinationsbehandlung von HIV-1-Infektionen

Wi nicht-kompetitive Bindung an die HIV-eigene reverse Transkriptase → selektiv antivirale Wi gegen HIV-1 → effektive Senkung der Viruslast

KI *Alle:* schwere Leberfunktionsstörungen (Child-Pugh-Klassifikation C);
Efavirenz: Kombination mit Terfenadin, Astemizol, Midazolam, Triazolam (lebensbedrohliche NW)
Nevirapin: Niereninsuffizienz

NW *Efavirenz:* ZNS-Symptome (Albträume, Benommenheit, Schlafstörungen, Schwindel, KS), Exanthem, GIT-Symptome (Übelkeit, Diarrhö), Hypercholesterinämie, teratogene Wirkung bei nicht-menschlichen Primaten
Nevirapin: z. T. schwerwiegende und lebensbedrohliche Hautausschläge (leicht in 48%, schwer in 8%), Fieber, Transaminasenanstieg, Muskel- und Gelenkschmerzen, in 1% Stevens-Johnson-Syndrom

Efavirenz (EFV) *TTK 13,60 € (600 mg); Gr 6, sl/La 2, ab*

HN *p.o.:* **Sustiva**® 50|100|200 mg/Kps., 600 mg/Tbl., Lsg. 30 mg/ml

Dos **HIV-Infektion:**
- *Erw:* 1 × 600 mg/d abends p.o. (= 3 Kps. à 200 mg)
- *Kinder 3 – 17 J.:* 13–15 kg KG 200 mg/d; 15–20 kg KG 250 mg/d; 20–25 kg KG 300 mg/d; 25–32 kg KG 350 mg/d; 32–40 kg KG 400 mg/d; > 40 kg KG 600 mg/d p.o.

PK gute BV, gute Liquorgängigkeit, max. Plasmakonz. nach 3–5 h, HWZ 40–52 h, Metabolisierung über Cytochrom-P450-System, Elimination v.a. biliär

Nevirapin (NVP) *TTK 6,60 € (200 mg); sl/KI*

HN *p.o.:* **Viramune®** 200 mg/Tbl., 50 mg/5 ml Suspension

Dos **HIV-Infektion:** *initial* (2 Wo.) 1 × 200 mg/d p.o., dann als Erh-Dosis 2 × 200 mg/d p.o.; *Max-Dosis:* 400 mg/d p.o.

PK BV > 90%, max. Plasmakonz. nach 4 h, HWZ 30 h, Metabolismus über das Cytochrom-P450-System der Leber, renale Elimination der Metabolite zu 80%

Tenofovir *TTK 15,55 € (245 mg); Gr 4, sl/La 1, KI*

HN *p.o.:* **Viread®** 245 mg/Tbl.

Dos **HIV-1-Infektion:**

- *Erw:* 245 mg/d p.o.
- *Kinder < 18 J. und > 65 J.:* kE
- ▶ *Dosisanpassung bei Niereninsuffizienz:* (GFR → Abstand) 30–49 ml/min → alle 48 h; 10–29 ml/min → alle 72–96 h; HD → alle 7 d nach der Dialyse

PK max. Plasmakonz. nüchtern nach 1 h, bei Nahrungsaufnahme 2 h, BV 25%, HWZ 12–18 h, renale Elimination

2.15.4 HIV-Protease-Inhibitoren

Ind Kombinationsbehandlung einer HIV-1-Infektion

Wi Hemmung der HIV-Protease → kompetitive Enzymhemmung → Entstehung von unreifen nicht infektiösen Viruspartikeln, erzielt in Kombination mit zwei Nukleosid-Analoga eine deutliche Reduktion der Viruslast

KI *Alle:* Komb. mit Rifampicin, Terfenadin, Astemizol, Triazolam, Midazolam, Ergotamine, Dihydroergotamine, Bepridil; schwere Leberfunktionsstörung
Lopinavir: mit Rifampicin in Schwangerschaft und Stillzeit
Ritonavir: bekannte Nephrolithiasis und/oder Hyperurikämie
Fosamprenavir: < 18. J.
Atazanavir: mittelschwere Leberfunktionsstörung, < 18. J., Komb. mit Protonenpumpenhemmern, Johanniskraut

NW *Alle:* GIT-Symptome (Diarrhoe, Übelkeit, Erbrechen), Lipodystrophie (Fettumverteilung), Hyperlipidämie, Diabetes mellitus
Amprenavir: Exanthem, KS

Indinavir: Hyperbilirubinämie, Nephrolithiasis, Nagelveränderungen, trockene Haut, ZNS-Symptome (KS, epileptische Anfälle)
Lopinavir: Transaminasenanstieg, BB-Veränderungen, Pankreatitis, ZNS-Symptome
Nelfinavir: Exanthem, Meteorismus
Ritonavir: ZNS-Symptome, periorale und periphere Parästhesie, Transaminasenanstieg, Pankreatitis, Hyperurikämie, Elektrolytstörungen, BB-Veränderungen, Hepatitis, Gefäßerweiterung („Flush-Symptomatik")
Atazanavir: Ikterus, Hepatitis, Transaminasen ↑, Bilirubin ↑, KS, Ausschlag

Amprenavir (APV) *TTK 20,20 € (2400 mg); sl, Lsg. Kl/Kl*

HN *p.o.:* **Agenerase®** 50 | 150 mg/Kps., Lsg. 15 mg/ml

Dos **HIV-Infektion:**
- *Erw und Kinder > 13 J. und > 50 kg KG:* 2 × 1200 mg/d p.o. oder Lsg. 2 × 1400 mg (93,3 ml) p.o.
- *Max-Dosis:* Kps. 2400 mg/d, Lösung 2800 mg/d
- *Kinder 4 – 12 J. und < 50 kg KG:* Kps. 2 × 20 mg/kg KG/d p.o. oder Lsg. 2 × 22,5 mg (1,5 ml)/kg KG/d p.o.
- ▶ *bei Leberinsuffizienz* (Erw!): mäßige Einschränkung: Kps. 2 × 450 mg/d p.o. oder Lsg. 2 × 513 mg (34 ml)/d p.o.; hochgradige Einschränkung: Kps. 2 × 300 mg/d p.o. oder Lsg. 2 × 342 mg (23 ml)/d p.o.

PK BV 90%, max. Plasmakonz. nach 1–2 h, HWZ 7 h, PEB 90%, hepatischer Metabolismus, renale und fäkale Elimination

Atazanavir *TTK 12,20–22,60 € (200–300 mg); sl/Kl*

HN *p.o.:* **Reyataz®** 150 | 200 mg/Kps.

Dos **HIV-Infektion:** *Erw:* 1 × 300 mg/d p.o. + gleichzeitig Ritonavir 1 × 100 mg mit Mahlzeit + 2 h danach Didanosin S. 86

PK Resorption durch Ritonarvir geboostert, BV bei gleichzeitiger Nahrungsaufnahme erhöht, PEB 86%, Metabolisierung durch CYP3A4, HWZ 8,6 h, Elimination über Fäzes (79%) und renal (13%)

Fosamprenavir *TTK 18,80 € (1400 mg); sl/Kl*

HN *p.o.:* **Telzir®** 700 mg/Tbl. (entspr. ca. 600 mg Amprenavir), 50 mg/ml Susp.

Dos **HIV-Infektion:** *Erw:* 2 × 700 mg/d p.o. (zusammen mit Ritonavir 2 × 100 mg)

PK Max Plasma-Konz. nach 2 h, vollständige enterale Metabolisierung zu aktiven Amprenavir, welches hepatisch über CYP3A4 verstoffwechselt wird, PEB 90%, HWZ 7,7 h, 75% Elimination über Fäzes, 14% renal

Indinavir (IDV) *TTK 6,80–12,- € (1600–2400 mg); Gr 5, sl/sl*

HN *p.o.:* **Crixivan®** 100 | 200 | 333 | 400 mg/Kps.

Dos **HIV-Infektion:**
- *Erw:* 3 × 800 mg/d p.o. (Einnahme nüchtern mit viel Flüssigkeit)
- *Kinder 4–17 J.:* 3 × 500 mg/d p.o.
- ▸ *bei Leberfunktionsstörung:* 3 × 600 mg/d p.o.

PK BV 30%, max. Plasmakonz. nach 1 h, HWZ 1,8 h, PEB 40%, v.a. hepatische Elimination, renal < 20%

Lopinavir (+ Ritonavir) *TTK 22,80 € (6 Kps.); Gr 6, sl/sl*

HN *p.o.:* **Kaletra®** 133,3 mg Lopinavir + 33,3 mg Ritonavir Kps., Lsg. 5 ml = 400 mg Lopinavir + 100 mg Ritonavir

Dos **HIV-Infektion:**
- *Kps.:* 2 × 3 Kps./d p.o. zu den Mahlzeiten
- *Lsg.:* 2 × 5 ml Lsg./d p.o. zu den Mahlzeiten
- *Kinder > 2 J.:* bei KOF > 1,3 m^2 2 × 3 Kps./d p.o.; bei KOF < 1,3 m^2 2 × 230 mg L./57,5 mg R./m^2 Lsg./d p.o. zu den Mahlzeiten

PK max. Plasmakonz. von Lopinavir nach 4 h, fetthaltige Nahrung → BV ↑, PEB 98%, Lopinavir wird hepatisch metabolisiert, Ritonavir hemmt diesen Metabolismus → Lopinavir-Plasmaspiegel ↑, HWZ 5–6 h

Nelfinavir (NFV) *TTK 10,- € (2250 mg); sl/Kl*

HN *p.o.:* **Viracept®** 250 mg/Tbl., 50 mg/g Pulver

Dos **HIV-Infektion:**
- *Erw und Kinder > 13 J.:* 3 × 750 mg/d
- *Kinder 3 – 13 J.:* 3 × 25–30 mg/kg KG/d

PK max. Plasmakonz. nach 2–4 h, bei Einnahme mit Nahrung um 2– 3fach höhere Plasmaspiegel, PEB < 98%, HWZ 3,5–5 h, nach hepatischem Metabolismus über CYP3 A4 Elimination zu 87% per Fäzes

Ritonavir (RTV) *TTK 21,60 € (1200 mg); Gr 4, sl/La 1, sl*

HN *p.o.:* **Norvir**® 100 mg/Kps., Saft 80 mg/ml

Dos **HIV-Infektion:**
- *Erw:* 2 × 600 mg/d o. 2 × 7,5 ml/d (= 600 mg) (Lsg. nicht mit Wasser verdünnen)
- *Kinder > 2 J.:* 2 × 250–350 mg/m² KOF

PK gute BV, max. Plasmakonz. nach 2–4 h, PEB 99%, HWZ 3 h

Saquinavir (INV-SQV-HGC) *TTK 18,70–31,10 € (2000–3600 mg); Gr 5, sl/La 1, Kl*

HN *p.o.:* **Fortovase**®, **Invirase**® 500 mg/Tbl. – *alle: 200 mg/Kps.*

Dos **HIV-Infektion:**
- Standard-Kombinationstherapie: 2 × 1000 mg/d mit 2 × 100 mg Ritonavir jeweils 1–2 h nach der Mahlzeit p.o.
- Kombinationstherapie mit Nukleosidanaloga: 3 × 1200 mg/d jeweils 1–2 h nach der Mahlzeit p.o.
- Alternative-Kombinationstherapie: 3 × 800 mg/d (mit 3 × 750 mg Nelfinavir) jeweils 1–2 h nach der Mahlzeit p.o.
- *Hochdosistherapie*: 7,2 g/d p.o.

PK BV 4%, max. Plasmakonz. nach 4 h, **Fortovase**® hat im Vgl. zu **Invirase**® eine bessere BV und eine etwa 10fach erhöhte AUC, PEB 98%, HWZ 10 h, rasche Metabolisierung, Elimination über Fäzes

Tipranavir *TTK 15,80 € (500 mg); kE/ab*

HN *p.o.:* **Abtivus**® *250 mg/Tbl.*

Dos **antiretrovirale Kombinationsbehandlung mit Ritonavir bei HIV-1-Infektion bei Protease-Hemmer-Resistenz:**
- *p.o.:* 2 × 250 mg/d p.o. in Kombination mit 200 mg/d Ritonavir
- bei mittelgradiger/schwerer Leberfunktionsstörung (Child-Pugh-Klasse B oder C) nicht angewenden

PK Steady-State nach 7 d, PEB 99%, > 80% faecale Elimination nach Metabolisierung

2.15.5 Fusionsinhibitoren

Ind HIV-Infektion

Wi Hemmung der Fusion von viralen und zellulären Membranen → Hemmung des Eintritts von HIV I in die menschliche Zelle

KI Überempfindlichkeit

NW Diarrhoe, Übelkeit, Müdigkeit, Pneumonie, Pankreatitis, Hautreaktion an der Einstichstelle

Enfuvirtid *TTK 66,- € (180 mg); sl/sl*

HN *s.c.:* **Fuzeon®** 108 mg/Durchstechflasche (fertig zubereitete Lösung enthält 90 mg/ml)

Dos **HIV-Infektion:**

- *Erw:* 2 × 90 mg/d s.c. in Oberarm, Oberschenkel oder Bauch
- *Kinder (6–16 J.):* 2 × 6 mg/kg KG s.c., max. 2 × 90 mg/d s.c.

PK BV 84% (s.c.), PEB 92%, HWZ 3,8 h; Elimination des Peptids durch katabole Prozesse

2.15.6 Neuraminidase-Inhibitoren

Ind Therapie und Prophylaxe der Influenza A- und Influenza B-Infektion

Wi selektive Hemmung der Neuramidasen der Influenza A/B Viren, wodurch die Freisetzung und somit die weitere Verbreitung im Körper von Virusmaterial aus bereits infizierten Zellen gehemmt wird

KI *Unverträglichkeit* NW

Oseltamivir: Übelkeit und Erbrechen, Bauchschmerzen

Zanamivir: soll Asthmaanfälle auslösen können, NW laut Studien im Plazebobereich

Oseltamivir *TTK 6,60 € (150 mg); Gr 4, sl/La 1*

HN *p.o.:* **Tamiflu®** 75 mg/Kps., Pulver 12 mg/ml für Susp.

Dos **Influenza:**

- *Erw und Kinder* > 13 J. bzw. KG > 40 kg: 2 × 75 mg/d p.o. über 5 d
- *Kinder:* 1–12 J. nach KG: < 15 kg 2 × 30 mg/d; 15–23 kg 2 × 45 mg/d; 23–40 kg 2 × 60 mg/d; > 40 kg 2 × 75 mg/d
- *Prophylaxe:* 1 × 75 mg/d p.o. über 7 d ab 13.J. bzw. KG > 40 kg

PK hepatische Metabolisierung, PEB 3%, überwiegend renale Elimination des aktiven Metaboliten (< 20% im Fäzes)

Zanamivir *TTK 5,80 € (5 mg); Gr 4, sl/La 1, KI*

HN **Relenza®** 5 mg/ED aus Diskhaler

Dos **Influenza A, B:**
- *Erkrankung:* 2 × 2 Inhalationen (= 2 × 10 mg/d) über 5 d
- *Prophylaxe:* 2 × 1 Inhalation (= 2 × 5 mg/d)

PK orale BV 2%, alveoläre Deposition 8–21%, max. Plasmakonz. nach 1–2 h, Serum-HWZ nach Inhalation 2,6 bis 5,1 h, renale Elimination

2.15.7 Andere

Adefovir *TTK 22,15 € (10 mg); Gr 6 sl/La 1, Kl*

HN *p.o.:* **Hepsera®** 10 mg/Tbl.

Dos **chron. Hepatitis B:** *Erw:* 10 mg/d p.o. als *Dauertherapie*
▸ *Dosisanpassung bei Niereninsuffizienz:* (GFR → Abstand) 20–49 ml/min → alle 48 h; 10–19 ml/min → alle 72 h; HD → alle 7 d nach der Dialyse

PK max. Plasmakonz. nach 1,75 h; PEB < 4% renale Elimination, HWZ 7 h

Foscarnet *TTK 67–134,- € (6–12 g); Gr 6+11, Kl/La 4, Kl*

HN *i.v.:* **Foscavir®** 6 g/250 ml Inf.-Lsg.

Dos **CMV-Infektion bei Erw und Jugendlichen:** *Initial:* 3 × 60 mg/kg KG/d oder 2 × 90 mg/kg KG/d je für 2–3 Wo. dann 90–120 mg/kg KG/d in 2 h i.v.
Aciclovirresistente Herpesinfektion bei Erw und Jugendlichen: 3 × 40 mg/kg KG/d i.v. für 2–3 Wo.
▸ *Dosisanpassung bei Niereninsuffizienz:* siehe Fachinfo

PK PEB < 20%; HWZ von 1 h, terminale HWZ 1–8 d, Elimination renal

Ribavirin *TTK p.o.: 27,50–33,- € (1–1,2 mg); inhalat.: 948,- € (6 g); Gr 6, Kl/La 1, Kl*

HN *p.o.:* **Copegus®**, **Rebetol® Lsg. 40 mg/ml** – *alle: 200 mg/Tbl.*
inhalativ: **Virazole®** Trockensubstanz zur Herst. einer Inhalationslsg. (1 Fl. = 6 g)

Dos **chron. Hepatitis C in Kombi. mit Interferon**
- *< 75 kg KG:* 400–0–600 mg p.o.; *> 75 kg KG:* 2 × 600 mg p.o.
- *Behandlungsdauer:* Genotyp 1 48 Wo., Genotyp 2/3 24 Wo.

Respiratory Syncytial Virus (RSV) Pneumonie: Aerosollsg. (6g Ribaverin + 300 ml H_2O) über 12–18 h/d mittels Sauerstoffmaske des SPAG-Verneblers für mind. 3 d und max. 7 d inhalieren

2.16 Antimalaria-Wirkstoffe

Ind	*Alle:* Prophylaxe und Therapie der Malaria *Chloroquin:* PCP (inkl. chron. juveniler Arthritis), syst. Lupus erythematodes
Wi	*Alle:* Schädigung der Plasmodien in den Erythrozyten *Pyrimethamin:* zusätzlich Hemmung der exoerythrozytären Gewebeschizonten in der Leber *Primaquin:* Abtötung der Ruheformen in der Leber, Schädigung der Geschlechtsformen der Plasmodien, gewebeschizontoid
KI	*Chinin:* Myasthenia gravis, Glukose-6-Phosphat-Dehydrogenase-Mangel *Chloroquin:* BB-Störungen, Einnahme von MAO-A-Hemmern, Myasthenia gravis, Retinopathie, Glukose-6-Phosphat-Dehydrogenase-Mangel *Mefloquin:* manifeste psychische Störungen, Epilepsie, schwere Leberfunktionsstörung *Proguanil:* schwere Nierenfunktionsstörungen *Pyrimethamin:* schwere BB-Veränderungen (bei Toxoplasmosetherapie), megaloblastäre Anämie infolge Folsäuremangel
NW	*Alle:* allerg. Reaktionen, GIT-Symptome, hämatotoxisch *Chinin:* neurotoxisch (KS, Schwindel, Seh- und Hörstörungen), HRST, RR-Abfall *Chloroquin:* neurotoxisch (KS, epileptische Anfälle, Schwindel, PNP), Sehstörungen (Retinopathie, Hornhauttrübungen) *Mefloquin:* neurotoxisch (KS, epileptische Anfälle, PNP), Tinnitus, reversible Hypakusis, Kreislaufstörungen, HRST *Primaquin:* intravasale Hämolyse, Methämoglobinbildung *Proguanil:* GIT-Störungen, Schleimhautulzera, Haarausfall *Pyrimethamin:* neurotoxisch, Leberfunktionsstörungen

Chloroquinphosphat *TTK p.o.: 7,50 € (750 mg); i.v.: 14,25 € (750 mg); KI/KI*

HN *p.o.:* **Chlorochin**® 250 mg/Tbl., **Resochin**® **junior** 81|250 mg/Tbl., **Weimer**®**quin** 250|500 mg/Tbl., Sirup 25 mg/ml
parenteral: **Resochin**® 250 mg/5 ml Amp.
(250 mg Chloroquinphosphat = 155 mg Chloroquin [-Base])

Dos **Malaria-Therapie:**

- *Erw p.o.: initial* 10 mg/kg KG Chloroquin, nach 6 h 5 mg/kg KG, nach weiteren 12 h und 24 h jeweils 5 mg/kg KG, (Gesamtdosis 25–30 mg Chloroquin); schwere Verläufe: 600 mg/d für 2 d, dann 3 d je 300 mg/d
- *Erw i.v.:* 10 mg/kg KG Chloroquin als Infusion über 4 h, dann 5 mg/kg KG über 4 h in 12-stündigen Abständen bis zur *Gesamtdosis* von 25–30 mg/kg KG

Malaria-Prophylaxe: 2 × 5 mg/kg KG Chloroquin p.o. innerhalb einer Wo. vor Reisebeginn, dann 1 × 5 mg/kg KG/Wo. Chloroquin jeweils am gleichen Wochentag

rheumatoide Arthritis/systemischer Lupus erythematodes: Tagesdosis Chloroquinphosphat nach KG: 11–20 kg → 40,5 mg, 21–30 kg → 81 mg, 32–62 kg → 125 mg, 63–93 kg → 250 mg, 94–124 kg → 375 mg; max. Kumulativdosis 160 g Chloroquinphosphat (Erwachsene)

PK BV 90%, PEB 50–60%, Anreicherung in Erythrozyten um das 2–5fache, in Leber, Niere und Herz um das 10fache, hepatische Metabolisierung, v.a. renale Elimination, Eliminations-HWZ 30–60 d

Mefloquin *TTK 5,65–17,- € (250–750 mg); sl/sl*

HN *p.o.:* **Lariam**® 250 mg/Tbl.

Dos **Malaria-tropica-Therapie:**

- *Erw: initial* 750 mg p.o., nach 6 h 500 mg, nach 12 h 250 mg
- *Kinder > 5 kg KG:* 20–25 mg/kg KG Gesamtdosis in 2–3 ED

Malaria-Prophylaxe:

- *Erw:* 1 × 5 mg/kg KG/Wo. am gleichen d, 2 Wo. vor bis 4 Wo. nach möglicher Exposition
- *Kinder > 5 kg KG:* 1 ×/Wo. 5 mg/kg KG

stand-by-Medikation: *Initial* 15 mg/kg KG, wenn keine definitive Diagnosestellung möglich bei KG 45–60 kg nach 6–8 h 2 Tbl. und bei KG > 60 kg nach weiteren 6–8 h 2 Tbl.

PK BV 85%, PEB 98%, Metabolisierung in aktive Metaboliten, hepatische Elimination, Eliminations-HWZ 3 Wo., Ausscheidung über Galle und Fäzes

Proguanil *TTK 0,44 € (200 mg); Gr 5, sl/La 2, sl*

HN *p.o.:* **Paludrine®** 100 mg

Dos **Malaria-Prophylaxe in Kombination mit Choroquin:**

- *Erw:* 1 × 200 mg/d immer zur gleichen Zeit
- *Kinder:* < 1. J → 1 × 25 mg/d; 1.-4. J → 1 × 50 mg/d; 5.-8. J → 1× 100 mg/d; 9.-14. J → 1 × 150 mg/d; Kinder > 14. J → Erw-dosis
- *Behandlungsdauer:* 24h vor möglicher Exposition, bis 4 Wochen danach

▶ *Dosisanpassung bei Niereninsuffizienz* (GFR in ml/min → Dosis) > 60 → 1 × 200 mg/d, 20–59 → 1 × 100 mg/d, 10–19 → 1 × 50 mg jeden 2. d, < 10 → 1 × 50 mg/Wo.

PK PEB 75%, renale Elimination; HWZ von Proguanil 20 h, HWZ Cycloguanil (aktiver Metabolit) 8,3–16,9 h

Proguanil + Atovaquon *TTK 4,60 € (250 mg); Gr 5, sl/La 2, sl*

HN *p.o.:* **Malarone® Junior** 62.5 mg A. + 25 mg P./Tbl.; **Malarone®** 250 mg A. + 100 mg P./ Tbl.

Dos **Malaria-tropica-Prophylaxe:**

- *Erw:* **Malarone®:** 1 Tbl./d immer zum gleichen Zeitpunkt
- *Kinder:* **Malarone® Junior:** 11–20 kg KG → 1 Tbl./d; 21–30 kg KG → 2 Tbl./d; 31–40 kg KG → 3 Tbl./d; > 40 kg KG → 1 Tbl. **Malarone®**/d immer zum gleichen Zeitpunkt
- *Behandlungsdauer:* 24–48h vor möglicher Exposition bis 7 d danach (max. 28d)

Therapie der unkomplizierten akuten Malaria tropica:

- *Erw:* **Malarone®:** 1 × 4 Tbl./d für 3d
- *Kinder:* **Malarone®:** 11–20 kg KG → 1 × 1 Tbl./d für 3 d; 21–30 kg KG → 1 × 2 Tbl./d für 3 d; 31–40 kg KG → 1 × 3 Tbl./d für 3 d; > 40 kg KG → Erw-dosis

▶ *Bei Niereninsuffizienz:* KI bei GFR < 30 ml/min für Prophylaxe und Therapie

Pyrimethamin *TTK 0,43–1,30 € (25–75 mg); sl/KI*

HN *p.o.:* **Daraprim®** 25 mg/Tbl.

Dos **Malaria-Therapie:** Einmalig 75 mg/d p.o. (bei KG < 45 kg 50 mg/d) in Komb. mit 1500 mg/d p.o. Sulfadoxin (bei KG < 45 kg 1000 mg/d)
Malaria-Prophylaxe: 25 mg/d p.o. in Komb. mit Chloroquin-Grundprophylaxe eine vor bis 4 Wo. nach möglicher Exposition

PK gute Resorption, max. Plasmakonz. nach 2 h, PEB 80 %, HWZ 2–6 d, renale Elimination

2.17 Anthelmintika (Wurmtherapeutika)

Ind *Bandwurmmittel:* Praziquantel, Niclosamid
Nematodenmittel: Pyrantel, Mebendazol, Albendazol, Pyrvinium, Tiabendazol
Schistosomenmittel: Praziquantel

Wi *Albendazol/Mebendazol/Tiabendazol:* parasitäre Glukoseaufnahme ↓ → Verbrauch eigener Reserven ↑ → Absterben der Parasiten
Praziquantel: spastische Wurmmuskellähmung → Ausscheidung
Pyrantel: neuromuskuläre Blockade

KI *Mebendazol:* schwere Leberfunktionsstörungen
Praziquantel: intraokuläre Zystizerkose
Pyrantel: Kinder < 6 J., Leberschädigung, Sorbitol-/Fructoseintoleranz
Pyrvinium: Leberschädigung, entzündl. Darmerkrankungen, Niereninsuffizienz, Fructoseintoleranz

NW *Alle:* GIT-Symptome
Albendazol: KS, Schwindel, Haarausfall, Exantheme
Mebendazol: Transaminasenanstieg, Haarausfall
Praziquantel: KS, Schläfrigkeit, Urtikaria
Pyrantel: KS, Vigilanzstörungen, Hauterscheinungen
Tiabendazol: KS, Ohrensausen, RR-Schwankungen

Mebendazol *TTK 2,30–3,30 € (100–500 mg); Gr 6, sl/La 1, sl*

HN *p.o.:* **Surfont®** 100 mg/Tbl., **Vermox®** 100 mg/Tbl., **Vermox®-**forte 500 mg/Tbl.

Dos **Enterobiasis:** 1 × 100 mg/d p.o. für 3 d, Wdh. nach 2 und 4 Wo.
Askariasis: 2 × 100 mg/d p.o. für 3 d
Trichuriasis und Ankylostomiasis: 2 × 200 mg/d p.o. für 3–4 d
Taeniasis, Gestoden: 2 × 300 mg/d für 3 d *oder* 2 × 200 mg/d p.o. für 4 d; *Kinder:* 2 × 100 mg/d p.o. für 4 d
Strongyloidiasis: 2 × 300 mg/d p.o. für 3 d
Echinokokkosen: Dosierungen z. T. wesentlich höher und dies unter Umständen auch über Jahre (siehe entsprechende Fachliteratur)
▸ *Kinder:* 1–2 × 100 mg/d p.o. für 3 d

PK geringe enterale Resorption (nüchtern ca. 1%, bei fettreicher Mahlzeit ca. 10%), hoher First-pass-Effekt, max. Plasmakonz. nach 1,5–7,25 h, HWZ 2,8–9 h, hepatische Metabolisierung und biliäre Exkretion der Metaboliten

Albendazol *TTK 19,00 € (800 mg); Gr 6, Kl/k.A.*

HN *p.o.:* **Eskazole®** 400 mg/Tbl.

Dos **Echinokokkose:** > *60 kg KG:* 2 × 400 mg/d p.o. für 4 Wo., 2 Wo. Pause, dann 1–2 weitere Zyklen; < *60 kg KG:* 15 mg/kg KG/d verteilt auf 2 ED p.o.
Trichinose: 2 × 400 m/d p.o. für 6 d
Strongyloidiasis: > *60 kg KG:* 400–800 mg/d für 3 d; < *60 kg KG:* 15 mg/kg KG in 2 ED

PK geringe Resorption (< 5%), im Liquor 50% und in den intrazerebralen Echinokokkuszysten 40% der Serumkonz., Elimination über Galle und Harn

Niclosamid *TTK 13,80 € (2 mg); Gr 4, sl/sl*

HN *p.o.:* **Yomesan®** 0,5 g/Tbl.

Dos **Taenia saginata/solium (Rinder-/Schweinebandwurm), Fischbandwurm**:
- *Erw und Kinder > 6. J:* einmalig 4 Tbl.
- *Kinder 2.–6. J:* einmalig 2 Tbl; *Kinder < 2. J:* einmalig 1 Tbl.

Infektion mit Hymenolepis nana (Zwergbandwurm):
- *Erw und Kinder > 6. J:* am 1. Tag 4 Tbl. Tag 2–7. jeweils 2 Tbl./d
- *Kinder < 2. J:* 1. Tag 1 Tbl.; Tag 2–7 jeweils ½ Tbl./d
- *Kinder 2.–6. J:* nehmen am 1. Tag 2 Tbl. ein und am 2.–7./d jeweils 1 Tbl./d

- *alle:* 1 ×/d p.o. nach dem Frühstück (auflösen und mit viel Flüssigkeit)

PK **Yomesan**® wird praktisch nicht resorbiert

Praziquantel *TTK 3,70–5,05–17,70 € (150–500–600 mg); Gr 4, sl/La 2 KI (24 h)*

HN *p.o.:* **Biltricide**® 600 mg/Tbl., **Cesol**® 150 mg/Tbl., **Cysticide**® 500 mg/Tbl.

Dos **Schistosomiasis:** 40–60 mg/kg KG/ in 2–3 ED für 1 d
Leber- und Lungenegel: 75 mg/kg KG/d KG in 3 ED für 2–3 d
Neurozystizerkose: 50 mg/kg KG/d in 3 ED für 15 d, ggf. Wdh. nach 3 Mo.
Rinder-/Schweinebandwurm: einmalig 5–10 mg/kg KG
Fischbandwurm: einmalig 10 mg/kg KG
Zwergbandwurm: einmalig 15–25 mg/kg KG (ggf. Wdh. nach 10 d)

PK ausgeprägter First-pass-Effekt, PEB 85%; max. Plasmakonz. nach 1–2 h; liquorgängig, HWZ 4 h, hepatische und renale Elimination

Pyrantel *TTK 15,96 € (750 mg); Gr 4, KI/La 1, KI*

HN *p.o.:* **Helmex**® 250 mg/Tbl., Susp. 250 mg/5 ml

Dos **Enterobiasis, Ascariasis, Ancylostomasis**:
- *Erw:* Einmalig 10 mg/kg KG p.o.; max. Dosis 1 g
- *Kinder:* < 12 kg KG → 125 mg (Susp.); 12–21 kg KG → 125–250 mg; 22–40 kg KG → 250–500 mg; 41–75 kg KG → 500–750 mg

Amerikanischer Hakenwurm: 1 × 20 mg/kg KG/d über 2 d

Pyrvinium *TTK 16,90 € (350 mg); Gr 4, sl/La 1, sl*

HN *p.o.:* **Molevac**® 50 mg/Tbl., **Pyrcon**® – *alle: 50 mg Pyrvinium/5 m Saft*

Dos **Enterobiasis (Oxyuriasis):**
- *Kinder/Erw:* 1 × 5 mg/kg KG/d, max. 400 mg/d
- ▸ *Leberschädigung, entzündliche Darmerkrankungen, Niereninsuffizienz:* KI

PK wird nicht resorbiert; Elimination über Fäzes

2.18 Immunseren und Immunglobuline

Immunglobulin (7S) *TTK 1032–2064,- € (30 g); Am/Am*

HN *i.v.:* **Endobulin**®, **Gamma-Venin**® (5S), **Gamunex**®, **Octagam**®, **Polyglobin**®, **Sandoglobulin**®, **Subcuvia**®, **Venimmun**® N (7S) *– alle: 50 mg/ml Lsg. (0,5 | 1 | 2,5 | 5 | 10 g/ Inf.-Lsg.)*

Dos **Substitution bei sekundären Immunglobulinmangel:** *allg.:* 0,4 g/kg KG/d (ca. 30 g/70 kg KG/d) über (3–) 5 d i.v.
AK-Mangelkrankheiten: 0,4–0,8 g/kg KG/d i.v., gefolgt von mind. 0,2 mg/kg KG alle 3–4 Wo.
Kawasaki-Syndrom: 1,6–2,0 mg/kg KG/d über 5 d i.v.
Virusprophylaxe: *(<6 d nach Exposition):* **Masern** 0,05 g/kg KG, **Röteln** 0,2 g/kg KG i.v.

PK BV 100%, HWZ 11–17 d (z. T. individuell sehr unterschiedlich, auch abhängig von der Zubereitung der Präparate)

Tetanus = Humanes Anti-IG *TTK 8–18,40 € (1 Amp.); sl/sl*

HN *i.m.:* **Tetanobulin Immuno**®, **Tetagam**®**N** *– alle: 100–170 mg humanes IgG/Amp. à 1 ml = 250 I.E. AK gegen Tetanus-Toxin*

Dos **Tetanus-Prophylaxe:** 250 I.E i.m. als Simultanimpfung mit Tetanus-Toxoid bei nicht o. unzureichend Geimpften mit frischen Verletzungen an kontralateraler Körperstelle
Tetanusinfektion: 3000–10000 I.E i.m., evtl. 3000 I.E. an den folgenden Tagen wiederholen

PK max. Plasmaspiegel nach 2 bis 3 d, HWZ 3 Wo.

Tetanus-Toxoid *TTK 2,74 € (1 Amp.); Am/Am*

HN *i.m.:* **Tetanol**® **pur, Tetanus-Impfstoff Merieux**® *– alle: 40 I.E./ Amp. à 0,5 ml*

Dos **Tetanus-Prophylaxe:** *akut:* 0,5 ml i.m. als Simultanimpfung mit **Tetagam**® an kontralateraler Körperstelle
Grundimmunisierung (ab 3. Lebensmonat): 0,5 ml i.m., Wdh. nach 4–6 Wo. und nach 6–12 Mo. nach der 2. Impfung
Auffrischimpfung: Nach jeweils 10 J. routinemäßige Impfauffrischung mit 0,5 ml i.m., bei einer Verletzung bereits nach 5 J.

PK 14 d nach 2. Impfung der Grundimmunisierung beginnt Schutzwirkung für 1 J., nach 3. Impfung Wi-Dauer > 10 J., nach einer Verletzung mehr als 5 J. nach der 3. Impfung muss dennoch erneut eine einmalige Auffrischimpfung erfolgen

3.1 Antineoplastische Mittel

3.1.1 Alkylierende Mittel

Ind *Cyclophosphamid:* Leukämie, Lymphome, Hoden-, Mamma-, Ovarial- und kleinzelliges Bronchialkarzinom, Lupus erythematodes, Vaskulitiden, rheumatoide Arthritis u a. schwere Autoimmunerkrankungen, Immunsuppression bei Organ- und Knochenmarktransplantation
Chlorambucil: CLL, Non-Hodgkin-Lymphome, M. Hodgkin, M. Waldenström
Melphalan: Plasmozytom, Ovarialkarzinom, Mammakarzinom
Busulfan: CML, Polyzythaemia vera u a. myeloproliferative Erkrankungen

Wi Alkylierung von DNA und RNA mit Einzel- und Doppelstrangvernetzung → Zellproliferation maligner Zellen ↓ sowie AK-Synthese (IgM) → Immunantwort ↓

KI *alle:* schwere Knochenmarkschäden, akute Infekte
Cyclophosphamid: Harnverhalt, Zystitis, Harnwegsstrikturen
Chlorambucil: vorherige Bestrahlung oder Chemotherapie
Melphalan (Hochdosis): venookklusive Erkrankungen, interstitielle Pneumonie, Lungenfibrose, inadäquate ADH-Sekretion
Busulfan: kurz vor oder nach einer Strahlentherapie, Lungenschädigung

NW *alle:* Myelosuppression, Übelkeit, Erbrechen, Stomatitis, Mukositis, Haarausfall, Amenorrhö, Zweittumore
Cyclophosphamid: hämorrhagische Zystitis, Schleimhautschäden der Harnwege, Leber- und Nierenfunktionsstörungen, Kardiotoxizität, Schwartz-Bartter-Syndrom
Chlorambucil: interstitielle Lungenfibrose, Hepatotoxizität, epileptische Anfälle
Busulfan: Leberzellnekrosen, venöse Verschlusskrankheit der Leber, epileptische Anfälle, interstitielle Lungenfibrose, Hyperpigmentierungen

Cyclophosphamid *TTK p.o.: 0,47–0,50 € (50 mg); i.v.: 10,80 € (500 mg); Kl/Kl*

HN *p.o.:* **Cyclostin®**, **Endoxan®** – *alle:* 50 mg/Drg.
i.v.: **Endoxan®** 100|200|500|1000 mg/Inj.-Fl.

Dos **Dosierung nach aktuellen onkologischen Therapieprotokollen der o.g. Neoplasien:**
- *i.v.-Dauertherapie:* 3–6 mg/kg KG/d (120–240 mg/m² KO) über 0,5 bis 2 h
- *Intervalltherapie:* 10 bis 15 mg/kg KG (400–600 mg/m² KO) in Abständen von 2–5 d über 0,5 bis 2 h i.v.
- *Hochdosis-Intervalltherapie:* 20–40 mg/kg KG (800 bis 1600 mg/m² KO) in Abständen von 21–28 d über 0,5 bis 2 h i.v.
- *p.o.-Dauertherapie:* 50–200 mg/d
- ▶ *Dosisreduktion bei Leberinsuffizienz* (Serumbilirubinwert 3,1–5 mg/100 ml): um 25%
- ▶ *Dosisreduktion bei Niereninsuffizienz* (GFR < 10 ml/min): um 50%

PK BV 74%, HWZ 4–8 h, Wi-Eintritt nach 1–2 Wo., 30% unverändert in 24 h ausgeschieden, keine Penetration der Blut-Hirn-Schranke

Chlorambucil *TTK 1,04–1,10 € (2 mg); Kl/sl*

HN *p.o.:* **Leukeran®** 2 mg/Tbl.

Dos **Dosierung nach aktuellen onkologischen Therapieprotokollen der o.g. Neoplasien:**
- *Intervalltherapie:* 8 mg/m² KO/d p.o.
- *Dauertherapie:* 0,1–0,2 mg/kg KG/d (= 7–14 mg/70 kg)
- *Kombinationstherapie:* 1–6 mg/m² KO/d p.o.

Morbus Waldenström: 6–12 mg/d bis Leukopenie-Induktion, dann *Erh-Dosis* von 2–8 mg/d als Langzeittherapie

PK HWZ 1,5 h, max. Plasmakonz. in 1–3 h, PEB 99%, renale Elimination

Melphalan (L-Pam) *TTK p.o.: 1,40 € (2 mg); i.v.: 78,- € (50 mg); Gr 7+8, Kl/ La 1Kl*

HN *p.o.:* **Alkeran®** 2 mg/Tbl.
i.v.: **Alkeran®** 50 mg/Inf.-Fl. (enthält 5 Vol%-Alkohol)

Dos **Dosierung nach aktuellen onkologischen Therapieprotokollen der o.g. Neoplasien:**

- **multiples Myelom:** 0,15–0,25 mg/kg KG/d + 2 mg/kg KG/d, Prednison für 4 d (= Intervalltherapie alle 6 Wo.; Alexanian-Schema)
- **Ovarial-Ca:** 0,2 mg/kg KG/d (14 mg/70 kg KG/d) für 5 d alle 4–8 Wo.
- **Mamma-Ca:** 0,15 mg/kg KG/d (10,5 mg/70 kg KG/d) für 5 d alle 6 Wo.

▸ *Dosisreduktion bei Niereninsuffizienz:* siehe Fachinfo

PK Resorption und BV 20–90%, BV während Behandlung ↑ (gesteigerte Resorption), biphasische HWZ 8 min und 2 h, renale Elimination der Metabolite

Busulfan *TTK p.o.: 0,83 € (2 mg); i.v.: 365,- € (60 mg = 1 Amp.); Kl/Kl*

HN *p.o.:* **Myleran**® 2 mg/Tbl.
i.v.: **Busilvex**® 6 mg/ml Inj.-Lsg. (60 mg/10 ml)

Dos **Dosierung nach aktuellen onkologischen Therapieprotokollen der o.g. Neoplasien:**

- **CML Induktionsphase:** 0,06 mg/kg KG/d p.o. max. 4 mg
- **CML Dauertherapie:** 0,5–2 mg/d p.o.
- **Polycythaemia vera (PV):** 4–6 mg/d für 4–6 Wo.

▸ *Kinder:* 0,06 mg/kg KG/d p.o. (1,8 mg/30 kg KG) p.o.

PK vollständige orale Resorption, HWZ 2,6 h, PEB 30–50%, gute Liquorgängigkeit, renale Elimination nach hepatischer Metabolisierung mit indiv. Clearance-Unterschieden

3.2 Antimetabolite

Ind *Methotrexat:* ALL, Lymphome, Mamma-, Cervix-, Ovarial-, Bronchial-Ca, ZNS-Tu, rheumatoide Arthritis, zur Immunsuppression (u a. MS, Psoriasis vulgaris)
5-FU: Mamma-, Rektum-, Kolon-, Magen-, Pankreas-, Leber-, Ovarial-, Uterus-, Blasen-Ca
Cytarabin: hochmaligne Non-Hodgkin-Lymphome, akute Leukämie, CML

Wi *Methotrexat:* Folsäureantagonist → Purinsynthese ↓, antiinflammatorische Effekte

5-FU: Antimetabolit, Thymidilat-Synthese ↓ Thymidilatmangel → DNS-Synthese ↓ *Cytarabin:* Pyrimidinantagonist → DNA-Polymerasehemmung → DNS-Synthese ↓

KI *alle:* hämatopoetische Insuffizienz, akute Infektionen, Stomatitis, GIT-Ulzera, schwere Leberfunktionsstörungen
Methotrexat: Niereninsuffizienz (Krea. > 2,0 mg/dl)
5-FU: Hämorrhagien jeglicher Lokalisation

NW *alle:* Myelosuppression, GIT-Ulzera, Mukositis, Stomatitis, Übelkeit, Erbrechen, Diarrhö, Alopezie
Methotrexat: allerg. Pneumonie, Lungenfibrose, nephrotxisch, Psychosen, Muskelschmerzen und Parästhesien
5-FU: Somnolenz, Psychosen, mnestische Störungen, Photodermatitis, Hand-Fuß-Syndrom, zerebelläre Symptomatik, AP, Myokardinfarkte
Cytarabin: Pankreatitis, Transaminasen ↑, Keratitis, Konjunktivitis, Lungenödem und Neurotoxizität (Hochdosis), Cytarabin-Syndrom (Fieber, Myalgie, Knochen- und Brustschmerzen, makulopapulöser Ausschlag, Konjunktivitis)

Methotrexat (MTX)

TTK p.o.: 1,80 € (10 mg); i.v.: 50–62,- € (500 mg); KI/KI

HN *p.o.:* **Lantarel®** 2,5 | 7,5 | 10 mg/Tbl., **Metex®** 7,5 | 10 mg/Tbl., **Methotrexat medac®** 2,5 | 10 mg/Tbl., **MTX Hexal®** 2,5 | 7,5 | 10 mg/Tbl.
parenteral: **Farmitrexat®** 5 | 20 | 50 | 500 | 1000 | 5000 mg/Inj.-Fl., **Lantarel®** 7,5 | 10 | 15 | 20 | 25 mg/Inj.-Fl., **Metex®** 7,5 | 10 | 15 | 20 | 25 mg/Fertigspritze u. Inf.-Lsg., **Methotrexat-Gry®** 5 | 50 | 500 | 1000 | 5000 Inj.-Lsg., **Methotrexat** (**Generika** 5 | 7,5 | 15 | 50 | 250 | 500 | 1000 | 5000 mg/Inj.-Fl.), **MTX** (**Generika**) 5 | 7,5 | 10 | 15 | 25 | 50 | 500 mg/Inf.-Lsg, **O-Trexat®** 25 | 50 | 100 | 500 mg/Inj.-Fl.

Dos **Dosierung nach aktuellen onkologischen Therapieprotokollen der o.g. Neoplasien:**

- *p.o.:* Low dose: 1 × 7,5 mg/Wo p.o.; mittelhohe Dosierung: 100–1000 mg/m^2 KO; hochdosiert: 1000–1200 mg/m^2 KO jeweils als ED

- *intrathekal:* 8–12 mg/m² KO 1–2/Wo. bis max. Gesamtdosis von 150–200 mg (= Dosierung nach Schemata mit Ara-C)

▸ *Dosisreduktion bei Niereninsuffizienz:* siehe Fachinfo

PK Resorption p.o. 25–90%, HWZ triphasisch: 2–4 h, 5 h und 27 h, PEB 50%, renale Elimination zu 55–88% innerhalb 24 h

Fluorouracil (5-FU) *TTK 3,40–5,70 € (500–1000 mg Inj.-Lsg.); KI/ KI*

HN *i.v.:* **5-Fluorouracil** (Generika), **5-FU** (Generika), **Fluorouracil** (Generika), **Haemato Fu®**, **Neofluor®**, **Onkofluor®**, **Ribofluor®** *– alle: 250|500|1000|5000 mg/Inj.-Lsg.*

Dos **Dosierung nach aktuellen onkologischen Therapieprotokollen der o.g. Neoplasien:**

- *Initialtherapie:* 15 mg/kg KG/d oder 600 mg/m²/d über 4 h i.v., tgl. Wdh. bis zum Auftreten von Stomatitis, Diarrhö, Leuko- und/ oder Thrombozytopenie, bei Abklingen der GIT-NW und Leukozyten > 3000–4000/µl, Thrombozyten > 80000–100000/µl → Erhaltungstherapie
- *Erhaltungstherapie:* 5–10 mg/kg KG oder 200–400 mg/m² 1 ×/Wo.
- *Max-Dosis:* 1000 mg/d

▸ *Dosisreduktion bei schwerer Leber- oder Niereninsuffizienz:* um 30–50%

PK initiale HWZ 10–30 min, PEB 10%, terminale HWZ 14–30 h, hepatische Metabolisierung, renale Elimination zu 30%

Cytarabin (CAR/Ara-C) *TTK 6,80–16,40 € (100 mg); KI/KI*

HN *i.v.:* **Alexan®** 100 mg/5 ml|1000 mg/20 ml Inj.-Fl., **Ara-cell®** 40 mg/2 ml|100 mg/5 ml|1000 mg/20 ml|4000 mg/80 ml| 10 g/100 ml Inf.-Lsg., **Udicil®** 100 mg/Inj.-Fl.

Dos **Dosierung nach aktuellen onkologischen Therapieprotokollen der o.g. Neoplasien:**

- *Normaldosis:* 100–200 mg/m²/d i.v. über 5 d
- *Höchstdosis:* 2 × 3000 mg/m²/d i.v. über 3 d

PK biphasische HWZ (10–15 min, 2–3 h), rasche Metabolisierung, renale Elimination nach Metabolisierung

3.2.1 Alkaloide

Ind *Vincristin:* kleinzelliges Bronchial-Ca, ALL, Lymphome, Mamma-Ca, Sarkome, Wilms-Tumor, Neuroblastom, Morbus Werlhof
Etoposid: Bronchial-Ca, Lymphome, AML, Hodentumore, Ovarial-, Chorion-Ca

Wi Spindelgift → Mitosehemmung → DNA- und Proteinsynthese ↓

KI *alle:* hämatopoetische Insuffizienz, akute Infektionen, schwere Leber- und Nierenschäden
Vincristin: neuromuskuläre Erkrankungen, schwere Neuropathien, bei Leberradiatio

NW *alle:* Myelosuppression, Übelkeit, Erbrechen, Obstipation, Alopezie, Stomatitis, Mukositis, Bronchospasmus, Lungenödem
Vincristin: periphere Neuropathie, Blasenatonie
Etoposid: Leberwerte ↑, RR ↓, HRST, Pneumonistis, Lungenfibrose

Vincristin (VCR) *TTK 16–37,- € (1 mg); KI/ KI*

HN *i.v.:* **Cellcristin®**, **Farmistin®**, **Onkocristin®**, **Vincristin liquid L®**, **Vincristinsulfat** (**Generika**) – *alle: 1|2 u./o. 5 mg/Amp. à 1|2 u./o. 5 ml*

Dos **Dosierung nach aktuellen onkologischen Therapieprotokollen der o.g. Neoplasien:**
- 1,4 mg/m²/Wo i.v.
- *Max-Dosis:* 2 mg/Wo.
- ▶ *Dosisreduktion* bei Leberinsuffizienz (Serumbilirubin > 3 mg/dl): um 50%

PK HWZ 0,08–2,3–85 h (triphasisch), starke PEB, Ausscheidung nach hepatischer Metabolisierung über die Galle (20%) und unverändert renal

Etoposid *TTK p.o.: 39–78,- € (100–200 mg); i.v.: 45–100,- € (100–200 mg); KI/KI*

HN *i.v.:* **ETO-cell®**, **Eto-GRY®**, **Eto Cs®**, **Etomedac®**, **Etopophos®**, **Etoposid (Generika)**, **Exitop®**, **Neoposid®**, **Onkoposid®**, **Riboposid®**, **Vepesid®** – *alle: 5|10|20|100|200|400|500 u./o. 1000 mg*
p.o.: **Vepesid®**, **Exitop®** – *alle: 50|100 mg/Kps.*

Dos **Dosierung nach aktuellen onkologischen Therapieprotokollen:**

- *i.v.: Erw und Kinder.:* 50–100 mg/m² KOF an d 1 bis 5 oder 120–150 mg/m² KOF an d 1, 3 und 5 jeweils über 30–120 min langsam i.v., Dosis je nach Behandlungsprotokoll, Therapieintervall i d R. 3–4 Wo. *Herstellung der Lsg.:* Verdünnung mit 0,9% NaCl oder 5%iger Glc.-Lsg. im Verhältnis 1 : 50 (ergibt 0,4 mg/ml) bis 1 : 100 (ergibt 0,2 mg/ml)
- *p.o. Erw und Kinder:* 100–200 mg/m² KOF/d für 5 d, Therapieintervall i. d. R. 3–4 Wo.

▶ *Leber- und Niereninsuffizienz:* keine Anwendung!

PK PEB 98%, HWZ Erw 3–11 h, HWZ Kinder 3–5,8 h, z. T. unveränderte renale Elimination, 5–20% hepatisch metabolisiert

3.2.2 Zytotoxische Antibiotika und verwandte Substanzen

Ind *Doxorubicin:* kleinzelliges Bronchial-, Harnblasen-, Mamma-, Ovarial-, Endometrium- und Magen-Ca, Morbus Hodgkin, AML, ALL, Sarkome, Neuroblastom, Wilms-Tumor

Mitoxantron: Mamma-, Leberzell-, Ovarial-Ca, Leukämie, Non-Hodgkin-Lymphom, sekundär chronisch progrediente rasch verlaufende MS

Wi *Doxorubicin:* Einzel- und Doppelstrang-Chromosomenbrüche der DNA → Synthese von Nukleinsäuren ↓, zyklusspezifische Wirkung (S/G_2-Phase)

Mitoxantron: Einzel- und Doppelstrangabbrüche, zyklusunspezifische Wirkung (S/G_2-Phase), wirkt mehr auf B- als auf T-Lymphozyten, starke immunsuppressive Eigenschaften (Antigen-vermittelte T- und B-Zell-Aktivierung wird gehemmt), Thrombozytenaggregationshemmung (ähnlich wie ASS)

KI *alle:* hämatopoetische Insuff., akute Infektion, Herzinsuffizienz

Doxorubicin: hämorrhagische Diathese

Mitoxantron: Asthmatiker mit Sulfit-Überempfindlichkeit

NW *alle:* Myelosuppression, Übelkeit, Erbrechen, Alopezie, Gastroenteritis, GIT-Ulzera, Herzmuskeltoxizität

Mitoxantron: HF ↓, HRST, Urin-, Nagel- und Sklerenverfärbungen (blaugrün)

Doxorubicin = Adriamycin *TTK 127–190,- € (50 mg); KI/ KI*

HN *i.v.:* **Adria-Cept**® *10*|50 mg/Inj.-Lsg., **Adria-blastin**® HL 10|20|50 mg Trockensubstanz, 10|20|50|150 mg/Inf.-Fl. (Fertig-Lsg.), **Adrimedac**® 10|20|50|200 mg/Inf.-Fl. (Fertig-Lsg.), **Doxo-cell**® 150 mg/Inf.-Fl., **Doxorubicin (Generika)**, **Onkodox**® 200 mg/Inf.-Fl., **Ribodoxo**®
– alle: 10|50|150 mg/Inf.-Fl. (Fertig-Lsg.)
liposomales Doxorubicin: **Caelyx**® 20|50 mg/10|25 ml, **Myocet**® 50 mg/Durchstechfl.

Dos **Dosierung nach aktuellen onkologischen Therapieprotokollen der o.g. Neoplasien:**

- *Intervallmonotherapie:* 75 mg/m² KOF alle 3 Wo i.v.; 60 mg/m² bei vorbehandelten Pat.
- *Polychemotherapie:* 60 mg/m² KOF alle 3 Wo i.v.
- *tgl. Intervalltherapie:* 0,6 mg/kg KG über 3 d oder 0,8 mg/kg KG über 2 d, danach mind. 10 d therapiefreies Intervall
- *hochdosierte Einzelgabe:* 90–150 mg/m² KOF alle 3–4 Wo i.v.
- *Max-Dosis:* 550 mg/m² KOF (kumulative Gesamtdosis)

▸ *Dosisreduktion bei Bilirubinanstieg im Serum > 2 mg/dl* auf 50%, bei Bilirubin > 3 mg/dl auf 25%!

▸ *Dosisreduktion bei Leuko- oder Thrombozytopenie:* 4000–5000/mm³ Leukozyten oder 100000–150000/mm³ Thrombozyten um 25%; 3000–4000/mm³ Leukozyten oder 75000–100000/mm³ Thrombozyten um 50%; 2000–3000/mm³ Leukozyten oder 50000–75000/mm³ Thrombozyten um 75%

PK triphasische HWZ (12 min, 3 h, 25–28 h), hepatische Metabolisierung, Elimination über Leber, Galle (40–50%) und Fäzes, zu 5–15% renal

Mitoxantron (MITX) *TTK 140–268,- € (10–20 mg); sI/KI*

HN *i.v.:* **Mitoxantron (Generika)**, **Neoxantron**®, **Novantron**®, **Onkotrone**®, **Onkoxatron**®, **Ralenova**®
– alle: 10|20|25|30 mg/Amp. (2 mg/ml) à 5|10|12,5|15 ml

Dos **Dosierung nach aktuellen onkologischen Therapieprotokollen der o.g. Neoplasien:**

- *allgemein:* 8–12 (–14) mg/m² KOF in 500 ml NaCl 0,9% alle 3 Mo i.v.

- *ED:* 12–14 mg/m^2 KOF als Kurzinfusion i.v.
- *Max-Dosis (kumulativ):* 200 mg/m^2 KOF

MS-Therapie: (6-) 10–12 mg/m^2 KOF als einmalige Infusion alle 3 Mo. bis zu einer *kumulativen Max-Dosis* von max. 100 mg/m^2 KOF

PK Plasma-HWZ ¼ – 3 h (i.v.), Wi-HWZ 215 h, PEB 80–90%, im Gehirn etwa 500fach geringere Anreicherung als in Leber und Milz, Elimination nach hepatischem Metabolismus überwiegend hepatobiliär

3.2.3 Platinhaltige antineoplastische Mittel

Ind *Cisplatin:* Bronchial-, Prostata-, Blasen-, Ovarial-Ca, Hodentumoren, Sarkome
Carboplatin: Bronchial-, Ovarial-, Zervix-Ca

Wi *Cisplatin:* Quervernetzung der DNA- Einzel- und Doppelstränge → Zellteilung ↓
Carboplatin: Alkylierung der DNA-Einzel- und Doppelstränge → Quervernetzung der DNA-Stränge → Zellteilung ↓, Wi unabhängig von der Phase des Zellzyklus

KI *alle:* hämatopoetische Insuffizienz, akute Infekte
Cisplatin: Niereninsuffizienz (S-Krea. > 2 mg/dl), Exsikkose
Carboplatin: schwere Nierenschäden (GFR < 30 ml/min), Tumorblutungen

NW *alle:* Myelosuppression, Übelkeit, Erbrechen, Alopezie
Cisplatin: Nieren-, Nerven- und Innenohrschäden, Elektrolytverschiebungen, HRST
Carboplatin: nephrotoxisch (Anstieg von S-Kreatinin und S-Harnstoff), ototoxisch, neurotoxisch, Fieber und Schüttelfrost, Leberwerte ↑

Cisplatin (DDP) *TTK 39–90,- € (50–100 mg); KI/ KI*

HN *i.v.:* **Cis-GRY®** 100 mg/Inf.-Fl., **Cisplatin (Generika** 25 mg/Inf.-Fl.), **Platinex-Lsg.®** – *alle: 10|50 mg/Inf.-Lsg.*

Dos **Dosierung nach aktuellen onkologischen Therapieprotokollen der o.g. Neoplasien:**

- 50–120 mg/m^2 KOF i.v., Wdh. alle 3–4 Wo

- 50 mg/m² KOF i.v. D 1 und D 8, Wdh. alle 3–4 Wo
- 15–20 mg/m² KOF i.v. für 5 d, Wdh. alle 3–4 Wo
- *Max-Dosis:* 500 mg/m² KOF
- ▸ *Dosisreduktion bei Niereninsuffizienz:* siehe Fachinfo

PK HWZ 58–73 h, PEB 90%, renale Elimination zu 90%

Carboplatin *TTK 114–154,- € (150 mg), 326–440,- € (450 mg); KI/KI*

HN *i.v.:* **Carbo-cell®**, **Carbomedac®**, **Carboplat®**, **Carboplatin (Generika)**, **Neocarbo®**, **Onkoplatin®**, **ORCA Carbo®**, **Ribocarbo®**
– alle: 50 | 150 | 450 mg/5 | 15 | 45 ml Lsg. (10 mg/ml Inf.-Lsg.)

Dos **Dosierung nach aktuellen onkologischen Therapieprotokollen der o.g. Neoplasien:** 300–400 mg/m² KOF mit viel Flüssigkeit langsam i.v.
▸ *Dosisreduktion bei Niereninsuffizienz:* GFR 30–59 ml/min: Thrombozyten > 200000/ µg → 450 mg Gesamtdosis, Thrombozyten 100000–200000/ µg → 300 mg Gesamtdosis

PK biphasische HWZ (90 min und 6 h), PEB nach 4 h 20–25%, nach 24 h > 90%, renale Elimination zu 60–80% nach 24 h

3.3 Endokrine Therapie

Ind adjuvante und palliative Chemotherapie des Mamma-Ca

Wi Östrogenrezeptorantagonist → Zellvermehrung in östrogenabhängigen Geweben ↓

KI Thrombozytopenie, Leukopenie, Hyperkalzämie

NW Thrombozytopenie, Blutungsstörung, Hyperkalzämiesyndrom, Knochenschmerzen, KS, Flüssigkeitsretention, GIT-Symptome, Thrombenbildung möglich

3.3.1 Hormone und verwandte Mittel → s. Seite 288 ff.

3.3.2 Hormonantagonisten und verwandte Mittel

Tamoxifen *TTK 0,22–0,50 € (20–40 mg); KI/ KI*

HN *p. o.:* **Bonitam®**, **Jenoxifen®**, **Kessar®**, **Mandofen®**, **Nolvadex®**, **Nourytam®**, **Tamokadin®**, **Tamoxifen** (Generika), **Tamox** (Generika), **Tamoxi** (Generika)
– alle: 10|20|30 u./o. 40 mg/Tbl., **Soltamox®** *10 mg/5 ml Lsg.*

Dos **Adjuvante und palliative Chemotherapie des Mamma-Ca:** 20–30–40 mg/d als Dauertherapie (für 5 J.) p.o.

PK HWZ 7–14 h, wg. Kumulation später HWZ 4–7 d (!),Metabolisierung in aktive Metabolite, biliäre Elimination in Form von Metaboliten

3.4 Granulozytenstimulierende Faktoren (GSF)

Ind *alle:* Neutropenie (< 1,0 × 10^9/l) infolge Chemotherapie, Mobilisierung von Blutstammzellen bei Spendern vor Chemotherapie
Filgrastim: Neutropenie bei fortgeschrittener HIV-Infektion

Wi Granulozytenstimulationsfaktor → neutr. Granulozyten ↑ → bakt. Infektionsrisiko ↓

KI de novo AML, CML, MDS, kongenitale Neutropenie

NW Knochen-/ Muskelschmerzen, Harnsäure ↑, Harnstoff ↑, LDH ↑, AP ↑, γ-GT ↑

Filgrastim (G-CSF) *TTK 130–206,- € (30–48 Mio. IE); Gr 5, sl/ La 1, KI*

HN *parenteral:* **Granulokine®** 30|48 = 30|48 Mio. IE/Inj.-Fl., **Neupogen®** 300|480 µg = 30|48 Mio. IE. 0,5 ml Fertigspritze oder 1,6 ml Inj.-Fl.

Dos **Chemotherapiebedingte Neutropenie, Mobilisierung von Blutstammzellen bei Spendern vor Chemotherapie:**

- 1 × 3–5 µg/kg KG/d s.c. oder i.v. (Kurzinfusion über 30 min mit 5%iger Glukose-Lsg.)
- 200–350 µg/70 kg KG/d s.c. so lange bis Leukozytenwerte zwischen 2000–4000/µl liegen
- *Max-Dosis:* 20 µg/kg KG/d

- *Kinder:* 5 µg/kg KG/d s.c. oder i.v. (über 30 min mit 5%iger Glukose-Lsg.)

Neutropenie bei HIV-Infektion: 1 × 1 µg/kg KG/d s.c. bis neutrophile Granulozyten > 2000/µl sind, dann schrittweise Dosissteigerung auf bis zu max. 4 µg/kg KG/d

PK BV 100%, Wi-Eintritt nach 1 h, max. Wi nach 4–10 h, Wi-Dauer 24–72 h, max. Plasmakonz. nach 2–4,5 h, HWZ 3–4 h, Elimination nach Metabolisierung

Lenograstim *TTK 85–140,- (13,4–33,6 Mio. IE); Gr 5, Kl/La 1, Kl*

HN *parenteral:* **Granocyte®** 13|34 M/Amp. enth. 13,4 Mio. IE/33,6 Mio. IE

Dos **Knochenmarktransplantation, konventionelle zytotoxische Chemotherapie:**

- *i.v:* 19,2 Mio. IE pro m² KOF/d über 30 min. als Kurzinf. verdünnt in 0,9% NaCl oder s.c.
- *Anwendungsdauer:* bis Leukozytennadir durchschritten ist, max. 28 d

Mobilisierung von Blutstammzellen ins periphere Blut:

- 1,28 Mio. IE/kg KG/d als s.c. Injektion für 4–6 d
- *Nach vorausgegangener Chemotherapie:* 19,2 Mio. IE/m² KOF/d

PK BV 30%, HWZ 3–4 h (s.c.), 1–1,5 h (i.v.), scheinbare Metabolisierung zu Peptiden

3.5 Interferone/Immunmodulatoren

Ind *Interferon α_{2a} und α_{2b}:* chronisch aktive Hepatitis B oder C, Haarzell-Leukämie, CML, kutane Lymphome, malignes Melanom, Kaposi-Sarkom bei AIDS (α_{2a}), multiples Myelom und Karzinoid (α_{2b})
Peginterferon α_{2a} und α_{2b}: chronisch aktive Hepatitis C in Komb. mit Ribavirin
Interferon beta: schwere unbeherrschbare Viruserenzephalitis, generalisierter Herpes zoster oder Varizellen bei imunsupp. Pat., undifferenziertes Nasopharynx-Ca
Interferon β_{1a} und β_{1b}: schubförmig aktive Multiplen Sklerose
Glatirameracetat: schubförmig aktive Multiple Sklerose

Wi immunmodulierende, proliferationshemmende und antivirale Effekte
Glatirameracetat: Immunmodulation durch Suppression von proinflammatorischen Zytokinen, Bindung an HLA-DR-Moleküle und Verdrängung von Autoantigenen aus der Bindung → Antigenpräsentation ↓, Aktivierung von TH_1-Lymphozyten ↓

KI schwere kardiale Erkrankung, schwere Leber- und Nierenschäden, Leberzirrhose, Autoimmunhepatitis, manifeste Depression, Suizidneigung, Epilepsie, immunsupp. Behandlung, Thrombozytopenie, Leukopenie

NW grippeartige Symptome, GIT-Symptome, Depressionen, Angstzustände, Krampfanfälle, HRST, RR-Abfall, Ödeme, Transaminasen ↑, BB-Veränderungen
Glatirameracetat: systemische Postinjektionsreaktionen für 30 sek bis 30 min (Luftnot, Brustenge, Herzrasen, Angstgefühl, „Flush"), Lymphknotenschwellung

Interferon α_{2a} *TTK 35–66,- € (3–6 Mio. IE/d); Gr 4, sl/ La 1, sl*

HN *s.c.:* **Roferon-A®** 3|4,5|6|9 Mio. IE in je 1 ml Fertig-Lsg., 18 Mio. IE Trockensubstanz/Inj.-Fl., 18 Mio. IE Patrone

Dos **Hepatitis B:** 2,5–5 Mio. IE/m² jeden *2. d* s.c. für 4–6 Mo.
Hepatitis C: 3–4,5 Mio. IE/m² jeden *2. d* s.c. für 6–12 Mo. in Komb. mit Ribaverin 2 × 500–600 mg/d
Haarzell-Leukämie: 3 Mio. IE/d s.c. oder i.m. über 16–24 Wo., dann 3 ×/Wo. 3 Mio. IE über 6 Mo.
Kaposi-Sarkom: *d 1–3* 3 Mio. IE/d s.c.; *d 4–6* 9 Mio. IE/d s.c.; *d 7–9* 18 Mio. IE/d s.c.; *d 10–84* 36 Mio. IE/d s.c., dann *Erh-Dosis* mit der höchsten vom Pat. vertragenen ED jeden 2. Tag
CML: *d 1–3* 3 Mio. IE/d s.c.; *d 4–6* 6 Mio. IE/d s.c.; *d 7–84* 9 Mio. IE/d s.c., bei Ansprechen Fortführung der Therapie mit 9 Mio. IE/d s.c. ggf. auch 9 Mio. IE jeden *2. d* s.c. (Minimaldosis) bis zur vollständigen Remission (max. 18 Mo.)
kutanes T-Zell-Lymphom: *d 1–3* 3 Mio. IE/d s.c.; *d 4–6* 9 Mio. IE/d s.c.; *d 7–84* 18 Mio. IE/d s.c., dann *Erh-Dosis* mit der höchsten vom

Pat. vertragenen ED jeden *2. d* (max. 18 Mio. IE) bei Ansprechen über mind. 12 Mo.

PK BV 80% (s.c./i.m.), HWZ 30 min (i.v.), 4–8 h (s.c.)

Interferon α_{2b} *TTK k.A.; Gr 5, sl/ La 1, Kl*

HN *s.c.:* **IntronA®** 18|25 Mio. IE Mehrfachinj.-Lsg., **IntronA®** Pen 18|30|60 Mio. IE mit 3,0|2,5 ml Inj.-Lsg, **IntronA®** 1 Mio. IE Pulver und Lsg.-mittel

Dos **Hepatitis B:** 5–10 Mio. IE jeden 2. d für 4–6 Mo s.c.
Hepatitis C: 3 Mio. IE jeden 2. d für 6–12 Mo s.c.; Komb. mit Ribaverin
Haarzell-Leukämie: 3 × 2 Mio. IE/m² KO pro Wo s.c.
Kaposi-Sarkom: 50 Mio. IE/m² KO als Kurzinfusion i.v. an 5 d alle 2 Wo.
CML: 4–5 Mio. IE/m² KO/d s.c.
Multiples Myelom: 3 × 2 Mio. IE/m² KO/Wo s.c.
Karzinoid: 3 × 3–9 Mio. IE/Wo s.c.
Follikuläre Lymphome: 3 × 5 Mio. IE/Wo s.c.
Malignes Melanom: 20 Mio. IE/m² KO/d f. 4 Wo i.v., dann 3 × 10 Mio. IE /m² KO/Wo s.c.

PK BV 100%, HWZ 30 min (i.v.) 2–4 h (s.c.); HWZ von **PegIntron®** ist im Vgl. zu nicht pegyliertem Interferon verlängert, max. Plasmakonz. nach 15–44 h bei s.c.-Gabe

Peginterferon α_{2a} *TTK 227–264,- € (135–180 µg); Gr 5, Kl/ La 1, Kl*

HN *s.c.:* **Pegasys®** 135|180 µg in 0,5 ml Fertigspritze

Dos **chronisch aktive Hepatitis C:**

- *Monotherapie:* 180 µg 1 ×/ Wo s.c.; Therapiedauer 48 Wo.
- *Komb. mit Ribavirin* (***Rebetol®***): 180 µg Peginterferon α_{2a} 1 ×/ Wo s.c. + 1000–1200 mg Ribavirin/d in 2 ED, Therapiedauer bei Hepatitis C Virus Typ I 48 Wo. andere Virustypen 24 Wo.

PK BV 84%, HWZ 50–130 h, hepatische Metabolisierung, renale Elimination, nach Behandlung über 48 Wo. ist die Substanz nach 4–8 Wo. vollständig eliminiert (→ WW!)

Peginterferon α_{2b} *TTK 125–360,- € (50–150 µg); Gr 5+8, Kl/Kl*

HN *parenteral:* **Pegintron®** 50|80|120|150 µg Injektor

Dos **chronische Hepatitis C:**

- *Monotherapie:* 0,5–1,0 µg/kg KG 1 ×/ Wo s.c.; Therapiedauer 48 Wo.
- *Komb. mit Ribavirin (**Rebetol**®):* 1 × 1,5 µg/kg KG/Wo s.c. plus Ribavirin-Kps.: < 65 kg → 800 mg, 65–85 kg → 1000 mg, > 85 kg → 1200 mg je pro Tag in 2 ED (Therapiedauer je nach Genotyp 12–48 Wo.)
- ggf. Dosisreduktion bei NW, pathologischen Laborwerten, Nierenfunktionsstörung

PK max. Plasmakonz. 15–44 h nach s.c.-Inj., HWZ 40 h, renale Elimination nur 30%

Interferon β *TTK 603,- € (3 Mio. IE), 884,- € (5 Mio. IE); Gr 5, Kl/La 1, Kl*

HN *parenteral:* **Fiblaferon**® 3|5 Mio. IE/Amp. mit Pulver zur Herst. einer Inj.-Lsg.

Dos **Akute Virusinfektion:**
- 0,5 Mio. IE/kg KG/d über 3–6 d i.v.
- *Max-Dosis:* 25 Mio. IE/d i.v.
- *Vorbereitung der Lösung: Erw:* Substanz in 500 ml lösen (12,5 ml einer 20%igen Humanalbumin-Lsg. + 0,9%iger NaCl-Lsg.); Tropfgeschwindigkeit: 7 Trpf./min über 24 h; *Kinder:* Substanz in 30–100 ml lösen (1–2 ml 20%iger Humanalbumin-Lsg. + 0,9%ige NaCl-Lsg.); Tropfgeschwindigkeit: 4 (bei 30 ml), 7 (bei 50 ml), 14 (bei 100 ml) Trpf. pro 10 min jeweils über 24 h

bei starker Verlängerung der partiellen Thromboplastinzeit: ≤ 0,3 Mio. IE/kg KG/d i.v.

Nasopharynx-Ca: 0,1 Mio. IE/kg KG/d als Inf. über 30 min, max. 5 Mio. IE, 3 × wöchentl. mind. 6 Mo. lang; Verdünnung der konzentrierten Lsg. in 30 ml 0,9%iger NaCl-Lsg.

PK nach i.m.-Gabe nur sehr geringe Plasmakonz., HWZ 1,5 h

Interferon β_{1a} *TTK 48–65,- €; Gr 5, Kl/ La 1, Kl*

HN *i.m.:* **Avonex**® Lyo mit Bio-Set Adapter|Fertigspritze – *alle: 6 Mio. IE/Spritze*
s.c.: **Rebif**® 22|44 µg = 6|12 Mio. IE/0,5 ml Fertigspritze, **Rebif**®-Starterpackung 8,8 µg + 22 µg

Dos **Immunmodulatorische Dauertherapie der Multiplen Sklerose:**
- *i.m. **Avonex**®:* 30 µg (= 6 Mio. IE) 1 ×/Wo i.m. als Dauertherapeutikum, tgl. Wechsel der Injektionsstelle

- s.c. ***Rebif***®: In den ersten 2 Wo. 20%, in der 3. + 4. Wo. 50% der vollen Dosis von 6 Mio. IE s.c., ab der 5. Wo. dann 22–44 µg (= 6–12 Mio. IE) 3 ×/ Wo s.c. als Dauertherapeutikum, tgl. Wechsel der Injektionsstelle

PK BV 40% (i.m.) Gabe, 16% nach s.c., HWZ 30 min (i.v.), HWZ mehrere Stunden (5–12 h) (s.c.) (Angaben für **Avonex**®)

Interferon β_{1b} *TTK 45,- €; Gr 5, Kl/ La 1, Kl*

HN *s.c.:* **Betaferon**® 9,6 Mio. IE = 0,3 mg/1,2 ml Amp.

Dos **Immunmodulatorische Dauertherapie der Multiplen Sklerose:** 0,25 mg = 1 ml Lsg. (= 8 Mio. IE) jeden 2. Tag s.c. (Injektionsstelle bei jeder Injektion wechseln)

PK BV liegt bei 50%, max. Plasmakonz. nach 1–8 h, HWZ 5 h

Glatirameracetat (Copolymer I) *TTK 42,- €; Gr 5, Kl/ La 1, sl*

HN *s.c.:* **Copaxone**® 20 mg/ml Inj.-Lsg. als Fertigspritze o. Trockensubstanz

Dos **Immunmodulatorische Dauertherapie der Multiplen Sklerose:** 1 × 20 mg/d s.c. (tgl. Wechsel der Injektionsstelle)

3.6 Immunsuppressiva

Ind *Azathioprin:* Organtransplantation, Leukämie, Multiple Sklerose, M. Crohn, Rheumatoide Arthritis u a. Autoimmunerkrankungen
Ciclosporin A: Organ- und Knochenmarktransplantation, schwere endogene Uveitis, schwerste therapierefraktäre Psoriasis, steroidresistentes nephrotisches Syndrom
Everolimus: Prophylaxe von Transplantatabstoßung nach Nierentransplantation und Herztransplantation im Komb. mit Ciclosporin und Korticosteroiden
Basilliximab/Daclizumab/Tacrolimus/Sirolimus: Prophylaxe von Transplantatabstoßung nach Nierentransplantation und Lebertransplantation (*Sirolimus*)

Wi *Azathioprin:* Purinantagonist → zelleigenen Nukleotidsynthese ↓, Lymphozytenproliferation ↓ → immunsuppressive Wirkung
Ciclosporin A: Hemmung der Lymphokinsynthese von T-Helferzellen → Hemmung der primären und sekundären zellulären Immunantwort → immunsuppressive Wirkung

Everolimus: Blockade der Wachstumsproliferation menschlicher T-Zellen, B-Zellen und vaskulärer Muskelzellen

KI *Azathioprin:* schwere Nieren- und Leberschäden, schwere Knochenmarkdepression, schwere Infektionen, akute Pankreatitis, Lebendimpfungen
Ciclosporin A: schwere Nieren- und Leberschäden, unkontrollierter Hypertonus, schwere Infektionen, maligne Tumoren *Glatirameracetat:* aktueller Kinderwunsch, Alter < 18 J.

NW *Azathioprin:* Knochenmarkdepression, GIT-Symptome, Haarausdünnung, Cholestase, Pankreatitis, allerg. Hautreaktionen, Muskel- und Gelenkschmerzen
Ciclosporin A: Nieren- und Leberfunktionsstörungen, GIT Symptome, Ödeme, Gingivahyperplasie, Hypertonie, KS, Krampfanfälle, Hirsutismus, K^+ ↑, Mg^{2+} ↓, Anämie, Entwicklung von malignen Lymphomen und Tumoren (v.a. Haut)
Everolimus: Infektionen, Sepsis, Pneumonie, Harnwegsinfekte, BB-Veränderungen v.a. Leukopenie, GIT-Symptome, Hepatitis, Akne, Wundheilungsstörungen, Ödeme, Entwicklung von malignen Lymphomen und Tumoren (v.a. Haut)

Azathioprin

TTK p.o.: 1,60–2,40 € (100–150 mg); i.v.: 60–90,- € (100–150 mg); Gr 6, sl/ La 2, KI

HN *p.o.:* **Aza-Q®**, **Azafalk®**, **Azamedac®**, **Azathiodura®**, **Azathioprin** (**Generika**), **Colinsan®**, **Imurek®**, **Zytrim®**
– alle: 25 | 50 mg/Tbl.
parenteral: **Imurek®** 50 mg/Amp.

Dos **Immunsuppression:**
- **Standarddosis:**
  i.v.: 1–2,5 mg/kg KG/d = 70–175 mg/70 kg KG/d i.v.
  p.o.: 1–2,5 mg/kg KG/d = 70–175 mg/70 kg KG/d p.o.
- **Guillain-Barré-Syndrom:** 2–3 mg/kg KG/d p.o.
- **Multiple Sklerose:** 2,0–2,5 mg/kg KG/d = 140–175 mg/70 kg KG/d p.o.
- **Vaskulitis:** 50–150 mg/d (beginnen mit 100 mg) p.o.

- **Rheumatoide Arthritis:** 1–2,5 mg/kg KG/d = 70–175 mg/70 kg KG/d p.o./i.v.

PK BV 60%, gute GIT-Resorption zu 88%, max. Plasmakonz. nach 2 h, PEB 30%, HWZ 5 h, hepatische Metabolisierung, renale (60%) Elimination

Ciclosporin A *TTK p.o.: 2,30–4,30 € (50–100 mg); i.v.: 18,- € (250 mg); Gr 4, sl/ La 4, Kl*

HN *p.o.:* **Cicloral®**, **Ciclosporin (Generika)** 100 mg/1 ml Lsg., **Immunosporin®**, **Sandimmun®**, **Sandimmun Neoral®** 10 mg/Kps., 100 mg/ml Lsg., **Sandimmun Optoral®** 10 mg/Kps., 100 mg/ml Lsg.
– alle 25|50|100 mg/Kps.
parenteral: **Sandimmun®** 250 mg/5 ml Amp.

Dos **Immunsuppression:** *p.o.:* 5 (3–6) mg/kg KG/d verteilt auf 2 ED (350 mg/70 kg KG)
Organtransplantation: 10–14 mg/kg KG 4–12 h vor der Transplantation und post-OP tgl. für 1–2 Wo., dann *Erh-Therapie* 2–6 mg/kg KG/d in 2 ED
nephrotisches Syndrom: Max. 2,5 mg/kg KG, wenn Ausgangsserumkreatinin < 2 mg/100 ml
Knochenmarktransplantation: 12,5–15 mg/kg KG 1 d präoperativ und für 5 d postoperativ, dann *Erh-Therapie* mit 12,5 mg/kg KG/d in 2 ED für mind. 3–6 Mo., dann schrittweise Dosisred. und gänzliches Ausschleichen (Dauer bis 1 J.)

PK BV 20–50%, HWZ 14–20 h, max. Plasmakonz. nach 1,2 h erreicht, volle Wi erst nach mehreren Wo., hepatischer Metabolismus und biliäre Elimination

Basiliximab *TTK k.A.; Gr 5, Kl/La 1, Kl*

HN *parenteral:* **Simulect®** Pulver + Lsg. 10|20 mg/Amp.

Dos **Prophylaxe akuter Abstoßungsreaktionen nach de-novo-allogener Nierentransplantation:**
- *Erw u. Kinder > 35 kg KG:* 40 mg i.v. (20 mg 2 h vor Transpl., 20 mg 4 d nach Transpl.)
- *Kinder > 1 J.:* 20 mg i.v. (10 mg 2 h vor Transpl., 10 mg 4 d nach Transpl.)

- *Inf.-Lsg.:* gleiche Dosis wie bei i.v.-Inj. über 20–30 min verabreichen, *kompatible Inf.-Lsg.:* 0,9% NaCl, Dextrose-Lsg. 5%

PK HWZ 7,2 d

Daclizumab *TTK 410,- € (25 mg); Kl/Kl*

HN *i.v.:* **Zenapax®** 25 mg/Amp. (5 mg/ml), Trockensubstanz

Dos **Prophylaxe akuter Abstoßungsreaktionen nach de-novo-allogener Nierentransplantation:** *Erw u. Kinder:* 1 mg/kg KG i.v. über 15 min, Verdünnung der entspr. Menge in 50 ml 0,9%iger NaCl-Lsg., erste Dosis < 24 h vor der Transplantation, nächste sowie alle weiteren Dosis im Abstand von jeweils 14 d bis insgesamt 5 Dosen erreicht sind

PK HWZ 480 h

Everolimus *TTK 17,- €; Kl/Kl*

HN *p.o.:* **Certican®** 0,25|0,5|0,75 mg/Tbl., 0,1|0,25 mg/Tbl. zur Herstellung einer Susp. zum Einnehmen

Dos **Prophylaxe akuter Abstoßungsreaktionen nach Nieren- und Herztransplantation:**

- *Erw:* initial 2 × 0,75 mg/d beginnend sobald wie möglich nach der Transplantation, dann Dosisanpassung nach Spiegel, NW und Wirkung
- *Dosisreduktion bei Leberinsuffizienz:* Child A u. B: um 50%, Child C: Kl
- *Drugmonitoring:* Talspiegel > 3 ng/ml, Obergrenze des therapeutischen Bereiches 8 ng/ml

PK BV 90%, max. Plasmakonz. nach 1–2 h, PEB 74%, Elimination über Fäzes (80%), renal (5%)

Tacrolimus *TTK p.o.: 3,94 € (1 mg); lokal: 22–24,- € (10 g Salbe); Gr 6, sl/ La 4, Kl, ab*

HN *p.o.:* **Prograf®** 0,5|1|5 mg/Kps.
i.v.: **Prograf®** Infusionslösungskonzentrat 5 mg/ml
lokal: **Protopic®** Salbe; 0,3|1 mg/g

Dos **Individuelle Dosis ermitteln = minimal effektive immunsuppressive Dosis!**
Vorbeugung der Lebertransplantatabstoßung:

- Beginn 6 h postoperativ; Ersteinstellung u. Umstellung von i.v. auf p.o.: *Anfangsdosis:* 0,10–0,20 mg/kg KG/d p.o. 2 ED bzw.

0,02–0,05 mg/kg KG/d i.v. Dauerinf. mit Umstellung auf p.o. nach 2–4 d

- *Kinder (< 12 J.):* 0,30 mg/kg KG/d p.o. (X – 0 – X) bzw. 0,045 mg/kg KG/d i.v. Dauerinf.

Vorbeugung der Nierentransplantatabstoßung:

- innerhalb von 24 h postoperativ; *Anfangsdosis:* 0,2–0,3 mg/kg KG/d p.o. (X – 0 – X) bzw. 0,04–0,06 mg/kg KG/d i.v. Dauerinf. mit zügiger Umstellung auf p.o.
- *Kinder (< 12 J.):* innerhalb von 5 h präoperativ: 0,15 mg/kg KG p.o., oder 0,075–0,1 mg/kg KG/d i.v.; frühzeitige Umstellung auf p.o. bei zunächst beibehaltener Dauerinfusion von 0,1 mg/kg KG/d i.v. und deren langsame Reduktion auf null; sobald Pat. nur noch p.o. behandelt werden: Weiterbehandlung mit 3–4-mal höherer Dosis als i.v.-Dosis
- *Max-Dosis:* 0,6 mg/kg KG/d p.o., 0,1 mg/kgKG/d i.v.
- *max. Anwendungsdauer* bei i.v.: 7 d

mittelschwere u. schwere atopische Ekzeme:

- 2 × 0,1 %/d über 1–2 Wo. dünn auf betroffene Areale auftragen, dann 2 × 0,03 %/d bis zu Abheilung
- *Kinder (2–16 J.):* 2 × 0,03 %/d bis zu 3 Wo., dann 1 × /d

PK orale BV 14–17 %, max. Plasmakonz. nach 1–3 h, HWZ 4–57 h (p.o. + parenteral), 70 h (topisch), PEB > 98,8 %, fast vollständige hepatische Metabolisierung, biliäre Elimination

Sirolimus *TTK 7,10–7,30 € (1 mg); Gr 6, Kl/La 1, Kl*

HN *p.o.:* **Rapamune®** 1|2 mg/Tbl. bzw. 1 mg/ml Lsg.

Dos **Vorbeugung der Nierentransplantatabstoßung:**

- *Initial:* 6 mg p.o. postoperativ; dann 1 × 2 mg/d p.o. (für 2–3 Mo. nach Tx), *Drugmonitoring:* Talspiegel 4–12 ng/ml
- *Erhaltungstherapie:* Ciclosporin über 4–8 Wo. stufenweise absetzen, Sirolimus- Talspiegel von 12–20 ng/ml anstreben

▸ Sirolimus 4 h nach Ciclosporin-Gabe verabreichen

PK BV 14 % (Tbl. 27 % höher), max. Plasmakonz. nach 1 h (Tbl.: um 82 % verlängert), steady-state nach 5–7 d, HWZ 62 h, hepatische Metabolisierung, v.a. biliäre Elimination

3.7 Selektive Immunsuppressiva

Ind *Adalimumab:* Reservebasistherapeutikum bei aktiver rheumatoider Arthritis des Erwachsenen
Leflunomid: Basistherapeutikum bei aktiver rheumatoider Arthritis des Erwachsenen
Etanercept: Reservebasistherapeutikum bei aktiver rheumatoider Arthritis des Erwachsenen, Psoriasis-Arthropathie, aktive polyartikuläre juvenile chronische Arthritis (bei Kindern ab 4 J.)
Infliximab: Reservetherapie des schwergradigen aktiven Morbus Crohn mit und ohne Fistelbildung des Erwachsenen, rheumatoide Arthritis, ankylosierende Spondylitis
Anakinra: aktive rheumatoide Arthritis in Komb. mit Methotrexat

Wi *Adalimumab: Antikörper gegen* Tumornekrosefaktor alpha biologische Aktivität von TNF ↓ → entzündlichen Aktivität in den Gelenken ↓
Leflunomid: Pyrimidinsynthesehemmer → Proliferation von aktivierten Lymphozyten ↓, Supprimierung von Entzündungsmediatoren → entzündlichen Aktivität ↓
Etanercept: kompetitive Hemmung der Bindung von Tumornekrosefaktor (TNF) → biologische Aktivität von TNF ↓ → entzündlichen Aktivität in den Gelenken ↓
Infliximab: monoklonaler Antikörper gegen Tumornekrosefaktor α → inflammatorischen Aktivität bei Morbus Crohn und aktiver rheumatoider Arthritis ↓
*Anakinra:*kompetativer Antagonismus am Interleukin-1-Rezptor → Neutralisierung der proinflammatorischen Interleukin-1-Aktivität → entzündlichen Aktivität ↓

KI *alle:* Sepsis, klinisch manifeste Infektionen *Adalimumab:* Mäßige bis schwere Herzinsuff. (NYHA Klasse III/IV), < 18 J.
Leflunomid: schweres Immundefizit, schwere Knochenmarkinsuffizienz, Anämie, Leukopenie oder Thrombozytopenie, schwere Infektionen, eingeschränkte Leber-oder Nierenfunktion, Hypoproteinämie, < 18 J. *Etanercept:* gleichz. Gabe von Lebendimpfstoffe, Komb. mit Anakinra, < 4 J.
Infliximab: aktive Tuberkulose, Herzinsuffizienz NYHA III /IV

Anakinra: Neutropenie, gleichz. Gabe von Lebendimpfstoffe, < 18 J., > 65 J.

NW *alle:* Infektionshäufigkeit ↑ (bis Sepsis), Anämie, Thrombozytopenie, Neutropenie, GIT-Symptome, KS, anaphylaktoide Reaktionen
Adalimumab: Gutartige Neoplasma der Haut, ANA-Entwicklung
Leflunomid: Haarausfall, Leberwerte ↑, RR ↑, Tendovaginitis
Etanercept: Entwicklung von Autoantikörpern (ANA, Anti-DNA-AK, Antikardiolipinantikörper), medikamenteninduzierter syst. Lupus erythematodes
Infliximab: Dyspnoe, LE-Syndrom, Anämie, Lymphadenopathie, RR ↑

Adalimumab *TTK 900,- € (40 mg); Gr 4, Kl/La 1, Kl*

HN *s.c.:* **Humira®** 40 mg/Fertigspritze

Dos **Antirheumatische Reservebasistherapie (bei Versagen von MTX):** *40 mg alle 2 Wo. s.c. bei Komb. mit MTX, Monotherapie mit 40 mg 1 ×/ Wo.*

PK kA

Leflunomid (LEF) *TTK 2,50–3,60 € (10–20 mg); 25,- € (100 mg); Gr 7 + 8, Kl/La 4, Kl*

HN *p.o.:* **Arava®** 10|20|100 mg/Tbl.

Dos **Antirheumatische Basistherapie:** *Aufsättigung* mit 100 mg/d p.o. in den ersten 3 Behandlungstagen; *Erh-Dosis* 10–20 mg/d p.o.

PK Resorption 82–95%, rasche hepatische Metabolisierung mit PEB 99%, Wi-Max. 1–24 h, Eliminations-HWZ 2 Wo., Ausscheidung über Urin und Fäzes (enterohepatischer Kreislauf)

Etanercept *TTK 214–430,- € (25–50 mg); Gr 4, Kl/La 1, Kl*

HN *s.c.:* **Enbrel®** 25|50 mg/Durchstechflasche, 25 mg/Fertigspritze

Dos **Antirheumatische Basistherapie:**
- *Erw:* 2 × 25 mg/Wo s.c.
- *Kinder > 4 J.:* 2 × 0,4 mg/kg/Wo s.c. (max. 25 mg)

PK max. Plasmakonz. 48 h (s.c.), BV 76%, HWZ 70 h, Eliminationsweg unklar

Infliximab *TTK 814,- € (100 mg); Gr 4, Kl/La 1, Kl*

HN *i.v.:* **Remicade®** 100 mg Pulver (10 mg/ml Inf.-Lsg.)

Dos **schwerer aktiver Morbus Crohn:** Einmalige i.v. Infusion von 5 mg/kg KG über 2 h (350 mg/70 kg), Wdh. nach 14 d möglich bei erneutem Auftreten von Krankheitssymptomen
Morbus Crohn mit Fistelbildung: 5 mg/kg KG über 2 h i.v. (350 mg/70 kg), Wdh. nach 2 und 6 Wo. nach Erstinfusion erneut je 5 mg/kg KG i.v.
rheumatoide Arthritis: 3 mg/kg KG über 2 h i.v., Wdh. nach 2 und 6 Wo., dann alle 8 Wo.

PK terminale HWZ 9,5 d, Eliminationswege unbekannt

Anakinra *TTK 37,60 € (100 mg); Gr 4, Kl/La 1, sl*

HN *s.c.:* **Kineret®** 100 mg/Fertigspritze Inj.-Lsg.

Dos **rheumatoide Arthritis in Komb. mit MTX:** 1 × 100 mg/d s.c.
- Pat. mit mäßiger Nierenfunktionsstörung (GFR 30–50 ml/min): vorsichtige Anwendung

PK BV 95% nach s.c. Gabe, max. Plasmakonz. nach 3–7 h, HWZ 4–6 h

4.1 Mundhöhle

Natriumfluorid *TTK 0,03–0,16 € (1–40 mg); sl/sl*

HN *p.o.:* **Fluoretten®** 0,25|0,5|1,0 mg/Lutsch-Tbl., **Fluoros®** 20 mg/Ret.-Tbl., **Natriumfluorid 25 Baer®** 11,3 mg/Ret.-Tbl., **Ossin®** ret. 40 mg/Ret.-Drg., **Zymafluor®** 0,25|0,5|1,0 mg/Tbl.

Dos **allgemein (Kariesprophylaxe):**
- 0–3 J. 0,25 mg/d, ab 3 J. 0,25–0,5 mg/d, ab 6 J. 1 mg/d p.o. (Dosisangaben, wenn Trinkwasser < 0,3 mg/l Fluoride enthält)
- *Max-Dosis:* < 20 mg/d auf Dauer

PK gute enterale Resorption, BV 100%

Amphotericin B *TTK 4,40 € (400 mg); Gr 5, sl/ La 1, sl*

HN *p.o.:* **Ampho-Moronal®** 100 mg/Tbl., Susp 100 mg/ml, 10 mg/ Lutschtbl.

Dos **enoraler Soor (intestinale Schleimhautmykosen):**
- 4 × 50–100 (– 400) mg/d nach dem Essen oder 4 × 10 mg Lutschtbl p.o.
- *Prophylaxe:* 2 × 50–100 mg/d p.o. nach der Mahlzeit

PK BV < 5% (p.o.), PEB 90–95%, initial HWZ 24 h, terminal HWZ 15 d, langsame renale Elimination (5%/d)

Miconazol *TTK 13,- € (20 mg); Kl/Kl*

HN *äußerlich:* **Daktar®**, **Fungur®**, **Micotar®** (ZP) Paste, Lsg. 20 mg/ ml, **Mykoderm®**, **Mykotin®** – *alle: Mundgel 20 mg/g (124 mg/ Messl.), Creme 20 mg/g*

Dos **Mykosen im Mund-Rachen-Bereich:**
- *Erw und Kinder:* 4 ×/d ½ Messlöffel Gel (2,5 g Gel = 50 mg) auf die Schleimhaut auftragen, einwirken lassen und schlucken für 1–2 Wo., (Säuglinge: 4 ×/d ¼ Messlöffel Gel [1,25 g Gel = 25 mg])
- *Max-Dosis:* 20 mg/kg KG/d

PK BV 25%, HWZ 20 h, PEB > 90%, hepatischer Metabolismus, fäkale Elimination

Metronidazol *TTK p.o.: 2,22–1,64 € (500–1000 mg); i.v.: 7,- € (500 mg) ; 1. Trim. Kl, 2.+3. Trim. sl/ sl*

HN *p.o.:* **Arilin®**, **Clont®** 400 mg/Tbl., **Flagyl®**, **Metront®**, **Metronidazol (Generika)**, **Vagimid®** – *alle: 250|400 oder 500 mg/Tbl.;*

i.v.: **Infectoclont®**, **Metronidazol** (**Generika**), – *alle: 500 mg/* Inf.-Fl. à 100 ml

Dos **Infektionen mit Beteiligung von Anaerobiern im Zahn-Mund-Kiefer-Bereich:**
- *Erw und Kinder: Initialdosis* 1,2–2 g/d p.o., *Erh-Dosis* 2 × 250–500 mg/d p.o. für 5–7 d
- *Kinder:* < 12 J. 2 × 2–3 ml/kg KG/d i.v. = 2 × 10–15 mg/kg KG/d i.v. für 6 d oder 3–12 J. 2 × 125–250 mg/d p.o. für 6 d

PK 80% Resorption (p.o.), max. Plasmakonz. nach 1 h, HWZ 6–8 (–14) h, PEB < 20%, geringe Metabolisierung in der Leber, renale Elimination

Nystatin
TTK p.o.: 1,40–1,90 € (3–4 Mio IE); Gr 1, sl/ La 1, sl

HN *p.o.:* **Adiclair®**, **Biofanal®**, **Candio-Hermal®**, **Moronal®**, **Mykundex®**, **Nystaderm®**, **Nystatin** (**Generika**)
– *alle: 500000 IE/Tbl., 100000 IE/ml Susp.*
äußerlich: **Adiclair®**, **Biofanal®**, **Candio-Hermal®**, **Moronal®**, **Mykundex®**, **Nystatin Lederle®** (Creme, Salbe, Mundgel)

Dos **Candida-Infektionen der Haut und der Schleimhäute:**
- *p.o.:* 3–4 × 1000000 IE/d für 8 d, dann 3–4 × 500000 IE/d für weitere 8 d
- *lokal:* 2–3 ×/d Paste, Creme, Salbe (für 8–14 d) auftragen
- *Kinder:* > 12 J. 2,0 Mio. IE/d; > 7 ½ J. 1,5 Mio. IE/d; > 3 J. 1,0 Mio. IE/d; > 1 J. 0,75 Mio. IE/d; > ½ J. 0,6 Mio. IE/d; > ¼ J. 0,5 Mio. IE/d jeweils Tbl./Drg./Susp p.o. in 3–4 ED

PK kaum Resorption (p.o.) → Anwendung auf Haut und Schleimhäuten, keine Gewebepenetration, nach Anwendung unveränderte Elimination per Fäzes

Triamcinolon/Triamcinolonacetonid
TTK p.o.: 0,43–2,48 € (4–32 mg); i.v.: 8,17 € (40 mg); Gr 7, sl/ La 4, sl

HN *p.o. (Triamcinolon):* **Delphicort®** 2|4|8 mg/Tbl., **Triam-oral®** 4 mg/Tbl., **Volon®** 4|8|16 mg/Tbl.
parenteral (Triamcinolonacetonid): **Delphicort®** 25|40 mg/Amp. à 1 ml, **Triamhexal®** 10|40 mg/Amp. à 1 ml, **Triam Injekt®** 10 mg/Amp. à 1 ml, **Volon A®** Kristallsuspension 10|40|80 mg/Amp. à 1|1|2 ml, **Volon A®** solubile 10|40|80|200 mg/Amp. à 0,25|1| 2|5 ml

Dos **Dosierung variiert je nach Krankheit stark → s. daher auch Fachinfo**

- *p.o.:* 4–32 mg/d p.o.
- *parenteral:* 10–80 mg/d i.m. oder i.v.

PK Wi-Dauer 2,25 d, max. Plasmakonz. nach 4 h (i.m.), Cushing-Schwellendosis 6 mg/d

Acetylsalicylsäure (ASS) *TTK 0,03–0,15 € (500–3000 mg); KI/KI*

HN *p.o.:* **Aspirin**® 300 mg/Tbl., **ASS (Generika, von ct**® 500 mg/Brause-Tbl.), **Godamed**® – *alle: 100|500 mg/Tbl.;* **Acesal**® 250|500 mg/Tbl., **Herz-ASS-ratiopharm**® 50|100 mg/Tbl., **Togal**® ASS 400 mg/Tbl.

Dos **Schmerzen im Mundbereich (Zahnschmerzen):** 1–2 (–3) × 500–1000 mg/d p.o.; *Max-Dosis:* 6 g/d

PK Resorption > 90 %, BV 40–50 %, max. Plasmakonz. nach 30–40 min, PEB 70–90 %, HWZ 10–20 min, Elimination 80 % hepatisch, 20 % renal, bei alk. Urin bis 80 % renal, renale Elimination der Metabolite

Dexpanthenol (Pantothensäure) *TTK i.v.: 0,85 € (500 mg); Am/Am*

HN *i.v.:* **Panthenol Lichtenstein**® *500 mg/2 ml*
lokal: **Bepanthen**® Lösung, Salbe, *Emulsion*, **Corneregel**®, **Nasicur**®, **Otriven**®, **Pan-Ophtal**® *Salbe, Trpf,* **Panthenol (Jenapharm**® *Salbe,* **Lichtenstein**® *Salbe,* **-ratiopharm**® *Wundbalsam,* **Sandoz**® *Creme)*

Dos **Adjuvans bei Haut-/Schleimhautläsionen:** *lokal:* 1–3 ×/ d auf Läsion auftragen
Pantothensäuremangel: 200–400 mg/d p.o.

4.2 Antazida

Ind *alle:* dyspeptische Beschwerden, Sodbrennen, Refluxösophagitis, Gastritis, gastrale Hyperazidität
Aluminiumhydroxid: zur Verminderung der Phosphatresorption bei Pat. mit Niereninsuffizienz und erhöhten Serumphosphatspiegeln

Wi Bindung von Säure, Pepsin, Gallesalze und Phosphat (*Aluminiumhydroxid*) → gastraler pH ↓, laxierende Wirkung (*Magnesium*)

KI *alle:* schwere Niereninsuffizienz
Aluminium: Obstipation, Dickdarmstenosen

NW *Aluminium:* Obstipation, Ileus, Hypophosphatämie, bei Niereninsuffizienz Enzephalopathie
Magnesium: Diarrhö, Hypermagnesiämie (v.a. bei Niereninsuffizienz)

Magnesium *TTK k.A.; sl/Am*

HN *Mg-aspartat:*
p.o.: **Magnesiocard**® 2,5 mmol Mg^{2+}/Tbl., 7,5 mmol Mg^{2+}/ Brause-Tbl., 5 mmol Mg^{2+}/Granulat-Beutel
parenteral: **Magnesiocard**® i.v.: 3 mmol Mg^{2+}/Amp. à 10 ml, i.m.: 2,5 mmol Mg^{2+}/Amp. à 5 ml
Mg-carbonat: p.o.: Magnesium 100 **Jenapharm**® 4,11 mmol Mg^{2+}/Tbl.
Mg-citrat: **Magnesium-Diasporal**® 100|100 Orange = 4 mmol Mg^{2+}/ Lutschtbl., 12 mmol Mg^{2+}/Granulat-Beutel
Mg-hydrogenaspartat: **Magium**® 5 mmol Mg^{2+}/Kautbl., 5|10 mmol/Mg^{2+} Brause-Tbl., **Magnaspart**® 5 mmol Mg^{2+}/ Brause-Tbl, Pulver 10|20 = 10|20 mmol Mg^{2+}, **Magnesium Verla**® 5 mmol Mg^{2+}/Kautbl.|Brause-Tbl., **Mg 5-Granulat**® 10 mmol Mg^{2+}/Beutel, **Mg 5-Longoral**® 5 mmol Mg^{2+}/Kautbl.
Mg-hydrogenglutamat: Nur Komb. i.v. **Magnesium Verla**® Inj.-Lsg.
Mg-oxid: **Magium**® 5|10 mmol Mg^{2+}/Brause-Tbl., **Magnesium beta**® 5|10 mmol Mg^{2+}/Brause-Tbl., **Magnesium-Diasporal**® 6,2 mmol Mg^{2+}/ Kps., 12 mmol Mg^{2+}/5 g Granulat
Mg-sulfat: i.v.: **Comafusin Hepar**® Inf.-Lsg. 1000 ml, **Cormagnesin**® 200|400 = 8,3|16,6 mmol Mg^{2+} in 10 ml Inj.-Lsg., **Magnesium-Diasporal**® 2|4 mmol Mg^{2+}/Amp. à 2|5 ml, **Mg 5-Sulfat**® 10%|50% = 4,05|20,25 mmol Mg^{2+}/Amp. à 10 ml, **Mg-Verla-Inf.-Lösung**® 50% = 20,3 mmol Mg^{2+}/Amp. à 10 ml
Komb.-Präparate: **Gelusil**®, **Maalox**®, **Maaloxan**®, **Progastrit**®, **Rennie**®, **Riopan**®, **Talcid**®, **Trigastril**®

Dos **symptomatische Therapie dyspeptischer Beschwerden (Sodbrennen, Refluxkrankheit, GIT-Ulzera, etc.):** 10–30 mmol/d p.o.

PK Mg^{2+} wird renal eliminiert

Aluminiumhydroxid *TTK 1,20 € (4000 mg); 1.Trim. Kl, 2.+3.Trim.sl/ La 1, sl*

HN *p.o.:* **Acidrine**®*neu 500 mg/Kps.,* **Aludrox**®320 *mg/Tbl.*
Komb. mit Mg^{2+}: **Almag von ct**®, **Aludrox**®, **Maaloxan**®, **Progastrit**®
Komb. mit Ca^{2+}*-carbonat und* Mg^{2+}: **Trigastril**®
Komb. mit Oxetacin: **Tepilta**®*– alle Lösung, Suspension, Tbl., Kautbl.*

Dos **symptomatische Therapie dyspeptischer Beschwerden (Sodbrennen, Refluxkrankheit, GIT-Ulzera, etc.):** 2–4 Tbl. oder 2–4 × 5 ml Susp. ½–1 h nach der Mahlzeit p.o. oder 4–5 × 400–1000 mg/d p.o.

PK Wi-Beginn nach 5–10 min, Wi-Dauer 100 min, 5–10% werden resorbiert und renal eliminiert

Magaldrat *TTK Tbl.: 0,33–0,42 € (1200–2400 mg); ub/ub*

HN *p.o.:* **Bisco-Magaltrat**®, **Gastripan**®, **Glysan**®, **Hervet Mag**®, **Magaldrat (Generika, von ct**® 400 mg/Tbl.), **Magastron**® 400 mg/Tbl., **Magmed**®, **Marax**®, **Riopan**®1600 mg/Gel-Beutel à 10 ml, **Simaphil**® *– alle: 800 mg/Tbl., 800 mg/Susp.-Btl.*

Dos **symptomatische Therapie dyspeptischer Beschwerden (Sodbrennen, Refluxkrankheit, GIT-Ulzera, etc.):**

- 3 × 400–800 (–1600) mg/d p.o. zwischen den Mahlzeiten oder zur Nacht über 4 Wo.
- *Max-Dosis:* bis zu 6400 mg/d
- ▸ *Niereninsuffizienz:* (GFR < 30 ml/min) nur unter regelmäßiger Kontrolle der Serumaluminiumkonz. (< 40 ng/ml = 0,04 mg/l) verabreichen

PK 800 mg binden 18–25 mval Salzsäure, infolge rascher Magenleerung nur kurzfristiger Wirkungseffekt (Mehrfachgabe tgl. nötig)

Almasilat *TTK Susp.: 1,60 € (4 g); Tbl.: 0,90–1,80 € (2580–5160 mg); ub/ub*

HN *p.o.:* **Megalac**® 1 g/10 ml Susp., **Simagel**® 430 mg/Tbl.

Dos **symptomatische Therapie dyspeptischer Beschwerden (Sodbrennen, Refluxkrankheit, GIT-Ulzera, etc.):** 4 × 10 ml/d p.o., 1–2 h nach den Mahlzeiten oder bis zu 6 × 1–2 Tbl./d p.o. zwischen den Mahlzeiten und vor dem Schlafengehen

Hydrotalcit *TTK 0,12–0,16 € (500–1000 mg); ub/ub*

HN *p.o.:* **Ancid®**, **Hydrotalcit** (Generika), **Megalac Hydrotalcit®**, **Talcid®** – *alle: 500 und/oder 1000 mg/Tbl.*; **Talcid®** Susp 100 mg/ml

Dos **symptomatische Therapie dyspeptischer Beschwerden (Sodbrennen, Refluxkrankheit, GIT-Ulzera, etc.):** bei Bed. mehrmals 500–1000 mg/d p.o. bzw. 1 Btl. Susp. (1000 mg); *Max-Dosis:* 6000 mg/d p.o.

Al-Na-Carbonatdihydroxid *TTK Susp.: 0,46–0,92 € (5–10 ml); Tbl.: 0,15–0,30 € (300–600 mg); Am/Am kurzzeitig*

HN *p.o.:* **Kompensan®** 300 mg/Tbl., 300 mg/5 ml Susp.

Dos **symptomatische Therapie dyspeptischer Beschwerden (Sodbrennen, Refluxkrankheit, GIT-Ulzera, etc.):** 1–2 Tbl. bzw. 5–10 ml p.o. wiederholt/d

▶ Tbl. nur lutschen; Einnahme 1–2 h nach den Mahlzeiten und zur Nacht

PK renale Elimination

Aluminiumoxid + Calciumcarbonat *TTK 0,60–1,20 € (1–2 Tbl.); Am/Am*

HN *p.o.:* **Solugastril®** 100 mg Al-Oxid + 300 mg Calciumcarbonat/Tbl. bzw. 435 mg Al-oxid + 600 mg Calciumcarbonat/10 g Gel

Dos **symptomatische Therapie dyspeptischer Beschwerden (Sodbrennen, Refluxkrankheit, GIT-Ulzera, etc.):**

- *p.o.:* 3 × 1–2 Tbl./d oder 3 × 1 Btl./d p.o. 1–2 h nach den Mahlzeiten und ggf. abends 1–2 Tbl. oder 1 Btl p.o.
- *Max-Dosis:* 14 Tbl./d oder 7 Btl./d p.o.

Mg-hydroxid + Aluminiumhydroxid + Oxetacain *TTK Tbl.: 0,53–1,06 € (1–2 Tbl.); Susp.: 2,79–5,57 € (20–40 ml); Am/Am*

HN *p.o.:* **Tepilta®** 2,5 ml Susp. bzw. 1 Tbl. (83 mg Mg-hydroxid + 124 mg Aluminiumhydroxid + 5 mg Oxetacain)

Dos **symptomatische Therapie dyspeptischer Beschwerden (Sodbrennen, Refluxkrankheit, GIT-Ulzera, etc.):** 4 × 5–10 ml oder 1–2 Tbl./d p.o.; bei Bed. zusätzlich 10 ml bzw. 1 Tbl. p.o.

4.3 Ulkustherapeutika

4.3.1 H_2-Rezeptor-Antagonisten

Ind Magen-Darm-Ulzera, Gastritis, Refluxösophagitis, Zollinger-Ellison-Syndrom, Prophylaxe von Überempfindlichkeitsreaktionen (*Cimetidin*)

Wi Hemmung der basalen, der pentagastrin- und nahrungsstimulierten Magensäuresekretion

KI Porphyrie inkl. Anamnese

NW Obstipation, Diarrhö, Übelkeit und Erbrechen, KS, Verwirrtheitszustände, Halluzinationen, Agranulozytose, Haarausfall, HRST, RR-Abfall, Gynäkomastie, Prolaktinspiegelanstieg, Potenzstörungen, Transaminasen ↑

Cimetidin *TTK p.o.: 0,16–0,32 € (400–800 mg); i.v.: 1,50 € (200 mg); sl/sl*

HN *p.o.:* **Cime** (**Generika**), **Cimetidin** (**Generika**), **Cim Lich®**, **Gastroprotect®**, **duraH2®**, **H_2-Blocker-ratiopharm®**, **Tagamet®** – *alle: 200|400|800 mg/Tbl.*
i.v.: **Cimehexal®**, **Cimetidin** (**Generika**), **H_2-Blocker-ratiopharm®** 1000 mg/Amp. à 10 ml, **Tagamet®** 400 mg/Amp. à 4 ml – *alle: 200 mg/Amp. à 2 ml*

Dos **symptomatische Therapie dyspeptischer Beschwerden (Sodbrennen, Refluxkrankheit, GIT-Ulzera, etc.):**

- *akut:* 1 × 800 mg/d i.v. oder 4 × 400 mg/d i.v.
- *p.o.:* 800 mg zur Nacht für 4–8 Wo.

Refluxösophagitis: 3–4 × 400 mg/d p.o. (bis zu 12 Wo.),
Rezidivprophylaxe: 400 mg/d p.o. oder 400–800 mg zur Nacht p.o.

- ▸ *Max-Dosis:* 2000 mg/d
- ▸ *Dosisreduktion bei Niereninsuffizienz:* S-Krea 1,8–2,6 mg/100 ml → 25%, S-Krea 2,7–2,6 mg/100 ml → 50%, S-Krea 2,7–4,3 mg/100 ml → 50%, S-Krea > 4,3 mg/100 ml → 66% Reduktion bei einer Tagesdosis von 1200 mg
- ▸ *Kinder (strenge Indikationsstellung!):* Zur Kurzzeitbehandlung 15–30 mg/kg KG/d p.o. verteilt auf 4 ED, *Max-Dosis:* 1600 mg/d

PK BV 60–70%, PEB 20%, HWZ 1,5–2 h, bei Niereninsuffiziei HWZ verdoppelt, 50–60% renale Elimination

Ranitidin *TTK p.o.: 0,30–0,41 € (150–300 mg); i.v.: 10,50–14,- (150–200 mg); Gr 4, sl/La 2, sl*

HN *p.o.:* **Junizac®**, **Rani** (**Generika**), **Ranitic®**, **Ranitidin** (**Generika**), **Sostril®**, **Zantic®** – *alle: 150|300 mg/Tbl., z. T. auch 75 mg/Tbl. bzw. Brause-Tbl.*

i.v.: **Ranitic®**, **Ranitidin-ratiopharm®**, **Sostril®**, **Zantic®** – *alle: 50 mg/Amp. à 5 ml*

Dos **symptomatische Therapie dyspeptischer Beschwerden (Sodbrennen, Refluxkrankheit, GIT-Ulzera, etc.):**

- *akut:* 3–4 × 50 mg/d i.v. = 3–4 × 1 Amp./d i.v.
- *Refluxösophagitis und Rezidivprophylaxe:* 150–300 mg/d p.o. zur Nacht
- ▶ *Dosisreduktion bei Niereninsuffizienz:* siehe Fachinfo
- ▶ *Kinder > 10 J.:* 1 mg/kg KG/d i.v. oder 2 × 2 mg/kg KG/d p.o. oder 4 mg/kg KG/d abends p.o.

PK BV 50%, max. Plasmakonz. nach 1–3 h, PEB 15%, HWZ 2–3 h, 50–80% renale Ausscheidung

Famotidin *TTK 0,28–0,41 € (20–40 mg); Gr 4, sl/La 2, sl*

HN *p.o:* **Fadul®**, **Famo** (**Generika**), **Famonteron®**, **Famotidin** (**Generika**, **-ratiopharm®** 10 mg/Tbl.), **Pepdul®**akut 10 mg/Tbl. – *alle: mite 20|40 mg/Tbl.*

Dos **symptomatische Therapie dyspeptischer Beschwerden (Sodbrennen, Refluxkrankheit, GIT-Ulzera, etc.):**

- *p.o.:* 1 × 20–40 mg/d abends

Rezidivprophylaxe: 1 × 20 mg/d abends p.o.

GIT-Ulzera: 1 × 40 mg/d abends (Therapiedauer 4–8 Wo.) p.o.

- *Max-Dosis:* 800 mg/d (z. B. Zollinger-Ellison-Syndrom)
- ▶ *Dosisreduktion bei Niereninsuffizienz* (GFR < 30 ml/min, S-Krea > 3,0 mg/dl): 20 mg/d

PK BV 40%, PEB 20%, HWZ 3–4 h, Elimination nach hepatischem Metabolismus zu 70% renal

Nizatidin *TTK 0,29–0,85 € (150–300 mg); Gr 4, Kl/La 2, sl*

HN *p.o.:* **Nizax®** mite 150|300 mg/Kps.

Dos **…mptomatische Therapie dyspeptischer Beschwerden (Sod-…brennen, Refluxkrankheit, GIT-Ulzera, etc.):** 1 × 150–300 mg/d p.o. zur Nacht

▶ *Dosisanpassung bei Niereninsuffizienz:* GFR 20–40 ml/ min → 150 mg/d, < 20 ml/min → 150 mg/jeden 2. Tag

PK BV 90 %, max. Plasmakonz. nach < 2 h, PEB 30 %, First-pass-Effekt (20–30 %) der Leber, HWZ 1,5 h, Elimination überwiegend renal

4.3.2 Protonenpumpenblocker

Ind symptomatische erosive oder ulzerative Refluxösophagitis, GIT-Ulzera, Gastritis, Eradikation bei HP-Befall in Komb. mit Antibiotika, Zollinger-Ellison-Syndrom, GIT-Blutung (i.v.)

Wi irreversibler Hemmstoff der Protonenpumpe (H^+-/K^+-ATPase-Hemmstoff) der Belegzellen → Säuresekretion ↓ → pH-Anstieg des Magensaftes

KI Überempfindlichkeit gegen den Wirkstoff

NW Schwindel, KS, Durchfall, Obstipation, Transaminasenanstieg, BB-Veränderungen, selten Seh-, Hör- und Geschmacksstörungen (v. a. bei i.v.-Gabe)

Omeprazol *TTK p.o.: 1,60–3,84 € (40–120 mg); i.v.: 34,- € (80 mg); sl/sl*

HN *p.o.:* **Antra MUPS®**, **Gastracid®**, **Ome (Generika)**, **Omep®**, **Omeprazol (Generika)** – *alle: 10 | 20 | 40 mg/Tbl. oder Kps.*
i.v.: **Antra® Pro Infusione** 40 mg/Inj.-Fl.

Dos **kompliziertes GIT-Ulkus:** 2 × 1 Amp. = 2 × 40 mg/d über 20–30 min i.v., nach 5 d 1 Amp. tgl i.v. (langsam als Kurzinf.)
unkompliziertes Ulkus, Gastritis, Refluxösophagitis: 2 × 1 Kps. = 2 × 20 mg/d p.o., nach 5 d 1 × 1 Kps./d p.o.
akute GIT-Blutung: 4 × 40 mg/d über jeweils 20–30 min i.v. bis endoskopisch Forrest III, dann p.o.
Zollinger-Ellison-Syndrom: *initial* 80 mg/d p.o., nach Abklingen der Beschwerden 20–80 (–120) mg/d p.o. ohne zeitliche Begrenzung

▶ *Kinder (Refluxösophagitis, Ulzera):* > 12 J. 1–2 × 20 mg/d p.o.; > 7 ½ J. 1 × 20 mg/d p.o.

▶ *Dosisreduktion bei Niereninsuffizienz:* siehe Fachinfo

PK BV 35%, max. Plasmakonz. nach 1–3 h, PEB > 90%, HWZ 40–60 min, nach Metabolisierung Elimination zu 80% renal

Esomeprazol *TTK p.o.: 1,05–1,54 € (20–40 mg); i.v.: 17,- € (40 mg); sl/La 1, KI*

HN *p.o.:* **Nexium® mups** 20|40 mg/Tbl.
i.v.: **Nexium®** 40 mg Pulver für Inf.-Lsg.

Dos **Therapie und Prophylaxe von Refluxkrankheit, Refluxösophagitis, GIT-Ulzera, Eradikationsbehandlung mit Antibiose:**
- *allgemein:* 1 × 20 mg/d p.o., bei schweren Fällen 40 mg/d p.o.

erosive Refluxösophagitis: 1 × 40 mg/d p.o. über 4 Wo.

PK BV 89%, max. Plasmakonz. nach 1–2 h, PEB 97%, Metabolisierung über Cytochrom-P450, 80% renale Elimination, 20% mit den Fäzes

Pantoprazol *TTK p.o.: 1,05–3,06 € (20–80 mg); i.v.: 17,- € (40 mg); Gr 4, sl/La 2, sl*

HN *p.o.:* **Pantorc®**, **Pantozol®**, **Rifun®** – *alle: 20|40 mg/Tbl.*
i.v.: **Pantozol®** 40 mg/Inf.-Fl.

Dos **HP-Eradikation in Komb. mit Antibiotika:** 2 × 40 mg/d; *Therapiedauer:* 7 (–14) d p.o.

Ulkustherapie/akute (erosive) Refluxösophagitis:
- *leichte Symptome und Prävention:* 1 × 20 mg/d p.o. für 2 (–8) Wo.
- *schwere Symptome:* 1 × 40 mg/d ggf. auch 2 × 40 mg/d p.o. (bei kompliziertem Ulkus) über 2 (–8) Wo.

i.v.-Ulkustherapie/Refluxösophagitis: 1 × 40 mg langsame Inj. bzw. als Kurzinf i.v., baldmöglichst Umstellung auf orale Therapie

Zollinger-Ellison-Syndrom/path. Hypersekretion Magensäure: *Anfangsdosis* 80 mg/d, ggf. auch mehr, dann Verteilung auf 2 ED/d

▸ *Max-Dosis:* 80–120 (–240) mg/d p.o.

▸ *Dosisreduktion bei schwerer Leberinsuffizienz:* jeden 2.Tag 40 mg

PK BV 77%, max. Plasmakonz. nach 1–3 h, HWZ 1,3 h, PEB 98%, hepatische Metabolisierung, 80% renale Elimination

Lansoprazol *TTK 0,60–1,- € (15–30 mg); Gr 4, sl/La 2, sl*

HN *p.o.:* **Agopton®**, **Lansoprazol** (**Generika**), **Lanso Tad®**, **Lansox®**, **Lanzor®** – *alle: 15|30 mg/Tbl.*

Dos **Therapie und Prophylaxe von Refluxkrankheit, Refluxösophagitis, GIT-Ulzera:**

- 1 × 15–30 mg/d p.o. für 2–4 Wo., *Dauertherapie:* 15–30 mg/d p.o.
- *Max-Dosis:* 60 mg/d p.o.

HP-Eradikation in Komb. mit Antibiotika: 2 × 30 mg/d für 7 d in Komb. mit a.) 2 × 1000 mg/d Amoxicillin und 2 × 250 mg/d Clarithromycin oder b.) 2 × 250 mg/d Clarithromycin und 2 × 400 mg/d Metronidazol

▸ *Dosisreduktion bei Leber- oder Niereninsuffizienz:* max. 15–30 mg/d p.o.

PK BV 80%, max. Plasmakonz. nach 1,7 h, HWZ 60 min, PEB 97%, Elimination zu 35% renal, zu 65% biliär

Rabeprazol *TTK 2–2,80 € (20–40 mg); Gr 4, sl/sl*

HN *p.o.:* **Pariet®**, **Pariet 7®** – *alle: 10|20 mg/Tbl.*

Dos **Therapie und Prophylaxe von Refluxkrankheit, Refluxösophagitis, GIT-Ulzera, Eradikationsbehandlung mit Antibiose:**

- 2 × 10–20 mg/d oder 1 × 20 mg/d morgens p.o.
- *Max-Dosis:* 40 mg/d

PK Duodenale Resorption, BV 52%, max. Plasmakonz. nach 3,5 h, HWZ 0,7–1 h, PEB 96%, über 90% werden metabolisiert über den Urin eliminiert

Pantoprazol + Amoxicillin + Clarithromycin *TTK 100,- € (1 Kombipackung); Gr 4, Kl/La 2, Kl*

HN *p.o.:* **ZacPac®** Tbl. (40 mg Pantoprazol + 1000 mg Amoxicillin + 500 mg Clarithromycin)

Dos **Helicobacter-pylory-Eradikation:** 2 × 1 Tbl./d p.o. über 7 (max. 14) d

4.3.3 Schleimhautprotektiva und andere

Ind Prophylaxe stressbedingter Schleimhautläsionen des Magen-Darm-Traktes, Gastritis, Ulcus ventriculi et duodeni

Wi *Sucralfat:* Verbindung von Aluminiumhydroxid und Saccharosesulfat → bei Kontakt mit Magensäure → gelartige Masse → schleimhautprotektiver Schutzfilm, Schleimproduktion ↑
Misoprostol: Prostaglandinderivat → Schleim- und Bikarbonatsekretion ↑ → Schleimhautprotektion ↑, Magensäuresekretion ↓, Schleimhautdurchblutung ↑

Pirenzepin: Parasympatholytikum → basale und pentagastrinstimulierte Säuresekretion ↓

KI *Sucralfat:* schwere Nierenfunktionsstörung, Kinder < 14 J. *Misoprostol:* entzündliche Darmerkrankungen
Pirenzepin: Engwinkelglaukom, Blasenentleerungsstörungen

NW *Sucralfat:* Obstipation, Schwindel, Exanthem, bei hohem Milchkonsum Gefahr des Milch-Alkali-Syndroms mit bedrohlicher Hyperkalzämie, Enzephalopathie
Misoprostol: Bauchschmerzen, Diarrhö, KS, Schwindel
Pirenzepin: KS, Verwirrtheit, Blasenentleerungsstörungen, Mundtrockenheit, Darmatonie, Obstipation, Akkommodationsstörungen

Sucralfat *TTK 1,32 € (4 g); Gr 4, sl/La 1, sl*

HN *p.o.:* **Sucrabest®** 1 g/Beutel Granulat, **Sucralfat-ratiopharm®**, **Ulcogant®** 1 g/ Btl. Granulat, 1 g/5 ml Susp., 1 g/Kautbl. – *alle: 1 g/Tbl.*

Dos **Gastritis, GIT-Ulzera:** 4 × 1 g oder 2 × 2 g/d vor den Mahlzeiten, **Prophylaxe stressbedingter Schleimhautläsionen des GIT-Trakts:** 2 g z. Nacht (3–4 Wo.)

PK kaum Resorption aus dem GIT (0,5–2,2%), 1 g Sucralfat (basisches Al-Saccharose-Sulfat) = 190 mg Aluminium

Misoprostol *TTK 0,84–1,68 € (400–800 μg); Gr 5+9, Kl/La 1, Kl*

HN *p.o.:* **Cytotec®** 200 μg/Tbl.

Dos **Prophylaxe medikamenten-bedingter Schleimhautläsionen des GIT-Traktes, Gastritis, GIT-Ulzera:** 2–4 × 200 μg/d p.o.

PK gute orale Resorption, HWZ 20–40 min, renale Elimination (73%) des inaktiven Metaboliten, 15% über den Darm

Pirenzepin *TTK p.o.: 0,20 € (25 mg); 0,30 € (50 mg); i.v.: 3,70 € (10 mg); Kl/Kl*

HN *p.o.:* **Gastrozepin®**, **Gastricur®**, **Pirenzepin (Generika)** – *alle: 25|50 mg/Tbl.*
i.v.: **Pirenzepin-ratiopharm®** – *alle: 10 mg/Amp. od. Inj.-Fl.*

Dos **Prophylaxe stressbedingter Schleimhautläsionen des GIT-Traktes, Gastritis, GIT-Ulzera:**

- *akut:* 2 × 10 mg/d i.v.

- *p.o.:* 2–3 × 25–50 mg/d
- ▸ *Dosisreduktion bei Niereninsuffizienz:* siehe Fachinfo

PK Resorptionsquote 20–30%, BV 25%, max. Plasmakonz. 2–3 h (p.o.), HWZ 11 h, PEB 12%, Elimination zu gleichen Teilen über Nieren und Darm

4.4 Spasmolytika, Anticholinergika

Ind Spasmen der glatten Muskulatur (Magen-, Darm-, Gallen- und Harnwegsspasmen, weibliche Genitalorgane), Gallen- und Nierensteinkoliken, Spasmen bei Endoskopien und Röntgen
Atropin: Bradykardie, bradykarde HRST, bronchiale Hypersekretion, Hypersalivation, Vergiftung mit Alkylphosphaten/Parasympathomimetika

Wi Parasympatholytikum → kompetitiver Antagonist vom Acetylcholin → Spasmolyse an glatter Muskulatur, Bronchial-/Schweiß- und Speichelsekretion ↓, Mydriasis, HF ↑ (v.a. *Atropin,* wirkt auch zentral)

KI Engwinkelglaukom, Tachykardie oder Tachyarrhythmie, HOCM, GIT-Stenosen, Megakolon, Hiatushernie mit Refluxösophagitis, mechanische Harnabflussstörung, Myasthenia gravis

NW Tachykardie, tachykarde HRST, RR-Abfall, Mydriasis, Glaukomanfall, Schweiß- und Speichelsekretion ↓, Miktionsstörungen, Obstipation
Atropin: Obstipation, Halluzinationen, Psychosyndrom, Ataxie

Butylscopolamin *TTK p.o.: 2,40–4,- € (30–50 mg); Supp.: 0,80 € (10 mg); i.v.: 0,55 € (20 mg); sl/KI*

HN *p.o.:* **Buscopan**®/**-direkt** 10 mg/Drg.
rektal: **Buscopan**® 10 mg/Supp.
parenteral: **BS** (**Generika**), **Buscopan**® 200 mg/Inj.-Fl. à 10 ml, **Butylscopolamin-Rotexmedica**®, **Spasman**® **scop.**, **Spasmowern**® – *alle: 20 mg/Amp.*

Dos **schmerzhafte spastischer Abdominalbeschwerden:**
- *akut:* 1–2 × 20 mg = 1–2 Amp. langsam i.v./i.m./s.c. (Wdh. bis 4 ×/d); *Max-Dosis:* 100 mg/d

- *p.o.:* 3–5 × 10–20 mg/d p.o.
- *rektal:* 1–3 × 10–20 mg/d rektal
- *Kinder:* 6–12 J. 3–5 × 10–20 mg p.o.; *Supp.:* > 6 J. bis 5 × 10–20 mg/d, 1–6 J. 2–5 × 7,5 mg/d, < 1 J. 2–3 × 7,5 mg/d; *i.v./ i.m./s.c.:* 0,3–0,6 mg/kg KG nach Bedarf; *Max-Dosis:* 1,5 mg/kg KG/d, Sgl. und KK 3 × 5 mg/d in schweren Fällen

PK kaum enterale Resorption, Wi-Beginn nach 20–120 sek. (i.v.), 3–5 min (i.m.), 2 h (p.o.), HWZ 5 h, PEB 3–11%, renale Elimination unverändert zu 50%, der Rest über hepatischen Metabolismus

Atropin *TTK Tbl.: 0,38–4,80 € (0,5–3 mg); i.v.: 12–13,- € (1 Amp.); 1./ 2. Trim. sl, 3. Trim. Kl/Kl*

HN *p.o.:* **Dysurgal N®** 0,5 mg/Tbl.
parenteral: **Atropinsulfat Braun®** Inj.-Lsg. 0,5 mg/1 ml, **Atropinum sulfuricum®** 0,25|0,5|1|2 mg **„Eifelfange“®** 0,25|0,5|1|2 mg/ml

Dos **Spasmen (Koliken) im Magen-Darm-Bereich sowie d. Harn- u. Gallenwege; Hemmung d. Sekretion des Magens und der Bauchspeicheldrüse:**

- *i.v.:* 1–2 Amp. = 0,5–1 mg initial i.v., ggf. Wdh. nach 5 min
- *p.o.:* 1–3 × 0,5–1 mg/d p.o.
- *Kinder:* akut 0,01(– 0, 3) mg/kg KG i.v., s.c. oder i.m.
- *Max-Dosis:* 200 mg/d

Hypersalivation: 3 × 0,25–1 mg/d p.o.

PK BV 75%, PEB 50%, HWZ 2,5 h, Wi-Beginn 5–40 sek i.v./5–40 min i.m./30–120 min p.o., Wi-Dauer 30–120 min, Elimination zu 30–50% unverändert renal

Butylscopolamin + Paracetamol *TTK p.o.: 0,45–2,70 € (1–6 Tbl.); Supp.: 1,30 € (1 Supp.); sl/Kl*

HN *p.o.:* **Buscopan®** plus (10 mg Butylscopolaminiumbromid + 500 mg Paracetamol/Tbl.)
rektal: **Buscopan®** plus (10 mg Butylscopolaminiumbromid + 800 mg Paracetamol/Supp.)

Dos **krampfartige Schmerzen des GIT-Traktes und der ableitenden Harnwege/weibl. Geschlechtsorgane:**

- *p.o.:* 1–3 × 1–2 Tbl./d p.o., *Max-Dosis:* 6 Tbl./d p.o.; min. 8 h Abstand bis zur nächsten Anwendung

- *rektal:* 3–4 × 1 Supp./d rektal, *Max-Dosis:* 4 Supp./d rektal; min. 6 h Abstand bis zur nächsten Anwendung

4.5 Prokinetika, Antiemetika

Ind *Metoclopramid/ Domperidon:* Übelkeit und Erbrechen, funktionelle Oberbauchbeschwerden, diabetische Gastroparese
Ceruletid: postoperative Darmatonie, paralytischer Ileus, Adjuvant zur Röntgendiagnostik der Gallenwege und des Verdauungstraktes
Dexpanthenol: i.v.: postoperative Darmatonie, paralytischer Ileus, Obstipation, Pantothensäuremangel bei Resorptionsstörungen

Wi *Metoclopramid/Domperidon:* Blockade von Dopaminrezeptoren → Acetylcholinliberation ↑, Stimulation von 5-Hydroxytryptamin-Rezeptoren → Beschleunigung der Magenentleerung und Tonuserhöhung des unteren Ösophagussphinkters, antiemetischer Effekt
Ceruletid: Cholezystkininartige Wirkung
Dexpanthenol: Anregung der Peristaltik (Mechanismus unklar)

KI *Metoclopramid/Domperidon:* Phäochromozytom, EPMS, Epilepsie, prolaktinabhängige Tumoren, Prolaktinom, mechanischer Ileus, GIT-Blutung, -Perforation, Kinder < 1.J., Kinder < 12.J., Niereninsuffizienz
Ceruletid: Schock, schwere kardiovaskuläre Erkrankungen, obstruktive Choledocholitiasis, akute Pankreatitis, mech. Ileus, schwere Niereninsuffizienz

NW *Metoclopramid/Domperidon:* extrapyramidal motorische Symptome mit Dyskinesien (besonders bei Kindern), Unruhezustände, Müdigkeit, Schwindel, Diarrhö, Gynäkomastie, Galaktorrhö, malignes neuroleptisches Syndrom
Ceruletid: Übelkeit und Erbrechen, Bauchschmerzen, Diarrhö, KS, hypotone Reaktion

Metoclopramid *TTK p.o.: < 1,- € (30 mg); i.v.: 2,20–2,80 € (1 Amp.); sl/sl*

HN *p.o.:* **Cerucal**® ret. 30 mg/Tbl., **Gastrosil**®, **Gastronerton**® 8,9 mg/Tbl., 11,6 mg/Tbl., Lsg. 4,65 mg/ml, **MCP** (**Generika, AL**® ret. 30 mg/Tbl., **-ratiopharm**® ret. 30 mg/Tbl.), **Paspertin**® – *alle: 10 mg/Tbl., Lsg. 4–5 mg/ml (1 ml = 12 Trpf.)*

parenteral: **Cerucal®**, **Gastrosil®**, **Gastronerton®**, **Paspertin®**, **MCP-ratiopharm®** – *alle: 10|50 mg/Amp. à 2|10 ml*
rektal: **Gastrosil®**, **Paspertin®**, **MCP-ratiopharm®** – *alle: 10|20 mg/Supp.*

Dos **Übelkeit und Erbrechen, Motilitätsstörungen des oberen Magen-Darm-Traktes:**
- *akut:* 1–3 × 10 mg i.v./i.m. oder 20–30 mg p.o./rektal
- *sonst:* 3 × 10 mg Tbl. *oder* 15–30 Trpf./d p.o.

Übelkeit und Erbrechen bei Zytostatikatherapie: 20–50 mg p.o. oder 2 -3 mg/kg KG als Kurzinf i.v. alle 4–12h wdh. (1. Gabe kurz vor Beginn der Chemotherapie)
Übelkeit und Erbrechen bei Migräne: 10–20 mg p.o. oder 20 mg rektal oder 10 mg i.v. jeweils 10–15 min vor der Analgetikagabe
- *Max-Dosis:* 0,5 mg/kg KG/d, bei Zytostatikatherapie bis 10 mg/kg KG/d
- *Kinder 2 – 14 J.:* 0,1 mg/kg KG/d p.o., max. 0,5 mg/kg KG/d p.o.

▸ *Dosisreduktion bei Niereninsuffizienz:* siehe Fachinfo

PK BV 60–80%, HWZ 4–5 h, max. Plasmakonz. nach 1 h, geringfügige PEB, Elimination nach Metabolisierung 40% renal und hepatisch, 20% unverändert renal

Domperidon *TTK 1,20–2,40 € (30–60 mg); Gr 4, sl /Kl*

HN *p.o.:* **Domidom®**, **Domperidon** (**Generika**), **Motilium®** Tropfen 10 mg/ml = 20 Trpf. – *alle: 10 mg/Tbl.*

Dos **Übelkeit und Erbrechen, Motilitätsstörungen des oberen Magen-Darm-Traktes:** 3 × 10–20 mg/d p.o. jeweils vor dem Essen
Übelkeit und Erbrechen bei Migräne: 20–30 mg p.o., 15 min später Acetylsalicylsäure oder Paracetamol

▸ *Dosisreduktion bei schwerer Niereninsuffizienz und wiederholter Gabe:* 1–2 × 10(– 20) mg/d p.o., siehe Fachinfo

PK BV 15%, max. Plasmakonz. nach 30 min, PEB 80–90%, renale Elimination der Metabolite (30%)

Ceruletid *TTK 5,12–20,- € (5–40 µg); Gr.4, Kl 1. Trim., sl 2.+3. Trim./k.A.*

HN *i.v.:* **Takus®** Inj.-Lsg. 5|40 µg/Amp.

Dos **Pankreasfunktionsdiagnostik:** 1–2 ng/kg KG/min i.v. Inf.; nach Verdünnung in 100 ml NaCl 0,9% über min. 15 min, max. 3 h mit max. 0,4–0,8 Tr./kg KG/min verabreichen

intraoperative Cholangiographie: 0,05 µg/kg KG i.v.; nach Verdünnung mit 10 ml NaCl 0,9% langsam über 3–5 min verabreichen
diagnostische Anwendung: 0,3 µg/kg KG i.m.
postoperative Darmatonie und funktioneller Ileus: 2 ng/kg KG/min i.v. Inf.; nach Verdünnung in 500 ml Inf.-Lsg. Verabreichung über max. 4 h mit 0,5 Tr./kg KG/min

PK HWZ 3–5 min

4.6 Antiemetika

4.6.1 Serotonin-Antagonisten

Ind antiemetische Therapie bei Chemo-/Strahlentherapie

Wi hochselektiver, kompetitiver 5-HT3-Serotonin-Rezeptor-Antagonist, neben ausgeprägtem antiemetischem Effekt auch anxiolytische Wirkung, kaum sedierende Wirkung

KI Kinder < 4 J.; Strenge Ind.: schwere Störung der Magen-Darm-Motilität, HRST, Komb. mit Antiarrhythmika Klasse I und III, β-Blocker

NW KS, Wärmegefühl, Flush, Schluckauf, Obstipation, Leberwerte ↑, Sedierung, selten HRST

Ondansetron *TTK p.o.: 12–15,50 € (4–8 mg); i.v.: 20–28,- € (4–8 mg); Gr 4, sl/La 2, Kl*

HN *p.o.:* **Zofran**® 4|8 mg/Tbl., Lsg. 4 mg/5 ml Lsg., **Zofran Zydis**® lingual 4|8 mg/Tbl.
i.v.: **Zofran**® 4|8 mg/Amp. à 2|4 ml

Dos **Übelkeit, Brechreiz u. Erbrechen bei Therapie mit Zytostatika:**
- *Cisplatin:* initial 8 mg i.v., dann alle 12 h 8 mg i.v. oder p.o.
- *Cyclophosphamid, Doxorubicin, Carboplatin* 1–2 h vor Chemotherapie 8 mg i.v., dann alle 12 h i.v. oder p.o.
- *Strahlentherapie:* alle 12 h 8 mg p.o.
- ▶ *Kinder > 4 J.:* 5 mg/m² 15 min vor der Chemotherapie i.v., anschließend 2 × 4 mg/d p.o. über bis zu 5 d

PK schnelle orale Resorption, BV 60%, max. Plasmakonz. nach 1–1,5 h, PEB 70–76%, HWZ 3–3,5 h, renale Elimination nach hepatischer Metabolisierung

Dolasetron *TTK p.o.: 30,40 € (200 mg); i.v.: 29,70 € (100 mg); Gr 4, sl/La 1, KI*

HN *p.o.:* **Anemet®** 50 | 200 mg/Tbl.; **Anzemet®** 200 mg/Tbl.
i.v.: **Anemet®** Inj.-Lsg. 12,5 | 100 mg/Amp.

Dos **Prophylaxe gegen Übelkeit und Erbrechen bei emetogener Chemotherapie:** 30 min bzw. 1 h vor jeder Chemotherapie 100 mg i.v. bzw. 200 mg p.o.
gegen verzögerte Übelkeit und Erbrechen nach Chemotherapiezyklus: 1 × 200 mg/d p.o.; Gabe bis zu 4 d auf einander folgend möglich
postoperative Übelkeit und Erbrechen: sofort nach Auftreten der Übelkeit oder des Erbrechens: *ED* von 12,5 mg i.m.
Prophylaxe bei postoperative Übelkeit oder Erbrechen:
- *ED* von 12,5 mg i.v. bei Narkoseende bzw. 50 mg p.o. vor Narkoseeinleitung
- Unverdünnte Gabe als i.v.-Inj. über 30s oder nach Verdünnung mit 50 ml 0,9% NaCl bzw. 5%iger Glukoselsg. über bis zu 15 min infundierbar

PK BV 75%, HWZ 10 min. (Metabolit 7–9 h), PEB des akt. Metaboliten 69–77%, vollständige Verstoffwechselung zu aktiven Metaboliten und dessen unverändert renale Elimination (30%) oder weitere Metabolisierung

Granisetron *TTK p.o : 10,90–19,50 € (1–2 mg); i.v.: 9,66–18,95 € (1–3 mg); Gr 4, sl/La 1, KI*

HN *p.o.:* **Granisetron (Generika, ratiopharm** 1 mg/Tbl.), **Kevatril®** *– alle: 2 mg/Tbl.*
i.v.: **Kevatril®** 1 mg/ml Inf.-Lsg.-Konz. Amp. à 1 | 3 ml

Dos **Übelkeit und Erbrechen bei Strahlentherapie:** 1 Tbl./d p.o.; erste Tbl. innerhalb 1 h vor Beginn der Strahlentherapie oder 3 mg i.v.
mäßig emetogene Therapieverfahren (z. B. Cyclophosphamid): 1 Tbl./d p.o. 1 Tag vor der Zytostatikatherapie; zusätzlich Einnahme innerhalb 1 h vor Therapiebeginn
hoch emetogene Chemotherapie (z. B. Cisplatin): 1 Tbl./d p.o., ggf. zusätzlich 8 mg Dexamethason oder 250 mg Methylprednisolon vor und unmittelbar nach Ende der Chemotherapie

Übelkeit und Erbrechen bei Therapie mit Zytostatika: 1–3 mg i.v. evtl. in Kombination mit Corticosteroiden
- *Max-Dosis:* 9 mg/d i.v.
- *Kinder > 2 J.:* KG ≤ 25 kg: 40 mg/kg KG i.v.; KG > 25 kg: 1 (–3) mg i.v., ggf. 2 × 20 mg/kg KG innerhalb von 24 h;

postoperative Übelkeit und Erbrechen: *Prophylaxe + Therapie:* 1 mg i.v.

PK BV 60%, HWZ 9 h, PEB 65%, unverändert renale Elimination (12%) sowie renale (47%) und biliäre (41%) Elimination nach hepatischer Metabolisierung

4.6.2 Andere

Ind Erbrechen und Übelkeit, u a. infolge Zytostatika- und Strahlentherapie

Wi *Alizaprid:* Dopaminantagonist der D_2-Rezeptoren im Brechzentrum der Medulla oblongata (Area postrema) → antiemetische Wirkung; Prolaktinausschüttung
Dimenhydrinat/ Meclozin: H_1-Antihistaminika, zentrale Dämpfung des Parasympathikus → Antiemese, stark sedierend
Aprepitant: selektiver hochaffiner Human-Substanz-P-Neurokinin-1(NK1)-Rezeptorantagonist → Dämpfung des neuronal vermittelten Brechreizes

KI *Alizaprid:* Phäochromozytom, prolaktinabhängige Tumoren, Komb. mit Levodopa, Z n. Neuroleptika induzierten Spätdyskinesien, Kinder < 14 J.
Dimenhydrinat/Meclozin: akute Vergiftungen, Eklampsie, Epilepsie, Engwinkelglaukom, Prostataadenom mit Restharnbildung, Ileus, Pylorusstenose, Porphyrie, Komb. mit Aminoglykosid-Antibiotika, Säuglinge < 6 kg KG
Aprepitant: in Komb. mit Pimozid, Terfenandin, Astemizol oder Cisaprid *relative KI:* Alter < 18 J. (keine Erfahrungen)

NW *Alizaprid:* orthostatische Hypotonie, Müdigkeit, KS, Angst, Unruhe, Parkinsonismus, Mundtrockenheit, Darmtätigkeit, Prolaktinerhöhung
Dimenhydrinat/ Meclozin: Sedierung, Tachykardie, Mydriasis, Ak-

kommodationsstörungen, Miktionsstörung, Sehstörung, Mundtrockenheit, bei Kindern paradoxe Erregungszustände *Aprepitant:* Schluckauf (4,6%), Müdigkeit/Abgeschlagenheit (2,9%), Transaminasenanstieg (ALT ↑ in 2,8%), Konstipation (2,2%), KS (2,2%), Appetitlosigkeit (2,0%)

Alizaprid *TTK p.o.: 2,31–4,62 € (150–300 mg); i.v.: 2,80–11,20 € (50–200 mg); Gr 4, sl/La 1, Kl*

HN *p.o.:* **Vergentan®** 50 mg/Tbl.
parenteral: **Vergentan®** 50 mg/Amp. à 2 ml

Dos **Erbrechen und Übelkeit, allg. Ursachen:**
- *p.o.:* 3–6 × 50 mg/d p.o. je nach Wi für 4–7 d
- *i.v.:* 1–4 Amp./d i.v. als Kurzinf. (je nach Klinik)

Erbrechen und Übelkeit, u a. infolge Zytostatika- und Strahlentherapie: je 4 h vor und nach Zytostatikagabe je 2 Amp. als Kurzinf. i.v.

▸ *Dosisreduktion bei Niereninsuffizienz:* GFR < 50 ml/min → um 50%, < 10 ml/min → um 75%

PK 93% Absorption nach Tbl.-Einnahme, max. Plasmakonz i.m./p.o. nach 45–60 min, HWZ 8 min, PEB 75%, Elimination renal; Alizaprid ist dialysabel

Aprepitant *TTK 31,- € (80 mg); Gr 4, Kl/La 1, Kl*

HN *p.o.:* **Emend®** 80|125 mg/Hartkps.

Dos **zur Prävention akuter u. verzögerter Übelkeit u. Erbrechen bei hoch emetogener, auf Cisplatin basierender Chemotherapie:**
- Tag 1: 125 mg 1 h vor Beginn der Chemotherapie p.o. (+ 12 mg Dexamethason p.o. + 32 mg Ondansetron i.v.)
- Tag 2: 80 mg p.o. (+ 8 mg Dexamethason p.o.)
- Tag 3: 80 mg p.o. (+ 8 mg Dexamethason p.o.)

PK BV 60–67%, max. Plasmakonz. nach 4 h, Einnahme mit Mahlzeit erhöht Plasmakonz. um bis zu 40%, PEB 97%, nach hepatischem Metabolismus renale und biliäre Elimination

Dimenhydrinat *TTK p.o.: 0,90 € (300 mg); Supp.: 0,60–1,20 € (150–300 mg); i.v.: 4,93–9,85 € (62–124 mg); sl im 1.+2. Trim., Kl im 3. Trim./Am*

HN *p.o.:* **Boxbergal®**, **Dimen®**, **Reisetabletten** (**Generika**),

Sinausan®, **Superpep®**, **Vertigo-Vomex SR®** ret. 120 mg/Tbl., **Vomacur A®**, **Vomex A®** 200 mg/Drg., ret. 150 mg/Tbl., 330 mg/100 ml Sirup – *alle: 50 mg/Tbl. o. Drg.*
i.v.: **Vomex A®** i.v. 62| i.m. 100 mg/Amp.
rektal: **Vertigo-Vomex S®** 80 mg/Supp., **Vomacur A®** 40|70 mg/Supp., **Vomex A®** 40|70 mg/Supp.

Dos **Erbrechen und Übelkeit, Reisekrankheit, allg. Ursachen:**
- *akut:* 1–2 × 62 mg i.v.
- *p.o.:* alle 4–6 h 50 mg, *Supp:* 1–2 × 150 mg/d
- *Max-Dosis:* 300 mg/d
- *Kinder:* > 8 J. 1–2 mg/kg KG/d, 1–8 J. (< 25 kg KG) 40 mg Supp. oder 2,5–5 ml Sirup p.o., (> 25 kg KG), 70 mg Supp. oder 8 ml Sirup p.o. jeweils 3 ×/d, > 14 J. Erwachsenendosis

PK max. Plasmakonz. nach 2–4 h, PEB 99%, HWZ 5–10 h, hepatischer Metabolismus und renale Elimination

Meclozin *TTK 0,37–0,74 € (25–50 mg); Am/Am*

HN *p.o.:* **Postadoxin® N**, **Postafen®** – *alle: 25 mg/Tbl.*

Dos **Reisekrankheit:** 25 mg 1 h vor Reiseantritt
Übelkeit, Erbrechen: 25–50 mg/d p.o.
▸ *Kinder:* 25–50% der o.g. Dosis

PK HWZ 2–3 hkeine Resorption aus dem Darmtrakt, keine Interaktion mit anderen Nahrungsbestandteilen, unveränderte Elimination per Fäzes

4.7 Laxanzien

Ind Obstipation, Erleichterung Defäkation, Operationsvorbereitung
Lactulose: hepatische Enzephalopathie, Coma hepaticum

Wi *Paraffin:* Konsistenz des Darminhaltes ↓, vermindert die Bildung fester Kotballen → durch Gleitmitteleffekt erleichterte Defäkation
Bisacodyl: Stimulation der Kolonperistaltik, Resorptionshemmung von H_2O und Elektrolyten, Sekretionsförderung im Kolon
Plantago-Samen: Quell- und Füllstoff → Wasserbindung und Quellung → Stuhlvolumen ↑ und Erweichung → reflektorische Beschleunigung der Darmpassage
Lactulose: bakterielle Spaltung im Dickdarm in Essig- und Milch-

säure → Peristaltik ↑, Ansäuerung und osmotische Aktivität → abführende Wirkung, ferner Hemmung der Bakterienenurease → Ammoniakbildung ↓ und durch sinkenden pH wandelt sich NH_3 in das schwer resorbierbare NH_4^+ um
Macrogol: Osmotisch wirksames Laxans

KI Ileus, Subileus, intestinale Perforation, schwere entzündliche Darmerkrankungen, Hypokaliämie, schwere Dehydratation, Kinder

NW alle: Übelkeit, Erbrechen, abd. Schmerzen, Blähungen, Gewöhnung, Diarrhö, Wasser- und Elektrolytverluste (außer *Macrogol)*
Paraffin: Hyperaldosteronismus, selten pulmonale Paraffinose, Fremdkörpergranulome
Plantago-Samen: Pseudomelanosis coli

Paraffin *TTK 7,60 € (250 ml); KI/sl*

HN *p.o.:* **Obstinol M®** 9,97 g/30 ml (= 1 Messb.)

Dos **chron. und akute Obstipation:**
- *Erw:* ¼–1 Essl. abends p.o.
- *Kinder:* ¼–1 Teel. abends p.o.

PK Paraffin wirkt mit einer Latenz von etwa 8–10 h

Bisacodyl *TTK p.o.: 0,06–0,12 € (5–10 mg); Supp.: 0,43–0,57 € (10 mg) ; sl/ub*

HN *p.o.:* **Agaroletten®**, **Bikunis®**, **Bisco Zitron®**, **Drix®**, **Dulcolax®**, **Florisan N®**, **Laxagetten®**, **Laxans-ratiopharm®**, **Laxbene N®**, **Laxoberal®**, **Laxysat®**, **Mediolax®**, **Pyrilax®**, **Stadalax**,® **Tempolax forte®**, **Tirgon®**
– alle: 5 mg/Drg. oder Tbl.
rektal: **Dulcolax®**, **Florisan N®**, **Laxans-ratiopharm®**, **Laxbene®**, **Laxoberal®**, **Pyrilax®** *– alle: 10 mg/Supp.*

Dos **chron. und akute Obstipation:** abends 5–10 mg p.o. oder 10 mg Supp. rektal; *Max-Dosis:* 0,3 mg/kg KG/d (21 mg/70 kg KG/d)

PK Wi p.o. nach 8–12 h, Supp. bereits nach 15–30 min (Umgehung des enterohepatischen Kreislaufes), nach hepatischer Transformation Elimination zu 50% über die Fäzes, zu 30% renal

Plantago-Samen *TTK 0,25 € (1 Btl.); Am/Am*

HN *p.o.:* **Agiocur®**, **Agiolax®**, **Metamucil®**, **Mucofalk®**
– alle: 5 g/Teelöffel Granulat

Dos **chron. und akute Obstipation:** 2–6 × 1 (–2) Teelöffel (je 5–10 g) je nach Schwere der Klinik mit reichlich Flüssigkeit p.o.

PK bakterielle Metabolisierung im Kolon zu abführend wirkendem Rheinanthron, kaum Resorption, Elimination > 90% über die Fäzes, < 5% über den Urin

Lactulose *TTK Sirup: 0,50–2,40 € (30–60 mg); Granulat: 0,40 € (10–12 g); Am/Am*

HN *p.o.:* **Bifinorma®** *Sirup,* **Bifiteral®** Pulver, **Lactcur®**, **Lactufor®** Granulat 10 g/12 g, **Lactulose (Generika)**, **Lactulose STADA®** Granulat 10 g/Btl., **Tolutract®** – *alle: Sirup 60–70 g/100 ml*

Dos **chron. und akute Obstipation:**

- *Erw:* 3 × 10–20 mg/d p.o. *oder* 3 × 10–40 ml/d p.o. (einschleichend)
- *Kinder:* > 12 J. 20 ml/d; > 7 ½ J. 15 ml/d; > 3 J. 10 ml/d; > 1 J. 7,5 ml/d; > ½ J. 5 ml/d p.o.

Coma hepaticum: 100 ml per Magensonde + 20%ige Lsg. über Darmeinlauf

PK Wi-Beginn nach bis zu 110 h

Macrogol *TTK 0,50–2,50 € (1–3 Btl.); Gr 4, sl/La 1, sl*

HN *p.o.:* **Movicol®** 13,8 g/Beutel, **Delcoprep TrinkLsg.®**, **Endofalk®**, **Glandomed®**, **Isomol®**, **Klean-Prep®**, **Laxofalk®**, **Oralav®** – *alle: Beutel bzw. Pulver für Lsg.*

Dos **chronische Obstipation:** *p.o.:* 1–3 × 1 Beutel/d in 125 ml Wasser gelöst, je nach Schwere der Obstipation, zur langfristigen Anwendung 1–2 Beutel/d ausreichend

Koprostase: 8 Beutel in 1 l Wasser aufgelöst und in 6 h trinken

PK keine Resorption, unveränderte Magen-Darm-Passage

Natriumpicosulfat *TTK ca. 0,30 € (5–10 mg); sl/sl*

HN *p.o.:* **Agiolax®**Pico, **Darmol®**, **Midro®**Pico, **Liquidepur®** – *alle: 5 mg/Tbl.;* **Laxoberal®** 2,5|5 mg/Tbl.
Tropfen: **Dulcolax®**, **Laxans-ratiopharm®**, **Laxoberal®**, **Midro®**, **Regulax®** – *alle: Trpf., 7,5 mg/ml*
Lösung: **Luiquidepur®** Lsg., 0,96 mg/ml

Dos **chron. und akute Obstipation:**

- *Erw:* 1 × 5–10 mg/d p.o. abends
- *Kinder > 4 J.:* 1 × 2,5–5 mg/d p.o. abends

4.8 Antidiarrhoika und intestinale Antiinfektiva

4.8.1 Intestinale Antiinfektiva

Ind *Vancomycin: p.o.:* pseudomembranöse Enterokolitis, Staphylokokken-Enterokolitis
Nystatin: gastrointestinale Pilzinfektionen

Wi *Vancomycin:* Glukopeptidantibiotikum
Nystatin: Antimykotikum

KI *Neomycin:* Niereninsuffizienz, ulzerative GI-Erkrankungen, intestinale Obstruktion, Vorschädigung an Gehör oder Vestibularorgan
Vancomycin: Niereninsuffizienz, akute Anurie

NW *alle:* Übelkeit und Erbrechen
Vancomycin: Ototoxizität, Nephrotoxizität, Leukopenie, Eosinophilie, Thrombozytopenie

Vancomycin *TTK 1,26–5,06 € (500–2000 mg); sl/sl*

HN *p.o.:* **Vancomycin Enterocaps®** 250 mg/Kps.

Dos **Clostridium-difficile-verursachte Enterokolitis und Staphylokokken-Enterokolitis:** 4 × 125–500 mg/d über 7–10 d p.o.

PK geringe orale Resorption

Paromomycin *TTK 2,23–10,67 € (0,25–1 g); Gr 7+8, Kl/La 1, Kl*

HN *p.o.:* **Humatin®** 250 mg/Kps.; 1000 mg/Fl.

Dos **Prophylaxe portosystemische Enzephalopathie:** 1–2 g/d p.o. in drei ED

Praecoma und Coma hepaticum:

- 35–75 mg/kgKG/d in 3 ED
- *Max-Dosis:* 3 g/d p.o. (bei intakter Nierenfunktion)
- *Therapiedauer:* 2–6 d bzw. bis Besserung der Symptome

Präoperative Reduktion der Darmflora:

- 4 g/d p.o. über die letzten 2 präoperativen Tage
- bei orthograder Darmspülung 8–10 g

Nichtinvasiver Amöbenbefall des Darmlumens: 15–25 (–100) mg/kg KG/d p.o., für mindestens 5 d

PK kaum Resorption aus GI-Trakt, HWZ 2,6 h, Elimination unverändert über GI-Trakt, geringfügig renal

Nystatin *TTK p.o.: 1,47–1,96 € (3–4 Mio. IE); Gr 1, sl/La 1, sl*

HN *p.o.:* **Adiclair®**, **Biofanal®**, **Candio-Hermal®**, **Moronal®**, **Mykundex®**, **Nystaderm®**, **Nystatin (Generika)** – *alle: 500000 IE/Tbl.,100000 IE/ml Susp.*

Dos **gastrointestinale Pilzinfektionen:**

- *p.o.:* 3–4 × 1000000 IE/d für 8 d, dann 3–4 × 500000 IE/d für weitere 8 d
- *Kinder:* > 12 J. 2,0 Mio. IE/d; > 7 ½ J. 1,5 Mio. IE/d; > 3 J. 1,0 Mio. IE/d; > 1 J. 0,75 Mio. IE/d; > ½ J. 0,6 Mio. IE/d; > ¼ J. 0,5 Mio. IE/d jeweils Tbl./Drg./ Suspension p.o. in 3–4 ED

PK kaum Resorption nach oraler Gabe, keine Gewebepenetration, unveränderte Elimination per Fäzes

4.8.2 Intestinale Absorbenzien

Carbo medicinalis *TTK ca. 6 € (10 g); Am/Am*

HN *p.o.:* **Kohle-Compretten®**, **Kohle-Hevert®**, **Kohle-Tabletten Boxo-Pharm®** – *alle: 250 mg/Tbl.;* **Kohle-Pulvis®** Pulver 10g/Dose; **Ultracarbon®** Granulat 50 g/Fl.

Dos **Intoxikationen:**

- *Erw:* 0,5–1 g/kg KG p.o. evtl. fortsetzen mit 0,2 g/kg KG p.o. alle 4–6 h
- *Kinder:* 0,75–1 g/kg KG p.o.; evtl. 30–60 min später Natriumsulfat verabreichen

Durchfallerkrankungen:

- *Erw:* 3–4 × 0,5–1 g/d p.o.
- *Kinder:* 3–4 × 0,25–0,5 g/d p.o

4.8.3 Motilitätshemmung

Ind akute Diarrhö

Wi Bindung an Opioidrezeptoren → Peristaltik ↓ → Stuhlgangfrequenz ↓, Resorption von H_2O und Elektrolyten ↑

KI Ileus, Subileus, Kinder < 2 J.

NW Bauchschmerzen, Übelkeit und Brechreiz, KS, Hautexantheme

Loperamid *TTK Tbl./Kps.: 0,23–0,60 € (2 mg); Lsg.: 0,65–1,20 € (2 mg); sl/sl*

HN *p.o.:* **Boxolip®**, **duralopid®**, **Endiarop®**, **Imodium®** lingual Plättchen 2 mg/Plättchen, N-Lsg. 0,2 mg/ml, **Imodium® akut**, **Lopalind®**, **Lop-Dia®**, **Lopedium®** 2 mg/ml Lsg. (30 Trpf.), **Loperamid** (**Generika** N-Lsg. 0,2 mg/ml), **Loperhoe®** *– alle: 2 mg/Tbl., Kps. oder Brausetbl.*

Dos **akute Diarrhö:**

- *initial:* 1 × 4 mg/d (= 2 Kps./Tbl./d p.o. oder 4 mg Lsg./Trpf.), dann 1–2 Kps./Tbl. oder 2–4 mg Lsg./Trpf. bei jedem erneuten flüssigen Stuhl
- *Max-Dosis:* 12 mg/d

PK kaum systemische Wirkung, max. Plasmakonz. nach 3–5 h, HWZ 11–15 h, nahezu vollständige hepatische Metabolisierung, Elimination hauptsächlich über die Fäzes

4.8.4 Enkephalinase-Hemmstoffe

Ind akute Diarrhö bei Sgl. > 3 Mo. und Kleinkindern additiv zur oraler Rehydratation und üblichen unterstützenden Maßnahmen

Wi Verhinderung der Inaktivierung endogener Enkephaline durch Enkephalinasen → Verlängerung deren physiologischer Wirkung → Aktivierung der Opiatrezeptoren → cAMP ↓ → H2O- und Elektrolytsekretion ↓

KI Fruktoseunverträgl., Glukose-Galaktose-Malabsorption, Saccharose-Isomaltase-Mangel, eitriger blutiger Durchfall od. zusätzl. Fieber, Durchfall infolge Antibiotikaanw., chron. Durchfall, eingeschränkte Leber- u. Nierenfunkt., Kdr. < 3 Mon., länger anhaltendes od. unkontrolliertes Erbrechen

NW Hypokaliämie, Ileus u. Bronchospasmus

Racecadotril *TTK 3,45–2,- € (10–90 mg); KI/KI*

HN *p.o.:* **Tiorfan®** 10|30 mg Granulat zur Herstellung einer Susp.

Dos **akute Diarrhö des Sgl. und Kleinkindes:**

- *3–9 Mo. (< 9 kg KG): 3 × 10 mg/d*
- *10–36 Mo. (10–15 kg KG): 3 × 20 mg/d*

- *36 Mo.-10 J. (16–29 kg KG): 3 × 30 mg/d*
- *> 11 J. (30–50 kg KG): 3 × 60 mg/d*
- *Behandlungsdauer:* 7 d

PK Wi-Beginn 30 min, max. Hemmung 2h nach Einnahme, PEB 90%, Wi-Dauer ca. 8h, HWZ 3h, rasche Metabolisierung, renale Elimination

4.9 Intestinale Antiphlogistika (lokale Anwendung)

Ind *alle:* Colitis ulcerosa, Morbus Crohn
Sulazosulfapyridin: rheumatoide Arthritis

Wi *Mesalazin:* Prostaglandin-/Leukotriensynthesehemmung, Radikalfänger reaktiver O_2-Verbindungen, Inhibierung der Chemotaxis von Makrophagen und Neutrophilen → lokal entzündungshemmende Wirkung
Sulazosulfapyridin: durch Darmbakterien Spaltung in Sulfapyridin und wirksames Mesalazin (s o.)
Budesonid/Betamethason/Hydrocortison: Glukokortikoide: antientzündlich, antiallergisch, antiexsudativ, antiödematös (lokale Wirkung)

KI *Mesalazin/Sulazosulfapyridin:* schwere Leber- und Nierenfunktionsstörungen, Salicylatüberempfindlichkeit, Ileus, Ulcus ventriculi oder duodeni, hämorrhagische Diathese, Kinder < 2 J.
Budesonid/Betamethason/Hydrocortison: Abszessbildung, Perforation, Peritonitis, ausgedehnte Fistelbildung, lokale Superinfektion

NW *alle:* Blähungen, Übelkeit, Diarrhö, Bauchschmerzen
Mesalazin: Peri- und Myokarditis, akute Pankreatitis, interstitielle Nephritis, erhöhte Methämoglobinwerte, Myalgien, Arthralgien, Bronchospasmus
Sulazosulfapyridin: Hepatitis, Cholestase, Hypertonie, Neuropathie, Gelbfärbung des Urins/der Haut, Oligospermie, fibrosierende Alveolitis, Agranulozytose, Thrombozytopenie, hämolytische Anämie
Budesonid/Betamethason/Hydrocortison: selten und Dosis- und Behandlungsdauer-abhängig alle sythemischen Kortikoid-NW

Mesalazin = 5-Aminosalicylsäure (5-ASA-Träger) *TTK p.o.: 0,93–1,65 € (750–1500 mg); Supp.: 2,34–4,68 € (750–1500 mg); sl/sl*

HN *p.o.:* **Claversal®**, **Pentasa®**, **Salofalk®** – *alle: 250|500 mg/Tbl.*, **Asacolin®** 400 mg/Tbl.
rektal: **Claversal®**, **Pentasa®**, **Salofalk®** – *alle: 250|500 mg/Supp., 2000 mg = 30 ml/Klysma, 4000 mg = 60 ml/Klysma*

Dos **Colitis ulcerosa und Morbus Crohn:**

- *akut:* 3 × 250–500 mg/d p.o. vor dem Essen, je nach Klinik auch höher dosiert
- *Max-Dosis:* 4,5 g/d
- *Supp.:* 3 × 250–500 mg/d rektal
- *Kinder (Tagesdosis):* > 12 J. 1000 mg/d; > 7 ½ J. 750 mg/d; > 3 J. 500 mg/d verteilt auf jeweils 3 ED, im Akutstadium auch doppelte Dosis möglich

PK Freisetzung der Substanz im Gastrointestinaltrakt, Resorption überwiegend enteral (32%), Metabolisierung in Acetyl-5-Aminosalicylsäure überwiegend in der Darmmukosa, geringer in Leber und Fäzes, PEB der acetylierten Form 80%, Eliminations-HWZ im Plasma 1 h, Elimination über die Fäzes und renal

Salazosulfapyridin = Sulfasalazin *TTK p.o.: 1,56–2,60 € (3–5 g); Supp.: 1,20 € (1 Supp.); Gr 1, sl/La 2, sl*

HN *p.o.:* **Azulfidine®**, **Colo-Pleon®**, **Pleon®** RA, **Salazopyrine®**, **Sulfasalazin** (**Generika**) – *alle: 500 mg/Drg. oder Tbl.*
rektal: **Azulfidine®** 500 mg/Supp.

Dos **Colitis ulcerosa und Morbus Crohn:**

- *Erw akut:* 3–5 g/d (= 6–10 Tbl./d) in 3–6 Einzeldosen p.o., ggf. in Komb. mit 1 Klysma zusätzlich zur Nacht
- *Erw Prophylaxe:* 2–3 g/d (= 4–6 Tbl.) in 2–3 Einzeldosen p.o.
- *Kinder akut:* 40–60 mg/kg KG/d in 3–6 Einzeldosen p.o., ggf. in Komb. mit 1 Klysma zusätzlich zur Nacht
- *Kinder auf Dauer:* 30–40 mg/kg KG/d in 2–3 Einzeldosen p.o.

Proktitis: 2 × 0,5–1 g/d als Supp.
Rheumatoide Arthritis: 2 × 1 g/d p.o., ggf. Dosissteigerung auf 3 × 1 g/d p.o.

PK Resorption von 5-ASA < 20%, Sulfasalazin 10%, enterohepatischen Kreislauf überwiegende Elimination über den Fäzes

Betamethason *TTK 5,14 € (5 mg); Gr 3+8, Kl/La 2, sl*

HN *rektal:* **Betnesol**® Rektal-Instillation 5 mg/Btl. (100 ml)

Dos **Colitis ulcerosa:** 1 × 5 mg/d rektal für 2–4 Wo.

Budesonid *TTK p.o.: 4,35 € (9 mg); sl/Kl*

HN *rektal:* **Entocort**® rektal-Klysma 2,3 mg
p.o.: **Entocort**® *3 mg/Kps.*

Dos **Morbus Crohn:** 1 × 9 mg/d oder 3 × 3 mg/d p.o.
Colitis ulcerosa: 1 × 2,3 mg/d rektal

Hydrocortison *TTK 34,- € (Dosier-Fl.); sl/sl*

HN *rektal:* **Colifoam**® Schaum 90 mg/g

Dos **Proktosigmoiditis bei Colitis ulcerosa und Morbus Crohn:** 2 × 90 mg/d rektal, nach 2 Wo. 1 × 90 mg/d

4.10 Abmagerungsmittel (ohne Diätetika)

Ind medikamentöse Behandlung einer ausgeprägten Adipositas (nur in Komb. mit Diät und Bewegung) mit BMI > 30 kg/m²

Wi *Sibutramin:* Serotonin- und Noradrenalin-Wiederaufnahmehemmer → Sättigungsgefühl ↑, gesteigerter Energieverbrauch (Thermogenese)
Orlistat: spezifischer Inhibitor von gastrointestinalen Lipasen → Nahrungstriglyzeride können nicht in resorbierbare freie Fettsäuren hydrolysiert werden und werden so wieder per Fäzes ausgeschieden
Amfepramon: indirektes Sympathomimetikum (Amphetamin): durch präsynaptische Freisetzung adrenerger Amine → zentrale Appetithemmung

KI *alle:* organische Ursachen der Adipositas; außer *Orlistat:* HRST, Hypertonie, Phäochromozytom, Hyperthyreose, KHK, dekompensierte Herzinsuffizienz, Engwinkelglaukom
Sibutramin: Leber- und Niereninsuffizienz, Prostatahyperplasie, pAVK, zerebrovaskuläre Erkrankungen
Orlistat: chronisches Malabsorptionssyndrom, Cholestase
Amfepramon: pulmonale Hypertonie, Psychosen

NW *Sibutramin:* Anorexie, Verstopfung, Übelkeit, Mundtrockenheit, Schlaflosigkeit, Schwindel, Tachykardie, Flush-Phänomen, Parästhesien, Schwitzen, rektale Beschwerden, epileptische Anfälle
Orlistat: Flatulenz, Stuhldrang, fettiger/öliger Stuhl, Stuhlinkontinenz; Bauchschmerzen, KS, Angstgefühl, Abgeschlagenheit, HWI, Atemwegsinfekte, Pankreatitis
Amfepramon: Psychosen, Depression, Schlaflosigkeit, Tachykardie, Schwindel, Mundtrockenheit, Abhängigkeit, pulmonalarterielle Hypertonie

Sibutramin *TTK 2,70–2,80 € (10–15 mg); Gr 4, Kl/La 1, Kl*

HN *p.o.:* **Reductil®** 10|15 mg/Kps.

Dos **medikamentöse Behandlung einer ausgeprägten Adipositas:**
- 10–15 mg/d morgens p.o., Dosissteigerung auf bis zu 30 mg/d möglich
- *Therapieabbruch:* Wenn Gewichtsverlust in 3 Mo. < 5% des KG
- *Max. Therapiedauer:* 1 J. lang (keine Datenlage)

PK max. Plasmakonz. nach 1,2 h, HWZ 1,1 h, HWZ der Metabolite 14–16 h, PEB > 90%, v.a. hepatische Metabolisierung, renale Elimination

Orlistat *TTK 3,15 € (360 mg); Kl/Kl*

HN **Xenical®** 120 mg/Kps.

Dos **medikamentöse Behandlung einer ausgeprägten Adipositas:**
- *p.o.:* Je 120 mg Kps. zur Mahlzeit (keine Kps. bei fettfreier Mahlzeit!)
- *Max-Dosis:* 3 × 120 mg/d p.o.; *max. Therapiedauer:* 2 J.

PK keine Resorption des Wirkstoffes, in der Darmwand z. T. metabolisiert und über die Fäzes zu 83% unverändert eliminiert

Amfepramon *TTK 1,89 € (75 mg); 1–0,61 € (60–75 mg ret.); Kl/Kl*

HN *p.o.:* **Regenon®** 25 mg/Kps., 60 mg/Ret.-Tbl., **Tenuate®** 75 mg/Ret.-Tbl.

Dos **Adipositas:**
- *Erw u. Kinder > 12 J.:* bis zu 3 × 1 Kps./d p.o. oder 1 × 1 Ret.-Kps.|-Tbl./d p.o.
- *Max-Dosis:* 75 mg/d p.o.; max. *Behandlungsdauer:* 12 Wo.
- letzte Einnahme nicht später als 4 h vor dem Schlafengehen

PK intensiver First-pass-Effekt, max. Plasmakonz. nach 50 min (**Regenon**®) bzw. 4–8h (**Tenuate**®), HWZ 10 h, hauptsächlich renale Elimination nach Transformaton in aktive Metaboliten

4.11 Digestiva inkl. Enzyme

Ind exokrine Pankreasinsuffizienz

Wi Pankreasextrakt vom Schwein, enthält Lipasen, α-Amylase, Proteasen, Trypsin und Chymotrypsin

KI akute Pankreatitis

NW bei hohen Dosen: Kolitis, Hyperurikämie, Strikturen und Fibrosen der Ileozökalregion, Diarrhö

Pankreatin *TTK 0,45 € (20.000 IE); Am/Am*

HN *p.o.:* **Kreon**® 40.000 IE/Pellet-Beutel, 20.800 IE/Granulat-Beutel, für Kinder 500 IE/Mikropellets à 100 mg, **Pangrol**® 20.000 | 40.000 IE/Tbl., **Pankreatan**® 36.000 IE/Kps., **Panzytrat**® 40.000 IE/Kps. – *alle: 10.000 | 25.000 IE/Kps.;* **Cotazym**® 10.000 | 20.000 | 30.000 | 40.000 IE/Kps., **Pankreon**® 10.000 IE/Tbl., 36.000 IE/Granulat-Beutel, -forte 28.000 IE/Tbl.

Dos **exokrine Pankreasfunktionsstörung mit Maldigestion**:
- *p.o.:* 20.000–50.000 IE pro Mahlzeit p.o. (individuelle Dosisanpassung)
- *Max-Dosis:* 15.000–20.000 IE/kg KG/d

PK Gabe während der Mahlzeit, ggf. Gabe von Säurehemmern, keine Resorption im Gastrointestinaltrakt, Ausscheidung mit dem Stuhl nach Denaturierung durch Verdauungssäfte oder durch Bakterien

4.12 Gallentherapeutika

Ind Cholesterin-Gallenblasensteine (bis 10 mm) bei funktionsfähiger Gallenblase, Gallenrefluxgastritis, symptomatische Behandlung der primär biliären Zirrhose

Wi Cholesterinkonzentration der Gallenflüssigkeit nimmt ab (Resorptionshemmung von Cholesterin im Darm und Bildung von „Flüssigkristallen“ mit Cholesterin), Dauer der Gallensteinauflösung 6–24 Mo.!

KI akute Cholezystitis und Cholangitis, extrahepatische Cholestase, akute oder chronische Hepatitis, Leberzirrhose, entzündliche Darmerkrankungen

NW breiförmige Stühle, Verkalkung von Gallensteinen, *Chenodeoxycholsäure:* Diarrhö, Transaminasen ↑

Ursodeoxycholsäure *TTK 1,68 € (750 mg); KI im 1. Trim, sI im 2.+3. Trim./KI*

HN *p.o.:* **Cholit-Urso®**, **Cholofalk®**, **UDC (Generika)**, **Ursofalk®** 250 mg/5 ml Susp. – *alle: 250 und/oder 400 mg/Kps. bzw. Tbl.;* **Ursochol®** 150|300 mg/Tbl.

Dos **Gallenstein-Auflösung:** 7–10 mg/kg KG/d; bis 60 kg KG 500 mg/d; 60–80 kg KG 750 mg/d; 80–100 kg KG 1000 mg/d; > 100 kg KG 1250 mg/d p.o. in 2 ED (1/3 morgens, 2/3 abends) über 3–24 Mo.

primär biliäre Zirrhose: 8–15 mg/kg KG/d in 2 ED

Gallenrefluxgastritis:

- 250 mg/d p.o. am Abend über 2–8 Wo.
- *Kinder: initial* 13 mg/kg KG verteilt auf 2 ED/d, je nach klin. Verträglichkeit und Wi *Dosissteigerung* auf 3–4 × 10 mg/kg KG/d p.o.

PK Absorptionsrate 60–80%, HWZ 3,5–5,8 d, First-pass-Clearance der Leber 60%, biliäre Elimination

Chenodeoxycholsäure *TTK 1,71–3,42 € (750–1500 mg); KI/La 1, KI*

HN *p.o.:* **Chenofalk®** 250 mg/Hartkps.

Dos **Auflösung von röntgennegativen Cholesterin-Gallenblasensteinen (< 15 mm) bei funktionsfähiger Gallenblase:** 3–6 Hartkps./d p.o. je nach kg KG (15 mg/kg KG/d p.o.)

PK HWZ 45 h

5.1 Herzglykoside

Ind chronische manifeste Herzinsuffizienz NYHA III–IV, Vorhofflimmern und -flattern bei absoluter Arrhythmie, supraventrikuläre Tachykardie

Wi durch partielle Hemmung der Na^+/K^+-ATPase Erhöhung des intrazellulären Na^+ → Aktivierung des Na^+/Ca^{2+}-„exchangers" → intrazelluläres Ca^{2+} ↑ → Kontraktilität des Herzmuskels ↑ (positiv inotrop), positiv bathmotrop, negativ chromo- und dromotrop

KI *alle:* AV-Block II° + III° ohne Schrittmacher, Myokarditis, Kammertachykardie, Sick-Sinus-Syndrom, WPW-Syndrom, HOCM, KHK ohne Herzinsuffizienz, chron. konstriktive Perikarditis, Aortenaneurysma, subvalvuläre Aortenstenose, Aortenaneurysma, Hypokaliämie, Hyperkalzämie, unmittelbar vor und nach Kardioversion

β-Acetyldigoxin/Digoxin/Metildigoxin: Niereninsuffizienz

NW Übelkeit und Erbrechen, Sehstörungen, KS, Delirien, Halluzinationen, Schlaflosigkeit, HRST (ventrikuläre Extrasystolen, Kammertachykardien, AV-Block)

Acetyldigoxin (β) *TTK 0,12–0,24 € (0,2–0,3 mg); Am/Am*

HN *p.o.:* **β-Acetyldigoxin (Generika), Beta Acetyldig®, Digostada®, Digotab®, Digox von ct®, Novodigal®, Stillacor®** *– alle: 0,1 | 0,2 mg/Tbl.*

Dos **chron. manifeste Herzinsuffizienz NYHA III–IV, Tachyarrhythmia absoluta bei Vorhofflimmern und -flattern, supraventrikuläre Tachykardie:**

- *langsame Aufsättigung:* 0,2–0,3 mg/d p.o. (Vollwirkdosis nach 8–10 d)
- *schnelle Aufsättigung:* p.o. über 2 Tage 3 × 0,2 mg/d, dann
- *Erh-Dosis:* 1 × 0,2–0,3 mg/d morgens p.o. unter Spiegelkontrolle

▸ *Dosisreduktion bei Niereninsuffizienz:* S. 486

PK BV 60–80%, PEB 30%, Wi-Beginn p.o. nach 60–180 min, Wi-Dauer 4–8 d, HWZ 1,6 d, Abklingquote 20–30%/d, renale Elimination zu 75%

Digitoxin *TTK p.o.: 0,14–0,16 € (0,07–0,1 mg); i.v.: 2,50 € (0,25 mg); Amp. Gr 3, KI; p.o. Am/Am*

HN *p.o.:* **Coramedan®**, **Digimed®** 0,1 mg/ Tbl., **Digimerck®** 0,05 | 0,1 mg/Tbl., **Digitoxin AWD** – *alle: 0,07 mg/Tbl.*
i.v.: **Digimerck®** 0,1 mg/Amp., **Digitoxin** (**Generika**) – *alle: 0,25 mg/Amp.*

Dos **chron. manifeste Herzinsuffizienz NYHA III-IV, Vorhofflimmern und -flattern bei Tachyarrhythmia absoluta, supraventrikuläre Tachykardie:**

- *langsame Aufsättigung: Beginnen* mit *Erh-Dosis* von 1 × 0,07–0,1 mg/d p.o. → Vollwirkdosis wird in einem Mo. erreicht
- *mittelschnelle Aufsättigung:* 1. d 2 × 0,25 mg/d, 2. + 3. d 1 × 0,25 mg/d i.v. oder p.o., dann *Erh-Dosis* mit 1 × 0,07–0,1 mg/d p.o.
- *schnelle Aufsättigung:* 1. + 2. d 2 × 0,25 mg/d i.v., dann *Erh-Dosis* mit 1 × 0,07–0,1 mg/d p.o. (nach Spiegel und klin. Effekt)

PK BV 90–100%, PEB 95%, Wi-Beginn nach 25–120 min (i.v.), nach 180–300 min (p.o.), Wi-Dauer 14–21 d, HWZ 6–7 d, Abklingquote 7%/d, Elimination zu 60–80% hepatisch (enterohepatischer Kreislauf), Rest renal

Digoxin *TTK p.o.: 0,15–0,18 € (0,2–0,3 mg); i.v.: 1,80 € (0,25 mg); Am/Am*

HN *p.o.:* **Digacin®**, **Digoxin 0,25 R.A.N.®**, **Lanicor®**, **Lenoxin®** 0,125 mg/Tbl., Liquidum für Kinder 0,05 mg/ml – *alle: 0,25 mg/Tbl.*
i.v.: **Lanicor®** 0,25 mg/Amp.

Dos **chron. manifeste Herzinsuffizienz NYHA III–IV, Tachyarrhythmia absoluta bei Vorhofflimmern und -flattern, supraventrikuläre Tachykardie:**

- *langsame Aufsättigung: Beginnen* mit *Erh-Dosis* von 1 × 0,2–0,3 mg/d p.o., Vollwirkdosis wird in 8 d erreicht
- *mittelschnelle Aufsättigung: i.v.:* 2 × 0,2 mg/d für 3 d, dann *Erh-Dosis* von 1 × 0,2–0,3 mg/d p.o.; *p.o.:* 1. d 3 × 0,2 mg, 2. + 3. d2 × 0,2 mg dann *Erh-Dosis* von 1 × 0,2–0,3 mg/d p.o.
- *schnelle Aufsättigung: Initial* 0,4 mg i.v., dann 4 × 0,2 mg/d i.v. für 2 d, dann 0,35 mg/d p.o.

- *Kinder:* s. Fachinfo
- *Dosisreduktion bei Niereninsuffizienz:* S. 487

PK BV 60–80%, PEB 25–30%, Wi-Beginn nach 3–30 min (i.v.), nach 60–180 min (p.o.), Wi-Dauer 4–8 d, HWZ 1,6 d, Abklingquote 20–30%/d, Elimination zu 75% renal

Metildigoxin *TTK 0,19–0,30 € (0,15–0,20 mg); sl/Am*

HN *p.o.:* **Lanitop**® E 0,15 mg/Tbl., **mite** 0,05 mg/Tbl., 0,1 mg/Tbl., **liquidum** 0,6 mg/ml (= 45 Trpf.)

Dos **chron. manifeste Herzinsuffizienz NYHA III°–IV°, Vorhofflimmern und -flattern bei Tachyarrhythmia absoluta, supraventrikuläre Tachykardie:**

- *schnelle Aufsättigung:* 3 × 0,2 mg/d p.o. für 2 (– 4) d
- *mittelschnelle Aufsättigung:* 1 × 0,3 mg/d p.o. für 3 d
- *langsame Aufsättigung*: 1 × 0,15 mg/d p.o. für 10 d
- *Erh-Dosis:* 1 × 0,15–0,20 mg/d p.o. [Dosisbereich: 0,05–0,3 mg/d], Serumspiegelkontrolle!
- *Kinder Erh-Dosis:* > 30 kg > 0,20 mg/d (15 Trpf.); > 25 kg 0,18 mg/d (15 Trpf.); > 19 kg 0,16 mg/d (12 Trpf.); > 15 kg 0,13 mg/d (10 Trpf.); > 11 kg 0,1 mg/d (8 Trpf.); > 6 kg 0,07 mg/d (5 Trpf.); > 3 kg 0,04 mg/d (3 Trpf.)
- *Dosisreduktion bei Niereninsuffizienz:* S-Krea < 1,2 mg/dl → normale Dosis; 1,2–2,0 mg/dl → ½ Dosis; bis 3,0 mg/dl → 1/3 der Dosis; > 3,0 mg/dl → ¼ der Dosis, Serumspiegelkontrolle!

PK BV 80–90%, teilweise hepatische Demethylisierung zu Digoxin, PEB 20–30%, HWZ 50 –60 h, Wi-Beginn nach 10–20 min (p.o.), Wi-Dauer 4–8 d, Abklingquote 20%, überwiegend renale Elimination (> 60%)

5.2 Antiarrhythmika

5.2.1 Klasse Ia

Ind symptomatische und bedrohliche supraventrikuläre und ventrikuläre HRST, WPW-Syndrom

Wi direkte stabilisierende Wi auf die Membran aller Herzzellen (→ neg. chronotrop, neg. dromotrop, neg. inotrop, Verlängerung der Refraktärzeit), anticholinerg, parasympatholytisch und α-sympatholytisch

KI *alle:* AV-Block II°–III° (ohne Herzschrittmacher), Bradykardie, Sick-Sinus, bifaszikulärer Block, verlängertes QT-Intervall, Schenkelblock (bei i.v. Gabe), schwere Herzinsuffizienz, nach Herzinfarkt (bis 3 Mo.), kardiogener Schock, Hypotonie, Digitalisintoxikation
Disopyramid: Engwinkelglaukom, Prostatahyperplasie, Harnverhalt, Myasthenia gravis, schwere Leber- und Niereninsuffizienz

NW *alle:* proarrhythmogene Wirkung (bis Asystolie), Tachykardie durch verbesserte AV-Überleitung, Agranulozytose, Thrombopenie
Ajmalin: SA- und AV-Blockierungen, Leberschädigung (cholestatische Hepatitis) mit Transaminasenanstieg, epileptische Anfälle, Verwirrtheitszustände, Schwindel
Chinidin: Erbrechen und Diarrhö (in 30 %), Ohrensausen, Doppeltsehen, Farbsehstörungen, Lungenfibrose, psychotische Reaktionen
Disopyramid: anticholinerg (Mundtrockenheit, Akkomodationsstörungen, Glaukomanfall, Harnverhalt, Erbrechen, Obstipation)

Chinidin

TTK 0,90–1,80 € (400–800 mg); Gr 6, sl/La 1, sl

HN *p. o.:* **Chinidin duriles®** 200 mg/Ret.-Tbl., **Chinidin-Retard-Isis®** 250 mg/Tbl.

Dos **Prophylaxe tachykarder supraventrikulärer HRST:**
2 × 200–400 mg/d p.o.
Prophylaxe eines Vorhofflimmern- oder -flatternrezidives:
2 × 400–600 mg/d p.o.
medikamentöse Rerhythmisierung von Vorhofflimmern oder -flattern: 2 × 400–1000 mg/d p.o.
ventrikuläre HRST: Dosierung unter Berücksichtigung des klin. Erfolges unter Monitorkontrolle (nicht Mittel der 1. Wahl), siehe auch Fachinfo

- *Max-Dosis:* 2,5 g/d
- *Kinder:* > 12 J. 200 mg/d, > 7 ½ J. 100 mg/d, > 3 J. 75 mg/d, > 1 J. 50 mg/d, > ½ J. 25 mg/d, > ¼ J. 25 m/d jeweils in 2 ED p.o., als *Erhaltungstherapie* doppelte Dosis; *Max-Dosis*: bis 20 mg/kg KG/d

PK 40–90 %, HWZ 6–7 h (bei Leberzirrhose bis 50 h), max. Plasmakonz. nach 1–3 h, max. Wi nach 1–3 h, PEB 80 %, überwiegend hepatisch metabolisiert, renal eliminiert

Disopyramid *TTK p.o.: 1,40–1,50 € (600 mg); sl/sl*

HN *p.o.:* **Norpace S®** 150 mg/Kps., **Rythmodul®** 100|200 mg/Kps., 250 mg/Ret.-Tbl., mg

Dos **tachykarde supraventrikuläre HRST, symptomat. ventrikuläre tachykarde HRST:** 2 × 300 mg/d oder 4 × 150 mg/d oder 2 × 250 mg Ret./d

- *< 50 kg KG:* 4 × 100 mg/d; *Max-Dosis:* 800 mg/d
- *Dosisreduktion bei Niereninsuffizienz (GFR < 40 ml/min):* GFR 30–40 ml/min → 100 mg alle 8 h; GFR 15–30 ml/min → 100 mg alle 12 h; GFR < 15 ml/min → 100 mg alle 24 h

PK BV 80–90%, max. Plasmakonz. nach 1–2 h, PEB 60%, HWZ 5–10 h, überwiegend renale Elimination (80%)

Verapamil + Chinidin *TTK 2,50 € (3 Tbl.); sl/sl*

HN *p.o.:* **Cordichin®** Filmtbl. (80 mg Verapamil + 160 mg Chinidin)

Dos **Arrhythmia absoluta bei Vorhofflimmern:**

- *zur Kardioversion*: 3 × 1 Tbl./d p.o.; ggf. Steigerung alle 3 dum jeweils 1 Tbl. bis max: 3 × 2 Tbl./d p.o.
- *Rezidivprophylaxe*: max. 2 × 1 Tbl./d p.o.

Ajmalin *TTK 4,50 € (1 Amp.); KI im 1. Trim., sl 2. + 3. Trim./sl*

HN *i.v.:* **Gilurytmal®** 50 mg/Amp. à 10 ml

Dos **tachykarde supraventrikuläre HRST, symptomat. ventrikuläre tachykarde HRST:**

- *akut:* 25–50 mg i.v. (wegen RR-Abfall langsam geben, max. 2,5–10 mg/min)
- *Perfusor:* 0,5–1 mg/kg KG/h (bei 70 kg 35–70 mg/h = 7–14 ml/h bei 5 mg/ml) i.v. (unter EKG-Kontrolle); „Rezept": 5 Amp. = 250 mg verdünnen mit NaCl 0,9% auf 50 ml = 5 mg/ml

PK Wi-Beginn nach 1 min, Wi-Dauer 20–30 min, HWZ 5–6 h, PEB 75%, v.a. hepatische Metabolisierung, 5–10% werden unverändert renal eliminiert

Detajmiumbitartrat *TTK 2,80–5,50 € (100–200 mg); KI/KI*

HN *p.o.:* **Tachmalcor®** 25 mg/Drg.

Dos **tachykarde supraventrikuläre HRST:** *initial:* 3–4 × 1–3 Drg./d p.o. (75–300 mg/d)

ventrikuläre Tachykardie:

- *Initial:* alle 4–6 h 1–2 Drg./d p.o. (100–300 mg/d).
- *Erh-Dosis:* 3–4 Drg./d p.o. (75–100 mg/d)
- ▸ *Kinder:* 1–2 mg/kg KG/d, Einnahmeintervall 6–8 h

PK BV 30%, max. Plasmakonz. nach 1–3 h, HWZ 8 h, PEB 59%

Prajmaliumbitartrat *TTK 0,70–1,40 € (20–40 mg); Kl im 1. Trim., sl im 2. + 3. Trim./sl*

HN *p.o.:* **Neo-Gilurytmal®** 20 mg/Tbl.

Dos **supraventrikuläre/ventrikuläre tachykarde HRST, WPW-Syndrom:**

- *Initial* (2–3 d): 3–4 × 1 Tbl./d gleichmäßig verteilt
- *Dauerbehandlung:* 2–4 × ½ Tbl./d p.o.
- *Max-Dosis:* amb. 100 mg/d, Klinik 120 mg/d p.o.
- ▸ *Leberfunktionsstörung:* evtl. Dosisreduzierung
- ▸ *Dosisreduktion bei Niereninsuffizienz:* um 50–75%

PK BV 78%, max. Plasmakonz. nach 60–90 min, HWZ 4–7 h, PEB 60%, renale und biliäre Elimination nach z.T. hepatischer Metabolisierung

5.2.2 Klasse Ib

Ind *alle:* schwere ventrikuläre Extrasystolie/Tachykardie
Lidocain: Kammerarrhythmien bei Infarkt, defibrillationsresistentes Kammerflimmern

Wi Membranstabilisierung durch Verringerung des langsamen Na^+-Einstroms bei systolischer Depolarisation durch die Zellmembran, Verzögerung der Bildung + Fortleitung von Reizen

KI *alle:* Bradykardie, AV-Block II° oder III°, kardiogener Schock, dekompensierte Herzinsuffizienz *Mexiletin:* in den ersten 3 Monaten nach Myokardinfarkt, reduzierte linksventrikuläre Funktion (EF < 35%), Sick-sinus-Syndrom, Überleitungsstörungen, Hypotonie

NW *alle:* Sinusknotensyndrom, AV-Block, RR-Abfall, Bradykardie, Asystolie, Schwindel, epileptische Anfälle, Verwirrtheitszustände (häufig), Bewusstseinsstörungen bis Koma
Mexiletin: Nausea (in > 50%)

Lidocain *TTK 0,50–2,- € (10 ml 0,5%, 1% oder 2%); sl/sl*

HN *parenteral:* **Licain®**, **Lidocain (Generika)**, **Lidojet®** 50|500 mg/5|50 ml ml, **Heweneural 1%®**, **Xylocain®** f.d. Kardiologie 20% =

200 mg/ml, **Xylocitin**®, **Xyloneural**® – *alle: 0,5%|1%|2% mit 5|10|20 mg/ml*

Dos **Ventrikuläre tachykarde HRST, Kammerarrhythmie bei Infarkt, defibrillationsresistentes Kammerflimmern:**

- *i.v.-Bolus:* 1 mg/kg KG langsam i.v. = 50–100 mg i.v., ggf. *Wdh.* nach 5–10 min
- *Perfusor:* Amp. = 1000 mg (= 1 Amp. à 5 ml 20% **Xylocain**®) verdünnen mit G 5% auf 50 ml = 20 mg/ml; 0,86–3,42 mg/kg KG/h = 3–12 ml/h (bei 70 kg KG)
- *Max-Dosis:* 6 g/d zur Therapie von HRST
- ▶ *Kinder mit ventrikulären Extrasystolen, Tachykardie: Akut* 1–2 mg/kg KG/min; *Erh-Dosis:* 1–3 mg/kg KG/h
- ▶ *Dosisreduktion bei schwerer Herz- und Leberinsuffizienz:* um bis zu 50%!

PK HWZ 1,6 h (i.v.), Wi-Beginn nach 1–2 min, Wi-Dauer 15–20 min; PEB 60%, hepatischer Umbau in z. T. aktive , renale Elimination

Mexiletin

TTK p.o.: 1,20 € (600 mg); i.v.: 8,30 € (1 Amp.); Gr 8, Kl/La 4, Kl

HN *p.o.:* **Mexitil**® mite 100|200 mg/Kps., mg
i.v.: **Mexitil**® 250 mg/Amp. à 10 ml

Dos **ventrikuläre Herzrhythmusstörungen:**

- *akut p.o.:* 2 × 200 mg = 400 mg p.o., dann 3 × 200 mg/d p.o.
- *akut i.v.:* 125–250 mg/10 min i.v., dann 125–250 mg in 60 min, danach liegt die *Erh-Dosis* bei 125–250 mg/240 min i.v.
- *Perfusor:* 500 mg verdünnen mit NaCl 0,9% auf 50 ml = 10 mg/ml → 31–62,5 mg/h = 3,1–6,3 ml/h i.v. (= 125–250 mg/240 min)
- *Dauertherapie:* 3 × 200 mg/d p.o. *oder* 2 × 360 mg ret./d p.o.
- ▶ *Dosisanpassung bei Nieren- und Leberinsuffizienz:* siehe Fachinfo

PK BV 85%, max. Plasmakonz. nach 1–3 h, ret. 8–10 h, PEB 55%, HWZ 10–17 h, hepatischer, Ausscheidung renal

Phenytoin (PHT)

TTK i.v.: 6–7,50 € (250 mg); sl/sl

HN *i.v.:* **Epanutin**®, **Phenhydan**® – *alle: 250 mg Phenytoin/Amp. à 5 ml*

Dos **Digitalis-Intoxikation:** Perfusor 125 mg mit 0,9%iger NaCl auf

20 ml verdünnen, davon 1 ml/h = 6 mg/h, Dauer der Infusion nach Klinik

PK HWZ i.v. 10–15 h, PEB 90%, nach hepatischer Glukuronidierung Elimination über Urin >> Fäzes

5.2.3 Klasse Ic

Ind symptomatische höhergradige ventrikuläre Extrasystolien, therapierefraktäre Vorhoftachykardien, symptomatische supraventrikuläre Tachykardien (z. B. WPW-Syndrom)

Wi frequenzabhängige membranstabilisierende und Na^+-kanalblockierende Wi → starke Leitungsverzögerung durch chinidinartige Wi, β-sympatholytische und kalziumantagonistische Wi → neg. inotrop, neg. dromotrop und verlängerte Refraktärzeit → Suppression von supraventrikulären und ventrikulären Heterotopien

KI AV-Block II° – III°, schwere Bradykardie, SA-Block, Sick-Sinus-Syndrom (ohne Herzschrittmacherschutz), manifeste Herzinsuffizienz, erste 3 Mo. nach Myokardinfarkt, schwere Hypotonie, Elektrolytstörungen

NW *alle:* Bradykardie, SA- und AV-Block, RR-Abfall, proarrhythmogener Effekt v.a. bei Z n. Myokardinfarkt, Schwindel, Übelkeit und Erbrechen
Flecainid: Leberenzymanstieg, cholestatische Hepatose

Propafenon *TTK p.o.: 0,60–0,70 € (600 mg); i.v.: 4,10 € (1 Amp.); sl/sl*

HN *p.o.:* **Cuxafenon®**, **Jutanorm®**, **Propafenon (Generika)**, **Propamerck®**, **Rytmonorm®** 10 mg/Drg. (für Kdr.), **Rhytmo-Puren®** *– alle: 150 | 300 mg/Tbl.*
i.v.: **Propafenon carino®**, **Rytmonorm®** - *alle: 70 mg/ Amp. à 20 ml*

Dos **symptomatische ventrikuläre Extrasystolien, therapierefraktäre Vorhoftachykardien, symptomatische supraventrikuläre Tachykardien:**

- *p.o.:* 3–5 × 150 mg/d oder 2 × 300 mg/d p.o.
- *akut:* 0,5–1 mg/kg KG (35–70 mg/70 kg KG) über 5 min i.v., ggf. auch Dosissteigerung auf 2 mg/kg KG (2. Injektion frühestens nach 90–120 min)

- *Perfusor:* 12–30 mg/h = 4–10 ml/h i.v. (unter EKG-Monitor) (2 Amp. à 70 mg [=140 mg] mit G 5% auf 50 ml verdünnen → 2,8 mg/ml)
- *Max-Dosis:* 900 mg/d
- *Kinder:* > 12 J. 450 mg/d; > 7 ½ J. 300 g/d; > 3 . 225 mg/d; > 1 J. 150 mg/d; > ½ J. 75 mg/d; > ¼ J. 75 mg/d p.o. jeweils auf 3–5 ED/d verteilt

▸ Dosisreduktion bei Niereninsuffizienz: S. 489

PK BV dosisabhängig 10–50%, max. Plasmakonz. nach < 3 h, PEB 95%, HWZ 3,8–5 h, Wi-Eintritt p.o. nach 30–60 min, Steady-state am 3.–4. Tag, nach hepatischem Metabolismus in aktiven Hauptmetaboliten renale (40%) Elimination

Flecainid *TTK p.o.: 1,40–1,80 € (200–300 mg); i.v.: 3,65 € (1 Amp.); Gr 4, sl/La 2, sl*

HN *p.o.:* **Flecadura®, Flecainid-ISIS®, Tambocor®** – *alle: 50 | 100 mg/Tbl.*
i.v.: **Tambocor®** 50 mg/5 ml Amp.

Dos **tachykarde supraventrikuläre HRST:**

- *akut:* 1 mg/kg KG in 5 min i.v. (70 mg/70 kg KG), nach 20 min ggf. erneut 0,5 mg/kg KG in 5 min i.v. (35 mg/70 kg KG)
- *p.o.:* 2 × 100–150 mg/d
- *Perfusor:* 8,0–16,6 mg/h i.v. = 1,6–3,32 ml/h bei 5 mg/ml (EKG-Monitoring!)
- *Perfusor-„Rezept“:* 5 Amp. = 250 mg mit G 5% verdünnen auf 50 ml = 5 mg/ml
- *Max-Dosis:* 300–400 mg/d

▸ *Dosisreduktion bei Nieren- (S-Krea > 1,5 mg/dl) oder manifester Leberinsuffizienz:* Max. 200–300 mg/d bei mehrtägiger Anwendung

PK BV 100%, PEB 40%, HWZ 14–18 h, zur Hälfte unveränderte renale Elimination (Urin-pH abhängig), z. T. schwächer aktive Metabolite werden auch renal eliminiert

5.2.4 Klasse II → Betarezeptoren-Blocker s. Seite 195

5.2.5 Klasse III

Ind *alle:* symptomatische tachykarde supraventrikuläre HRST, Tachyarrhythmia absoluta, WPW-Syndrom, schwerwiegende symptomatische tachykarde ventrikuläre HRST
Sotalol: arterielle Hypertonie (p.o.)

Wi *Amiodaron:* Repolarisationshemmer, verlängert anterograde Erregungsleitung durch Verlängerung der effektiven Refraktärzeit in Vorhof und Kammer → Verlängerung des Aktionspotenzials, neg. chronotrop auf Sinusknotenautomatie, neg. dromotrop auf gesamtes Erregungsleitungssystem nicht selektiver β-Blocker (niedrige Dosis: 25–50 mg) mit Eigenschaften eines Kaliumkanalblockers (höhere Dosis: etwa 150 mg), ohne ISA, HF, HZV und AV-überleitung nehmen ab, Verlängerung des Aktionspotenzials und QT-Intervalls, bei Hypertonie Senkung des diastolischen und systolischen RR

KI *alle:* SA-Block, AV-Block II°–III°, SA-Block, Sick-Sinus-Syndrom (ohne Herzschrittmacherschutz), Bradykardie, Hypokaliämie
Amiodaron: autonome Schilddrüsenfunktionsstörungen, Hyperthyreose, Jodallergie, Kombination mit MAO-A-Hemmer
Sotalol: akuter Herzinfarkt, Hypotonie, manifeste Herzinsuffizienz, Asthma bronchiale, Cor pulmonale, schwere pAVK, Azidose, schwere Niereninsuffizienz

NW *alle:* Bradykardie, AV-Block, HRST
Amiodaron: Hyperthyreose, Pneumonitis, Lungenfibrose, Neuropathie, Sehstörungen, Kornea-Trübung, Photosensibilisierung, Hepatitis
Sotalol: Verstärkung von Herzinsuffizienz, Hypotonie, Bronchokonstriktion, periphere Durchblutungsstörungen, Hypoglykämieneigung bei insulinbehandeltem diabetes mellitus

Amiodaron *TTK p.o.: 0,95 € (200 mg); i.v.: 7,90–8,50 € (1 Amp.); KI/KI*

HN *p.o.:* **Amiodarex®**, **Amiodaron (Generika, ratiopharm® 100 mg/Tbl.)**, **Amio (Generika)**, **Cordarex®**, **Cornaron®**, **Tachydaron®** – *alle: 200 mg/Tbl.*

parenteral: **Amiodaron-ratiopharm®**, **Cordarex®** – *alle: 150 mg/Amp. à 3 ml*

Dos **tachykarde supraventrikuläre HRST, tachykarde ventrikuläre HRST:**

- *i.v.:* 300 mg langsam (> 3 min) i.v. oder 300 mg in 30–120 min einmalig als Kurzinf. in 250 ml G 5% i.v., dann Fortführung als
- *Dauerinf. zur schnellen Aufsättigung:* 10–20 mg/kg KG/d (700–1400 mg/70 kg KG/d) in 500 ml G 5% i.v. über ZVK bis zu einer Gesamtdosis von 6 g
- *p.o.:* Aufsättigung 2–3 (– 4) × 200 mg/d p.o. für 8–10 d, dann *Erh-Dosis* 200 (– 400) mg/d für 5 din einer Wo p.o.

▸ *Kinder:* 3–12 J. 100–200 mg/d p.o.; < 1 J. 25–50 mg/d p.o. (jeweils für 10 d, dann mit halber Dosis fortfahren)

PK BV 20–80%, sehr langsame Resorption (5–10 h), PEB 95%, max. therapeutischer Effekt nach Tagen bis Wochen, HWZ 2–4 Wo. bis zu 100 d (Kumulationsgefahr!), zu 80–85% hepatische Elimination

Sotalol *TTK p.o.: 0,30–0,60 € (160–320 mg); i.v.: 11,40 € (1 Amp.); sl/sl*

HN *p.o.:* **Corsotalol®**, **Darob®**, **Favorex®**, **Gilucor®**, **Jutalex®**, **Rentibloc®** 40 mg/Tbl., **Sota** (**Generika**, **Hexal®** 40 mg/Tbl.), **Sotalex®**, **Sotalol** (**Generika**, **corax®** 40 mg/Tbl., -**ratiopharm®** 40 mg/Tbl.) – *alle: 80 | 160 mg/Tbl.*
i.v.: **Sotalex®**, **Carino®** – *alle: 40 mg/Amp. à 4 ml*

Dos **tachykarde supraventrikuläre HRST, tachykarde ventrikuläre HRST:**

- *akut:* 20 mg über 5 min i.v., ggf. Wdh. nach 20 min, max. 1,5 mg/kg KG
- *p.o.: initial* 2 × 40–80 mg/d, je nach Klinik ggf. wöchentliche Steigerung um max. 160 mg/d bis *max. Gesamtdosis* von 480–640 mg/d

▸ *Dosisreduktion bei Niereninsuffizienz:* S-Krea 2–5 mg/100 mg um 50%, > 5 mg/100 mg um 75%, s. auch S. 489

PK BV 90–100%, max. Plasmakonz. nach 2–3 h, Steady-state nach 2–3 d, HWZ 7,5–15 h, keine PEB, Elimination unverändert v.a. renal

Adenosin *TTK 3–8,- € (3 mg); Gr 4, sl/La 1, KI*

HN *i.v.:* **Adenoscan**® Inf.-Lsg. 30 mg/Amp. à 10 ml, **Adenosin Item**™ **D+T**® Inf.-Lsg. 50 mg/Amp. à 10 ml, **Adrekar**® 6 mg/ Amp. à 2 ml

Dos **tachykarde supraventrikuläre HRST (AV-Knoten-Reentry-Tachykardie):** 1. Dosis 3 mg i.v. (in 2 sek als Bolus), dann nach jeweils 1–2 min 2. Dosis 6 mg i.v., dann 3. Dosis 9 mg i.v., dann 4. Dosis 12 mg i.v. so lange bis klin. Wi-Erfolg eintritt

PK Wi-Beginn < 20 sek, kurze Wi-Dauer von 1–2 min, max. Wi nach 10–30 sek, HWZ < 10 sek (nach 5–15 min Plasmakonz. im Normbereich)

5.2.6 Klasse IV → Ca-Antagonisten mit AA-Wirkung → s. Seite 203

5.2.7 Antibradykarde Antiarrhythmika

Ind *alle:* Bradykardie, Bradyarrhythmie mit SA-Blockierung, AV-Block II°
Orciprenalin: Antidot bei relativer oder absoluter Überdosierung von β-Blockern

Wi *Atropin/ Ipratropiumbromid:* Parasympatholytikum, kompetitiver Antagonist vom Acetylcholin am parasympathischen Nervenende → vagale Reflexe ↓, Herzfrequenz ↑
Orciprenalin: Sympathomimetikum mit β_1- + β_2-Rezeptorstimulation → Herzfrequenz ↑

KI *alle:* tachykarde HRST, Tachyarrhythmie, HOCM, manifeste Hyperthyreose
Atropin/Ipratropiumbromid: Glaukom, Prostatahyperplasie, Stenosen im Magen-Darm-Trakt
Orciprenalin: Frischer Herzinfarkt, schwere KHK, Phäochromozytom

NW *alle:* Tachykardie, tachykarde HRST, Extrasystolie, AP, Tremor, Unruhezustände
Atropin/ Ipratropiumbromid: Mydriasis, Glaukomanfall, Miktionsstörungen, Obstipation
Orciprenalin: RR-Abfall, hohes Arrhythmiepotenzial

Ipratropiumbromid *TTK p.o.: 2,30–3,50 € (20–30 mg); i.v.: 9,20 € (1 Amp.); Gr 1, sl/ La 1, sl*

HN *p.o.:* **Itrop®** 10 mg/Tbl.
i.v.: **Itrop®** 0,5 mg/1 ml Amp.

Dos **vagal-bedingte Sinusbradykardien, Bradyarrhythmien mit SA-Blockierungen, AV-Block II:**

- *p.o.: Initial* ½ – 1½ Tbl., auf Dauer: 2–3 × 1–1½ Tbl./d
- *i.v.:* Nur *initial* 0,5 mg = 1 Amp i.v.

PK Resorption 10–30% nach p.o. Gabe, PEB 20%, HWZ 2–4 h, Wi-Dauer 4–6 h, Elimination zu > 70% renal

Orciprenalin *TTK 2,26 € (0,5 mg Amp.); sl/sl*

HN *i.v.:* **Alupent®** 0,5 | 5 mg/Amp. à 1 | 10 ml

Dos **Atropinresistente Bradykardie, absolute Bradyarrhythmie bei VHF, AV-Block II°, Antidot bei Überdosierung von β-Blockern:**

- *akut:* 0,5 mg in 10 ml NaCl 0,9%, davon 1–2 ml i.v., ggf. Wdh. möglich
- *Perfusor:* 10–30 μg/min = 0,1–0,3 ml/min = 6–18 ml/h i.v.;
- *„Perfusor-Rezept":* 1 Amp. à 5 mg verdünnen mit NaCl 0,9% auf 50 ml = 0,1 mg/ml = 100 μg/ml

PK HWZ 2 h, PEB 10%, konjugierte und unveränderte renale Elimination

5.3 Sympathomimetika (außer Herzglykoside)

Ind art. Hypotonie, Herz-Kreislauf-Versagen, kardiogener Schock (*Dobutamin/ Dopamin*), anaphylaktisch und septisch Schock (*Noradrenalin/Adrenalin*), Reanimation (*Adrenalin*), Status asthmaticus (*Adrenalin*)

Wi *Dobutamin:* Stimulation der β_1- > β_2- und α-Rezeptoren → pos. inotrop, chronotrop, dromotrop → HZV und art. Mitteldruck ↑
Dopamin: dosisabhängige α_1, direkt β_1 und indirekt β_2 sowie Dopamin-Rezeptorenstimulation → niedrige Dosierung: periphere arterielle Vasodilatation Organdurchblutung ↑, mittlere Dosierung: RR und kardiale Kontraktilität ↑, hohe Dosierung: RR und HZV ↑↑↑, periphere Vasokonstriktion, renale Durchblutung ↓
Adrenalin: β- > α-Rezeptorenwirkung → pos. inotrop, chronotrop

und bathmotrop → $RR_{syst.}$ ↑, $RR_{diast.}$ ↓, Kontraktilität ↑, HZV ↑, HF ↑, Broncholyse
Noradrenalin: α- > β-Rezeptorenwirkung → positiv inotrop, chronotrop und dromotrop → $RR_{syst./diast}$ ↑, HZV ↑, HF ↑, erhöhter peripherer Gefäßwiderstand

KI manifeste Hyperthyreose, nicht beherrschbare Tachyarrhythmie, schwere Hypovolämie, Phäochromozytom, Hypertonie, Engwinkelglaukom, Blasenentleerungsstörung

NW Tachykardie, HRST bis Kammerflimmern, Hypertonie, AP, Hyperglykämie, Miktionsstörungen, Mikrozirkulationsstörungen der Akren (v.a. bei *Noradrenalin*)

Dobutamin *TTK 12–22,- € (250–500 mg); Gr 5, Am/La 1, KI*

HN *i.v.:* **Dobutamin** (**Generika**) – *alle: 250 | 500 mg/Inj.-Fl. à 50 ml oder Trockensubstanz*

Dos **akute oder akut dekompensierte chron. Herzinsuffizienz:**
- *Perfusor* mit 2,5–12 µg/kg KG/min = 150–720 µg/kg KG/h = 0,03–0,144 ml/kg KG/h (bei 5 mg/ml); für den Perfusor 250 mg auf 50 ml mit NaCl 0,9% verdünnen (= 5 mg/ml oder 5000 µg/ml) oder 50 ml Fertigamp. nutzen
- *niedrige Dosierung:* 2,5 µg/kg KG/min = 175 µg/70 kg KG/min = 2,1 ml/ 70 kg KG/h (bei 5 mg/ml)
- *mittlere Dosierung:* 5 µg/kg KG/min = 350 µg/70 kg KG/min = 4,2 ml/ 70 kg KG/h (bei 5 mg/ml)
- *hohe Dosierung:* 10 µg/kg KG/min = 700 µg/70 kg KG/min = 8,4 ml/70 kg KG/h (bei 5 mg/ml)
- *Max-Dosis:* 40 µg/kg KG/min = 2800 µg/70 kg KG/min = 33,6 ml/70 kg KG/h (bei 5 mg/ml)

PK Wi-Dauer 1–5 min, HWZ 2 min, rascher Metabolismus durch Catechol-O-Methyltransferase (COMT), Elimination über hepatischen Metabolismus

Dopamin *TTK 6–7,50 € (250 mg Inj.-Fl.); sI/KI*

HN *i.v.:* **Dopamin Cari®** 50 | 250 | 500 mg/Amp., **Dopamin Fresenius®** 50 | 200 mg/Amp., 250 | 500 mg/Inj.-Fl. à 50 ml, **Dopamin-ratiopharm®** 50 | 200 mg/Inf.-Fl. à 5 | 10 ml, **Dopamin Solvay®** 50 | 200 | mg250 | 500 mg/Amp. à 5 | 10 | 50 ml

Dos **akute oder akut dekompensierte chron. Herzinsuffizienz:**

- *Perfusor* mit 0,5–20 μg/kg KG/min = 30–1200 μg/kg KG/h = 0,006–0,24 ml/kg KG/h (bei 5 mg/ml). Für den Perfusor 250 mg auf 50 ml mit NaCl 0,9% verdünnen (= 5 mg/ml oder 5000 μg/ml) oder 50 ml Inj.-Fl. nutzen
- *niedrige Dosierung:* 0,5–5 μg/kg KG/min = 35–350 μg/70 kg KG/min = 0,5–4 ml/70 kg KG/h (bei 5 mg/ml)
- *mittlere Dosierung:* 6–9 μg/kg KG/min = 400–600 μg/70 kg KG/min = 4,5–7 ml/70 kg KG/h (bei 5 mg/ml)
- *hohe Dosierung:* > 10 μg/kg KG/min = > 700 μg/70 kg KG/min = > 8 ml/70 kg KG/h (bei 5 mg/ml)

PK HWZ 2–8 min, Wi-Dauer 1–2 min, 75% werden zu Homovanillinmandelsäure, 25% zu Noradrenalin und Vanillinmandelsäure metabolisiert, renale Elimination

Dopexamin *TTK kA; Kl/Kl*

HN *parenteral:* **Dopacard®** 50 mg/Amp. Inf.-Lsg.

Dos **Akutbehandlung der schweren Herzinsuffizienz:** *initial:* 0,5 μg/kg KG/min, alle 10–15 min zunächst auf 1 μg/kg KG/min, dann um jeweils 1 μg/kg KG/min bis auf 4 μg/kg KG/min erhöhen; nur in Ausnahmefällen auf > 4 μg/kg KG/min erhöhen

Tachykardie oder ausgeprägte Hypotonie: Dosissteigerung in Raten von 0,5 μg/kg KG/min

- *Max-Dosis:* 7 mg/kg KG/d
- *max. Inf.-Dauer:* 24 h, bei bestätigter hämodyn. Wirksamkeit 48 h mögl.
- *Konz.:* über ZVK max. 4 mg/ml, peripher venös max. 1 mg/ml

PK HWZ 5–6 min, nach Transformation in inaktive Metaboliten renale und biliäre Elimination

Adrenalin (Epinephrin) *TTK i.v.: 1,40–1,50 € (Amp.); 78,- € (pro Autoinjektor); TTK kA; sl/sl*

HN *parenteral noch zu verdünnen:* **Adrenalin 1:1000 JenaPharm®**, **Suprarenin®** – *alle: 1 mg/Amp. à 1 ml*

parenteral Fertigspritzen zur i.m. Notfallbehandlung: **Anapen®** 0,15 | 0,3 mg/Fertigspritze à 0,3 ml, **Fastjekt®** 2,05 mg/**Fastjekt®**-Autoinjektor à 2,05 ml

Dos **Herz-Kreislaufstillstand:**

- 0,5–1 mg der 1:10 verdünnten Lsg i.v. = 5–10 ml i.v., ggf. dann alle 2–3 min wiederholen; bei ausbleibendem Erfolg 1 mg → 3 mg → 5 mg jeweils im Abstand von 3–5 min
- *Perfusor:* 0,01–0,4 µg/kg KG/min i.v. (bei 70 kg 0,7–max. 28 µg/min i.v.); *„Rezept":* 5 Amp. = 5 mg verdünnen mit NaCl 0,9% auf 50 ml = 100 µg/ml → bei 70 kg KG 0,4 – max. 20 ml/h; Dosissteuerung nach Wi
- *endobronchial:* 2–3 mg auf 10 ml Aqua dest. endobronchial geben

PK BV endobronchial 60–100%, HWZ 3–10 min, Wi-Beginn nach 30–60 sek i.v., endobronchial nach 60–120 sek, Wi-Dauer 3–5 min, endobronchial 15–25 min, zu 70–95% renale Elimination als Vanillinmandelsäure

Noradrenalin = Norepinephrin *TTK 2,40 € (1 mg Amp.); sl/Am*

HN *i.v.:* **Arterenol®** 1|25 mg/1|25 ml Amp.

Dos **Art. Hypotonie, schwerer Schock, insb. anaphylaktisch und septisch:**

- *akut:* 0,3–0,5 mg = 0,3–0,5 ml verdünnt i.v. je nach Wi
- *Perfusor:* 0,05–0,3 µg/kg KG/min (3,5–21 µg/70 kg KG/min.) i.v.; *„Rezept":* 5 Amp. à 1 mg = 5 mg verdünnen mit NaCl 0,9% auf 50 ml = 100 µg/ml, 210–1260 µg/h = 2–12 (max. 18) ml/h bei 70 kg KG
- ▶ *Kinder (akuter RR-Abfall):* > 12 J. 0,4 mg; > 7 ½ J. 0,3 mg; > 3 J. 0,25 mg; > 1 J. 0,2 mg; > ½ J. 0,15 mg; > ¼ J. 0,1 mg verdünnt i.v./(s.c./i.m.), sonst 0,1 µg/kg KG/min i.v.

PK HWZ 1–3 min, Wi-Dauer 1–2 min, PEB 50%, bis zu 15% unveränderte renale Elimination, der Rest wird über hepatische Elimination abgebaut

5.4 Koronartherapeutische Vasodilatatoren

Ind *alle:* KHK, Angina pectoris, Koronarspasmus
Nitroglycerin/ Isosorbiddinitrat/ Isosorbidmononitrat: Myokardinfarkt, Lungenödem, akute + chron. Linksherzinsuffizienz, krisenhafte hypertone Zustände, pulmonale Hypertonie

Wi *Nitrate:* NO Freisetzung → venöse Vasodilatation → Vorlast ↓ → Abnahme des rechts- und linksventrikulären Füllungsdrucks → Verbesserung des Wi-grades der Herzarbeit, Senkung des myokardialen O_2-Bedarfs, Vasodilatation der epikardialen Gefäße
Trapidil: Hemmung der Phosphodiesterase → Abbauhemmung von cAMP → Gefäßdilatation → Senkung der Vor- und Nachlast sowie Lsg. von Koronarspasmen, Thrombozytenaggregationshemmung

KI akutes Kreislaufversagen, kardiogener Schock, Hypotonie, Volumenmangel, Kombination mit Phosphodiesterasehemmern Typ 5 (z. B. Sildenafil (**Viagra®**)), HOCM

NW KS, Hypotonie, orthostatischer Kollaps, reflektorische Tachykardie, Tachyphylaxie (nicht bei Molsidomin)

Nitroglycerin = Glyceroltrinitrat

TTK s.l.: 0,13–0,16 € (1 Kps.); Pflaster: 0,94 € (1 Pfl.); i.v.: 2,80 € (5 mg); sl/sl

HN *p.o.:* **Corangin Nitro®**, **Nitrolingual®** 0,2 forte 1,2 mg/Zerbeiß-Kps., **Nitrolingual® ret.** 2,5 mg/Ret.-Kps., **Nitrangin** 0,2 mg/Zerbeiß-Kps., **Nitrokor®** – *alle: 0,8 mg/Zerbeiß-Kps.*
i.v.: **Aquo-Trinitrosan®** 5|50 mg/1|10 ml Amp., **Nitro Solvay®** Infus N Amp 1 mg/ml, **Nitrolingual®** 5|25|50 mg/5|25|50 ml Amp., **Perlinganit®** 10|50 ml Amp., **Trinitrosan®** 5|50 mg/1|10 ml Amp.
Spray: **Corangin Nitro®**, **Nitrolingual®**, **Nitrangin liquidum®** – *alle: 0,4 mg/Hub*
perkutan: **Deponit®**, **Nitroderm®** TTS, **Minitrans®** – *alle: Pflaster 5|10 mg/24h = 0,2|0,4 mg/h*

Dos **Angina pectoris, Myokardinfarkt, Koronarspasmus, hypertensive Krise, akute + chron. Herzinsuffizienz, kardiales Lungenödem:**

- *i.v.:* 50 mg/50 ml mit 1–6 ml/h = 1–6 mg/h (0,3–1,8 µg/kg KG/min) (Nitratpause bei kont. Inf. alle 24 h für 8–10 h)
- *s.l.:* 1–2 Nitrozerbeißkapseln = à 0,8 mg
- *perkutan:* 1 Pflaster tgl. = 0,2 oder 0,4 mg/h für 24 h
- *Spray:* 1–3 Hub = 1–3 × 0,4 mg/d

PK BV (p.o. < 1%, s.l. 40%, transdermal 55–70%), s.l. Gabe: Wi-Beginn nach 2–3 min, max. Wi nach 5 ± 2 min, 20–30 min lang, HWZ 2,5–4,4 min, nach i.v. Gabe HWZ 2–2,5 min, PEB 60%, sehr lipophil → transdermale Resorption, nach hepatischer Metabolisierung überwiegend renale Elimination

Pentaerythrityltetranitrat *TTK 0,52–1,05 €; Kl/Kl*

HN *p.o.:* **Dilcoran®** 80 mg/Tab., **Nirason N®** 40 mg/Drg., **Pentalong®** 50|80 mg/Tbl.

Dos **Langzeitprophylaxe der Angina pectoris:** 2–3 × 50–80 mg/d p.o.

Isosorbiddinitrat (ISDN) *TTK p.o.: 0,16–0,18 € (20–50 mg); i.v.: 6–61,- € (1–10 mg/h); sl/sl*

HN *p.o.:* **Diconpin®**, **Duranitrat®**, **Isoket®**, **ISDN** (**Generika**), **Isoket®**, **Iso Mack®**, **Iso-Puren®**, **Jenacard®**, **Nitrosorbon®** *– alle: unretardiert 5|10|20 oder 40 mg/Tbl., retardiert 20|40|60|80 oder 120 mg/Ret.-Kps.*
parenteral: **Isoket®** 10|50 mg/10|50 ml Amp. mit 0,1% Lsg., 25 mg/50 ml Amp. mit 0,5% Lsg.

Dos **Angina pectoris, Myokardinfarkt, Lungenödem, hypertone Krise, pulmonale Hypertonie:**
- *p.o.:* 2–4 × 10–12 mg/d (besser Intervalltherapie = 2 × tgl.) oder retard: 2 × 1 Tbl./d
- *i.v.:* 1–10 mg/h i.v.

PK BV p.o. 8–36%, s.l. 60%, s.c. 30%, HWZ 0,7–1,1 h, durch First-pass-Metabolismus Umbau in Isosorbid-2- und -5-Mononitrat (HWZ 4–6 h), ⅙ der Wi von Glyceroltrinitrat, Wi-Beginn nach 10–30 min, Wi-Dauer 8–10 h

Isosorbidmononitrat (ISMN) *TTK p.o.: 0,30–0,35 € (40 mg), ret. 0,22–0,35 € (40–80 mg); sl/sl*

HN **p.o.: Conpin®**, **Corangin®**, **Elantan®**, **IS 5 Mono-ratiopharm®**, **ISMN (Generika)**, **Isomonit®**, **Mono (Generika)**, **Monobeta®**, **Monoclair®**, **Olicard®**, **Orasorbil®**, **Turimonit®** *– alle: unretardiert 20|40 mg/Tbl., retardiert 40|50|60 oder 100|120 mg/Ret.-Kps.*

Dos **Angina pectoris, KHK, Lungenödem, Hypertone Krise, pulmonale Hypertonie:** 2 × 20 mg/d (1–1– 0) oder 1 × 40–80 mg ret./d

PK BV 95%, HWZ 4–5 h, max. Plasmakonz. nach 1 h, nach Ret.-Tbl. nach 2–4 h, hepatischer Metabolismus, renale Elimination der inaktiven Metabolite

Molsidomin *TTK p.o.: 0,40 € (4 mg); i.v.: 1,95 € (1 Amp.); Kl/Kl*

HN *p.o.:* **Corvaton**®, **Duracoron**®, **Molsi** (**Generika, -hexal** 1 mg/Tbl.), **Molsidomin** (**Generika, von ct**® 1 mg/Tbl.)
– alle: 2|4 mg/Tbl., 8 mg/Ret.-Tbl.
i.v.: **Corvaton**® 2 mg/Amp. à 1 ml

Dos **KHK, Angina pectoris und Linksherzinsuffizienz:**

- *p.o.:* 2 × 2 mg/d p.o. (max. 3 × 4 mg) oder 1–2 × 8 mg ret./d p.o. (*Max-Dosis:* 3 × 8 mg ret.)
- *akut:* 1(–2) Amp. = 2 (–4) mg i.v., dann ggf.
- *Perfusor:* 1–4 mg/h = 2,5–10 ml/h i.v. (Lichtschutz erforderlich); „Rezept": 10 Amp. à 2 mg = 20 mg verdünnen mit NaCl 0,9% auf 50 ml = 0,4 mg/ml

PK BV 44%, Wi-Beginn nach 10–15 min nach p.o. Gabe, Wi-Dauer 3–4 h (p.o.), PEB 5%, HWZ 2–5 h, hepatischer Metabolismus, renale Elimination zu > 90%

5.5 Phosphodiesterasehemmer

Trapidil *TTK 1,26–1,90 € (400–600 mg); Gr 4, sl/sl*

HN *p.o.:* **Rocornal**® 200 mg/Kps.

Dos **ischämische Herzkrankheit, KHK:** *p.o.:* 2–3 × 200 mg/d mit reichlich Flüssigkeit nach den Mahlzeiten

PK BV > 95%, max. Plasmakonz. nach 1–2 h, HWZ 2–4 h, PEB 80%, Elimination nach hepatischem Umbau überwiegend renal

Enoximon *TTK 38,60 € (1 Amp.); Kl/Kl*

HN *i v.:* **Perfan**® 5 mg/ml Amp. à 20 ml Inj.-Lsg.

Dos **Kurzzeittherapie (48h) der schweren Herzinsuffizienz (Erw u. Kinder ≥ 12 J.):**

- *Initialtherapie:* 0,5 mg/kg KG i.v. langsam i.v.; ggf. 2-malige Wdh. mit je 30 min Abstand
- *Erhaltungstherapie:* 4–8 ED/d; Dosis abhängig von Dosis bei *Initial*therapie

- *als Inf.: Initial*therapie 90 µg/kg KG/min über 10–30 min i.v.; *Erhaltungstherapie* (GFR > 40 ml/min) 2,5–10 µg/kg KG/min
- *max. Anwendungsdauer:* ≤ 48 h, in Ausnahmefällen bis zu 4 d

Kinder < 12 J. mit akuter, lebensbedrohlicher, therapieresistenter Herzinsuffizienz nach Herzchirurgie:

- 0,5 mg/kg KG über 10 min infundieren oder 0,2–0,5 mg/kg KG i.v. als Bolus
- *kreislauflabile Kinder:* 2,5–10 µg/kg KG/min als Inf.; Erh-Dosis: 2,5–10 µg/kg KG/min als Inf. beginnend 10 min nach Bolus
- *max.* Anwendungsdauer: 24 h
- ▸ *Dosisreduktion bei Niereninsuffizienz:* s. Fachinfo

PK HWZ 4–6 h, PEB 85%, renale Elimination nach hepatischer und renaler Metabolisierung

5.6 Antihypertonika

5.6.1 Zentral wirkende antiadrenerge Mittel

Ind *alle:* Art. Hypertonie
Clonidin: hypertensive Krise, Alkoholentzugsdelir, Entwöhnung von Opioiden
Alpha-Methyldopa: Schwangerschaftshypertonie

Wi *Clonidin:* zentrale Stimulation postsynaptischer α_2-Rezeptoren, periphere Stimulation präsynaptischer α_2-Rezeptoren → Sympathikotonus ↓, Noradrenalinfreisetzung ↓, Reninfreisetzung ↓ → peripherer Widerstand ↓, HF ↓, HZV ↓ → RR ↓ *Moxonidin:* Bindung an zentrale Imidazol-1-Bindungsstellen → Sympathikotonus ↓, periphere Bindung an α-Rezeptoren → Noradrenalinfreisetzung ↓ → HF ↓, RR ↓
Reserpin: hemmt Aufnahme von neusynthetisiertem Dopamin und die Rückresorption von Noradrenalin aus peripheren und zentralen Granula → RR ↓, HF ↓, HZV ↓

KI *Clonidin/ Moxonidin:* Bradykardie, SA -, AV-Block II°–III°, Sick-sinus-Syndrom, schwere KHK, instabile Angina pectoris, Depressionen
Reserpin: Depression, Epilepsie, Ulcus ventriculi et duodeni, Morbus Parkinson

NW *alle:* Bradykardie, AV-Block, Sedierung
Clonidin/ Moxonidin: Mundtrockenheit, Austrocknen Nasenschleimhäute, Tränenfluss ↓
Reserpin: Schwellung der Nasenschleimhaut, Bronchospasmus, Miosis, gastrale Hyperazidität, Parkinsonismus, Depression, Angstträume

Clonidin

TTK p.o.: 0,40–0,50 € (150–600 mg); i.v.: 2,75 € (1 Amp.); KI/KI

HN *p.o.:* **Catapresan**® 75 µg/Tbl., 250 µg/Depot-Perlongette, **Clonidin** (**Generika**, **-ratiopharm**® 75 µg/Tbl., 250 µg/ret.-Kps.), **Clonistada**®, **Haemiton**® 75 µg/Tbl., **Mirfat**® – *alle: 150|300 µg/Tbl.,* **Paracefan**® 100 µg/Tbl.
parenteral: **Catapresan**®, **Clonidin-ratiopharm**®, **Haemiton**®, **Paracefan**® 750 µg/ml Amp. – *alle: 150 µg/ml Amp.*

Dos **leichte bis schwere Hypertonie:**
- *p.o.:* 2–3 × 75–300 µg/d (einschleichend beginnen) oder 1 × 250 µg Perlongette zur Nacht
- *Perfusor:* 0,04–0,16 mg/h (4 × 150 µg mit NaCl 0,9% auf 30 ml = 0,02 mg/ml oder 1 × 750 µg mit NaCl 0,9% auf 50 ml = 0,015 mg/ml), meist 2–8 ml/h
- *Kinder:* > 12 J. 76 µg, > 7½ J. 48 µg, > 3 J. 28 µg, > 1 J. 20 µg, > ½ J. 15 µg/d, > ¼ J. 11 µg jeweils p.o. oder i.m. (2 µg/kg KG als ED), je nach Wirkung bis zum Dreifachen gesteigert alle 30 min wiederholen

hypertensive Krise: 150 µg i.v., i.m. oder s.c. (ggf. nach 30 min 300 µg langsam i.v.)

PK BV i.m./s.c. 100%, p.o. 75%, max. Plasmakonz. nach 1–2 h, Wi-Dauer 8–10 h, Wi-Eintritt (i.v.) nach 5–8 min, HWZ 8–11 h, PEB 30–40%, renale (60%) Elimination

Moxonidin

TTK 0,35–0,50 € (0,2–0,4 mg); Gr 4, KI/La 2, KI

HN *p.o.:* **Cynt**®, **Moxo** (**Generika**), **Moxonidin** (**Generika**), **Normoxin**®, **Physiotens**® – *alle: 0,2|0,3|0,4 mg/Tbl.*

Dos **Art. Hypertonie:** 1 × 0,2 mg/d p.o. morgens, ggf. erst nach 3 Wo. Steigerung auf 0,4 mg/d p.o.

PK BV 88%, max. Plasmakonz. nach 1 h, HWZ 2–3 h, v.a. renale Elimination

Alpha-Methyldopa *TTK 0,60–0,90 € (500–750 mg); Am/Am*

HN *p.o.:* **Dopegyt®**, **Methyldopa STADA®** – *alle 250 mg/Tbl.;* **Presinol®** 125|250|500 mg/Tbl.

Dos **Art. Hypertonie:** Komb. mit anderen blutdrucksenkenden Mitteln: *Initial*: 125–375 mg/d p.o.; ggf. Dosissteigerung innerhalb einiger d; durchschnittl. Dosis: 500–750 mg/d p.o.
Schwangerschaftshypertonie: 250–2000 mg/d p.o. in mehreren ED (ED ≤ 750 mg), *initial* einschleichend
▸ *Dosisreduktion bei Niereninsuffizienz:* um 50%

PK BV 25%, max. Plasmakonz. nach 2–3 h, HWZ 1,8 h, PEB 10–15%, renale Elimination in überwiegend unveränderter Form

Clopamid + Reserpin + Pindolol *TTK 1,05–3,15 € (1–3 Tbl.); KI/KI*

HN *p.o.:* **Viskaldix®** Tbl.

Dos **Art. Hypertonie:**
- **Viskaldix®**: Morgens 1 Tbl., ggf. erhöhen auf 2 × 1 Tbl./d. Absetzen nur nach stufenweiser Dosisreduktion

Reserpin+Dihydralazin+Hydrochlorothiazid *TTK 0,30–0,60 € (1–2 Tbl.); KI/KI*

HN *p.o.:* **Triniton®** 0,1 mg Reserpin + 10 mg Dihydralazin + 10 mg Hydrochlorothiazid/Tbl.

Dos **Art. Hypertonie:** 1 × 1–2 Tbl/d, max. 3 Tbl./d

Reserpin + Mefrusid *TTK 0,45 € (1 Kps.); KI/KI*

HN *p.o.:* **Bendigon®** N mite/-N 0,075|0,15 mg Reserpin + 7,5|15 mg Mefrusid/Tbl.

Dos **Art. Hypertonie:** 1 × 1 Kps./d, ggf. Steigerung auf 2 Kps./d

Reserpin + Clopamid *TTK 0,30–0,80 € (1–2 Drg./Tbl.); KI/KI*

HN *p.o.:* **Briserin®** N 0,1|0,05 mg Reserpin + 5|2,5 mg Clopamid Drg./Tbl.

Dos **Art. Hypertonie:** *Initial* 1 Drg./d, ggf. Steigerung auf 2–3 Drg., max. 3 Tbl./d

5.6.2 Alpha-Rezeptorenblocker

Ind *alle:* Art. Hypertonie
Prazosin: Herzinsuffizienz (in Komb. mit Diuretika und β-Blockern), M. Raynaud

Doxazosin/Terazosin: benigne Prostatahyperplasie (BPH)
Urapidil: hypertensive Krise

Wi *alle:* selektive, kompetitive, periphere und postsynaptische α_1-Blocker = Sympatholytikum; Dilatation der Arteriolen > venöse Kapazitätsgefäße → RR ↓ (diast. > syst.)
Doxazosin/ Terazosin: selektive Blockade der α_1-Rezeptoren in der Muskulatur von Prostata und Blasenhals → Verbesserung der Urodynamik
Urapidil: zusätzlich zentrale α_2-Rezeptoraktivierung → Sympathikotonus ↓

KI Herzklappenstenosen (Aorten- und Mitralstenose), Lungenembolie, Hypotonie, orthostatische Hypotonie, Obstruktion im GIT

NW Orthostase, Hypotonie, Herzklopfen, Tachykardie, Müdigkeit, GIT-Symptome

Prazosin *TTK 0,20–0,70 € (3–6 mg), 0,40–0,65 € (2–4 mg ret.); KI im 1. Trim., sl im 2. + 3. Trim./KI*

HN *p.o.:* **Adversuten®**, **Duramipress®**, **Minipress®**, **Prazosin (Generika)** – *alle: 1|2|5 mg/Tbl., ret. 1|2|4|6 mg/Tbl.*

Dos **Art. Hypertonie:** *initial* 1 × 0,5 mg abends oder 1 × 1 mg ret., am 2. Tag 2–3 × 0,5 mg oder 1 × 1 mg ret., weitere Dosissteigerung nach 3–7 d auf 3 × 1 mg/d oder 1 × 2 mg ret./d p.o., *max. Gesamttagesdosis:* 20 mg
Herzinsuffizienz: *initial* 2–4 × 0,5 mg/d p.o., alle 2–3 d schrittweise auf eine *Erh-Dosis* von 10–20 mg/d oder 1 × 6–12 mg ret./d steigern

PK BV 60%, HWZ 2,5–4 h, bei Niereninsuffizienz bis 10 h, Wi-Dauer 10 h, PEB > 90%, Elimination durch hepatischen Um-/Abbau

Doxazosin *TTK 0,41–0,49 € (2–4 mg); KI/La 1, KI*

HN *p.o.:* **Alfamedin®**, **Cardura®**, **Cardular®** PP 4 mg/Kps. (PP = Push and Pull-System, s. PK!), Uro 1|2|4 mg/Tbl., **Diblocin®** PP 4 mg/Kps., Uro 1|2|4 mg/Tbl., **Doxacor®** 8 mg/Tbl., **Doxagamma®** 8 mg/Tbl., **Doxanar®**, **Doxauro®**, **Doxazomerck®**, **Doxazosin (Generika, AL®** 8 mg/Tbl., **AZU®** 8 mg/Tbl., **Puren®** 8 mg/Tbl., **STADA®** 8 mg/Tbl., **Wolff®** 8 mg/Tbl.), **Jutalar®** 8 mg/Tbl., **Uriduct®** – *alle: 1|2|4 mg/Tbl.*

Dos **Art. Hypertonie:**

- *initial:* 1 × 1 mg/d p.o., ggf. je nach 1 Wo. Steigerung um 1 mg/d, *Erh-Dosis* 2–4 mg/d als ED; bei PP-Systemen Beginn mit 4 mg/d p.o. ggf. je nach 1 Wo. Steigerung um 4 mg/d p.o. als ED
- *Max-Dosis:* 16 mg/d

PK BV 65%, HWZ 10–20 h, PEB 98%, max. Plasmakonz. nach 2 h, beim PP-System nach 8–9 h, hepatische Metabolisierung PP: Push-Pull-Galenik → Wirkstofffreisetzung über 12 h

Terazosin *TTK 0,50 € (5 mg); Gr 5, Kl/La 1, Kl*

HN *p.o.:* **Flotrin® -Max** 10 mg/Tbl., **Heitrin®**, **Terabloc®**, **Teranar®**, **Tera TAD®** 10 mg/Tbl., **Terazid®**, **Terazoflo®**, **Terazosin (Generika)**, **Urozosin®** 10 mg/Tbl. – *alle: 1|2|5 mg/Tbl.*

Dos **Art. Hypertonie:**

- *initial* 1 mg/d abends, dann für 1 Wo. 1 × 1 mg morgens p.o., dann Dosissteigerung um 1 mg/d alle 7 dbis 5 – max. 20 mg/d
- *Max-Dosis*: 20 mg/d

PK BV 90%, max. Plasmakonz. nach 30–90 min, HWZ 10–18 h, Wi-Dauer 24 h, PEB 80–90%, Elimination fäkal > renal

Urapidil *TTK p.o.: 0,56–1,25 € (60–180 mg); i.v.: 10,40–11,60 € (50 mg); Gr 4, Kl/La 1, Kl*

HN *p.o.:* **Ebrantil®** 30|60|90 mg ret./Ret.-Kps.
i.v.: **Ebrantil ®**, **Urapidil Pharmore IV® 100 mg/20 ml Amp.** – *alle: 25|50 mg/Amp. à 5|10 ml*

Dos **Art. Hypertonie:**

- *i.v.: Initial* 10–25–50 mg sehr langsam fraktioniert i.v., evtl. als Dauer-Inf. (i.v. Anwendung möglichst < 7 d)
- *Perfusor: initial* 2 mg/min bis gewünschte RR-Senkung erreicht wurde, später im Mittel 9 mg/h als *Erh-Dosis* (1 Amp. à 50 mg mit NaCl 0,9% auf 50 ml verdünnen → = 1 mg/ml); *Max-Dosis:* 15 mg/h
- *p.o.: Beginnen* mit 2 × 30–60 mg/d, je nach Wi und Verträglichkeit Dosissteigerung auf 3 × 30–60 mg/d, *Erh-Dosis:* 60–180 mg/d

PK BV 78%, PEB 80%, HWZ 3 h, Wi-Beginn nach 2–5 min, PEB 80%, Elimination nach hepatischem Metabolismus (85%) und unverändert renal

Bunazosin *TTK 0,45–0,56 € (3–6 mg); Gr 4, Kl/La 1, Kl*

HN *p.o.:* **Andante®** 3|6 mg/Ret.-Tbl.

Dos **Art. Hypertonie:** 1 × 6 mg/d p.o., ggf. Dosissteigerung auf 12 mg/d p.o. möglich, bei älteren Pat. mit 3 mg/d beginnen

PK BV 45%, HWZ 15–20 h, Wi nach 1 Tbl. noch 24 h lang nachweisbar, PEB 97%, nach hepatischer Metabolisierung Elimination über Fäzes > Urin

Indoramin *TTK 0,45 € (1 Tbl.); Kl/Kl*

HN *p.o.:* **Wydora®** 25 mg/Tbl.

Dos **Art. Hypertonie:**

- *initial:* 2 × 1 Tbl/d p.o., ggf. alle 2 Wo. um 1–2 Tbl./d steigern; Verteilung auf 2–3 ED
- *Max-Dosis:* 200 mg/d = 8 Tbl./d
- ▸ *erhebliche Einschränkung der Leberfunktion: initial* 2 × ½ Tbl./d p.o., nach 2 Wo. 2 × 1 Tbl./d p.o. mögl.; max. 50 mg/d = 2 Tbl./d p.o.

PK BV 24%, max. Plasmakonz. nach 2,3 h, PEB 72–85%, biliäre (50%) und renale Elimination nach hepatischem Metabolismus zu teilw. aktiven Metaboliten

Phenoxybenzamin *TTK 1,10 € (10 mg); sl/sl*

HN *p.o.:* **Dibenzyran®** 1|5|10 mg/Tbl. bzw. Kps.

Dos **Prä-OP Blutdruckkontrolle bei Phäochromozytom:** Beginn 1–3 Wo. vor OP, *initial* 10 mg/d über den Tag verteilt, ggf. Steigerung bis 100 mg/d p.o.

inoperables Phäochromozytom: einschleichend bis 2–3 × 20–40 mg/d

▸ *Kinder: initial* 0,2–0,4 mg/kg KG/d p.o. (nach RR)

PK max. Plasmakonz. nach 1–2 h, HWZ 3–4 h, renale Elimination nach Metabolisierung

5.6.3 Vasodilatatoren

Ind *alle:* art. Hypertonie, hypertensive Krisen (*Diazoxid, Dihydralazin, Nitroprussid-Natrium*)
Diazoxid: Glykogenspeicherkrankheiten
Minoxidil: androgenetische Alopezie

Wi *alle:* direkte arterielle Vasodilatation → Nachlast ↓ → RR ↓
Nitroprussid-Natrium: venöse Vasodilatation → Vorlast ↓ → ZVD-Senkung

KI *alle:* Herzklappenstenosen, HOCM, pulmonale Hypertonie
Dihydralazin: Lupus erythematodes
Minoxidil: Phäochromozytom
Nitroprussid-Natrium: metabol. Azidose, Hypothyreose, Einnahme von Sildenafil

NW *alle:* Tachykardie, Ödeme (Na^+- und H_2O-Retention),
Dihydralazin: Lupus erythematodes, AP, Flush, Neuritiden, Thrombozytopenie, Hepatitis
Minoxidil: Hypertrichose, Perikarderguss, Perikarditis, Anasarka
Nitroprussid-Natrium: Tachypnoe, metabol. Azidose, AP

Dihydralazin *TTK p.o.: 0,26–0,43 € (25–50 mg); i.v.: 4,80 € (1 Amp.); 1. Trim KI, 2.+3. Trim. sl /sl*

HN *p.o.:* **Depressan®**, **Nepresol®** 50 mg/Tbl. – *alle: 25 mg/Tbl.*
i.v.: **Nepresol®** Inject 25 mg/Amp. à 2 ml

Dos **Art. Hypertonie:**

- *akut:* 1 Amp. (25 mg) verdünnen auf 10 ml mit NaCl 0,9%, dann fraktioniert je 2 ml unter RR-Kontrolle langsam i.v.
- *Perfusor:* 3 Amp. (75 mg) mit NaCl 0,9% auf 50 ml aufziehen (= 1,5 mg/ml); 1,5–7,5 mg/h (= 1–5 ml/h)
- *Dauertherapie:* 2–3 × 12,5 mg/d p.o., ggf. später 25–50 (–75) mg/d p.o.
- *Max-Dosis:* 50 (–75) mg/d
- *Kinder:* 3 × 6,25–12,5 mg/d p.o.

PK BV 30–50%, max. Plasmakonz. 3–4 h (p.o.), HWZ 2,2–2,6 h, PEB 90%, Wi-Dauer 6–8 h (p.o.), 3–4 h (i.v.), hepatische Metabolisierung, renale Elimination zu 80%

Minoxidil *TTK p.o.: 1,80 € (10 mg); Gr 4, sl/La 2, KI*

HN *p.o.:* **Lonoten®**, **Lonolox®** – *alle: 2,5 | 10 mg/Tbl.*

Dos **Art. Hypertonie:**

- *Erw: initial* 5 mg/d p.o., Steigerungsrate 5–10 mg/d frühestens jeden 3. d, bei einer Dosis von 50 mg/d tägliche Steigerungsrate von 25 mg;

- *Max-Dosis:* 100 mg/d
- *Kinder: initial* 0,1 mg/kg KG p.o., Steigerungsrate 0,1–0,2 mg/kg KG jeden 3. d; *Max-Dosis:* 1,0 mg/ kg KG/d

PK max. Plasmakonz. nach 30–60 min, HWZ 4 h, Wi-Dauer 24–72 h, keine PEB, 90%ige Metabolisierung in der Leber, renale Elimination

Nitroprussid-Natrium *TTK 12,80 € (1 Amp.); Gr 4, nur bei vl/ La 1, nur bei vl*

HN *i.v.:* **Nipruss®** 60 mg Trockensubstanz/Amp.

Dos **Art. Hypertonie:**

- *akut: initial* 0,2–0,3 µg/kg KG/min i.v. (1,4–2,1 µg/70 kg KG/min), in 2-minütigen Abständen Dosissteigerung (unter Lichtschutz infundieren)
- *Perfusor:* 1 Amp. = 60 mg verdünnen mit Glk. 5% auf 50 ml = 1,2 mg/ml
- *Erh-Dosis:* 1–6 (–10) µg/kg KG/min i.v. (70–560 µg/70 kg KG/min)
- *bei mehr als 2 µg/kg KG/min i.v.:* immer in Komb. mit Na^+-Thiosulfat im Verhältnis 1 : 10 (enzymatisch bedingte Freisetzung von Cyanidionen)
- *Max-Dosis:* 125–250 mg/d i.v.
- *Kinder:* 9–15 µg/min als Inf. in 5%iger Glc.-Lsg. über ZVK i.v. bis gewünschter RR-Abfall eintritt; *Max-Dosis* 2 µg/kg KG/min i.v.

PK HWZ 2 min, Wi-Beginn nach 30–60 sek, sehr kurze Wi-Dauer (beginnt und endet mit der Inf.), Cyanid wird nach Aufnahme aus Nitroprussid freigesetzt, hepatischer Metabolismus in Thiocyanat, renale Elimination beider Metabolite (HWZ von Thiocyanat 3–4 d)

5.6.4 Endothelinrezeptor-Blocker

Ind primäre pulmonalarterielle Hypertonie, Sklerodermie assozierte pulmonalarterielle Hypertonie

Wi Endothelinrezeptorantagonist (Et_A und Et_B) → Endothelinwirkung ↓ → pulmonal arterieller Druck ↓

KI mittlere bis schwere Leberinsuffizienz, Transaminasenerhöhung, Komb. mit Cyclosporin A

NW Leberschäden, Transaminasenerhöhung, RR ↓, Flush, Ödeme, KS, Anämie

Bosentan *TTK 115 € (250 mg); KI/KI*

HN *p.o.:* **Tracleer®** 62,5|125 mg/Tbl.

Dos **pulmonalarterielle Hypertonie:** *initial:* 2 × 62,5 mg/d p.o. (1–0–1) über 4 Wo., dann *Erh-Dosis:* 2 × 125 mg/d p.o. (1–0–1)
- *Kinder* (10–40 kg KG): siehe Fachinfo

PK HWZ 5,4 h

5.7 Diuretika

5.7.1 Thiaziddiuretika

Ind Ödeme, Herzinsuffizienz, arterielle Hypertonie, renaler Diabetes insipidus (*Chlortalidon*)

Wi Hemmung der Na^+-Rückresorption am distalen Tubulus → H_2O-, Na^+-, Mg^{2+}-, K^+ -Ausscheidung ↑, Ca^{2+}-, PO_4^{3-}-Retention

KI Niereninsuffizienz, Oligurie, Anurie, Hypokaliämie, Hyponatriämie, Hyperkalzämie, Hypovolämie, symptomatische Hyperurikämie, schwere Leberfunktionsstörungen

NW Hyperkalzämie, Hypokaliämie, Hyponatriämie, Hypomagnesiämie, Harnsäureanstieg, Thromboseneigung, Hyperglykämie, Hyperlipidämie, BB-Veränderungen, GIT-Symptome

Hydrochlorothiazid *TTK 0,15–0,22 € (25–50 mg); KI/KI*

HN *p.o.:* **Disalunil®**, **Diu-melusin®**, **Esidrix®**, **HCT** (**Generika** 12,5 mg/Tbl.) – *alle: 25 mg/Tbl.*

Dos **Art. Hypertonie:** 1 × 12,5–25 mg/d p.o.
Ödeme: *initial* 1× 25–50 mg/d, *Erh-Dosis* 1 × 25–50 (–100) mg/d
- *Dosisreduktion bei Niereninsuffizienz* (S-Krea 1,1–1,8 mg/dl; > 1,8 KI!): um 50%

PK BV 70%, PEB 64%, Wi-Beginn nach 1 h, Wi-Max. nach 4 h, Wi-Dauer 6–12 h, HWZ 2–3 h, überwiegend unveränderte renale Elimination

Chlortalidon *TTK 0,19–0,21 € (25–50 mg); KI/KI*

HN *p.o.:* **Hygroton®** 25|50 mg/Tbl.

Dos **Art. Hypertonie:** *initial* 1 × 12,5–50 mg/d p.o., ggf. Steigerung nach 2–3 Wo. auf 1 × 25–50 mg/d

Herzinsuffizienz: *initial* 1 × 50–100 mg/d p.o., ggf. Steigerung nach 2–3 Wo. auf 1 × 25–50 mg/d p.o.
Diabetes insipidus: *initial* 2 × 100 mg/d p.o., je nach Wi 1 × 50 mg/d p.o. *Erh-Dosis*

PK BV 65%, HWZ 40–60 h, PEB 75%, Wi-Beginn nach 2 h, Wi-Max. nach 8 h, Wi-Dauer 50–70 h

Xipamid *TTK 0,15–0,20 € (10–20 mg); Kl/Kl*

HN *p.o.:* **Aquaphor®**, **Aquex®**, **Xipagamma®**, **Xipa** (**Generika**), **Xipamid** (**Generika**) – *alle: 10|20|40 mg/Tbl.*

Dos **Art. Hypertonie:** *initial:* 1–2 × 10–20 mg/d, *Erh-Dosis:* ½ – 1 × 10 mg/d p.o.
Ödemtherapie: 1 × 40 mg/d p.o.
- *Max-Dosis:* 80 mg/d

PK BV 100%, HWZ 5–8 h, Wi-Beginn nach 1 h, Wi-Max. nach 3–6 h, Wi-Dauer 12 h, PEB 99%, max. RR-senkender Effekt nach 2–3 Wo., renale Elimination unverändert zu 30–40%, der Rest wird als Metabolit eliminiert

Triamteren + Bemetizid *TTK 0,27–0,32 € (1 Tbl.); Kl/Kl*

HN *p.o.:* **Dehydro sanol tri®**, **-mite**, **diucomb®**, **-mild**; Filmtbl./Drg. (10|20|50 mg T. + 5|10|25 mg B.)

Dos **Art. Hypertonie:** 1 × 10–50 mg + 5–25 mg/d p.o. morgens
Ödeme:
- *initial:* 1 × 20 mg + 10 mg/d p.o. morgens, ggf. Dosisverdoppelung
- *Max-Dosis:* 40 mg + 20 mg/d

Indapamid *TTK 0,39 € (1 Kps.); sl/Kl*

HN *p.o.:* **Indapamid** (**Generika**), **INDA-PUREN®**, **Natrilix®** 1,5 mg/S Ret.-Tbl., **Sicco®** – *alle: 2,5 mg/Kps.*

Dos **Art. Hypertonie:** 1 × 1 Tbl. bzw. Ret.-Kps./d p.o.

PK BV 93%, max. Plasmakonz. nach 0,5–2 h (ret. 12 h), HWZ 15–18 h, PEB 76–79%, hepatische Metabolisierung, Elimination der Metaboliten 60–70% renal, 16–20% biliär

5.7.2 Schleifendiuretika

Ind akute und chronische Herzinsuffizienz, akutes Lungenödem, arterielle Hypertonie, Ödeme, chronische Niereninsuffizienz mit

Flüssigkeitsretention, Hyperkaliämie und Hyperkalzämie, chron. Leberinsuffizienz mit Aszites und Ödemen, Förderung der renalen Giftelimination

Wi Hemmung der Na^+-Resorption → H_2O-, Na^+-, K^+-, Mg^{2+}-, Ca^{2+}-H^+-Ausscheidung ↑→ Ödemausschwemmung, Änderung des Säure-Base-Haushaltes in Richtung metabolische Alkalose

KI Nierenversagen mit Anurie, Coma hepaticum, Hypovolämie, schwere Hypokaliämie und Hyponatriämie, erhebliche Miktionsstörungen

NW Hypokaliämie, -kalzämie und -natriämie, Hypotonie, metabolische Alkalose, Thromboseneigung, Hyperglykämie, Hyperurikämie, Anstieg der Lipide, rev. Hörverlust

Furosemid *TTK p.o.: 0,15 € (20–40 mg); i.v.: 0,70–2,50 € (20–40 mg Amp.); sI/KI*

HN *p.o.:* **Diuraid**®, **Furanthril**®, **Furo** (**Generika**, **-beta**® 250 mg/Tbl., **von ct**® 20 mg/Tbl., 30 mg/ret. Tbl.), **Furosal**®, **Furosemid** (**Generika**), **Fusid**® *– alle: 40 mg/Tbl., 500 mg/Tbl.,* **Furo von ct**®, **Furorese**® 125 | 250 mg/Tbl., ret. 60 | 120 mg/Ret.-Kps., **Furosemid** (**Generika**), **Lasix**® 20 mg/Tbl., Lsg. 10 mg/ml Lsg. *– alle: 40 mg/Tbl., 500 mg/Tbl., ret. 30 mg/Ret.-Kps.*
i.v.: **Furorese**®, **Furosemid-ratiopharm**®, **Fusid**®, **Lasix**® *– alle: 20 | 40 mg/2 | 4 ml Amp., 250 mg/25 ml Amp.;* **Furanthril**®, **Furo** (**Generika**) 20 mg/Amp.

Dos **Ödeme:** *Initial* 2 × 20 mg/d p.o., dann ggf. 2–3 × 20–40 mg/d p.o.
akutes Lungenödem: *Initial* 40 mg langsam i.v., ggf. nach 20 min nochmals 20–40 mg
Art. Hypertonie: *Initial* 1 × 20–40 mg/d p.o., dann ggf. 2 × 20–40 mg/d p.o.
Überwässerung bei Niereninsuffizienz:

- *Perfusor:* 50–100 mg/h = 5–10 ml/h i.v.
- *Perfusor-„Rezept“:* z B. 2 Amp. à 250 mg = 500 mg verdünnen mit NaCl 0,9% auf 50 ml = 10 mg/ml

▸ *Max-Dosis:* 2000 mg/d

- *Kinder:* > 12 J. 40 mg/d; > 7 ½ J. 25 mg/d; > 3 J. 15 mg/d; > 1 J. 10 mg/d; >½ J. 8 mg/d; >¼ J. 5 mg/d jeweils verteilt auf 2–3 ED/d p.o.

PK BV 70%, PEB 96%, HWZ 60 min, Wi-Beginn nach 15 min, i.v. sofort, Wi-Max. 30–90 min, Wi-Dauer 4–6 h, Elimination zu 90% renal

Torasemid *TTK p.o.: 0,19–1,- € (5–20 mg); i.v.: 2,50 € (10 mg); Gr 4, Kl/La 1, Kl*

HN *p.o.:* **Toracard®, Torasemid (Generika, Hexal®** 20 mg/Tbl.) **Torasid®, Torem®** 200 mg/Tbl., **Unat®** 200 mg/Tbl.)
– alle: RR 2,5 | Cor 5 u./o. 10 mg/Tbl.
i.v.: **Torem®, Unat®** *– alle: 10 | 20 | 200 mg/Amp. à 2 | 4 | 20 ml*

Dos **Art. Hypertonie:** *initial* 1 × 2,5 mg/d p.o., ggf. später auf max. 5 mg/d erhöhen
Ödeme bei Herzinsuffizienz: 5–20 mg/d p.o. (bis zu 200 mg/d)
akutes Lungenödem: 20 mg i.v., ggf. Wdh. nach 30 min
Überwässerung bei Niereninsuffizienz: 50–200 mg/d (max. 2 d)
- *Max-Dosis:* 100 mg/d i.v.; max. *i.v. Therapiedauer:* 7 d

PK BV 85%, HWZ 3,3 h, Wi-Beginn nach 1–2 h, Wi-Max. 4–8 h, Wi-Dauer 12–24 h, hepatischer Metabolismus, renale Elimination der z. T. aktiven Metabolite

Piretanid *TTK p.o.: 0,30–0,80 € (6–12 mg); Gr 5, Kl/Kl*

HN *p.o.:* **Arelix®** -RR 6 mg/Ret.-Kps., **Piretanid (Generika)**
– alle: 3 | 6 mg/Tbl.

Dos **Lungenödem, kardiale/renale/hepatogene Ödeme, Hypertonie:**
- *p.o.:* 1–2 × 6 mg/d p.o.

Chron. Herzinsuffizienz: 3–6 mg/d p.o.
Art. Hypertonie: *initial* 2 × 6 mg (ret.)/d; ggf. nach 2–4 Wo 1 × 6 mg (ret.)/d

PK BV 100%, PEB 96%, HWZ 1,5 h, Wi-Beginn nach 15 min, Wi-Max. 30–60 min, Wi-Dauer 4–6 h, renale Elimination > 90% unverändert

Bumetanid *TTK 0,38–0,68 € (1–2 mg); Kl/Kl*

HN *p.o.:* **Burinex®** 1 | 2 | 5 mg/Tbl.

Dos **Ödeme kardialer, renaler, hepatischer Genese:**
- *initial:* 0,5–2 mg/d p.o. als Einzelgabe, ggf. Dosissteigerung um 1 mg alle 4–6 h

- *Erh-Dosis:* 0,5–1 mg/d p.o.
- *Max-Dosis:* 5 mg (ED) bzw. 15 mg/d

PK max. Plasmakonz. nach 1 h, HWZ 1–1,5 h, unveränderte renale (75%) und biliäre Elimination

5.7.3 Kalium sparende Diuretika

Ind *Sironolacton, Triamteren*: kardiale, nephrotische, zirrhotische und idiopathische Ödeme, schwere Herzinsuffizienz, arterieller Hypertonus, Aszites bei Leberzirrhose, primärer Hyperaldosteronismus
Eplerenon: symptomatische Herzinsuff. (LVEF < 40%) nach kürzlich aufgetretenem Herzinfarkt in Ergänzung zur Standardtherapie

Wi verdrängt Aldosteron kompetitiv vom Rezeptor am distalen Tubulus → Na^+-, H_2O- Ausscheidung ↑, K^+- + H^+-Ausscheidung ↓ → Ödemausschwemmung

KI Hyperkaliämie, Hyponatriämie, Niereninsuffizienz, Anurie, Folsäuremangel und schwere Leberfunktionsstörungen (*Triamteren, Eplerenon)*
Eplerenon zusätzlich: Komb. mit kaliumsparenden Diuretika und starken CYP3A4-Hemmern (z. B. Itraconazol, Ketoconazol, Ritonavir, Nelfinavir, Clarithromycin, Telithromycin u. Nefazodon)

NW Hyperkaliämie (→ HRST), Hyponatriämie, metabolische Azidose, Hypotonie, Gynäkomastie und Amenorrhö *(Spironolacton)*, GIT-Symptome, megaloblastäre Anämie (*Triamteren*); Nierenfunktionsstörungen, Übelkeit, Erbrechen *(Eplerenon)*

Spironolacton *TTK 0,50 € (100 mg); KI/sI*

HN *p.o.:* **Aldactone®** 25 mg/Drg.,100 mg/Kps.; **Duraspiron®**, **Jenaspiron®**, **Osyrol®**, **Spiro (Generika)**, **Spirono-isis®**, **Spironolacton (Generika)**, **Verospiron®** T 25 mg/Tbl.
– alle: 50 | 100 mg/Tbl., Kps. oder Drg.

Dos **art. Hypertonie:** *Initial* 50–100 mg/d p.o., ggf. alle 2 Wo. auf max. 200 mg/d p.o. steigern
Ödeme bei Herzinsuffizienz: 100–200 mg/d p.o., nach Einsetzen der Diurese Reduktion auf die *Erh-Dosis* von 25–100 mg/d p.o.
Leberzirrhose mit Aszites: Bei Na^+/K^+-Verhältnis im Urin > 1 100 mg/d; Na^+/K^+-Verhältnis < 1: 200–400 mg/d p.o.

Nephrotisches Syndrom: 100–200 mg/d p.o.
idiopathische Ödeme: 100 mg/d p.o.

- *Max-Dosis:* 9 mg/kg KG/d p.o.; *ED* nicht über 100 mg, ggf. Aufteilung in 2–4 Gaben
- *Kinder:* > 12 J. 200 mg/d; > 7½ J. 150 mg/d; > 3 J. 100 mg/d; > 1 J. 75 mg/d; > ½ J. 60 mg/d; > ¼ J. 50 mg/d jeweils verteilt auf 2–3 ED p.o.
- *Dosisreduktion bei Niereninsuffizienz:* S. 489

PK BV 70%, wird hepatisch in aktive Metabolite umgewandelt, HWZ 2–3,7 h (10–20 h mit Metaboliten), Wi-Latenz 48 h, max. Wi nach 3–5 d, Elimination vorwiegend renal

Eplerenon *TTK 2,75 € (25–50 mg); Gr 4, Sl/La 1, ab*

HN *p.o.:* **Inspra**® *25|50 mg/Tbl.*

Dos **Linksventrikuläre Dysfunktion (LVEF < 40%) und klin. Herzinsuffizienz nach Myokardinfarkt:**

- *initial* 1 × 25 mg/d p.o., dann nach ca. 4 Wochen 1 × 50 mg/d p.o.
- *K^+ < 5,0 mmol/l:* 25 mg jeden 2. Tag p.o.
- *K^+ > 5,5 mmol/l:* 25 mg/d p.o. (> 6,0 mmol Behandlungspause)

PK BV nicht bekannt, Steady-state in 2 d, HWZ 3–5 h, PEB 50%, überwiegend renale Elimination nach Metabolisierung

5.7.4 Diuretika-Kombinationen

Triamteren + Xipamid *TTK 0,40–0,80 € (1–2 Tbl.); Kl/Kl*

HN *p.o.:* **Neotri**® 30 mg Triamteren + 10 mg Xipamid/Tbl.

Dos **Ödembehandlung:** 1–2 Tbl./d oder jeden 2. Tag p.o.; ggf. kurzfristige Steigerung auf bis zu 3 Tbl./d p.o.
leichte bis mittelschwere Hypertonie: 1 Tbl./d p.o.

Triamteren + Hydrochlorothiazid *TTK 0,16–0,32 € (1–2 Tbl.); Kl/Kl*

HN *p.o.:* **Diuretikum Verla**®, **Diu Venostasin**®, **duradiuret**®, **Dytide**® H, **Nephral**®, **Thiazid-comp.-Wolff**®, **Triamteren comp.** **(Generika)**, **Triamteren/HCT (Generika)**, **Triarese**®, **triacid von ct**®, **Tri.-Thiazid STADA**®, **Turfa**® – *alle: 50 mg T. + 25 mg H./Tbl.;* **Triampur**® **compositum** 25 mg T. + 12,5 mg H./Tbl.

Dos **Art. Hypertonie:** 1–2 × 50|25 mg/d p.o.
Ödembehandlung:
- *Initial*: 2 × 50|25–100|50 mg/d p.o. (morgens u. mittags)
- *Erh-Dosis*: 1 × 25|12,5 mg/d p.o.

Triamteren + Furosemid *TTK 0,33–0,36 € (1 Kps.); KI/KI*

HN *p.o.:* **Hydrotrix®** 15 mg F. + 25 mg T./Retardkps., **Hydrotrix® forte** 30 mg F. + 50 mg T./Ret.-Kps.

Dos **Art. Hypertonie, Ödeme:** 1 × 1 Kps./d nach dem Frühstück, ggf. Steigerung auf 2 Kps./d p.o.

Amilorid + Furosemid *TTK 0,35 € (1 Tbl.); KI/KI*

HN *p.o.:* **Diaphal®** (5 mg A./Tbl. + 40 mg F.)

Dos **Kardiale, hepatische u. renale Ödeme, art. Hypertonus, Aszites:** *p.o.:* 1 × 1 Tbl./d p.o. (morgens); ggf. Dosissteigerung auf 2 Tbl./d
▸ *Dosisreduktion bei Niereninsuffizienz:* GFR: 30–60 ml/min u./o. S-Krea: 1,8–1,5 mg/100 ml sowie bei Pat. > 65 J.: max. 1 Tbl./d p.o.

Amilorid + Hydrochlorothiazid *TTK 0,15 € (1 Tbl.); KI/KI*

HN *p.o.:* **Amilocomp® beta**, **Amiloretik®**, **Amilorid comp-ratiopharm®**, **Amilorid/HCT** (Generika), **Amilozid von ct®**, **Diursan®**, **Moduretik®**, **Rhefluin®**
– *alle:* 5 mg Amilorid + 50 mg Hydrochlorothiazid

Dos **Hypertonie, Ödeme bei Herzinsuffizienz:**
Initial 1 × ½–1 Tbl./d, ggf. Dosissteigerung auf 2 (–4) Tbl./d
▸ *Max-Dosis:* 2 (–4) Tbl./d

Amilorid + Bendroflumethiazid *TTK 0,40 € (1 Tbl.); KI/KI*

HN *p.o.:* **Tensoflux®** (5 mg A. + 2,5 mg B.)

Dos **kardiale Ödeme, art. Hypertonie, Aszites:**
Initial: 1–2 Tbl./d, *Dauertherapie:* 1 Tbl./d

5.7.5 Osmotisch wirksame Diuretika

Ind Hirnödem, erhöhter Hirndruck, beginnendes akutes Nierenversagen (*Mannitol, Sorbitol*)

Wi Aufbau eines osmotischen Gradienten zwischen Extra- und Intrazellularraum → Wasserentzug aus Intrazellularraum → Hirndruck ↓, art. Blutdruck ↑ (vorübergehende Hämodilution), osmotische Bindung von H_2O im Nierentubuluslumen → Diurese ↑

KI Hypovolämie, Lungenödem, kardiale Dekompensation, nach Probeinfusion anhaltende Oligurie/Anurie bei Niereninsuffizienz und ANV, Hirnblutung

NW Nierenversagen, Lungenödem, Herzinsuffizienz, Hypotension, Hypovolämie, Hyponatriämie, Hämolyse, Elektrolytverschiebung

Mannitol *TTK p.o.: 0,5–0,70 €; i.v.: 2,70–8,10 €; sl/Am*

HN *i.v.:* **Mannit®**, **Mannitol®** – *alle: 1000 ml 10%|15%|20%,* **Osmosteril®** 20%, **Osmofundin®** 15%, **Osmosteril®** 1000 ml 10|20% = Komb. aus 100|*200* g Mannitol und 6,72|13,44 Na^+-Laktat

Dos **Hirnödem akut:** 125–250 ml 20% in 10–15 min, dann in 30–60 min 500 ml

intrakranielle Blutung + Ödem: 125 ml 20% in 10 min., ggf. Wdh. alle 3–4 h

Nierenversagen: 100 ml 10% Lsg. oder 50 ml 20% Lsg. als Probelnf. über 3–5 min, bei Diurese von > 40 ml 2. Inf. mit 400 ml 10% oder 200 ml 20% Lsg. über 40 min

▸ *Max-Dosis:* 1,5 g/kg KG = 15|10|7,5 ml/kg KG (10%|15%|20%)

PK max. Wi bei der Hirndrucktherapie nach 30–60(– 90) min, langsame Metabolisierung, unveränderte renale Elimination

Glycerol *TTK i.v.: 15,80 €; sl/sl*

HN *i.v.:* **Glycerosteril®** 10%, 100g Glycerol/1 L = 27,5g Glukose, 4,5g NaCl

Dos **Akutes Hirnödem:**

- *i.v.:* 1,78 ml/kg KG/alle 6 h = 125 ml/70 kg KG/alle 6 h (= 4 × tgl. 125 ml) oder 500 ml in (2–)4–5 h oder 24 h
- *Dosisrichtlinie:* Serum-Osmol. = 320–335 mosmol/l
- *Max-Dosis:* 7,14 ml/kg KG/d = 500 ml/70 kg KG/d
- *Therapiedauer:* max. 14 d

PK nach 500 ml Inf. Anstieg der Osmolarität auf Werte zwischen 290 und 340 mosm/l, nach 2–4 h sind wieder Ausgangswerte erreicht, intravasale HWZ 2 h, insgesamt HWZ 5 h, z. T. metabolisiert und renal eliminiert

Sorbitol *TTK 7,40 € (500 ml); kA*

HN *parenteral:* **Sorbitol-Inf.-Lsg. 40**® 400 mg/ml

Dos **Beginnendes ANV nach Trauma und Schock, Hirnödem:** 3–5 × 125 ml/d zentralvenös über 20 min (0,6–0,75 g/kg KG)

5.8 Antihypotonika

Ind Art. Hypotonie, orthostastische Dysregulation, vaskulren KS (*Dihydroergotamin*)

Wi α- und β_1 (*Etilefrin*)-Sympathomimetikum → arterielle Vasokonstriktion, Tonuserhöhung der venösen Kapazitätsgefäße → peripherer Widerstand ↑, Rückstrom aus den venösen Kapazitätsgefäßen zum Herzen ↑
Dihydroergotamin: Mutterkornalkaloid → Venentonus ↑ → venöses Angebot am rechten Herzen → HZV ↑; vasokonstriktorische Wi durch Stimulation von α-Rezeptoren

KI *alle:* Hypertonie, KHK, HOCM, Gefäßerkrankungen, relevante Klappenvitien
Etilefrin/ Midodrin: Thyreotoxikose, Phäochromozytom, tachykarde HRST, Blasenentleerungsstörungen, Engwinkelglaukom
Dihydroergotamin: Leberfunktionsstörung, schwere Niereninsuffizienz, Sepsis, Schock

NW HRST, Tachykardie, AP, GIT-Symptome, Unruhe, Schwindel
Dihydroergotamin: Durchblutungsstörungen bis Gangrän, Ergotismus, Pleura- oder Retroperitonealfibrose (bei LZ-Therapie)

Etilefrin *TTK 0,50–1,- € (15–30 mg); KI/KI*

HN *p.o.:* **Adrenam**® *5 mg/Tbl.*, **Cardanat**® Lsg. 7,5 mg/ml, **Effortil**® 5 mg/Tbl., Tropfen 7,5 mg/15 Trpf., Lsg. 7,5 mg/ml, **Etil von ct**® 5 mg/Tbl., 0,75 mg/100 ml Lsg., **Etilefrin** (**AL**® 5 mg/Tbl., **-ratiopharm**®) 7,5 mg/20 Trpf., **Thomasin**® 10 mg/Tbl., 25 mg/ Retard-Tbl., Tropfen 10 mg/20 Trpf.

Dos **Hypotone Kreislaufstörungen:**
- *p.o.:* 3 × 5–10 mg/d oder 1–2 × 25 mg/d Depot oder Retard Tbl.
- *akut i.v.:* 5 mg/70 kg KG langsam i.v. (= 0,5 ml)

- *Perfusor:* 0,4 mg/70 kg KG/min
- *s.c.:* 10 mg s.c. oder i.m., ggf. Wdh. alle 1–3 h 1 Amp.
- *Max-Dosis:* 50 mg/d
- ▸ *Kinder: s.c./i.m.:* > 12 J. 9 mg; > 7 ½ J. 7 mg; > 3 J. 5 mg; > 1 J. 4 mg; > ½ J. 3 mg; > ¼ J. 2 mg jeweils 3–5 ×/d; *p.o.:* > 12 J. 5–10 mg; > 1 J. 2,5–5 mg; > ¼ J. 1–1,25 mg jeweils 3–5 ×/d

PK orale BV 8–17%, Wi-Eintritt nach 15–30 min, HWZ 2,2–3 h, PEB > 20%, renale Elimination < 30%

Midodrin *TTK 1–2,- € (5–10 mg); KI/KI*

HN *p.o.:* **Gutron**® 2,5 mg/Tbl., Tropfen 10 mg/1 ml (= 20 Trpf.)

Dos **Hypotone Kreislaufstörungen:**

- *i.v.:* 2 × 5 mg/d i.v.
- *p.o.:* 2 × 2,5 mg/d p.o., 2 × 7 Trpf./d p.o.

PK BV 87%, max. Plasmakonz. 1–2 h nach p.o. Gabe, HWZ 3–4 h, vorwiegend renale Elimination des Metaboliten

Oxilofrin *TTK 0,75 € (64 mg); sl/sl*

HN *p.o.:* **Carnigen**®, -forte 16|32 mg/Drg., Trpf. 20|40 mg/ml

Dos **Hypotonie, Kreislaufdysregulation:**

- *Erw:* 2–3 × 32 mg/d p.o. (individuelle Dosiseinstellung)
- *Kinder 6–14 J.:* 2–3 × 10 Trpf./d p.o. (= 32–48 mg/d); < 6 J.: 3 × 4–12 Trpf./d p.o. (= 9,6–28,8 mg/d)

PK BV 50%, max. Plasmakonz. nach 45 min (Trpf.), 60–90 min (Drg.), HWZ 2,3–4 h, renale Elimination

Fludrocortison *TTK 0,45–1,- € (0,1–0,2 mg); Gr 6, KI/La 2, KI*

HN *p.o.:* **Astonin H**®, **Fludrocortison**® – *alle: 0,1 mg/Tbl.*

Dos **Art. Hypotonie:**

- *initial* 0,2–0,3 mg/d p.o., nach Klinik dann später 0,1–0,2 mg/d p.o.
- *Max-Dosis:* 0,4–0,5 mg/d
- *Kinder > ¼ J.:* 0,05–0,1 mg/d p.o.

Adrenogenitales Syndrom: 0,15–0,3 mg/m^2 KO im 1. J., halbe Dosis im 2. J., 1/3 der Dosis im 3. J.

Morbus Addison: 0,1–0,2 mg/d p.o.

PK 100%ige Resorption, max. Plasmakonz. nach 1,7 h, HWZ 1 h

Dihydroergotamin (DHE) *TTK 0,26–0,37 € (5 mg); sl/La 2+5, sl*

HN *p.o.:* **Agit**®, **Angionorm**®, **DET MS**® 1 mg/Tbl., Tropfen 2 mg/ml = 20 Trpf., **DHE** (**Generika**), **Ergont**® Tropfen 2 mg/ml = 20 Trpf., **Ergotam von ct**® – *alle: ret. 2,5 | 5 mg/Tbl. o. Kps.*

Dos **Orthostase-Syndrom:** *initial* 2,5 mg am Morgen, 5 mg am Abend; *Dauerbehandlung:* 5 mg am Abend

PK BV 0,1–1,5%, Wirkdauer 8 h, PEB 93%, HWZ 21 h, hepatische Metabolisierung zu aktiven Metabolit, vorwiegend biliäre Elimination

5.9 Betarezeptoren-Blocker

Ind KHK, Angina pectoris (Therapie und Prophylaxe), supraventrikuläre Tachykardie, tachykarde HRST, Hypertonie, Herzinfarkt, chronische Herzinsuffizienz, Migräneprophylaxe, Tremor

Wi kardioselektiv = $\beta_1 > \beta_2$-Wirkung; ISA = intrinsische sympathomimetische Aktivität = partieller Agonismuns und partieller Antagonismus
Verdrängung der Katecholamine am β-Rezeptor → geringere sympathoadrenerge Stimulation des Herzens → β_1-Wirkung: neg. inotrop/bathmotrop/chronotrop/dromotrop → kardialer O_2-Verbrauch ↓, HMV ↓; β_2-Wirkung: Arteriolenerweiterung, Bronchokonstriktion, Uteruskontraktion, Glykogenolyse ↓, Insulinfreisetzung ↓, Reninspiegel ↓

KI AV-Block > I°, $RR_{syst.}$ < 90 mmHg, HF < 50/min, dekompensierte Herzinsuffizienz, Sick-Sinus-Syndrom, höhergradige SA-Blockierungen, Schock, Azidose, Asthma bronchiale, schwere pAVK, Kombination mit MAO-Hemmern, i.v. Gabe von bradykardisierenden Calciumantagonisten (z. B. Verapamil oder Diltiazem); *relative KI:* instabiler und unter schwerer körperl. Belastung stehender Diabetiker, Phäochromozytom, schwere Leberinsuffizienz, Psoriasis

NW AV-Block, Bradykardie, Hypotonie, periphere Durchblutungsstörungen, Bronchokonstriktion, zentralnervöse Effekte (Müdigkeit, Depressionen), GIT-Symptome (Diarrhö), Maskierung von Hypoglykämiesymptomen, Potenzstörungen

5.9.1 Kardioselektiv mit ISA

Acebutolol *TTK 0,20–0,25 € (200–400 mg); i.v.: 5,- € (1 Amp.); Gr 4 + 9, Kl/La 1, Kl*

HN *p.o.:* **Acebutolol Heumann®**, **Prent®** 200|400 mg/Tbl.
i.v.: **Prent®** Inj.-Lsg. 25 mg/Amp.

Dos **Art. Hypertonie:** *initial* 1 × 200 mg/d *p.o.* ggf. nach 1 Wo. stufenweise Steigerung um 200 mg bis max. 1200 mg/d p.o. verteilt auf 2 ED

KHK: *initial* 1 × 400 mg/d p.o., ggf. Steigerung auf max. 3 × 400 mg/d p.o.

Tachykardie: 2–3 × 200 mg/d p.o.

- *i.v. (Max-Dosis 70–100 mg/d):* 12,5–25 mg langsam i.v. unter Monitorkontrolle

▸ *Dosisreduktion bei Niereninsuffizienz:* GFR 10–30 ml/ min: um 50%; GFR < 10 ml/min: um 75%

PK BV 20–60%, max. Plasmakonz. nach 2–4 h, Wi-HWZ 7–13 h, PEB 25%, relative Wi-Stärke 0,3–0,5 (Propranolol = 1), hepatisch metabolisiert, renale Elimination 35%

Celiprolol *TTK 0,24 € (200 mg); sl/sl*

HN *p.o.:* **Celip®**, **Celipro** (**Generika**), **Celiprolol** (**Generika**), **Selectol®** – *alle: 200 mg/Tbl.*

Dos **Art. Hypertonie, KHK:** 1 × 200 mg/d p.o. morgens nüchtern; ggf. Steigerung auf 300–400 mg/d p.o.

▸ *Dosisreduktion bei Niereninsuffizienz:* GFR < 10 ml/min: *Erh-Dosis:* ½ Tbl./d p.o.

PK BV 30–74%, max. Plasmakonz. nach 3,21 ± 1,25 h, HWZ 5–7 h, biliäre und renale Elimination zu je 50%

5.9.2 Kardioselektiv ohne ISA

Atenolol *TTK p.o.: 0,25–0,40 € (50–100 mg); i.v.: 3,80 € (1 Amp.); Gr 1+9, sl/sl*

HN *p.o.:* **Ate** (**Generika**), **Atendol®**, **Atenogamma®**, **Atenolol** (**Generika**), **Cuxanorm®**, **Duratenol®**, **Falitonsin®**, **Evitocor®**, **Jenatenol®**, **Juvatenal®**, **Tenormin®** – *alle: 25|50|100 mg/Tbl.*
i.v.: **Tenormin®** 5 mg/Amp. à 10 ml

Dos **akute HRST:** 2,5 ml i.v. bis max. 0,15 mg/kg KG (10,5 mg/70 kg KG) p.o.
Art. Hypertonie: 1–2 × 50 mg/d p.o.
KHK: 1–2 × 50 mg/d p.o.
Tremor: 50–100 mg/d p.o.
funkt. Herzbeschwerden: 1–2 × 25–50 mg/d p.o.
▶ *Dosisreduktion bei Niereninsuffizienz*: S. 486

PK BV 50–60%, Wi-Beginn < 5 min i.v./< 1 h p.o., Wi-Max. 20 min (i.v.), 2–3 h (p.o.), HWZ 6–9 h, relative Wirkstärke < 1 (Propranolol = 1), renale (90%) Elimination

Bisoprolol *TTK 0,20 € (5 mg), 0,26–0,28 € (10 mg); Gr 4+9, sl/La 1,3, Kl*

HN *p.o.:* **Biso** (**Generika**), **Bisoprolol** (**Generika**), **Concor®**, 1,25|2,5|3,75|7,5 mg/Tbl., **Cordalin®**, **Fondril®**, **Jutabis®** *– alle: 5|10 mg/Tbl.*

Dos **Art. Hypertonie, KHK:** 1 × 5 mg/d, ggf. langsame Steigerung auf 10 mg/d (morgens nüchtern)

PK BV 90%, HWZ 10–12 h, keine aktiven Metaboliten, je zur Hälfte hepatisch und renal eliminiert

Betaxolol *TTK 0,21–0,28 € (10–20 mg); Kl/Kl*

HN *p.o.:* **Kerlone®** 10|20 mg/Tbl.

Dos **leichte art. Hypertonie:** 1 × 10 mg/d p.o.; ggf. Dosissteigerung auf 1 × 20 mg/d
mittelschwere art. Hypertonie: 1 × 20 mg/d p.o.
▶ *Dosisreduktion bei Niereninsuffizienz* (GFR < 30 ml/min) *und HD:* max. 10 mg/d p.o.

PK BV 80%, max. Plasmakonz. nach 2–4 h, HWZ 16–22 h, PEB 50%, zu 85–90% hepatische Verstoffwechselung zu aktiven Metaboliten und hauptsächlich renale Elimination der Metaboliten, 10–15% unverändert renale Elimination

Esmolol *TTK 11,40 € (100 mg); 140,35 € (2,5 g); Gr 5, sl/La 1, Kl*

HN *i.v.:* **Brevibloc®** 2,5 g/10 ml Inj.-Lsg. zur Verdünnung, 100 mg/10 ml Inj.-Lsg.

Dos **tachykarde HRST:**
- *initial:* 500 µg/kg KG/min über 1 min i.v.
- *Erh-Dosis:* 50 µg/kg KG/min i.v.

- wenn nach 4 min kein Erfolg, dann erneut *Einleitungsdosis*, anschließend 100 µg/kg KG/min; wenn nach weiteren 4 min kein Erfolg: wiederholtes Fortsetzen der Titration: *Einleitungsdosis* und entsprechende *Erh-Dosis* jeweils um 50 µg/kg KG/min über 4 min gesteigert
- *max. Erh-Dosis:* 200 µg/kg KG/min
- *max. Therapiedauer:* 24 h

▸ *Dosisreduktion bei Niereninsuffizienz* (GFR 30–60 ml/min u./o. S-Krea. 1,3–2 mg/100 ml): Anwendung max. 4 h

PK HWZ 9 min (Metabolit 3,7 h), PEB 55% (Metabolit 10%), rasche Metabolisierung, renale Elimination

Metoprolol *TTK p.o.: 0,16–0,40 € (100 mg); i.v.: 3,65 € (1 Amp.); Gr 4, sl/sl*

HN *p.o.:* **Beloc zok Herz®**, **Jeprolol®**, **Jutabloc®**, **Lopresor®**, **Meto (Generika)**, **Metoprogamma®**, **Metoprolol (Generika)**, **Prelis®**, **Sigaprolol®** – *alle: mite 50 | 100 mg/Tbl., ret. 200 mg/Tbl.*
i.v.: **Beloc®**, **Lopresor®** – *alle: 5 mg/Amp. à 5 ml*

Dos **tachykarde HRST, Angina pectoris:** *akut* 1–2 Amp. = 5–10 mg langsam i.v., ggf. nach 5–10 min unter Monitor- und Kreislaufüberwachung Wdh.
Art. Hypertonie: 2 × 50 mg/d p.o.
KHK: 1–2 × 50 mg/d p.o.
chron. Herzinsuffizienz: *initial* 1 × 25 mg/d p.o., ggf. langsame Dosissteigerung, Zieldosis 2 × 100 mg/d

PK BV 50%, HWZ 3–4 h, Elimination nach hepatischem Umbau zu 95% renal, relative Wi-Stärke < 1 (Propranolol = 1)

Nebivolol *TTK 0,68 € (5 mg); Gr 5, Kl/La 1, Kl*

HN *p.o.:* **Lobivon®**, **Nebilet®** – *alle: 5 mg/Tbl.*

Dos **Art. Hypertonie:** 1 × 5 mg/d p.o. zu einer Mahlzeit

PK BV 12% bei sog. Schnellmetabolisierern (Mehrzahl der Pat.), 100% bei Langsammetabolisierern (individuelle Dosisanpassung notwendig), nahezu vollständige Metabolisierung, Ausscheidung über Niere und Fäzes, HWZ 10 h (Schnellmetabolisierer), 30–50 h bei Langsammetabolisierern

Talinolol *TTK p.o.: 0,23 € (100 mg); sl/sl*

HN *p.o.:* **Cordanum®** 50 | 100 mg/Tbl.

Dos **Art. Hypertonie, tachykarde HRST, KHK, chronisch stabile Angina pectoris:** 100 mg/d p.o., verteilt auf 1–2 ED; ggf. Steigerung bis auf 200 mg/d
Hyperkinetisches Herzsyndrom: 1–2 × 50 mg/d p.o., max. 300 mg/d p.o.
- *Dosisreduktion bei Niereninsuffizienz:* GFR < 30 ml/min um 33%, bei < 10 ml/min um 50%
- *Absetzen (p.o):* über 1–2 Wo. ausschleichend

PK BV 50–70%, max. Plasmakonz. 3,2 h, HWZ 10,6 h, PEB 60,9%, 60% renale, 40% biliäre Elimination

5.9.3 Nicht kardioselektiv mit ISA

Carteolol *TTK 0,60–0,86 € (5–10 mg); sl/sl*

HN *p.o.:* **Endak®** 5 | 10 mg/Tbl.

Dos **Art Hypertonie, KHK, Hyperkinetisches Herzsyndrom:** 1 × 5 mg/d, ggf. schrittweise Dosissteigerung auf 2 × 10 mg/d p.o.

PK BV 90 5, max. Plasmakonz. nach 1–2 h, HWZ 5–7 h, PEB 15%, 65% unverändert renale Elimination

Mepindolol *TTK 0,40–0,60 € (2,5–5 mg); Kl/Kl*

HN *p.o.:* **Corindolan®** 2,5 | 5 mg/Tbl.

Dos **Art. Hypertonie:** *initial:* 1 × 5 mg/d, ggf. nach 2 Wo. auf 10 mg/d p.o.
Angina pectoris: 1 × 5 (–10) mg/d p.o.
Hyperkinetisches Herzsyndrom: 1 × 2,5 mg/d p.o., evtl. nach 1 Wo. 5 mg/d p.o.
- *Absetzen:* langsam ausschleichen

PK vollständige Resorption, max. Plasmakonz. nach 2 h, HWZ 4 h, PEB 40–60%, nahezu vollständige Metabolisierung und renale Elimination

Oxprenolol *TTK 0,29 € (40 mg); 0,69 € (160 mg ret.); sl/sl*

HN *p.o.:* **Trsicor®** 40 | 80 mg/Tbl., -retard 160 mg/Ret.-Tbl.

Dos **Funktionelle, sympathikotone Herz-Kreislauf-Störungen:** 1–2 × 40 mg/d p.o.
Herzrhythmusstörungen, Tachykardien: 2–3 × 20–80 mg/d p.o.
KHK (Angina pectoris): 80–160 (-320) mg/d p.o. verteilt auf 2–3 ED bzw. 1–2 Ret.-Tbl./d p.o. morgens

Art. Hypertonie: 80–160 (-320) mg/d p.o. verteilt auf 1–2 ED bzw. 1–2 Ret.-Tbl./d p.o. morgens

PK BV 20–70%, max. Plasmakonz. nach 1 h, HWZ 1–2 h, PEB 80%, renale Elimination nach hepatischer Metabolisierung

Penbutolol *TTK 0,59 € (40 mg); sl/Kl*

HN *p.o.:* **Betapressin®** 40 mg/Tbl.

Dos **Art. Hypertonie:** 1 × 1 Tbl./d p.o.; ggf. nach 4–6 Wo. 2 Tbl./d p.o.
KHK, Hyperkinetisches Herzsyndrom, tachykarde HRST: 1 × 1 Tbl./d p.o., max. 2 Tbl./d p.o.

PK vollständige Resorption, max. Plasmakonz. nach 1–2 h, HWZ 13–28 h, PEB 99%, renale Elimination

Pindolol *TTK p.o.: 0,60 € (15 mg); i.v.: 2,80 € (1 Amp.); Gr 1+9, sl/sl*

HN *p.o.:* **Durapindol®** 5|15 mg/Tbl., **Nonspi®** 5 mg/Tbl., **Visken®** 2,5|5|15 mg/Tbl., ret. 20 mg/ ret.- Tbl., Trpf. 5 mg/ml (= 20 Trpf.)
i.v.: **Visken®** 0,4 mg/Amp. à 2 ml

Dos **KHK:** 3 × 5 mg/d p.o. oder 1 × 20 mg ret./d
hyperkinetisches Herzsyndrom: 2–3 × 2,5 mg/d p.o. oder 1 × 20 mg ret./d
Art. Hypertonus: 3 × 5–10 mg/d p.o. oder 1 × 20 mg ret./d
tachykarde HRST: 3 × 5–10 mg/d p.o.
i.v.-Notfallbehandlung: *initial* 0,2–0,4 mg = 1–2 ml langsam i.v., ggf. Wdh. nach 20 min. 0,2 mg, *max. Tagesgesamtdosis* 2 mg
▸ *Dosisreduktion bei Niereninsuffizienz:* S. 489

PK BV 100%, PEB 40%, HWZ 4 h, bei älteren Pat. HWZ 7 h, hepatische Metabolisierung (60%), 90% renale Elimination

5.9.4 nicht kardioselektiv ohne ISA

Bupranolol *TTK 0,34 –0,53 € (50–100 mg); Kl/Kl*

HN *p.o.:* **Betadrenol®** 50|100 mg/Tbl.

Dos **Art. Hypertonie:** *initial* 50–100 mg/d p.o. morgens; ggf. wöchentl. Steigerung bis max. 400 mg/d p.o
KHK, Prophylaxe des Angina-pectoris-Anfalles:
Tag 1+2: 2–3 × 50 mg/d p.o., ggf. vorübergehend Dosissteigerung bis 400 mg/d p.o.

- *Leberfunktionsstörungen*: vorsichtige Dosierung, Kontrolle der Leberwerte unter Dauertherapie

PK HWZ 2 h

Carvedilol *TTK 0,28–0,75 € (12,50–25 mg); Gr 4+5, Kl/La 2, Kl*

HN *p.o.:* **CarLich®**, **Carvecard®**, **Carvedigamma®**, **Carvedilol (Generika)**, **Carve TAD®**, **Dilatrend®**, **Dimetil®**, **Querto®** – *alle: 3,125 | 6,25 | 12,5 | 25 mg/Tbl.*

Dos **Hypertonie, Angina pectoris:** 1 × 12,5 mg/d p.o. für die ersten 2 d, dann Steigerung auf 1–2 × 25 mg/d
Herzinsuffizienz: Einsatz erst nach erfolgreicher Rekompensation, langsam einschleichen mit 2 × 3,125 mg/d p.o., nach 2 Wo. Steigerung (alle 2 Wo. Verdopplung der ED) auf max. 2 × 25 mg/d p.o.; *Max-Dosis:* 50 mg/d p.o.

PK BV 20–25%, max. Plasmakonz. nach 1–2 h, HWZ 6 h (2–8 h), Elimination der Metabolite zu > 60% mit dem Stuhl

Nadolol *TTK 0,60–0,86 € (60–120 mg); sl/sl*

HN *p.o.:* **Solgol®** 60 | 120 mg/Tbl.

Dos **Art. Hypertonie, KHK:**
- *initial:* 1 × 30 mg/d p.o.; ggf. schrittweise Steigerung um 30–60 mg/d bis max. 120 mg/d
- *Absetzen:* langsam ausschleichend
- *Niereninsuffizienz:* sorgfältige Dosiseinstellung

PK BV 30–40%, max. Plasmakonz. nach 3–4 h, HWZ 20–24 h, PEB 30%, renale Elimination in unveränderter Form

Propranolol *TTK p.o.: 0,22 € (80 mg); i.v.: 0,40–2,75 € (1 mg); Am/Am*

HN *p.o.:* **Beta-Tablinen®**, **Dociton®** 10 mg/Tbl., ret. 80 | 160 mg/Ret.-Kps., **Elbrol®**, **Obsidan®** 25 | 100 mg/Tbl., **Prophylux®**, **Propranolol (Generika, GRY®** 10 mg/Tbl.), **Propra (Generika, ratiopharm®** 10 mg/Tbl., ret. 80 | 160 mg/Ret.-Kps.), **Propranur®** 20 mg/Tbl. – *alle: 40 | 80 mg/Tbl.*
i.v.: **Dociton®** 1 mg/Amp. à 1 ml, **Obsidan®** 5 mg/Amp. à 5 ml

Dos **Hypertensive Krise, schwere HRST:** *akut:* 1 Amp. = 1 mg langsam i.v. über 1 min; Wdh. nach 2 min möglich
Art. Hypertonie: 2 × 80 mg/d (später 160–320 mg) p.o.
HRST: 3 × 40 mg/d (ggf. 3 × 80 mg) p.o.

KHK, Angina pectoris: 3 × 40 mg/d (ggf. 3 × 80 mg) p.o.
Hyperthyreose: 3 × 10–40 mg/d je nach Schwere der Tachykardie

- *Max-Dosis p.o.:* 640 mg/d
- *Kinder:* > 12 J. 80 mg/d; > 7 ½ J. 60 mg/d; > 3 J. 40 mg/d; > 1 J. 30 mg/d; > ½ J. 25 mg/d; > ¼ J. 20 mg/d p.o. jeweils auf 2 ED/d verteilt

PK BV 30–50%, HWZ 3–4 h, PEB 93%, Elimination nach hepatischem Metabolismus

Sotalol *TTK p.o.: 0,20–0,30 € (80–160 mg); i.v.: 11,40 € (1 Amp.); sl/sl*

HN *p.o.:* **Corsotalol®**, **Darob®**, **Favorex®**, **Gilucor®**, **Jutalex®**, **Rentibloc®** 40 mg/Tbl., **Sota** (**Generika**, z. T. 40 mg/Tbl.), **Sotalex®**, **Sotalol** (**Generika**, **corax®** 40 mg/Tbl., **ratiopharm®** 40 mg/Tbl.), **Sota** (**Generika**) – *alle: 80 | 160 mg/Tbl.*
i.v.: **Sotalex®**, **Carino®** – *alle: 40 mg/Amp. à 4 ml*

Dos **tachykarde supraventrikuläre HRST, Prophylaxe von chron. Vorhofflimmern:**

- *akut: initial* 20 mg über 5 min i.v., ggf. Wdh. nach 20 min, max. 1,5 mg/kg KG
- *p.o.: initial* 2 × 40–80 mg/d, ggf. wöchentliche Steigerung um max. 160 mg/d bis *max. Gesamtdosis* von 480–640 mg/d
- *Dosisreduktion bei Niereninsuffizienz:* S-Krea 2–5 mg/100 mg um 50%, > 5 mg/100 mg um 75%, S. 489

PK BV 90–100%, max. Plasmakonz. nach 2–3 h, HWZ 7,5–15 h, keine PEB, Elimination unverändert v.a. renal

5.9.5 Kombinationen

Bendroflumethiazid + Propranolol/+ Propranolol + Hydralazin/ + Nadolol/+ Spironolacton/ + Amilorid *TTK kA; Kl/Kl*

HN *p.o.:* **Docirectic®** Kps., **Pertenso®** N Kps., **Sotaziden®** N Kps., **Spirostada®** comb/-comb forte Tbl., **Tensoflux®** Tbl.

Dos **Art. Hypertonie:**

- **Docirectic®:** 2 1 Tbl./d (> 55 Schläge/min)
- **pertenso® N:** initial 1 Kps. morgens, ggf. stufenweise Erhöhung auf 2–3 × 1 Kps./d
- **Sotaziden® N:** 1 × 1 Tbl./d

- **Spirostada® comb/ -comb forte:** Initial: 3–4 × 1 Tbl./d bzw. 1–2 × 1 Tbl. Forte/d
- **Tensoflux®:** 1–2 Tbl./d

Atenolol + Chlortalidon *TTK 0,30–0,50 € (1 Tbl.); Kl/Kl*

HN *p.o.:* **Atehexal® comp**, **Atel®**, **Blocotenol® comp.**, **Teneretic®** *– alle: 50|100 mg A./Tbl + 12,5|25 mg C./Tbl.*

Dos **Art. Hypertonie:** 1×1 Tbl./d p.o. (1 × 50|100–12,5|25 mg/d p.o.)
- ▸ *eingeschränkte Nierenfkt.:* niedrigere Dosisform bevorzugen, GFR < 30 ml/min.: KI
- ▸ *Absetzen:* langsame Dosisreduktion (Rebound)

Bisoprolol + Hydrochlorothiazid *TTK 0,36–0,57 € (1 Tbl.); Kl/Kl*

HN *p.o.:* **Biso comp.® AbZ**, **BisoHEXAL® Plus**, **BisoLich® comp.**, **Bisomerck® plus**, **Bisoplus (Generika)**, **Bisoprolol (Generika)**, **Concor® plus**, **Fondril®** *– alle: 5|10 mg/Tbl B. + 12,5|25 mg H./Tbl.*

Dos **Art. Hypertonie:** 1 × 1 Tbl./d p.o. (1 × 5|10–12,5|25 mg/d p.o.)
- ▸ *eingeschränkte Nieren- u. Leberfkt.:* niedrigere Dosisform bevorzugen
- ▸ *Absetzen:* langsame Dosisreduktion (Rebound)

Penbutolol + Furosemid *TTK 0,62–1,- € (1 Tbl.); Kl/Kl*

HN *p.o.:* **Betasemid®** 20|40 mg Penbutolol + 20|10 mg Furosemid

Dos **Art. Hypertonie:** *Initial:* 1 × 20/10 mg/d p.o.; ggf. nach 4 Wo. 40/20 mg/d; max. 2 × 40/20 mg/d p.o.

5.10 Kalziumkanal-Blocker

5.10.1 Nicht bradykardisierend mit vorwiegender Gefäßwirkung

Ind art. Hypertonie, stabile KHK, Morbus Raynaud

Wi periphere arterielle Vasodilatation → Nachlast ↓, myokardialer O_2-Bedarf ↓

KI *Alle:* Herz-Kreislauf-Schock, instabile AP, akuter Myokardinfarkt, höhergradige Aortenstenose, Herzinsuffizienz NYHA III°–IV°, *Manidipin:* mäßige u. schwere Leberfunktionsstörung, Komb. CYP3A4-Inhibitoren wie z. B. Antiproteasen, Cimetidin, Ketoconazol, Itraconazol, Erythromycin und Clarithromycin sowie

CYP3A4-Induktoren wie z. B. Phenytoin, Carbamazepin, Phenobarbital und Rifampicin

NW Hypotonie, KS, Flush, Übelkeit, Schwindel, Angina-pectoris-Anfall, Reflextachykardie, Gingivahyperplasie, Knöchelödeme

Amlodipin *TTK 0,20–0,30 € (5–10 mg); sl/Kl*

HN *p.o.:* **Amlo** (**Generika**), **Amparo**®, **Amlodipin** (**Generika**), **Sigalmo**® – *alle: 5|10 mg/Tbl.*, **Norvasc**® 5 mg/Tbl.

Dos **Art. Hypertonie, stabile KHK, Angina pectoris, Morbus Raynaud:**

- 1 × 5 mg/d p.o., ggf. Dosissteigerung auf 1 × 10 mg/d p.o.
- *Max-Dosis:* 10 mg/d

PK BV 60–80%, max. Wi nach 6–12 h, lange Wi-Dauer, HWZ 35–50 h, Elimination nach hepatischem Abbau

Felodipin *TTK 0,43–0,64 € (5 mg); Kl/Kl*

HN *p.o.:* **Felo** (**Generika**), **Felodipin** (**Generika**), **Modip**®, **Munobal**®, **Plendil**® – *alle: ret. 2,5|5|10 mg/Tbl.*

Dos **Art. Hypertonie:** *p.o.: initial* 1 × 5 mg ret./d, bei älteren Pat. mit 1 × 2,5 mg ret./d; ggf. auf bis 1 × 10 mg ret./d erhöhen

PK BV 15–30%, max. Plasmakonz. nach 3–5 h, Wi-Beginn nach 2–8 h, lange Wi-Dauer, HWZ 20–25 h, PEB > 99%, nach hepatischer Metabolisierung überwiegend renale Elimination (> 70%)

Isradipin *TTK 0,46–0,63 € (5 mg); Kl/Kl*

HN *p.o.:* **Lomir**®, **Vascal**® – *alle: 2,5 mg/Tbl.;* **Lomir SRO**®, **Vascal uno**® – *alle: ret. mite 2,5|5 mg/Ret.-Kps.*

Dos **Art. Hypertonie:** *initial* 2 × 2,5 mg/d p.o., ggf. Dosissteigerung nach 3–4 Wo. auf 2 × 5 mg/d oder 1 × 5 mg ret./d p.o.

PK Resorption > 90%, BV 20%, max. Plasmakonz. nach 120 min., Wi-Beginn nach 2–3 h, lange Wi-Dauer, PEB 95%, HWZ 9 h, renale (60%), fäkale (30%) Elimination

Lacidipin *TTK 0,70–0,80 € (2–4 mg); Gr 4, sl/sl*

HN *p.o.:* **Motens**® 2|4 mg/Tbl.

Dos **Art. Hypertonie:**

- *initial* 2 mg morgens p.o., ggf. nach 4 Wo. Steigerung auf 1 × 4 mg/d p.o.
- *Max-Dosis:* 4–6 mg/d p.o.

PK BV 10%, langsamer Wi-Beginn, Wi-Dauer 24 h, max. Plasmakonz. 30–150 min, PEB > 95%, mittlere HWZ 13–19 h, hepatischer Metabolismus in inaktive Metabolite, zu 70% über die Fäzes ausgeschieden

Lercanidipin *TTK 0,23–0,32 € (10–20 mg); Kl/Kl*

HN *p.o.:* **Carmen®**, **Corifeo®** – *alle: 10|20 mg/Tbl.*

Dos **Art. Hypertonie:** 1 × 10 mg/d p.o. min. 15 min vor einer Mahlzeit, ggf. schrittweise Dosissteigerung auf 20 mg/d p.o. möglich
- *Leichte bis mittelschwere Nieren- o. Leberfunktionsstörungen*: vorsichtiger Behandlungsbeginn; Erhöhung der Dosis auf 20 mg/d p.o. nur unter erhöhter Vorsicht

PK BV 10%, max. Plasmakonz. nach 1,5–3 h, HWZ 8–10 h, PEB 98%, Metabolismus durch CYP 3A4, 50% renale Elimination

Manidipin *TTK 0,58–0,72 € (10–20 mg); Gr 6, Sl/La 1, ab*

HN *p.o.:* **Manyper®** *10|20 mg/Tbl.*

Dos **Leichte bis mittelschwere essentielle Hypertonie:**
- *initial* 1 × 10 mg/d p.o., ggf. nach 2–4 Wochen 1 × 20 mg/d p.o.
- *bei leichter Leber- und Niereninsuffizienz:* 1 × 10 mg/d

PK Max. Plasmakonz. 2–3,5 h, PEB 99%, überwiegend renale Elimination nach hepatischer Metabolisierung

Nicardipin *TTK 0,36–0,55 € (60–90 mg); Kl/sl*

HN *p.o.:* **Antagonil®** Kapseln 20|30 mg/Kps.

Dos **Chron. stabile Angina pectoris, art. Hypertonie:** 3 × 20 mg/d p.o.; ggf. Steigerung auf 3 × 30 mg/d p.o.
- *schwere Herzinsuffizienz, eingeschränkte Leber-/Nierenfunktion* (GFR 15–60 ml/min): *initial:* 2 × 20 mg/d; ggf. Steigerung auf max. 60 mg/d

PK BV 25–35%, max. Plasmakonz. nach 30–60 min, HWZ 2–4 h, PEB 98%, 60% renale und 35% biliäre Elimination

Nifedipin *TTK p.o.: 0,13–0,60 € (20–60 mg); i.v.: 25,- € (1 Amp.); sl/sl*

HN *p.o.:* **Adalat®**, **Aprical®**, **Corinfar®**, **Duranifin®**, **Jedipin®**, **Jutadilat®**, **Nife (Generika)**, **Nifedipin (Generika)**, **Nifical®**, **Pidilat®** – *alle: 5|10 oder 20 mg/Kps., ret. 10|20|30|40 oder 60 mg/Ret.-Tbl., Tropfen 20 mg/20 Trpf. = 1 ml*
i.v.: **Adalat®** Inf.-Lsg. 5 mg/50 ml

Dos **Art. Hypertonie, stabile KHK, Morbus Raynaud:** 3 × 5–25 mg/d *oder* 2 × 20 mg ret./d oder 1 × 30–60 mg/d p.o.
Hypertone Krise: 1–2 × 10 mg sublingual als Kps p.o.
- *Perfusor:* 1–3 mg/h i.v. = 10–30 ml/h (unter Lichtschutz); *„Rezept“:* 1 Amp. à 5 mg in 50 ml = 0,1 mg/ml
- *Kinder (hypertensive Krise):* > 7 ½ J. 5–10 mg; > 1 J. 5 mg Kps s.l., je nach Wi nach 20 min wiederholen oder > 12 J. 15 mg; > 7 ½ J. 9 mg; > 3 J. 5 mg; > 1 J. 4 mg langsam je nach Wi i.v.

PK gute perorale Resorption, BV 60–70%, max. Plasmakonz. nach 30–120 min, PEB 80%, HWZ 3–4 h, nach 2–3 min setzt Wi ein, bei Ret. Wirkdauer bis 12 h, hepatischer Metabolismus und > 90% renale Elimination der inaktiven Metabolite

Nilvadipin *TTK 0,58–0,80 € (8–16 mg); Kl/Kl*

HN *p.o.:* **Escor®**, **Nivadil®** – *alle:* 8|forte 16 mg/Ret.-Kps.

Dos **Art. Hypertonie:** *initial* 1 × 8 mg/d p.o. morgens; ggf. nach 2–4 Wo. Steigerung auf 1 × 16 mg/d p.o.
- *Dosisreduktion bei Leberzirrhose:* 1 × 8 mg/d p.o.

PK BV 14–19%, max. Plasmakonz. nach 40 min, HWZ 15–20 h, PEB 99%, 70–80% renale, 20–30% biliäre Elimination

Nimodipin *TTK p.o.: 2–4,- € (120–240 mg); i.v.: 26,60 € (1 Amp.); Kl/La 2, Kl*

HN *p.o.:* **Nimodipin** (**Generika**), **Nimotop®** – *alle: 30 mg/Tbl.*
i.v.: **Nimotop® S** 10 mg/50 ml Lsg. in Inf.-Fl.

Dos **Hirnorganisch bedingte Leistungsstörungen im Alter:** 3–4 × 30 mg/d p.o.
Subarachnoidalblutung (SAB):
- *i.v.* (wenn p.o.-Gabe nicht möglich): ersten 6 h 1 mg/h (= 5 ml Lsg. → 15 µg/kg KG/h) i.v., dann 2 mg/h für 2–3 Wo i.v. (= 10 ml Lsg. → 30 µg/kg KG/h – ggf. auf 3 mg/h steigern
- *p.o. (wacher Pat.):* 4 × 60 mg/d p.o.

PK rasche Resorption, BV 10%, HWZ 1–1,5 h, PEB 97–99%, sehr hohe Lipophilie → überwindet gut die Blut-Hirn-Schranke, nahezu vollständige hepatische Metabolisierung und Elimination

Nisoldipin *TTK 0,36–0,46 €, RR 0,50–0,66 € (10–20 mg); Kl/Kl*

HN *p.o.:* **Baymycard®** 5|10 mg/Tbl., **Baymycard® RR** 10|20|30 mg/Mantel-Tbl.

Dos **Chron. stabile Angina pectoris, essenzielle Hypertonie:**
- **Baymycard®**: 2 × 5 mg/d p.o., ggf. stufenweise auf *max.* 2 × 20 mg/d steigern
- **Baymycard RR®**: 1 × 10 mg/d p.o. bis *max.* 1 × 40 mg/d p.o.

PK vollständige Resorption, BV 4–8%, lange Wi-Dauer, HWZ 6–16 h, max. Plasmakonz. nach ¼ – 2 h, PEB > 99%, renale (70–80%) Elimination der Metabolite

Nitrendipin *TTK Phiole: 5,75 € (1 Phiole); Tbl.: 0,15–0,30 € (20 mg); 1. Trim. KI, 2.+3. Trim. sl/sl*

HN *p.o.:* **Bayotensin® akut Phiolen** 5 mg/1 ml, **ENEAS®**, **Jutapress®**, **Nitre AbZ®**, **Nitregamma®**, **Nitren (Generika)**, **Nitrendi (Generika)**, **Nitrendepat®**, **Nitrendipin (Generika)**, **Nitrend KSK®**, **Nitrepress®**, **Nitre-Puren®**
– alle: 10|20 mg/Tbl.

Dos **Art. Hypertonie:**
- *Akuttherapie:* 1 Phiole (= 5 mg) sublingual, ggf. nach 30 min *Wdh.* möglich
- *Langzeittherapie:* 1 × 20 mg/d Tbl p.o. oder 2 × 10 mg/d Tbl p.o.

PK Resorption 88%, BV 20–30%, max. Plasmakonz. nach 1–3 h, bei Phiolen setzt nach 2–3 min die Wi ein, sonst nach 20–30 min, HWZ 8–12 h, PEB 96–98%, nach hepatischem Metabolismus renale Elimination (77%) von inaktiven Metaboliten, der Rest per Fäzes

5.10.2 Bradykardisierend mit vorwiegender Herzwirkung

Ind supraventrikuläre Tachykardie, Extrasystolie, Tachyarrhythmia absoluta bei Vorhofflimmern und -flattern, Vorhoftachykardie mit wechselnder Überleitung (*Verapamil*), Art. Hypertonie, KHK

Wi Antiarrhythmikum der Klasse IV, Hemmung des Ca^{2+}-Einstroms → negativ inotrop, negativ chronotrop → myokardialer O_2-Bedarf ↓, periphere Gefäßweitung → RR ↓, Reizschwelle der Muskelzelle ↑ → geringere Erregbarkeit, verlängerte AV-Überleitung, geringere Automatie

KI manifeste Herzinsuffizienz, kardiogener Schock, Hypotonie, komplizierter akuter Myokardinfarkt, Bradykardie, Sick-sinus-Syndrom,

SA- oder AV-Block II°–III°, WPW-Syndrom, Kombination mit β-Blockern

NW HRST (AV-, Schenkel-Block, Bradykardie, ventrikuläre Extrasystolie, Asystolie), RR ↓, GIT-Symptome, KS, Flush, Schwindel, Beinödeme, Gingivahyperplasie, Transaminasen ↑

Verapamil *TTK p.o.: 0,20–0,90 € (120–360 mg), ret. 0,20–0,35 € (120–240 mg); i.v.: 0,45 € (1 mg); sl/sl*

HN *p.o.:* **Aventurin**®, **Cardioprotect**®, **Durasoptin**® 120|180 mg/ret.-Kps., **Falicard**®, **Isoptin**®, **RR**® ret. 120|240 mg/Tbl. **Vera (Generika**, **Verahexal**® µg, ret. 180 mg/Ret.-Kps.), **Veramex**®, **Verapamil (Generika)**, **Verasal**®, **Veroptinstada**®
– alle: 40|80|120 mg/Drg./Tbl./Kps., ret. 120|240 mg/Kps./Tbl.
i.v.: **Falicard**®, **Isoptin**®, **Verahexal**®, **Veramex**®, **Verapamil-ratiopharm**® *– alle: 5 mg/Amp. à 2 ml*

Dos **Art. Hypertonie, KHK, paroxysmale supraventrikuläre Tachykardien, Vorhofflimmern/-flattern, Instabile Angina pectoris:**

- *i.v.:*

akut: 2,5–5 (– 10) mg (0,1 mg/kg KG) langsam i.v., ggf. Wdh. nach 5–10 min
Perfusor: 0,05–0,1 mg/kg KG/h (3,5–7 mg/70 kg KG/h 1,75–3,5 ml/70 kg KG/h); (2 Amp. à 50 mg [= 100 mg] mit NaCl 0,9% auf 50 ml verdünnen [= 2 mg/ml])
Max-Dosis: 10 mg/h, 100 mg/d i.v.

- *p.o.:* 3 × 40–120 mg/d oder 1–2 × 120–240 mg ret./d; *Max-Dosis:* 480 mg/d p.o.
- *Kinder:* 6–14 J. 80–360 mg/d; 4–6 J. 80–120 mg/d, verteilt auf 2–3 ED/d p.o.

▶ *Dosisreduktion bei schwerer Leber- oder Niereninsuffizienz:* um 50%

PK BV 20–35%, Wi-Beginn nach 2–5 min. (i.v.), nach 20–30 min (p.o.), max. Plasmakonz. nach 20–30 min, PEB 90%, Wi-Dauer 30–60 min i.v., 3–8 h p.o., initiale HWZ 4–5 h, später 9 h, Elimination v.a. renal nach hepatischem Metabolismus

Gallopamil *TTK ret.: 0,75 € (100 mg); unret.: 0,30 € (50 mg); KI/KI*

HN *p.o.:* **Certolanat®**, **Elgiprona®**, **Gallobeta®**, **Gallopamil Minden®**, **Procorum®** 100 mg/Ret-Tbl. – *alle: 50 u./o 25 mg/Tbl.*

Dos **KHK und HRST:** (75-) 100–150 mg (-200)/d p.o. in 3–4 ED bzw. 2 × 1 Ret.-Tbl. 100 mg/d p.o. morgens und abends

Art. Hypertonie: (50-) 100–150 mg (-200)/d p.o. in 2 ED bzw. 1 × 1 Ret.-Tbl. (100 mg)/d p.o. morgens; ggf. Dosissteigerung auf 2 × 1 Ret.-Tbl. 100 mg/d p.o.

▶ *Dosisreduktion bei Leberinsuffizienz:* um 75%

▶ *Absetzen:* langsam ausschleichen

PK BV 15–25%, max. Plasmakonz. nach 1–2 h, HWZ 3,5–8 h, PEB 92%, 50% renale und 50% biliäre Elimination nach Transformation in teilw. aktive Metaboliten

Diltiazem *TTK p.o.: 0,36–0,80 € (180–360 mg); i.v.: 17,- € (25 mg); Gr6,KI/La 2, sl*

HN *p.o.:* **Corazet®**, **Dil Sanorania®**, **Dilsal®**, **Dilta (Generika)**, **Dilti (Generika)**, **Diltiagamma®**, **Diltiazem (Generika)**, **Diltiuc®**, **Dilzanton®**, **Dilzem®** 240 mg/ret.-Tbl.
– *alle: 60 mg/Tbl., ret. 90|120|180 mg/Tbl.*
i.v.: **Dilzem®** 25|100 mg/Amp.

Dos **Art. Hypertonie, Angina pectoris, KHK:**

- *i.v.: akut:* 0,3 mg/kg KG über 5 min i.v. (= 20 mg/70 kg)
- *i.v.: Perfusor:* zunächst Bolus von 0,3 mg/kg KG in 5 min i.v. (= 20 mg/70 kg KG), dann weiter mit 0,168–0,84 mg/kg KG/h (= 12–60 mg/70 kg KG/h). Den Perfusor mit 100 mg auf 50 ml NaCl 0,9% aufziehen → 2 mg/ml (= 6–30 ml/70 kg KG/h)
- *p.o.:* 3 × 60–120 mg/d oder 2 × 90–180 mg ret./d
- *Max-Dosis:* 300 mg/d

▶ *Dosisreduktion* bei schwerer Leberinsuffizienz erforderlich (nach Wi)

PK BV 40%, PEB 80–90%, HWZ 4–5 h, hepatische Metabolisierung in aktive und inaktive Metabolite, 40% renale, 60% Elimination über die Fäzes

5.10.3 Kombinationen

Nifedipin + Mefrusid *TTK 0,84 € (1 Tbl.); Kl/Kl*

HN *p.o.:* **duranifin® sali, Sali-Adalat®** – *alle: 20 mg N. + 12,5 mg M./Tbl.*

Dos **Art. Hypertonie:** 1 × 1 Tbl./d p.o. morgens; ggf. Steigerung nach 3 Wo. auf 2 × 1 Tbl./d p.o.; *Max-Dosis:* 3 Tbl./d p.o.

Nifedipin + Metoprolol *TTK 0,53 € (1 Kps.); Kl/Kl*

HN *p.o.:* **Belnif®** Ret.-Kps. (50 mg M. + 15 mg N./Ret.-Kps.)

Dos **Art. Hypertonie:** 1 × 1 Ret.-Kps./d p.o. morgens; ggf. Steigerung auf 2 × 1 Ret.-Kps./d
Chronisch stabile Angina pectoris: 2 × 1 Ret.-Kps./d p.o. (1–0–1)
▸ *Absetzen:* nach längerer Therapie ausschleichen

Verapamil + Hydrochlorothiazid *TTK 0,62 € (1 Kps.); Kl/Kl*

HN *p.o.:* **Isoptin® RR plus**, Ret.-Kps. (240 mg V. + 12,5 mg H.)

Dos **Art. Hypertonie:** 1 × 1 Ret.-Kps./d p.o.
▸ *Absetzen*: nach längerer Behandlung ausschleichend

Verapamil + Hydrochlorothiazid + Triamteren *TTK 0,90 € (1 Tbl.); Kl/Kl*

HN *p.o.:* **Veratide®** (160 mg V. + 25 mg H. + 50 mg T./Tbl.)

Dos **Art. Hypertonie**: 1 × 1 Tbl./d p.o., ggf. Dosiserhöhung auf 2 Tbl./d mögl.; in Einzelfällen reicht ½ Tbl./d aus

Nitrendipin + Enalapril *TTK 0,74 € (1 Tbl.); Kl/Kl*

HN *p.o.:* **Eneas®** (10 mg E. + 20 mg N./Tbl.)

Dos **Art. Hypertonie:** 1 × 1 Tbl./d p.o.

5.11 ACE-Hemmer

Ind essenzielle Hypertonie, chronische Herzinsuffizienz, Z.n. Myokardinfarkt mit eingeschränkter LVF, diabetische Nephropathie

Wi kompetitive Hemmung des Angiotensin-Converting-Enzyms → AT_2-Konz. ↓ → peripheren Gefäßwiderstand ↓ , Aldosteronkonz. ↓ → RR ↓, Vor- und Nachlast ↓, HZV ↓, myokardiale Hypertrophie ↓, protektive Wirkung bei diabetischer Nephropathie

KI angioneurotisches Ödem, primärer Hyperaldosteronismus, ein- (Einzelniere) oder beidseitige Nierenarterienstenose, Niereninsuffizienz (S-Krea > 1,8 mg/dl), dekompensierte Herzinsuffizienz, hochgradige Aortenstenose, Leberfunktionsstörungen, schwerer Volumenmangel

NW Husten, Hypotonie, Elektrolytstörungen (K^+ ↑, Na^+ ↓), allerg. Hautreaktionen (Vaskulitis, ANA-Titer-Erhöhungen), angioneurotisches Ödem (Quincke-Ödem), Muskel-Gelenkschmerzen, zentralnervöse Störungen, KS, Niereninsuffizienz, akutes Nierenversagen, GIT-Symptome, Bronchitis, BB-Veränderungen, Leberfunktionsstörungen

Captopril *TTK 0,54–0,90 € (75–150 mg); KI/KI*

HN *p.o.:* **ACE-Hemmer** (**Generika**), **Adocor®**, **Capto** (**Generika**, **Hexal®** 75 mg/Tbl.), **Captopril** (**Generika**), **Coronorm®**, **Jucapt®**, **Lopirin®**, **Mundil®**, **Phamopril®**, **Sansenal®**, **Sigacap®**, **Tensiomin®**, **Tensobon®**, **Tensostad®**
– alle: 6,25 | 12,5 | 25 | 50 | 100 mg/Tbl.

Dos **Art. Hypertonie:** *initial* 3 × 12,5 mg/d, ggf. alle 3 Wo. um 25 mg/d erhöhen bis max. 3 × 50 mg/d p.o. (unter stat. Bedingungen auch schneller Dosissteigerung möglich)
Herzinsuffizienz, post Myokardinfarkt: 3 × 6,25 mg/d p.o., ggf. Kombination mit Diuretikum oder β-Blocker
- *Max-Dosis:* 75 (–150) mg/d in 3 ED
- *Kinder:* bis 20 kg KG 2–3 mg/kg KG/d verteilt auf 3 ED oder 0,5–2 mg/kg KG als ED; ab 20 kg KG 25–50 mg/m^2 KO/d verteilt auf 3 ED oder 10–15 mg/m^2 KO als ED

PK Resorptionsquote 70%, BV 60–70%, PEB 25–30%, max. Plasmakonz. nach 0,5–1,5 h, Wi-Beginn nach 15–30 min, Wi-Dauer 8–12 h, HWZ 0,7–1,9 h, hepatischer Metabolismus, renale Elimination

Moexipril *TTK 0,35–0,70 € (15–30 mg); KI/KI*

HN *p.o.:* **Fempress®** 7,5 | 15 mg/Tbl.

Dos **Art. Hypertonie:** *initial:* 7,5 mg/d p.o. morgens, ggf. Steigerung nach 3 Wo. auf 15–30 mg/d; *Max-Dosis:* 30 mg/d p.o.

Enalapril *TTK 0,20–0,40 € (10–20 mg); Kl/Kl*

HN *p.o.:* **Benalapril®, Corvo®, Enal®, Enalapril (Generika), Enalich®, Enalind®**
– *alle: 5|10|20 mg/Tbl.;*
Ena (Generika), Enalapril (Generika), Jutaxan®, Pres®, Renitec®, Xanef®
– *alle: 2,5|5|10|20 mg/Tbl.*

Dos **Art. Hypertonie, bei Herzinsuffizienz halbe Dosis i.v.:** *initial* 1 Amp. langsam i.v., ggf. nach 1 h erneute Dosis von 1–2 Amp., *Erh-Dosis* 1–2 Amp. alle 6 h; max. ED 4 Amp.; *max. Tagesdosis*: 16 Amp./d

Art. Hypertonie: *Initial* 1 × 5 mg/d p.o., ggf. nach > 3 Wo. Steigerung auf 1 × 10–20 mg/d; *Max-Dosis:* 40 mg/d

Herzinsuffizienz, post Myokardinfarkt: *initial* 1 × 2,5 mg/d p.o., ggf. nach > 3 Wo. 1 × 10 mg/d p.o.; *Max-Dosis* 20 mg/d

▸ *Dosisreduktion bei Niereninsuffizienz (GFR < 30 ml/ min oder Dialyse): Initial* 1 × 2,5 mg/d p.o., je nach klin. Wi und Verträglichkeit nach > 3 Wo. Steigerung auf 1 × 5 mg/d p.o.; *Max-Dosis* 10 mg/d

PK Resorption 60%, BV 40%, max. Plasmakonz. nach 3–4 h, PEB < 50%, HWZ 30–35 h, Wi-Beginn nach 1 h, Wi-Max. nach 4–5 h, Wi-Dauer 12–24 h, hepatischer Metabolismus, dialysierbar

Lisinopril *TTK 0,25–0,38 € (10–20 mg); Kl/Kl*

HN *p.o.:* **Acerbon®, Coric®, Lisi (Generika), Lisinopril (Generika), Lisodura®** – *alle: 2,5|5|10|20 mg/Tbl.*

Dos **Art. Hypertonie:** *initial* 1 × 5 mg/d p.o., ggf. nach 3 Wo. Dosissteigerung auf 1 × 10–20 mg/d p.o.; *Max-Dosis:* 40 mg/d p.o.

Herzinsuffizienz, post Myokardinfarkt: *initial* 1 × 2,5 mg/d p.o., nach 2–4 Wo. Dosissteigerung auf 1 × 5–10 mg/d p.o.; *Max-Dosis:* 20–35 mg/d p.o.

▸ *Dosisreduktion bei Niereninsuffizienz:* S. 488

PK BV 16–25%, PEB 3–10%, max. Plasmakonz. nach 6–8 h, Wi-Beginn nach 15–30 min, Wi-Dauer 8–12 h, HWZ 12,6 h, renale Elimination, gut dialysierbar

Ramipril *TTK 0,22–0,30 € (2,5–5 mg); KI/KI*

HN *p.o.:* **Delix®**, **Ramicard®**, **Rami (Generika)**, **Ramipril (Generika)**, **Vesdil®** – *alle: 2,5|5|7,5 oder 10 mg/Tbl.*

Dos **Art. Hypertonie:** initial 1 × 2,5 mg/d, ggf. nach 14 d2,5 bis 5 mg/d
Herzinsuffizienz, post Myokardinfarkt: *initial* 2 × 1,25–2,5 mg/d p.o., langsam steigern bis d2 × 5 mg/d

- *Max-Dosis:* 10 mg/d
- *Dosisreduktion bei Niereninsuffizienz:* GFR 30–60 ml/min bzw. S-Krea > 1,2 und < 1,8 mg/dl 1 × 1,25 mg/d anfangs, nach 14 d2,5 mg/d als *Erh-Dosis; max. Tagedosis* 5 mg/d

PK BV 60%, PEB 50–65%, max. Plasmakonz. nach 3 h, Wi-Beginn nach 15–30 min, Wi-Dauer 8–12 h, HWZ 13–17 h, Elimination nach hepatischem Metabolismus zu 100% renal, gering dialysierbar

Perindopril *TTK 0,40–0,65 € (2–4 mg); KI/KI*

HN *p.o.:* **Coversum®** -Cor 2|4 mg/Tbl.

Dos **Art. Hypertonie:** *initial* 4 mg/d p.o. morgens; ggf. Steigerung auf 8 mg/d p.o. nach 3 Wo.; *Erh-Dosis:* 4 mg/d p.o.; *Max-Dosis:* 8 mg/d p.o.
Herzinsuffizienz: *initial:* 2 mg/d p.o. morgens; langsame Steigerung auf *Erh-Dosis:* 4 mg/d p.o.; *Max-Dosis:* 4 mg/d p.o.

- *Dosisreduktion bei Niereninsuffizienz* (GFR 30–60 ml/min), älteren Pat. (> 65 J.): *initial:* 2 mg/d p.o. morgens; Erh-Dosis: 2 mg/d; Max-Dosis: 4 mg/d

PK BV 65–70%, max. Plasmakonz. akt. Metabolit 3–4 h, HWZ 25 h, PEB < 30%, renale Elimination

Spirapril *TTK 0,36 € (6 mg); KI/KI*

HN *p.o.:* **Quadropril®** 6 mg

Dos **Art. Hypertonie:** *initial* 1 × 3 mg/d p.o. morgens; ggf. Steigerung nach 3 Wo. auf 6 mg/d; *Erh-Dosis:* 6 mg/d p.o.

- *Dosisreduktion bei Niereninsuffizienz* (GFR 10–30 ml/min): 3 mg/d p.o.

PK BV 50%, max. Plasmakonz. nach 45–90 min (Hauptmetabolit: 2–3 h), HWZ 20–30 min (Hauptmetabolit: 30–40 h), PEB 90%, Metabolisierung zu aktiven Hauptmetaboliten, Elimination renal und biliär

Trandolapril *TTK 0,26–0,42 € (1–2 mg); KI/KI*

HN *p.o.:* **Gopten®** 0,5|2 mg/Kps.; **Udrik®** 0,5|1|2 mg/Kps.

Dos **Art. Hypertonie:** *initial* 1 × 1 mg/d p.o.; ggf. Dosissteigerung auf 1 × 2 mg/d nach 3 Wo.; *Erh-Dosis:* 1 × 1–2 mg/d p.o.; *Max-Dosis:* 1 × 4 mg/d p.o.

Linksventrikuläre Dysfunktion nach Myokardinfarkt: *initial* 3 d nach HI, Tag 1: 1 × 0,5 mg/d p.o., dann 1 × 1 mg/d; ggf. Steigerung bis max. 1 × 4 mg/d p.o.

▸ *Mäßige Leberfunktionsstörung:* Anfangsdosis: 0,5 mg/d p.o. morgens; Max-Dosis: 2 mg/d p.o.

PK max. Plasmakonz. nach 30 min (Hauptmetabolit: 4–6 h), HWZ < 1 h (Hauptmetabolit: 16–24 h), PEB > 80%, Metabolisierung in aktiven Hauptmetabolit, dessen renale Elimination (10–15%)

Quinapril *TTK 0,21–0,28 € (10–20 mg); KI/KI*

HN *p.o.:* **Accupro®**, **QuinaLich®**, **Quinapril (Generika)** – alle: 5|10|20 mg/Tbl.

Dos **Art. Hypertonie:** *initial* 10 mg/d p.o.; ggf. nach 3 Wochen auf 20 mg/d steigern; *Max-Dosis:* 2 × 20 mg/d p.o.

Herzinsuffizienz: *initial:* 2 × 2,5 mg/d p.o.; langsame Steigerung bis *Erh-Dosis:* 10–20 mg/d; *Max-Dosis:* 2 × 20 mg/d

▸ *Dosisreduktion bei Niereninsuffizienz:* GFR 30–60 ml/min u. Pat. > 65 J.: *initial* 5 mg/d; *Erh-Dosis:* 5–10 mg/d; *Max-Dosis:* 20 mg/d p.o.; GFR 10–30 ml/min: *initial* 2,5 mg/d; *Erh-Dosis:* 2,5 mg/d; *Max-Dosis:* 5 mg/d; Mindestabstand zw. 2 Einnahmen: > 24 h

PK BV 60%, max. Plasmakonz. Hauptmetabolit 2–3 h, HWZ 3 h, PEB 97%, Metabolisierung in aktiven Hauptmetaboliten, 60% renale und 40% biliäre Elimination

Benazepril *TTK 0,30–0,40 € (10–20 mg); KI/KI*

HN *p.o.:* **Benazepril (Generika)**, **Cibacen®** **Cibacen CorTM®** 5 mg/Tbl. – *alle: 5|10|20 mg/Tbl.*

Dos **Art. Hypertonie:** *initial* 1 × 10 mg/d p.o., nach 2–3 Wo. steigern auf 1 × 20 mg/d p.o. morgens; *Max-Dosis* 40 mg/d p.o.

Herzinsuffizienz: *initial* 2,5 mg/d p.o. (½ × 5 mg-Tbl.), schrittweise Dosissteigerung nach Wi. auf 1 × 5|10|20 mg/d p.o. (ggf. 2 ED); *Max-Dosis* 20 mg/d p.o.

PK BV 28%, Wi-Beginn nach 1–1,5 h, max. Wi nach 2–4 h, Wi-Dauer 1 d, HWZ 10 h, PEB 95%

Cilazapril *TTK 0,31 € (2,5 mg); Kl/Kl*

HN *p.o.:* **Dynorm®** 0,5|1|2,5|5 mg/Tbl.

Dos **Art. Hypertonie:** *initial:* 1,25 mg/d p.o., ggf. Dosissteigerung auf 2,5 mg/d p.o. nach min. 3 Wo. mögl.; *Erh-Dosis:* 2,5 mg/d p.o.; *Max-Dosis:* 5 mg/d p.o.

- *Dosisreduktion bei Niereninsuffizienz* (GFR 40–60 ml/min bzw. S-Krea. 1,2–1,8 mg/dl), Pat. > 65 J.: *initial* 0,5 mg/d p.o. morgens; *Erh-Dosis:* 1 mg/d p.o.; Max-Dosis: 2,5 mg/d p.o.

PK BV 60–70%, max. Plasmakonz. nach 1 h (Hauptmetabolit: 2 h), HWZ (Hauptmetabolit) 9 h, PEB 25–30%, rasche hepatische Metaboilisierung zu aktivem Hauptmetaboliten Cilazaprilat, renale Elimination

Fosinopril *TTK 0,25–0,34 € (10–20 mg); Kl/Kl*

HN *p.o.:* **Dynacil®** 5 mg, **Fosinopril (Generika)**, **Fosinorm®**, **Fosino Teva®** – *alle: 10|20 mg/Tbl.*

Dos **Art. Hypertonie:** *initial* 1 × 5 mg/d p.o., ggf. langsame Steigerung auf 1 × 10–20 mg/d p.o.; *Max-Dosis:* 40 mg/d p.o.
Herzinsuffizienz: *initial* 1 × 2,5 mg/d p.o., langsame Steigerung auf 1 × 10–20 mg/d p.o.; *Max-Dosis:* 20 mg/d p.o.

PK BV 29%, max. Plasmakonz. nach 3 h, Wi-Beginn nach 1 h, Wi-Max. nach 3–4 h, Wi-Dauer 24 h, HWZ < 12 h, PEB 95%, hepatischer Metabolismus, Elimination über Leber und Niere, gering dialysierbar

5.11.1 Kombinationen (ACE-Hemmer + Diuretikum)

Benazepril + Hydrochlorothiazid *TTK 0,50–0,55 € (1 Tbl.); Kl/Kl*

HN *p.o.:* **Cibadrex®** 10|20 mg B. + 12,5|25 mg H./Tbl.

Dos **Art. Hypertonie:** 1 × 1 Tbl./d p.o.

Captopril + Hydrochlorothiazid *TTK 0,22 € (1 Tbl.); Kl/Kl*

HN *p.o.:* **ACE Hemmer ratioph. comp®**, **Capozide®**, **captohexal® comp.**, **Tensobon® comp.** – *alle:* 25 mg C. + 12,5 mg H.; 25 mg C. + 25 mg H.; 50 mg C. + 25 mg H. /Tbl.

Dos **Art. Hypertonie:** 1 × 1 Tbl./d p.o.

Cilazapril + Hydrochlorothiazid *TTK 0,50 € (1 Tbl.); KI/KI*

HN *p.o.:* **Dynorm® Plus** (5 mg C. + 12,5 mg H./Tbl.)

Dos **Art. Hypertonie:** 1 × 1 Tbl./d p.o.

Moexipril + Hydrochlorothiazid *TTK 0,75 € (1 Tbl.); KI/KI*

HN *p.o.:* **Fempress® plus** (15 mg M. + 25 mg H./Tbl.)

Dos **Art. Hypertonie:** 1 × 1 Tbl./d p.o.

▸ *Dosisreduktion bei Niereninsuffizienz* (GFR 40–60 ml/min.) *und älteren Pat.:* ½ Tbl./d

Perindopril + Indapamid *TTK 0,91 € (1 Tbl.); KI/KI*

HN *p.o.:* **COVERSUM® COMBI, Bipreterax®** *– alle: 4 mg P. + 1,25 mg I./Tbl.;* **Preterax®** 2 mg P. + 0,625 mg I./Tbl.

Dos **Art. Hypertonie:**

1 × 1 Tbl./d morgens, ggf. Steigerung auf max. 2 Tbl./d

▸ *Dosisreduktion bei Niereninsuffizienz:* GFR 30–60 ml/min: max. 1 Tbl./d; GFR < 30 ml/min: KI

Quinapril + Hydrochlorothiazid *TTK 0,38–0,41 € (1 Tbl.); KI/KI*

HN *p.o.:* **Accuzide®, QuinaLich® comp., Quinaplus®** (**Generika**), **Quinapril® comp.** (**Generika**)
– alle: 10|20 mg Q. + 12,5 mg H., oder 20 mg Q. + 25 mg H.

Dos **Art. Hypertonie:** 1 × 10–20 mg Q. + 12,5–25 mg H./d

▸ *Dosisreduktion bei Niereninsuffizienz*: GFR 30–60 ml/min: Monotherapie mit Quinapril; GFR < 30 ml/min: KI

Ramipril + Piretanid *TTK 0,87 € (1 Tbl.); KI/KI*

HN *p.o.:* **Arelix® ACE, Aretensin®, Prilace®** *– alle: 5mg R. + 6 mg P.*

Dos **Art. Hypertonie:** 1 × 1 Tbl./d ; *Max-Dosis*: 2 Tbl./d

▸ *Dosisreduktion bei Niereninsuffizienz* GFR 30–60 ml/min u. älteren Pat.: 1 × ½ (-1) Tbl./d

5.12 Angiotensin-II-Antagonisten

Ind essenzielle art. Hypertonie, chronische Herzinsuffizienz, diabetische Nephropathie

Wi kompetitive Bindung an AT_1-Angiotensin-II-Rezeptor → Vasokonstriktion ↓, Aldosteron-/Vasopressin-/Katecholaminfreisetzung ↓, Natriurese, renale Durchblutung ↑ → RR ↓

KI Nierenarterienstenose, Z.n. Nierentransplantation, schwere Niereninsuffizienz, primärer Hyperaldosteronismus, Aorten- und Mitralklappenstenose, hypertrophe Kardiomyopathie, Leberinsuffizienz

NW Schwindel, Orthostasereaktionen, GIT-Symptome, KS, Hyperkaliämie, Kreatinin-Anstieg

Losartan *TTK 0,96–1,17 € (50–100 mg); Gr 6+8, KI/La 1, KI*

HN *p.o.:* **Lorzaar® Start** 12,5 mg/Tbl., **Lorzaar® Protect** 50 | 100 mg/Tbl.

Dos **Art. Hypertonie:**
1 × 50 mg/d p.o., ggf. Dosissteigerung auf 2 × 50 mg/d p.o.
Herzinsuffizienz: 1 × 12,5 mg/d p.o., Dosissteigerung nach 1 Wo. auf 25 mg/d p.o., dann nach einer weiteren Wo. auf 50 mg/d
▸ *Max-Dosis:* 100 mg/d p.o.

PK BV 33%, max. Plasmakonz. nach 1 h, HWZ 2,2 h, aktiver Metabolit 6,7 h, Wirkdauer 24 h, max. Wi-Effekt nach 3–6 Wo., PEB 100%, nach hepatischem Metabolismus 40% renale und 60% biliäre Elimination

Valsartan *TTK 0,89–1,07 € (80–160 mg); KI/KI*

HN *p.o.:* **Cordinate®**, **Diovan®**, **Provas®** – *alle:* 80 | 160 mg/Tbl.

Dos **Art. Hypertonie:**
initial 80 mg/d, später ggf. auf 160 mg/d p.o. erhöhen
▸ *Max-Dosis:* 160 mg/d

PK BV 23%, Nahrungsabhängigkeit, max. Plasmakonz. nach 2 h, HWZ 6–9 h, PEB 85–99%, max. Wi nach 4 Wo., Elimination über Fäzes 85% und renal 15%

Irbesartan *TTK 0,86–1,09 € (150–300 mg); KI/KI*

HN *p.o.:* **Aprovel®**, **Karvea®** – *alle:* 75 | 150 | 300 mg/Tbl.

Dos **Art. Hypertonie:** *initial* 1 × 75–150 mg/d, ggf. Dosissteigerung nach 14 dauf 150–300 mg/d p.o.

PK BV 60–80%, PEB 90%, max. Plasmakonz. nach 1,5–2 h, max. RR-Abfall nach 3–6 h, Wi-Dauer über 24 h, HWZ 11–15 h, max. Wi nach 4–6 Wo., nach hepatischem Metabolismus Elimination über Fäzes 80% und renal 20%

Olmesartan *TTK 0,74 € (20 mg); KI/KI*

HN *p.o.:* **Olmetec®**, **Votum®** – *alle: 10|20|40 mg/Tbl.*

Dos **Art. Hypertonie:** *initial* 1 × 10 mg/d, ggf. schrittweise Dosissteigerung bis max. 40 mg/d

- *Dosisreduktion bei Niereninsuffizienz* GFR 20–60 ml/min u. älteren Pat.: max. 20 mg/d; GFR < 20 ml/min: KI

PK BV 25%; max. Plasmakonz. 2h; PEB 100%; 40% renale, 60% hepatobiliäre Elimination

Telmisartan *TTK 0,80–0,90 € (40 mg); KI/KI*

HN *p.o.:* **Kinzalmono®**, **Micardis®** – *alle: 20/40/80 mg/Tbl.*

Dos **Art Hypertonie:**
1 × 40 mg/d, ggf. Dosissteigerung bis max. 80 mg/d

- *Dosisreduktion bei leicht bis mäßig eingeschränkter Leberfunktion:* max. 40 mg/d

PK BV 50%, maximale Plasmakonz. 3 h, PEB 99,5%; hepatobiliäre Elimination 99%, renale Elimination 1%, HWZ > 20 h

Candesartan *TTK 0,85–1,04 € (8–16 mg); Gr 6+8, KI/La 1, KI*

HN *p.o.:* **Atacand®**, **Blopress®** – *alle: 4|8|16|32 mg*

Dos **Art. Hypertonie**: *initial* 1 × 4 mg/d, ggf. Dosissteigerung auf *Max-Dosis:* 16 mg/d

PK BV 40%, max. Plasmakonz. nach 3–4 h, HWZ 9 h, PEB 99,5%, Verhältnis Dosis-Plasmakonz. linear, Elimination über Fäzes 70%, renal 30%

5.12.1 Kombinationen (Angiotensin-II-Hemmer + Diuretikum)

Eprosartan + Hydrochlorothiazid *TTK 0,96 € (1 Tbl.); KI/KI*

HN *p.o.:* **Emestar® plus**; **Teveten® plus** – *alle: 600 mg Eprosartan + 12,5 mg Hydrochlorothiazid/Tbl.*

Dos **Art. Hypertonie:** 1 × 1 Tbl./d p.o.

Telmisartan + Hydrochlorothiazid *TTK 0,91–1,07 € (1 Tbl.); KI/KI*

HN *p.o.:* **Kinzalkomb®** 40|80, **Micardis Plus®** 40|80 – *alle: 40|80 mg Telmisartan + 12,5 mg Hydrochlorothiazid /Tbl.*

Dos **Art. Hypertonie:** 1 × 1 Tbl. /d p.o., ggf. Dosissteigerung auf max. 80 mg Telmisartan/d

▸ *Dosisanpassung bei leicht bis mäßig eingeschränkter Leberfunktion:* max. 40 mg Telmisartan/d

Candesartan + Hydrochlorothiazid *TTK 0,87–1,02 € (1 Tbl.); Kl/Kl*

HN *p.o.:* **Atacand® Plus** 8|16, **Blopress® Plus** 8|16
– alle: 8|16 mg Candesartan + 12,5 mg Hydrochlorothiazid/Tbl.

Dos **Art. Hypertonie:** 1 × 1 Tbl. (8 mg Candesartan)/d p.o., ggf. Dosissteigerung auf max. 16 mg Candesartan/d

Irbesartan + Hydrochlorothiazid *TTK 0,90–1,18 € (1 Tbl.); Kl/Kl*

HN *p.o.:* **CoAprovel®** 150|300, **Karvezide®** 150|300
– alle: 150|300 mg Irbesartan + 12,5 mg Hydrochlorothiazid /Tbl.

Dos **Art. Hypertonie:** *Erw:* 1 × 1 Tbl. (150 mg Irbesartan)/d p.o., ggf. Dosissteigerung auf max. 300 mg Irbesartan/d

Losartan (L) + Hydrochlorothiazid (H) *TTK 0,97–1,22 € (1 Tbl.); Kl/Kl*

HN *p.o.:* **Lorzaar® plus** 50 mg L. + 12,5 mg H., **Fortzaar®** 100 mg L. + 25 mg H.

Dos Art. Hypertonie: 1 × 1 Tbl./d p.o.

Valsartan (V) + Hydrochlorothiazid (H) *TTK 0,90–1,18 € (1 Tbl.); Kl/Kl*

HN *p.o.:* **CoDiovan®**, **Provas®**, **Cordinate® plus** – *alle: 80|160 mg V. + 12,5|25 mg H./Tbl.*

Dos **Art. Hypertonie:** 1 × 1 Tbl. (80 mg Valsartan)/d p.o., ggf. Dosissteigerung auf max. 160 mg Valsartan/d

▸ *Dosisanpassung bei bis mittelschwerer Leberinsuffizienz:* max. 80 mg Valsartan/d

6.1 Antikoagulanzien

6.1.1 Cumarin-Derivate

Ind orale Dauerantikoagulation bei erhöhtem Embolierisiko, nach Venenthrombosen und Lungenembolie, mechanische Herzklappenträger

Wi Vitamin K-Antgonist → Gerinnungsfaktoren II, VII, IX, X ↓ → Quick ↓/INR ↑

KI Blutungsgefahr (GIT-Ulzera, Apoplexie, Traumen oder chirurgische Eingriffe am ZNS o. Auge, Retinopathien, schwere Arteriosklerose, Hirnarterien-, Aortenaneurysma), Sepsis, schwere Thrombozytopenie, Endo-, Perikarditis, kavernöse Tbc, schwere Leberfunktionsstörungen, behandlungsrefraktäre Hypertonie, manifeste Niereninsuffizienz; *relative KI:* Anfallsleiden, chronischer Alkoholismus, Nephrolithiasis, mangelnde Compliance des Pat.

NW Cumarin-Nekrose, Blutungsgefahr aller Organe (Nieren-/Harnwege > Nasen-/Rachenraum > GIT > Auge > ZNS), reversible Alopecia, Osteopenie, GIT-Symptome

Warfarin-Na *TTK 0,22 € (5 mg); KI/La 2, sl*

HN *p.o.:* **Coumadin®** 5 mg/Tbl.

Dos **orale Dauerantikoagulation bei erhöhtem Embolierisiko:**

- *langsame Aufdosierung:* ½–2 Tbl./d, dann je nach Quick/INR-Wert
- *rasche Aufdosierung: 1. Tag* 4 Tbl.; *2. Tag* 2 Tbl.; ab *3. Tag* nach Quick/ INR- Wert (¼–2 Tbl./d)

PK hohe PEB (> 90%), Wi-Beginn nach 24 h, Wi-Maximum nach 71–96 h, Wi-Dauer 2–5 d, hepatische Metabolisierung, renale Elimination der Metabolite

Phenprocoumon *TTK 0,22 € (3 mg); KI/Am*

HN *p.o.:* **Falithrom®** **mite** 1,5 mg/Tbl., **Marcumar®**, **Marcuphen von ct®**, **Phenpro-ratiopharm®**, **Phenprogamma®** *– alle: 3 mg/Tbl.*

Dos **orale Dauerantikoagulation bei erhöhtem Embolierisiko:**

- *bei Ausgangsquick von 100% oder INR von 1,0: 1. Tag:* 4 Tbl. (Alter > 60 J. oder Niereninsuffizienz: 2 Tbl.) p.o., *2. Tag:* 2 Tbl., *3. Tag:* nach Quick/INR
- *Kinder:* > 12 J. 3 mg/d; > 7 ½ J. 2 mg/d; > 3 J. 1,5 mg/d; > 1 J. 1 mg/d; > ½ J. 0,9 mg/d; > ¼ J. 0,7 mg/d in jeweils 1 Dosis/d

PK HWZ 6,2–6,6 d, PEB > 99%, Wi-Beginn nach 48–72 h, Wi-Max. nach 3–5 d, Wi-Dauer 4–7 d, hepatische Metabolisierung, renale Elimination der Metabolite

6.1.2 Unfraktionierte Heparine

Ind systemische Antikoagulation und Thromboseprophylaxe, oberflächliche Weichteilhämatome

Wi Aktivierung von Antithrombin (AT-III) → Blockierung der Proteaseaktivität vom aktivierten Xa und IIa (Thrombin) → Fibrinolyse ↑, Thrombozytenaggregation ↓

KI HIT II, erhöhte Blutungsbereitschaft, schwere Leber-, Nieren- und Pankreaserkrankungen, schwere Thrombozytopenie, floride GIT-Ulzera, Hypertonie, subakute bakterielle Endokarditis, Hirnblutung, Hirnarterienaneurysma, Traumata oder chirurgische Eingriffe am ZNS, Augen-OP, Retinopathien, Glaskörperblutungen, *relative KI:* V.a. Malignom mit Blutungsneigung, Nieren- und Harnleitersteine, chronischer Alkoholismus

NW Blutungsneigung ↑, HIT I und II, Transaminasen ↑, lokale Hautverhärtung, Alopezie, Osteoporose, Vasospasmus, Priapismus, Hyperkaliämie, metabolische Azidose

Heparin *TTK ca. 3,50 € (15000 IE); Am/Am*

HN *parenteral:* **Calciparin**® 5000 | 7500 | 12 500 IE/0,2 | 0,3 | 0,5 ml Inj.-Lsg., **Heparin-Calcium-ratiopharm**® 5000 | 7500 | 12 500 | 20 000 IE/0,2 | 0,3 | 0,5 | 0,8 ml Inj.-Lsg., **Heparin-Natrium** (**Braun**® 5000 | 7500 | 10 000 | 25 000 IE/0,5 | 0,3 | 1 | 5 ml Inj.-Lsg., **-ratiopharm**® 5000 | 7500 | 12 500 | 20 000 | 250 000 IE/ 0,2 | 0,3 | 1 | 5 | 10 ml Inj.-Lsg.), **Liquemin**® 5000 | 7500 | 10 000 | 20 000 | 25 000 IE/0,5 | 0,5 | 1 | 1 | 5 ml Amp., **Thrombophob**® 100 000 | 250 000 IE/4 | 10 ml Inj.-Fl.

Dos **parenterale Thromboseprophylaxe und Antikoagulation:**
- *Low dose:* 3 × 5000 IE s.c. oder 2 × 7500 IE s.c.
- *Vollheparinisierung:* 5000 IE im Bolus und 15–18–20 IE/kg KG/h i.v. (1000–1300–1500 IE/h bei 70 kg KG), nach 3, 6, 12, 24 h PTT-Kontrolle, Kontrolle nach Dosisveränderung nach 3 h, sonst alle 24 h
- *Ziel:* 2–2 ½ faches des PTT-Wertes vor Beginn der Behandlung
- ▶ *Kinder:* > 1 J. 100 IE/kg KG/d im Bolus i.v., dann 20–30 IE/kg KG/h i.v., < 1 J. 50 IE/kg KG/d im Bolus i.v., dann 20–30 IE/kg KG/h i.v.

PK BV 100%, nach (s.c.) Wi in 20–30 min, HWZ 90–120 min, hepatischer Abbau

6.1.3 Heparin-Antagonist

Ind Blutung unter Heparin, Inaktivierung des Heparins nach extrakorporalem Kreislauf

Wi Bindung mit Heparin zu einer schwer löslichen inaktiven Verbindung, einige Stunden später kann es jedoch erneut zu einer erhöhten Blutungsneigung kommen durch Abbau von Protamin, erneutes Zerfallen der Verbindung (Heparin-Rebound-Phänomen) (nicht bei Protamin-Hydrochlorid)

KI bekannte Überempfindlichkeit

NW GIT Symptome; Heparin-Rebound-Phänomen, selten schwere pulmonale Vasokonstriktion mit Lungenödem, bei rascher Injektion: starker RR ↓, HF ↓, Dyspnoe

Protamin-HCl *TTK 4,52 € (5000 IE); Am/kA*

HN *i.v.:* Protamin-HCl: **Protamin® Vale** 1000 | 5000 IE/Amp. à 1 | 5 ml (1000 IE neutralisieren 1000 IE Heparin)

Dos **Heparin-Antagonisierung:** *i.v.* (Cave: Sehr langsame [2–5 min] i.v. Injektion): 1 ml = 10 mg antagonisiert 1000 IE Heparin, die Antagonisierungsdosis richtet sich demnach nach der letzten Heparindosis, es sollten jedoch bei heparininduzierter Blutung zunächst nur 50% der letzten Heparindosis antagonisiert werden
- 100% (gleiche Gabe der IE Protamin wie zuvor Heparin) bei dem Ziel einer sofortigen Antagonisierung

- 50% (½ Gabe der IE Protamin wie zuvor Heparin) bei dem Ziel, die Heparin-Wi in 60 min zu antagonisieren
- 25% (¼ Gabe der IE Protamin wie zuvor Heparin) bei dem Ziel, die Heparin-Wi in 120 min zu antagonisieren

PK Heparin-HWZ beachten: HWZ von Heparin i.v. beträgt 90 min (bei 200 IE/kg KG); HWZ des Protamin-Heparin-Komplexes 24 min, v.a. renale aber auch biliäre Elimination

6.1.4 Niedermolekulare Heparine

Ind *alle:* Primärprophylaxe tiefer Venenthrombosen (TVT) (peri-, postoperativ, Immobilisation), Antikoagulation bei Hämodialyse/ Hämofiltration (außer *Reviparin, Certoparin*)
Enoxaparin: Therapie TVT, instabile Angina pectoris, Non-Q-Wave-Myokardinfarkt
Certoparin: Therapie TVT
Nadroparin: Therapie TVT, Antikoagulation bei extrakorporaler Zirkulation
Tinzaparin: Therapie TVT und thrombembolischer Erkrankungen einschl. Lungenembolie, Antikoagulation bei extrakorporaler Zirkulation

Wi AT-III-abhängige Hemmung der Aktivität von Faktor Xa, nur geringe Thrombinhemmung und fibrinolytische Aktivität, direkte Wirkung am Gefäßendothel

KI siehe *unfraktioniertes Heparin* S. 221

NW siehe *unfraktioniertes Heparin* S. 221

Dalteparin (anti-Faktor Xa) *TTK ca. 6,- € (5000 IE); Gr 4, sl/ La 2, Am*

HN *s.c.:* **Fragmin P®** 2500 IE AXa (= 5 mg)/0,2 ml Fertigspritze, **Fragmin P forte®** 5000 IE AXa (= 30 mg)/0,2 ml Fertigspritze
i.v.: **Fragmin-D®** 10000 IE AXa/1 und 4 ml Inj.-Lsg., **Fragmin Multidose®** 10000 IE AXa/4 und 10 ml Inj.-Lsg.

Dos **peri- und postoperative Primärprophylaxe tiefer Venenthrombosen mit:**
- *niedrigem Thrombembolierisiko:* 2 h präop 2500 IE AXa s.c., ab 1. postop. Tag morgens 2500 IE AXa s.c.

- *hohem Thrombembolierisiko:* 5000 IE AXa s.c. am Abend vor OP, ab 1. postop. Tag 5000 IE AXa jeden Abend bis zur vollen Mobilisation
- **Fragmin-D®** ist zur i.v. Antikoagulation unter Dialyse geeignet, Dosierung siehe Fachinfo

PK BV 100%, HWZ 2,1 h, Metabolisierung im RES, renale Elimination

Enoxaparin *TTK 3–10,85 € (20–80 mg); Am/Am*

HN *s.c.:* **Clexane®** *20|40|60|80|100 mg* 0,2|0,4|0,6|0,8|1,0 ml Fertigspritze (2000|4000|6000|8000|10.000 IE), **Clexane multidose®** 100 mg/ml 10000 IE/ml Inj.-Lsg.

Dos **Thromboseprophylaxe:**
- chirurgischer Pat. mit niedrigem/mittlerem Thromboserisiko: 20 mg 2 h vor OP, dann ab Folgetag 1 × 20 mg/d s.c. bis zur vollständigen Mobilisierung
- chirurgischer Pat. mit hohem Thromboserisiko: 40 mg 12 h vor OP, dann ab Folgetag 1 × 40 mg/d s.c. bis zur vollständigen Mobilisierung
- nicht chirurgischer Pat. mit mittlerem/hohem Thromboserisiko: 1 × 40 mg/d

Tiefe Beinvenenthrombose: 2 × 1 mg/kg KG/d (2 × 70 mg/70 kg KG/d) s.c.

▸ *Kinder:* 2 × 1 mg/kg KG/d s.c.

AP/Non-Q-Wave-Myokardinfarkt: alle 12 h 1 mg/kg KG über 2–8 d + ASS

Hämodialyse: 0,01 ml/kg KG in den arteriellen Schenkel (individuelle Einstellung)

PK BV (s.c.) 92%, max. mittlere anti-Xa-Aktivität nach 3–5 h, Eliminations-HWZ 4,4 h, hepatischer Metabolismus, geringe Anteile unverändert renal ausgeschieden

Certoparin-Natrium *TTK 4,54 € (3000 IE); Am/Am*

HN *parenteral:* **Mono-Embolex NM®** 3000 IE anti-Xa/0,5 ml Inj.-Lsg., **Mono-Embolex NM Fertigspritze NM®** 3000 IE anti-Xa/0,3 ml Inj.-Lsg., **Mono-Embolex PEN NM®** 3000 IE anti-Xa/0,3 ml Inj.-Lsg. (10 Injektionen), **Mono-Embolex multi NM®** 3000 IE anti-Xa/0,5 ml Inj.-Lsg. (30 Injektionen), **Sandoparin®** 3000 IE anti-Xa/0,5 ml – *alle: entspr. 18 mg des internat. Standards* *für LMWH pro Injektion;* **Mono-Embolex®** Therapie-Fertigspritze 8000 IE anti-Xa/0,8 ml Inj.-Lsg.

Dos **Thromboseprophylaxe:** 3000 IE AXa/d s.c. (0,5 ml **Mono-Embolex NM®** bzw. **Mono-Embolex multi®**; 1 Fertigspritze oder 1 PEN-Injektion/d), gewichtsunabhängig
Therapie tiefer Venenthrombosen: 8000 IE aXa/d s.c.

PK max. Plasmakonz. nach 2–4 h, HWZ 4,3 h

Nadroparin-Calcium (Axa) *TTK 4–10,30 € (0,3–0,8 ml); Gr 4, sl/La 1, Am*

HN *s.c.:* **Fraxiparin®** Fertigspritze 1900 | 2850 | 3800 | 5700 | 7600 | 9500 IE/0,2 | 0,3 | 0,4 | 0,6 | 0,8 | 1,0 ml, **Fraxiparin®** Multi Inj.-Lsg. 9500 IE/1,0 ml, **Fraxiparina®** Fertigspritze 2850 | 3800 | 5700 | 7600 | 9500 IE/ 0,3 | 0,4 | 0,6 | 0,8 | 1,0 ml, **Fraxodi®** 11400 | 15200 | 19000 IE/ml

Dos **Thromboseprophylaxe:**
- *allgemein:* 1 × 0,3 ml/d s.c.
- *perioperativ:* 2 h vor OP 0,3 ml s.c., ab 1. Post-OP-Tag 1 × 0,3 ml/d s.c.

tiefe Beinvenenthrombose, kardiale Antikoagulationsindikation: 2 ×/d s.c. Gabe je einer dem KG des Pat. angepassten Dosis: < 50 kg KG → 0,4 ml, je + 10 kg KG Dosis um 0,1 ml erhöhen (d h. 70–79 kg KG = 0,7 ml; *Max-Dosis* 2 × 0,9 ml)

PK BV 100%, max. Anti-Xa-Aktivität nach 3 h nach s.c., HWZ 3,5 h

Reviparin *TTK 3,63 € (1750 IE); Am/Am*

HN *s.c.:* **Clivarin®** 1750 | multi | Pen Inj.-Lsg. zur s.c. Injektion (0,25 ml R.)

Dos **Postoperative Thromboseprophylaxe:** 1750 IE 2 h prae-OP, dann 1 × 1750 IE/d s.c.

PK BV 95%, max. Plasmakonz. 4–6 h, HWZ 3 h

Tinzaparin *TTK 4,86 € (3500 IE); sl/sl*

HN s.c.: **innohep®** 20.000 Anti-Xa IE/ml Durchstechfl.; -Fertigspritzen Inj.-Lsg.; **innohep®/-multi**

Dos **Perioperative Thromboseprophylaxe**: 3500 IE s.c. 2h prae OP, dann 1 × 3500 IE/d
tiefe Venenthrombosen: 1 × 175 IE/kg KG/d s.c. für 6 d bei Einleitung einer überlappenden oralen Antikoagulation

PK BV 90%, max. Plasmakonz. 4 h, HWZ 80–90 min., renale Elimination

6.1.5 Heparinoide, Hirudin

Ind *Alle außer Bivalirudin u. Melagatran:* Thromboseprophylaxe bei HIT II (heparininduzierter Thrombozytopenie)
Danaparoid/Lepirudin: Therapie thrombembolischer Erkrankungen bei HIT II
Bivalirudin: Antikoagulans nach perkutaner Koronarintervention
Fondaparinux: Therapie tiefer Beinvenenthrombosen und Lungenembolie

Wi *Danaparoid/Fondaparinux:* Heparinoid → selektive Hemmung von Faktor Xa (AT-III-vermittelt), Thrombininaktivierung
Desirudin/Lepirudin: rekombiniertes Hirudin → direkter, AT-III-unabhängiger Thrombin-Inhibitor
Bivalirudin: direkter und spezifischer Thrombininhibitor

KI siehe *unfraktioniertes Heparin* außer HIT
Bivalirudin: schwere Niereninsuffizienz (GFR < 30 ml/min), < 18. J. Transaminasenerhöhung

NW *alle: siehe unfraktioniertes Heparin*
Danaparoid: allergische Reaktionen (Sulfid)
Desirudin: Übelkeit, Erbrechen, Obstipation, Fieber, RR ↓, K^+ ↓, Harnretention
Lepirudin: allerg. Reaktionen, Antikörperbildung gegen Hirudine (40%), Fieber
Fondaparinux: Ödeme, Anämie, veränderte Leberfunktionstests
Bivalirudin: allerg. Reaktionen, RR ↓, Thrombose, HRST, Thrombozytopenie, Anämie

Bivalirudin *TTK 511,- € (250 mg Amp.); Kl/sl*

HN *i.v.:* **Angiox®** 250 mg für Inj./Inf.-Lsg.

Dos **Antikoagulation bei PTCA:**
- *initialer Bolus:* 0,75 mg/kg KG i.v.
- *Dauerinfusion:* 1,75 mg/kg KG/h, Beginn unmittelbar nach Bolusgabe für die Dauer der PTCA ggf. bis 4 h danach

- *Dosisreduktion bei Niereninsuffizienz:* GFR 30–59 ml/min: Bolusgabe unverändert, Dauerinfusionsrate 1,4 mg/kg KG/h, Kontrolle der aktivierte Gerinnungszeit (ACT) 5 min nach Bolusgabe: < 225 sec → zweiter Bolus mit 0,3 mg/kg KG i.v.; GFR < 30 ml/min. KI

PK keine PEB (ausgenommen Thrombin), terminale HWZ 25 min, 20% unveränderte renale Elimination

Danaparoid *TTK 57,20 € (1500 IE); Am/Am*

HN *s.c.:* **Orgaran®** 750 Anti-Faktor-Xa-Einheiten/0,6 ml Amp. (1 ml = 1250 Anti-Faktor-Xa-Einheiten)

Dos **Thromboseprophylaxe:** 2 × 750 IE/d s.c. für max. 14 d

akute HIT Typ II ohne Thrombembolie:

- < 90 kg: 2–3 × 750 IE/d s.c. für 7–10 d
- > 90 kg: 2–3 × 1250 IE/d s.c. für 7–10 d
- *Ziel nach Anti-Faktor-Xa-Spiegel:* 1. d 0,2 IE/ml und 0,2–0,4 IE/ml am 5. d

akute HIT Typ II mit Thrombembolie innerhalb der letzten 5 d:

- < 55 kg KG 1250 IE; 55–90 kg KG 2500 IE; > 90 kg KG 3750 IE als Bolus i.v., dann 400 IE in 4 h, dann 300 IE in 4 h, dann 150–200 IE/h als Erh-Dosis für 5–7 d, dann ggf. 2–3 × 750 IE/d s.c.
- *Ziel nach Anti-Faktor-Xa-Spiegel:* 0,5–0,7 IE/ml nach Bolus und später 0,5–0,8 IE/ml

akute HIT Typ II mit Thrombembolie nach > 5 d: 1250 IE als Bolus i.v., dann 2–3 × 750 IE/d s.c.

PK BV (s.c.) 100%, max. Plasmakonz. nach 4–5 h, Steady-state nach 4–5 d, Anti-Xa-HWZ 24 h, HWZ der Thrombininhibition 8 h, zu 50% renale Elimination

Desirudin *TTK 41,60 € (30 mg); Gr 6, Kl/La 1, Kl*

HN *s.c.:* **Revasc®** 15 mg Pulver für Inj.-Lsg.

Dos **Perioperative Thromboseprophylaxe**: 2 × 15 mg/d s.c. (erste Injektion 5–15 min vor OP), postop. 2 × 15 mg/d s.c. über 9– max. 12 d

▸ *Nierenfunktionsstörung (GFR 31 – 60 ml/min):* Engmaschige Überwachung der Thromboplastinzeit (PTT) nötig

PK Resorption 4,5–5,4 h, BV 100%, HWZ 2,5–3,5 h, renale Metabolisierung und zu 40–50% unveränderte renale Elimination

Lepirudin *TTK 28,70–65,60 € (20–50 mg); Gr 5, KI/La 1, KI*

HN *i.v.:* **Refludan®** 20|50 mg für Inj.-/Inf.-Lsg.

Dos **Akute HIT Typ II:**

- 0,4 mg/kg KG (28 mg/70 kg KG) als Bolus langsam i.v., dann 0,15 mg/kg KG/h (10,5 mg/70 kg KG/h) als Dauerinfusion über 2–10d oder länger
- *Steuerung:* Nach 4 h PTT-Bestimmung (Ziel: 1,5–3fach über Norm); PTT zu hoch → 2 h Pause, dann mit 50% weiter und nach 4 h PTT-Kontrolle; PTT zu niedrig → Dosis + 20% und nach 4 h PTT-Kontrolle, Kontrollen: tgl. PTT-Bestimmung erforderlich

Standard-Thromboembolieprophylaxe bei HIT Typ II in der Anamnese: 0,1–0,15 mg/kg KG/h (7–10,5 mg/70 kg KG/h) langsam i.v. als Dauerinfusion, anschließend s o.

▸ *Dosisreduktion bei Niereninsuffizienz:* GFR 45–60 ml/ min → 50%; 30–44 ml/min → 30%; 15–29 ml/min → 15% der Standarddosis

PK BV s.c. 85–100%, initiale HWZ 10 min, terminal 1,3 h, vollständige renale Ausscheidung und Metabolisierung

Fondaparinux *TTK 12,13–25,28 € (2,5–7,5 mg); sl/La 1, sl*

HN *s.c.:* **Arixtra®** 2,5|5|7,5|10 mg/0,5|0,4|0,6|0,8 ml Inj.-Lsg.

Dos **Prophylaxe venöser thromboembolischer Ereignisse:**

- *Erw:* 1 × 2,5 mg/d s.c. für 5–9 d
- *post-OP: Anfangsdosis* 6 h nach Beendigung des chir. Eingriffes

▸ *Dosisreduktion bei Niereninsuffizienz:* GFR 20–30 ml/min: 1,5 mg/d, < 20 ml/min: KI

▸ *Therapie tiefer Beinvenenthrombosen und Lungenembolie*

- *Erw 50 - 100 kg KG:* 1 × 7,5 mg/d s.c. bis zur suffizienten oralen Antikoagulation (INR 2–3)
- *Erw < 50 kg KG:* 1 × 5 mg/d s.c.
- *Erw > 100 kg KG:* 1 × 10 mg/d s.c

▸ *Dosisreduktion bei Niereninsuffizienz bei Erw > 100 kg KG:* GFR 30–500 ml/min: 7,5 mg/d, < 30 ml/min: KIPK

BV 100%, max. Plasmakonz. 2 h, keine PEB, HWZ 17 h, renale Elimination 64–77%

6.2 Thrombozytenaggregationshemmer

6.2.1 Cyclooxygenasehemmer

Ind KHK, instabile AP, Myokardinfarkt, pAVK, TIA, Hirninfarkt, nach gefäßchir. Eingriffen
Dipyridamol + ASS: Sekundärprophylaxe von TIA und ischämischen Hirninfarkten

Wi *ASS:* irreversible Thrombozytenaggregationshemmung durch Hemmung der Cyclooxygenase (COX-1 + 2) *Dipyridamol: Hemmung der Phosphodiesterase* → cAMP Konz. im Thrombozyten ↑ → Aggregationshemmung

KI GIT-Ulzera, Gerinnungsstörung bzw. Blutungsneigung, allerg. Reaktionen auf Salicylate, schwere Leber- oder Niereninsuffizienz, im 7.–9. SSM; *relative KI:* Asthma bronchiale, Kinder, Hypakusis, *Dipyridamol:* schwere KHK, instabile AP, Myokardinfarkt, dekomp. Herzinsuffizienz

NW GIT-Symptome, -Ulzera, -Blutung, verlängerte Blutungszeit, Asthmaanfall, Tinnitus, Hypakusis, Harnsäure ↑, Reye-Syndrom (bes. bei Kindern)
Dipyridamol: KS, Benommenheit, Schindel, RR ↓, HF ↑, Verschlechterung der KHK

Acetylsalicylsäure (ASS) *TTK p.o.: 0,03–0,15 € (50–500 mg); i.v.: 5,85 € (500 mg); KI/KI*

HN *p.o.:* **Aspirin**® 300 mg/Tbl., **ASS** (**Generika**, **von ct**® 500 mg/Brause-Tbl.), **Godamed**®*– alle: 100|500 mg/Tbl.*, **Acesal**® 250|500 mg/Tbl., **Herz-ASS-ratiopharm**® 50|100 mg/Tbl., **Togal**® ASS 400 mg/Tbl.
parenteral: **Aspirin i.v.**® Inj.-Fl. 500 mg Trockensubstanz (DL-Lysinmonoacetylsalicylat]) + 5 ml H_2O

Dos **Arteriosklerose, Insultprophylaxe:** 100–300 mg/d p.o. (Angaben z T. bis 1000 mg/d)
Koronarsklerose: 100 mg/d p.o.
▶ *Dosisreduktion bei Niereninsuffizienz:* Seite 486

PK BV 40–50%, max. Plasmakonz. nach 30–40 min, PEB 70–90%, HWZ 10–20 min, HWZ der Metabolite (Salicylsäure) dosisabhängig 3–5 h (bei 1 g 5 h), Elimination 80% hepatisch, 20% renal, bei alk. Urin bis 80% renal, Elimination der Metabolite überwiegend renal

Dipyridamol + ASS *TTK 1,46 € (2 Tbl.); KI/KI*

HN *p.o.:* **Aggrenox®** (200 mg Dipyridamol + 25 mg ASS/Ret.-Kps.)

Dos **Sekundärprävention von ischäm. Schlaganfällen und TIAs:** 2 ×/d 1 Ret.-Kps p.o. während der Mahlzeit (morgens und abends)

6.2.2 ADP-Rezeptorantagonisten

Ind Sekundärprophylaxe von Herzinfarkt und ischämischem Hirninfarkt, akutes Koronarsyndrom, Stentfrühverschlussprophylaxe nach PTCA, Apoplex; symptomatische Arteriosklerose, pAVK

Wi selektive, irreversible Hemmung der Bindung von ADP an Thrombozytenrezeptor → Hemmung der Thrombozytenaggregation

KI akute GI-Blutungen, ZNS-Blutungen, schwere Leberfunktionsstörungen, BB-Veränderungen, hämorrhagische Diathesen

NW Blutungen, schwere Neutro- und Thrombopenien (*Ticlopidin* > *Clopidogrel*), GIT-Symptome, thrombotisch-thrombozytopenische Purpura, ZNS-Symptome

Clopidogrel *TTK 2,50 € (75 mg); Gr 4, KI/La 1, KI*

HN *p.o.:* **Iscover®**, **Plavix®** – *alle: 75 mg/Tbl.*

Dos **Sekundärprävention von KHK, ischäm. Schlaganfällen und TIAs:** 1 × 75 mg/d p.o. unabhängig von den Mahlzeiten
Stentverschlussprophylaxe (PTLA): 300 (–600) mg am Tag vor Stentanlage, danach 75 mg/d p.o.

PK Wi-Beginn ab 1 d, max. Wi 3–6 d, HWZ 8 d, PEB > 90%, nach hepatischer Metabolisierung Elimination über Fäzes und Urin

Ticlopidin *TTK 1,36 € (500 mg); Gr 4, KI/La 2, KI*

HN *p.o.:* **Desitic® lopidin**, **Ticlopidin** (**Generika**), **Tiklid®**, **Tiklyd®** **Ticol Biochemie®** – *alle: 250 mg/Tbl.*

Dos **Sekundärprävention von KHK, ischäm. Schlaganfällen und TIAs:** *initial* 1 × 250 mg p.o. morgens für 2–3 d, dann 2 × 250 mg/d unter BB-Kontrollen
Stentverschlussprophylaxe (PTCA): 2 × 250 mg/d für 14 d

PK orale Resorption 80–90%, Wi-Latenz 3–5 d, nach 7 d volle Wi , PEB 98%, HWZ 30–50 h, Wi bis 10 d nach Absetzen, renale Elimination der Metabolite

6.2.3 Glykoprotein-IIb/IIIa-Rezeptorantagonisten

Ind akutes Koronarsyndrom, therapieresistente instabile Angina pectoris, Non-Q-wave-Myokardinfarkt, vor geplanter Akut-PTCA oder direkt nach PTCA

Wi GPIIb/IIIa-Rezeptorantagonist → Verhinderung der Bindung von Fibrinogen an den Thrombozyten → Thrombozytenaggregation ↓, Thrombusbildung ↓

KI vorangegangene GP-IIb/IIIa-Rezeptorantagonist-induzierte Thrombozytopenie, Apoplexie, hämorrhagischer Apoplex, intrakranielle Erkrankungen, Trauma oder größerer operativer Eingriff in den letzten 6 Wo., schwere Lebersynthesestörung, Thrombopenie, Gerinnungsstörung, maligne Hypertonie

NW Blutungen, Übelkeit und Erbrechen, Fieber, KS, Thrombozytopenie

Abciximab *TTK 454,- € (10 mg); sl/La 1, KI*

HN *i.v.:* **ReoPro®** Inf.-Lsg. 10 mg/5 ml (2 mg/ml)

Dos **akutes Koronarsyndrom, instabile Angina pectoris, NSTEMI, geplante Koronarintervention:**

- *Loading-dose:* 0,25 mg/kg KG als i.v.-Bolusinjektion über 10 min → 20 mg = 10 ml für 80 kg KG
- *Erh-Dosis:* 0,125 µg/kg KG/min (10 µg/min für 80 kg KG) als kontinuierliche i.v.-Inf. über ≤ 24h vor geplanter PTCA und 12h nach durchgeführter PTCA

PK HWZ in der initialen Phase 10 min, in der sekundären Phase 30 min, die Thrombozytenfunktion normalisiert sich innerhalb von 48 h

Eptifibatid *TTK Inj.: 34,96 € (20 mg); Inf.: 89,18 € (75 mg); sl/La 1, sl*

HN *i.v.:* **Integrilin®** 2 mg/ml Inj.-Lsg., **Integrilin®** 0,75 mg/ml Inf.-Lsg.

Dos **Integrilin Inf.-Lsg. u. Integrilin Inj.-Lsg. müssen zusammen verwendet werden**
instabile Angina pectoris oder Non-Q-wave-Myokardinfarkt:

- *Erw > 18 J.:* 180 µg/kg KG als i.v. Bolus, dann i.v.-Dauerinf. von 2 µg/kg KG/min bis zu 72h oder bis zur Durchführung einer Intervention
- bei Durchführung einer PTCA während der Eptifibatid-Therapie ist die Inf. über weitere 20–24 h. fortzuführen, *Gesamttherapiedauer* max. 96 h

PK HWZ 2,5 h, PEB 25%, renale Elimination 50%

Tirofiban *TTK 255,- € (12,5 mg); Gr 5, sl/La 1, sl*

HN *i.v.:* **Aggrastat®** Inf.-Lsg. 250 ml = 12,5 mg (1 ml = 0,05 mg), Inf.-Lsg.-Konzentrat 50 ml = 12,5 mg (1 ml = 0,25 mg)

Dos **akutes Koronarsyndrom, instabile Angina pectoris, NSTEMI, geplante Koronarintervention:**

- *Gabe über Infusomat:* 1 Amp. (= 50 ml) + 200 ml NaCl 0,9% = 250 ml Lsg. (= 0,05 mg [50 µg]/ml Lsg.)
- *Loadingdose:* 0,4 µg/kg KG/min über 30 min (Dosis pro h bei 70 kg KG: 1680 µg/h → Geschwindigkeit: 33,6 ml/70 kg KG/h) i.v.
- *Erh-Dosis:* 0,1 µg/kg KG/min (Dosis pro h bei 70 kg KG: 420 µg/h → Geschwindigkeit: 8,4 ml/70 kg KG/h) i.v.

▸ *Dosisreduktion bei schwerer Niereninsuffizienz (GFR < 30 ml/min):* 50% der Loading- und Erh-Dosis

PK Wi-Beginn nach 30 min, 8 h nach Absetzen erreicht die Thrombozytenfunktion ihren Ausgangswert, HWZ 2 h, PEB 65%, Ausscheidung: 66% Urin, 23% Fäzes

6.2.4 Essenzielle Thrombozythämie/Thrombozytose

Anagrelid *TTK 11,10 € (1 mg); Gr 6, sl/La 1, ab*

HN *p.o.:* **Xagrid®** *0,5 mg/Kps.*

Dos **Essenzielle Thrombozytopenie bei Risikopatienten (> 60 J. oder Thrombo´s > 1000 × 10^9/l):**

- *initial* 2 × 0,5 mg/d p.o. für 1 Wo., dann je nach Thrombozytenzahl (Ziel: 150–400 × 10^9/l)
- *Maximaldosis:* 2,5 mg/d

PK Resorption > 70%, max. Plasmakonz. nach ca. 1 h, HWZ 1,3 h, Metabolisierung durch CYP1A2 und renale Elimination

6.3 Fibrinolytika

Ind akuter Herzinfarkt (*Streptokinase, rt-PA, Tenecteplase*), Lungenembolie (*Streptokinase, rt-PA, Urokinase*), akute periphere arterielle und venöse Thrombosen bzw. Embolien (*Streptokinase, Urokinase*), akutem Zentralgefäßverschluss am Auge (*Streptokinase*), Shuntthrombosen (*Urokinase*)

Wi Gewebeplasminogenaktivator → Bindung an Fibrin → Plasminogen wird zu Plasmin aktiviert → Fibrinolyse wir eingeleitet und beschleunigt

KI Gerinnungsstörungen (Marcumartherapie), schwerwiegende Blutung (akut oder in den letzten 6 Mo.), kurz zurückliegende OP (Allgemeinchirurgie 10 d, Neurochirurgie 12 d post OP), kurz zurückliegende Punktion nicht komprimierbarer Gefäße , traumatische Herzmassage, Trauma (v.a. SHT), Streptokokkeninfektion (*Streptokinase*), erhöhtes GIT-Blutungsrisiko (z. B. Ulzera, Colitis ulcerosa, viszerale Tumoren), akute Pankreatitis, Peri- und Endokarditis, Aneurysmata, hochgradige Herz-, Leber- und Niereninsuffizienz, therapierefraktärer Hypertonus, Nierensteine, Apoplex in den letzten 2 Mo., Schädigung des ZNS (z. B. Neoplasie, Aneurysma, OP), Neoplasie mit erhöhtem Blutungsrisiko, Sepsis, aktive Hepatitis, hämorrhagische Retinopathie, erste 4 Wo. post partum, i.m. Injektion (relative KI)

NW Blutungen (v.a. Punktionsstellen, Gastrointestinal- und Urogenitaltrakt), RR ↓ , Fieber, Übelkeit und Erbrechen, KS, Embolien durch losgelöste Thrombenanteile, Induktion einer Antikörperbildung (v.a. *Streptokinase, Urokinase*), Anaphylaxie, Reperfusions-HRST

Streptokinase *TTK 64,32–275,- € (0,25–1,5 Mio IE); sl/Am*

HN *parenteral:* **Streptase®** 250 000 IE | 750 000 IE | 1 500 000 IE

Dos **Thrombolyse:** *akuter HI:* Systemisch 1,5 Mio IE über 60 min i.v.; *intrakoronar* Bolus 20000 IE Streptokinase, dann 2000–4000 IE/min i.v. über 30–90 min

Lungenembolie: 1,5 Mio IE über 30 min i.v.; dann 1,5 Mio IE über 2 h

peripherarterielle Verschlüsse:

- *systemisch:* 250 000 IE über 30 min., dann 100 000 IE/h i.v. bei venösen Verschlüssen über max. 3 d, bei Zentralarterienverschlüssen über max. 24 h und bei arteriellen Verschlüssen über max. 5 d
- *lokal (Katheterlyse):* Im Intervall von 3–5 min 1000–2000 IE über max. 3 h oder Gesamtdosis von 120 000 IE
- *Kinder:* > 12 J. 150 000 IE; > 7½ J. 100 000 IE; > 3 J.: 55 000 IE; > 1 J. 40 000 IE; > ½ J. 30 000 IE jeweils über 15–20 min i.v., dann 1000 IE/kg KG/h i.v., Dauer von der Schwere des Befundes abhängig

PK max. Wi nach 1–2 h, HWZ 25–35 min, Inaktivierung durch proteolytische Spaltung

rt-PA = Alteplase = Plasminogen-Aktivator *TTK 162–647,- € (10–50 mg); Gr 5, sl/sl*

HN *parenteral:* **Actilyse®** 10|20|50 mg Trockensubstanz/Durchstechfl. à 10|20|50 ml

Dos **Thrombolyse:**

- **HI < 6 h:** > 65 kg KG 15 mg als Bolus, dann 50 mg in 30 min, gefolgt von 35 mg in 60 min (max. 100 mg); < 65 kg KG 15 mg als Bolus, dann 0,75 mg/kg KG in 30 min (max. 50 mg), gefolgt von 0,5 mg/kg KG in 60 min (max. 35 mg); + begleitend i.v. – Heparinisierung mit 5000 IE Bolus, dann 1000 IE/h (Ziel-PTT: 1,5–2,5faches des Ausgangswertes) + ASS 160–360 mg/d
- **HI 6–12 h:** > 65 kg KG 10 mg als Bolus, dann 50 mg in 60 min, gefolgt von 40 mg in 120 min (max. 100 mg in 3 h); < 65 kg KG max. Gesamtdosis 1,5 mg/kg KG + i.v. – Heparinisierung + ASS (s. o.)
- **Lungenembolie:** > 65 kg KG 10 mg als Bolus, dann 90 mg über 120 min (= 100 mg in 120 min); < 65 kg KG: max. Gesamtdosis 1,5 mg/kg KG + i.v. – Heparinisierung nach rt-PA Gabe, wenn PTT unterhalb des zweifachen Normwertes liegt (Ziel-PTT: 1,5–2,5faches des Ausgangswertes)
- **Apoplex < 3 h:** 0,9–1,1 mg/kg KG, 10% als Bolus, Rest in 60 min i.v. (*max.* 100 mg); nach (2–) 12–24 h Heparinisierung (10 000–15 000 IE)

PK BV 100%, nach 30 min wird 90% des Steady-state-Wertes erreicht, HWZ 4 min, Elimination nach hepatischem Metabolismus

Urokinase *TTK 43–961,- € (10.000–1.000.000 IE); Am bei vl/ Sm*

HN *parenteral:* **Corase®**, **Rheotromb®**, **Urokinase®** 10000 | 50000 | 100 000 | 250 000 | 1 000 000 IE/ Trockensubstanz - *alle: 500 000 IE/Trockensubstanz*

Dos **Thrombolyse:**

- **Lungenembolie:** *initial* 2000–4000 IE/kg KG über 10–20 min i.v., dann 2000 IE/kg KG/h i.v. über 12–24 h, simultaner Heparinperfusor (Dosierung nach Thrombinzeit, Ziel: 3–6fache der Norm, meist 500 IE/h)
- **akute periphere venöse oder arterielle Verschlüsse:** *initial* 250 000 IE über 20 min i.v., dann 2 000 000 IE/24 h, simultaner Heparinperfusor (Dosierung nach Thrombinzeit, Ziel: 3–6fache der Norm oder PTT 1,5–3fache der Norm, meist 500 IE/h)
- **alte periphere venöse oder arterielle Verschlüsse:** *initial* 150 000 IE über 20 min i.v., dann 1 000 000 IE/24 h über 1–2 (max. 4) Wo., simultaner Heparinperfusor (Dosierung nach Thrombinzeit, Ziel: 3–6fache der Norm oder PTT 1,5–3fache der Norm, meist 500 IE/h)
- **lokal (Shunt):** Instillierung von 5000–35 000 IE gelöst in 5–20 ml H_2O für Injektionszwecke verteilt in beide Schenkel des arterio-venösen Shunts, ggf. Wdh. nach 30 min (max. Behandlungsdauer 2 h)

▸ *vorweg* ggf. Gabe von 100 mg Prednisolon i.v., um die Antikörperbildung und evtl. allerg. Reaktionen zu verringern

PK nach i.v.-Gabe rasche Aufnahme in Leber und Niere, rasche Metabolisierung, HWZ 10–15 min, Inaktivierung durch proteolytische Spaltung

Tenecteplase *TTK 1363–1460,- € (40–50 mg); Gr 5, Kl/Kl*

HN *i.v.:* **Metalyse®** 40 mg (8000 U)/8 ml Lsg., 50 mg (10000 U)/ 10 ml Lsg.

Dos **Lysetherapie bei akutem Herzinfarkt:**

- *KG < 60 kg:* 6000 U = 30 mg = 6 ml Lsg.; *KG > 60 – 70 kg:* 7000 U = 35 mg = 7 ml Lsg.; *KG > 70 – 80 kg:* 8000 U = 40 mg = 8 ml

Lsg i.v.; *KG > 80 – 90 kg:* 9000 U = 45 mg = 9 ml Lsg i.v.; *KG > 90 kg:* 10000 U = 50 mg = 10 ml Lsg i.v.

- *Max-Dosis:* bezogen auf KG max. 10000 U (50 mg) als *Einzelbolus* über 10 sek i.v.

PK hepatische Metabolisierung, HWZ 20 min, terminale HWZ ↑ (2 h), Plasma-Clearance 2 h

Anistreplase (APSAC) *TTK 1127,- € (30 E); KI außer bei vI/KI*

HN *i.v.:* **Eminase®** 30 mg/Inj.-Fl. (= 30 E), Trockensubstanz u. Lsg.-Mittel

Dos **Lysebehandlung bei akutem Herzinfarkt:** 30 E. in 5 min i.v. injizieren

PK Plasma-HWZ der fibrinolytischen Wirkung 90–112 min

6.4 Sonstige Antithrombotika (Sepsistherapeutika)

Ind schwere Sepsis mit multiplem Organversagen zusätzlich zur Standardtherapie

Wi rekombinantes aktiviertes Protein C → Inaktivierung der Faktoren Va und VIIIa → Thrombinbildung ↓ → neg. Rückkopplung → exzessive Aktivierung der Blutgerinnung mit mikrovaskulären Thrombenbildung ↓, antithrombotisch, profibrinolytische Wi

KI aktive innere Blutung, intrakranielle pathologische Veränderungen, Neoplasma, zerebrale Herniation, gleichzeitige Heparintherapie > 15 IE/kg KG/h, Sepsis unabhängige Blutungsneigung, erhöhtes Blutungsrisiko, schwere chron. Lebererkrankung, Thrombozyten < 30 000/µl, Alter < 18 J.

NW Blutungskomplikationen (v.a. Haut und GI-Trakt, aber auch intrakraniell), KS

Drotrecogin alfa (aktiviert) *TTK k.A.; sI/La 1, ab*

HN *i.v.:* **Xigris®** 5|20 mg/Durchstechfl. zur Auflösung mit 2,5 ml H_2O zu Injektionszwecken

Dos **schwere Sepsis mit multiplem Organversagen:** 24 µg/kg KG/h i.v. als Dauerinfusion über 96 h, nur mit 0,9% NaCl verdünnen

PK biphasische HWZ (*initial* 13 min [80% der AUC] dann 1,6 h), Plasmaclearance bei Sepsis-Pat. 42 l/h, Inaktivierung durch endogene Protease-Inhibitoren

6.5 Antifibrinolytika

Ind *Aprotinin:* Hämorrhagien bei hyperfibrinolytischer Hämostasestörung (z B. nach Op, Trauma, extrakorporaler Zirkulation, Geburt), Blutungskompl. nach Lysetherapie
Tranexamsäure: generalisierte oder lokale Hyperfibrinolyse

Wi *Aprotinin:* Hemmung der Plasminbildung/-wirkung → sofortige Fibrinolysehemmung
Tranexamsäure: Plasminogenaktivatorhemmung → verzögerte Fibrinolysehemmung

KI *strenge Ind.:* vorausgegangene Aprotinin-Gabe
Tranexamsäure: Hämaturie, Thromboseneigung; strenge Ind.: Schwangerschaft

NW *Aprotinin:* allerg. Reaktionen (v.a. bei Zweitgabe), Krea ↑, Nierenversagen *Tranexamsäure:* Schwindel, Sehstörungen, Thrombosen, RR ↓ bei zu schneller Inj.

Aprotinin *TTK 81–161,- € (0,5–1 Mio. IE); Gr 4, sl/sl*

HN *i.v.:* **Trasylol®** 0,5 | 1,0 Inf.-Lsg. 500 000 | 1.000.000 KIE

Dos **Probeinjektion von 1 ml Trasylol®** (10000 KIE) + 10 min beobachten! Bei 2. Behandlung auch in der Anamnese (s. Fachinfo)
Hyperfibrinolytische Hämorrhagie:
- *initial* 500.000 KIE als langsame Inf. (max. 10 ml/min); danach 200.000 KIE alle 4 h
- *Kinder:* 20.000 KIE (entspr. 2,8 mg Aprotinin) pro kg KG/d

Hämostasestörungen in der Geburtshilfe: *initial* 1 Million KIE, dann stdl. 200.000 KIE bis Blutungsstillstand
Operationen mit extrakorporaler Zirkulation: *initial* 2 Millionen KIE als Inf. über 20 min (max. 10 ml/min) ab OP-Beginn, gefolgt von einer Dauerinfusion von 500.000 KIE/h bis zum OP-Ende; zusätzl. 2 Millionen KIE in das Priming Volume der Herz-Lungen-Maschine

PK HWZ 1–2 h, PEB 80%, renale Elimination 25–40%

Tranexamsäure *TTK p.o.: 1,80–2,70 € (1000–1500 mg); i.v.: 4,32–8,64 € (500–1000 mg); KI 1. Trim., sl 2.+3. Trim./kA*

HN *p.o.:* **Cyklokapron®** Filmtbl. 500 mg/Tbl.
i.v.: **Cyklokapron®** Inj.-Lsg. 500 mg/5 ml

Dos **Standarddosierung bei lokaler Fibrinolyse:** 0,5–1 g langsam i.v. Inj. oder 2–3 × 2–3 Tbl p.o.
Generalisierte Fibrinolyse: 1 g langsam i.v. alle 6–8h (15 mg/kg KG.)
Prostatektomie und Blasenoperationen: 1 g langsam i.v. alle 8 h (erste Injektion während der OP) danach 3–4 × 1 g/d p.o., bis makroskopisch keine Hämaturie mehr nachweisbar ist
Verlängerte oder verstärkte Regelblutung: 3–4 × 1–1,5 g/d p.o. über 3–4d
Epistaxis: Tamponade der Nasenhöhle mittels eines mit CYKLOKAPRON-Lsg. getränkten Gazestreifens. Bei drohender Nachblutung 3 × 1 g/d p.o.
Konisation der Zervix: 3 × 1,5g/d p.o. über 12–14 Tage
Zahnextraktion bei Patienten mit Gerinnungsstörungen: prae-OP 10 mg/kg KG i.v., post-OP 3–4 × 25 mg/kg KG p.o. für 6–8 Tage
Akute GIT-Blutung: 6 × 1g/d i.v. über 3d, dann 4 × 1,5g/d p.o. für 3–4d

- *Dosisreduktion bei Niereninsuffizienz:* S-Krea 1,35–2,82 mg/100 ml → 2 × 10 mg/kg KG/d i.v. oder 15 mg/kg KG p.o.; S-Krea 2,82–5,65 mg/100 ml → alle 24h 10 mg/kg KG i.v. oder 15 mg/kg KG p.o.; S-Krea > 5,65 mg/100 ml → alle 48h 10 mg/kg KG i.v. oder 15 mg/kg KG p.o. oder alle 24h 5 mg/kg KG i.v. oder 7,5 mg/kg KG p.o.

PK HWZ 2–3 h, max. Plasmakonz. 2–3 h, v.a. renale Elimination

6.6 Antianämika

6.6.1 Eisenhaltige Zubereitungen

Ind Eisenmangel mit/ohne Anämie, Eisenresorptionsstörungen

Wi nur Fe^{2+} kann enteral resorbiert werden, in der Mukosa Umwandlung in Fe^{3+} → Bindung an Transferrin → Aufnahme in eisenverwertende Zellen, physiologische Eisenverluste beim Mann 1 mg/d, bei der Frau 2 mg/d

KI Eisenkumulation (Hämochromatose, chronische Hämolyse); Eisenverwertungsstörungen (Bleianämie, sideroachrestische Anämie, Thalassämie)

NW *p.o. (Fe^{2+}):* Obstipation, Übelkeit und Erbrechen, schwarzer Stuhl *parenteral (Fe^{3+}):* Überdosierungsgefahr, KS, Hitzegefühl, Metallgeschmack, Herzschmerzen, RR ↓, Kollaps, anaphylaktischer Schock, Thrombophlebitis

Eisen-II-Chlorid

TTK Trpf.: 2,26–6,30 € (30–60 ml); Am/Am

HN *Trpf.:* **Vitaferro®** 12 mg Fe^{2+}/25 Trpf.

Dos **Eisenmangelzustände:**

- *p.o.:* 3 × 25–35 Trpf./d nüchtern p.o. (= 3 × 12–18 mg Fe^{2+}/d) je nach berechnetem Defizit s. Eisen-II-Sulfat (S. 240)
- *Schwangerschaft (ab 2. Hälfte):* 1 × 50 mg Fe^{2+}/d nüchtern p.o.
- *Kinder:* 7–14 J. 3 × 15–25 Trpf./d; < 7 J. 3 × 3–15 Trpf./d jeweils nüchtern p.o.

PK s. Eisen-II-Sulfat (S. 240)

Eisen-II-Glukonat

TTK p.o.: 0,21–0,26 € (100–200 mg); i.v.: 5,20–6,10 € (40–62,5 mg); Am (ab Hb < 10 g/dl)/Am

HN *p.o.* (Fe^{2+}): **Eisen-Sandoz®** 215,8 mg/Brausetbl. (25 mg Fe^{2+}), **Ferrum Verla®** 300 mg/Tbl. (= 34,7 mg Fe^{2+}), 695 mg/Brausetbl. (= 80,5 mg Fe^{2+}), **Lösferron®** 695 mg/Brausetbl. (= 80,5 mg Fe^{2+}), **Rulofer®** G Saft 40 mg (= 4,7–5 mg Fe^{2+})/ml, **Vitaferro®** 80 mg Fe^{2+}/ Brausetbl.
parenteral (Fe^{3+}): **Ferrlecit®** 40 | 62,5 mg Fe^{3+}/Amp. à 3,2 | 5 ml

Dos **Eisenmangelzustände:**

- *p.o.:* 100–200 mg Fe^{2+} in 2–3 ED/d nüchtern je nach berechnetem Defizit s. Eisen-II-Sulfat (S. 240)
- *Schwangerschaft (ab 2. Hälfte):* 1 × 50 mg Fe^{2+}/d nüchtern p.o.
- *i.v.:* 1 × 40–62,5 mg/d langsam i.v., am besten als Kurzinfusion in 100–250 ml NaCl 0,9%
- *Kinder:* > 1 ½ J. 5 mg Fe^{2+}/kg KG/d nüchtern p.o. (½ – 1 Brausetbl./d oder 2–4 Tbl./d)

PK s. Eisen-II-Sulfat (S. 240)

Eisen-II-Succinat *TTK 0,28–0,56 € (95–190 mg); Am/Am*

HN *p.o.:* **Ferrlecit 2®** 95 mg Fe^{2+}/Drg.

Dos **Eisenmangelzustände:**

- *p.o.:* 1–2 × 95 mg/d nüchtern p.o. je nach berechnetem Defizit s. Eisen-II-Sulfat (siehe unten)
- *Schwangerschaft (ab 2. Hälfte):* 1 × 50 mg Fe^{2+}/d nüchtern p.o.

PK s. Eisen-II-Sulfat (siehe unten)

Eisen-II-Sulfat *TTK 0,26–0,78 € (100–300 mg); Am/Am*

HN *p.o.:* **Aktiferrin N®** 50 mg Fe^{2+}/Drg., **Dreisafer®** 100 mg Fe^{2+}/Tbl., **Eisendragees-ratiopharm®** 50 mg Fe^{2+}/Drg., **Eryfer®** 100 mg Fe^{2+}/Tbl., **Eisensulfat Stada®** 150 mg Fe^{2+}/Retardkps., **Ferrogamma®** 60 mg Fe^{2+}/Kps., **Hämatopan®** 50|100 mg Fe^{2+}/Drg., **Haemoprotect®** 50|100 mg Fe^{2+}/Kps., **Plastufer®** 50|100 mg Fe^{2+}/Tbl., **Vitaferro®** 100 mg Fe^{2+}/Kps.

Dos **Eisenmangelzustände:**

- *p.o.:* 1–3 × 100 mg Fe^{2+}/d nüchtern p.o. je nach berechnetem Defizit, s u.
- *Schwangerschaft (ab 2. Hälfte):* 1 × 50 mg Fe^{2+}/d nüchtern p.o.
- *Kinder (Therapie):* 5–6 mg/kg KG/d verteilt auf 3–4 ED/d als Trpf p.o. (50–60 mg/10 kg KG/d = 30–40 Trpf./d), bei der Prophylaxe halbe Dosis

▸ *Berechnung des Defizits:* 1 g Hb/100 ml enthält 3 mg Fe^{3+} → bei einem Defizit von 1 g Hb/100 ml Blut fehlen 3 mg Fe^{3+}/100 ml Blut →150 mg Fe^{3+}/5000 ml Blut; dazu kommen 800 mg Fe^{3+}, die im Depot des Körpers fehlen → Gesamtfehlbestand 950 mg Fe^{3+}

▸ *benötigte Gesamteisenmenge:* mg Fe^{2+}= ($Hb_{normal\ (g/dl)}$–$Hb_{aktuell\ (g/dl)}$) × 250, Behandlungsdauer: Tage = ($Hb_{normal\ (g/dl)}$ – $Hb_{aktuell\ (g/dl)}$) × 10 + 30

PK schlechte orale BV (Resorption nur 20%) → lange Therapiedauer erforderlich

Eisen-III-Hydroxid-Dextran-Komplex *TTK 19,11 € (100 mg); KI im 1. Trim., sl im 2.+3. Trim./sl*

HN *i.v.:* **CosmoFer®** 100 mg/2 ml Inj.-Lsg. und Inf.-Lsg.

Dos **Eisenmangelzustände bei nachgewiesener Intoleranz gegenüber oralen Darreichungsformen:**

- 100–200 mg Eisen entspr. 2–4 ml, falls rasche Auffüllung der Eisenspeicher erforderlich → 20 mg Eisen/kg KG als Gesamt-Dosis-Inf.
- Vor Erstgabe Testdosis von 25 mg Eisen od. ½ ml Lsg., falls nach 60 min keine NW, Restdosis

PK max. Ferritin-Spiegel nach 7–9 Tagen (i.v.) Anwendung, Rückgang innerhalb drei Wochen. HWZ für zirkulierendes Eisen 5 h, für Gesamteisen 20 h.

6.6.2 Vitamin B_{12} und Analoga → S. 282

6.6.3 Erythropoetin und Analoga

Ind renale Anämie mit/ohne dialysepflichtiger Niereninsuffizienz, Anämie bei Tumorerkrankungen mit Chemotherapie, Eigenblutgewinnung vor Operationen

Wi Stimulation am Erythropoetinrezeptor → Blutbildung im Knochenmark ↑ → Retikulozyten ↑, Erythrozyten ↑, Hb ↑, Eiseneinbau ↑, Mobilisation von Eisendepots

KI unkontrollierte art. Hypertonie, instabile AP, venöse Thrombosen, Kinder < 2 J., bei Ind. Eigenblutgewinnung: HI oder Apoplex

NW RR ↑, KS, Knochenschmerzen, grippeähnliche Symptome, Eisenmangel, Thrombozyten ↑, geringfügige Zunahme thromboembolischer Ereignisse

Erythropoetin= Epoetin α+β (EPO) *TTK ca. 160,- € (10000 IE); Gr 5, sl/La 1, sl*

HN *parenteral:* **Eprex®**, **Erypo®**, **NeoRecormon®** – *alle: Inj.-Lsg., Fertigspritze, Patrone für Pen 500 | 1000 | 2000 | 4000 | 5000 | 6000 | 10000 | 20000 | 40000 IE*

NeoRecormon® Multidose 10000 | 20000 | 50000 | 60000 | 100.000 IE/Pulver f. Inj.-Lsg.

Dos **Anämie bei chronischem Nierenversagen unter Hämodialyse, bei renaler Anämie, bei Tumorerkrankungen:**

- *i.v./s.c.: initial* 3 × 20–40 IE/kg KG/Wo. (= 3 × 1400–2800 IE/70 kg KG/Wo.), bei unzureichender Wi monatliche Steigerung um

3 × 20 IE/kg KG/Wo., nach Anstieg des Hb auf > 10 g/dl oder des Hkt auf 30–35% Dosisreduktion um 50%, anschließend individuelle Erh-Dosiseinstellung in 1- bis 2-wöchentlichen Abständen (i.v. langsam über 2 min. applizieren)

- *max. Wochendosis:* 720 IE/kg KG s.c. oder i.v.

Eigenblutgewinnung: 2 × 600 IE/kg KG/Wo s.c. (= 2 × 42 000 IE/70 kg KG/Wo.) über 3 Wo. und Einnahme von 200 mg Fe^{2+}/d p.o.

PK BV 48%, max. Plasmakonz. nach 23 h, nach s.c.-Gabe 1/20 der BV nach i.v.-Gabe, HWZ 4–5 h (i.v.), HWZ 12–18 h (s.c.)

Darbepoetin alpha *TTK 489,- € (150 µg); Gr 5, sl/La 1, Kl*

HN *i.v., s.c.:* **Aranesp®** 10/-15/-20/-30/-40/-50/-60/-80/-100/-150/-300 µg Inj.-Lsg. in einer Fertigspritze

Dos **Anämie bei chronischer Niereninsuffizienz:**

- *initial:* 2,25 mg/kg KG 1 ×/Wo i.v. oder s.c. (Ziel: Hb 11 g/dl (6,8 mmol/l)
- *Korrekturphase: initial* 0,45 mg/kg KG i.v. oder s.c., ggf. Dosissteigerung um 25% bei ausbleibendem Erfolg (Dosisanpassung siehe auch Fachinfo)
- *Erhaltungsphase:* für jeden Pat. individuelle Festlegung alle 2 Wo.

PK HWZ 21–49 h

6.7 Rheologika (Durchblutungsförderung)

Ind *Alprostadil:* chronische arterielle Verschlusskrankheit im Stadium III u. IV (*pAVK*), erektile Dysfunktion
Iloprost: Thombangitis obliterans
Buflomedil: pAVK II
Naftidrofuryl: periphere funktionelle und organ. Durchblutungsstörungen (Gehirn, Innenohr, Auge, Claudicatio intermittens)
Pentoxifyllin: pAVK III – IV°, zerebrale Durchblutungsstörungen

Wi *Alprostadil/Iloprost:* Prostaglandin → Mikrozirkulation ↑, Vasodilatation, Thrombozytenaggregationshemmung
Naftidrofuryl: peripherer Vasodilatator, Erythrozytenverformbarkeit ↑, Thrombozytenaggregationshemmung
Pentoxifyllin: Vasodilatator, Erythrozytenflexibilität ↑, Plasmafibri-

nogen ↓, Erythrozytenaggregation ↓, Thrombozytenaggregation ↓ → Blutviskosität ↓

KI *alle:* schwere KHK, instabile AP, Myokardinfakt, schwere Herzinsuffizienz, art. Blutungen, Hypotonie
Alprostadil/Iloprost: Myokardinfakt (6 Mo.), Lungenödem, höhergradige HRST, erhöhte Blutungsneigung (z B. GIT-Ulzera), Asthma bronchiale (*Alprostadil*)
Naftidrofuryl: Hyperoxalurie, kalziumhaltige Nierensteine

NW *alle:* Übelkeit, Erbrechen, RR-Abfall, Schwindel, KS
Alprostadil: HF ↑, Verwirrtheit, epileptische Anfälle (auch *Buflomedil*), Fieber
Iloprost: Kieferschmerzen, Myalgie, HF ↓, Parästhesien

Alprostadil *TTK 12,25–24,50 € (10–20 µg); Gr 4, KI/La 1, KI*

HN *parenteral:* **Prostavasin®** 20 µg/Amp.

Dos
- **chronische arterielle Verschlusskrankheit im Stadium III u. IV (pAVK):**
  - *i.a.:* 10–20 µg verdünnt auf 50 ml über 60–120 min 1 × tgl. intraarteriell, ggf. bei schweren Fällen Wdh.,
  - *optional über intraarterielle Verweilkanüle mittels Perfusor:* 0,1–0,6 ng/kg KG/min (7–42 ng/70 kg KG/min) über 12 h i.a. je nach Schwere einer pAVK (individuelle Einzelfallentscheidung)

PK HWZ 5–10 min, > 90% PEB, 80–90% werden in der Lunge metabolisiert und zu 90% renal eliminiert

Iloprost *TTK i.v.: 48,80 € (20 µg); inhalativ: 33,- € (10 µg); Gr 6,KI/La 1, KI*

HN *i.v.:* **Ilomedin®** 20µg/1 ml Konz. zur Herstellung einer Inf.-Lsg.
inhalativ: **Ventavis®** 10 µg/ml Lsg. für einen Vernebler

Dos **Thrombangiitis obliterans mit schweren Durchblutungsstörungen:** 0,5–2,0 ng/kg KG/min u. wird über 6 h/d i.v.
Primär pulmonale Hypertonie: *inhalativ:* 2,5 od. 5 µg inhaliertes Iloprost (am Mundstück des Verneblers freigesetzte Dosis) pro Einzelinhalation, 6–9 Einzelinhalationsdosen/d
▸ *Dosisreduktion bei Niereninsuffizienz und Leberzirrhose:* bei Dialysepflichtigkeit und Leberzirrhose erforderlich, siehe Fachinfo

PK HWZ 0,5 h, PEB 60%, renale Elimination

Buflomedil *TTK 0,78–0,68 € (450–600 mg); 0,61 € (600 mg ret.); i.v.: 3,14–6,28 € (100–200 mg); Gr 5, Kl/La 1, Kl*

HN *p.o.:* **Bufedil** ®, **Buflo** (**Generika**), **Buflomedil** (**Generika**), **Complamin**®, **Defluina**® **peri** – *alle: 150|300 mg/Tbl., 600 mg/Ret.-Tbl.*

i.v.: **Bufedil**®, **Buflo** (**Generika**), **buflomedil 50 von ct**®, **Complamin**® **Buflomedil**, **Defluina**® **peri** – *alle: 50 mg/Amp.*

Dos peripher arterielle Durchblutungsstörungen im Stadium II:
- *Tbl.:* 450–600 mg/d verteilt auf 2–3 ED
- *Ret.-Tbl.:* 1 × 600 mg Ret.-Tbl./d
- *Inj.-Lsg.:* 100–200 mg/d i.v. verteilt auf 2 ED

PK HWZ 2–4 h, max. Plasmakonz. 1,5–4 h, PEB 60–80%, renale Elimination

Naftidrofurylhydrogenoxalat = Naftidrofuryl *TTK 0,69–0,93 € (300–600 mg); sl/sl*

HN *p.o.:* **Dusodril**® 100 mg/Kps., **Nafti** (**Generika**), **Naftilong**® – *alle: ret. 100|200 mg/Ret.-Kps.*

Dos peripher arterielle Durchblutungsstörungen im Stadium II:
- *allgemein:* 3 × 100 mg/d p.o.
- *Stoßtherapie:* 3 × 200 mg/d p.o. für 5–10 d
- *Max-Dosis:* 600 mg/d p.o.

PK BV 33% (p.o.), max. Plasmakonz. nach 45 min, HWZ 1 h, PEB 65%, Elimination über die Galle, enterohepatischer Kreislauf

Pentoxifyllin *TTK p.o.: 0,78–1,04 € (1200–1600 mg); 0,60–0,90 € (1200–1800 mg ret.); i.v.: 3–6,- € (300–600 mg); Gr 4, sl/La 2, sl*

HN *p.o.:* **Agupain**® *100 mg/Drg.*, **Claudicat**®, **Durapental**®, **Pento** (**Generika**), **Pentox**®, **Pentoxifyllin** (**Generika**), **Ralofect**®, **Rentyllin**®, **Trental**® – *alle: ret. 400|600 mg/Tbl.*

i.v.: **Pentohexal**®, **Pento-Puren**®, **Pentox**®, **Pentoxifyllin** (**Generika**), **Ralofect**®, **Rentyllin**®, **Trental**® – *alle: 100|300 mg/Amp. à 5|15 ml*

Dos peripher arterielle Durchblutungsstörungen im Stadium II:
- *p.o.:* 2 (–3) × ret. 600 mg/d oder 3 (–4) × 400 mg/d
- *i.v.:* 1 (–2) × 300 mg = 1 (–2) × 1 Amp. in 500 ml NaCl 0,9%/d

▶ *Dosisreduktion bei Niereninsuffizienz:* s. Seite 488

PK BV 19%, HWZ 1–2 h, hepatischen Metabolismus, renale Elimination

6.8 Gerinnungsfaktoren

Ind Blutungen infolge Mangel der Faktoren II, VII, IX und X, Hämophilie B, **„Marcumar®"**-Blutung, hepatische Gerinnungsstörungen

Wi enthält: Faktor II, VII, IX und X, Antithrombin III, Heparin, Protein C und Protein S

KI Verbrauchskoagulopathie, HIT II; *relative KI:* Thrombosegefahr, Angina pectoris, Herzinfarkt

NW venöse thrombembolische Komplikationen, Übelkeit, Brechreiz, RR-Abfall, Exanthem

PPSB-Konzentrat *TTK 127–335,- € (200–600 IE); sl/sl*

HN *i.v.:* **PPSB-Konzentrat®** S-TIM 4.200|600 IE/Trockensubstanz, **PPSB Human® SD/Nano** 300|600

Dos **kongenitale und erworbene Gerinnungsstörungen (Mangel an Faktoren II, VII, IX und X):**

- *allgemein:* Dosis in IE = erwünschter Quick-Anstieg × kg KG × 1,2 i.v., (z. B. Dosis in IE = 40% × 70 kg KG × 1,2 = 3360 IE)
- *Blutungsprophylaxe (u a. bei „Marcumar"-Überdosierung):* 1200–2400 IE langsam (< 1 ml/min.) i.v.
- *akute Blutung:* 2400–4800 IE, ggf. weitere 1200–2400 IE nach 6–12 h i.v.
- *OP:* 2400 IE i.v. (Ziel: Quick > 50%)

PK HWZ der Gerinnungsfaktoren: Faktor II = 58 h, VII = 5 h, IX = 19 h, X = 35 h, AT III = 50–70 h, entsprechend der biologischen HWZ Substitution der Faktoren in regelmäßigen Intervallen. Bei Lebererkrankungen, Verbrauchskoagulopathie sowie schwerer Blutung ist mit einer verkürzten HWZ zu rechnen

6.9 Blutersatzmittel und Perfusionslösungen

6.9.1 Blutverwandte Produkte

Ind Ausgleich onkotischer Defizite, isoonkotische Volumensubstitution

Wi körpereigenes Plasmaersatzmittel, 5% = isoonkotische Lsg, 20% = hyperonkotisch

KI Hyperhydratationszustände, Hypervolämie, dekompensierte Herzinsuffizienz, Hypertonie, Lungenödem, Ösophagusvarizen, Gerinnungsstörungen, schwere Anämie, renale oder postrenale Anurie

NW allerg. Reaktionen, Hypotonie und Schock, Infektionsübertragung

Humanalbumin *TTK 67–81,- € (50–200 g); Am/Am*

HN *parenteral:* **Albumin-Lösung**® 4%, Human Albumin 5 % (Generika), Human Albumin 20 % (Generika) – *alle: 5|20% = 1000 ml = 50|200 g* Plasmaproteine (96% Albumin)

Dos **Volumensubstitution, Hypalbuminämie (nach Defizitberechnung):**
- 100 ml 20%ig mit 1–2 ml/min i.v. (= 20 g Plasmaproteine)
- 250 ml 5%ig mit 5 ml/min i.v. (= 12,5 g Plasmaproteine)
- bei HKT < 30% und Volumenmangel sollten ggf. Blutkonserven gegeben werden

▸ **Defizitberechnung:** Albumindosis (g) = (Soll-Gesamteiweiß [g/l] – Ist-Gesamteiweiß [g/l]) × Liter Plasmavolumen × 2; (Plasmavolumen = 40 ml/kg KG → bei 70 kg Pat.: 40 × 70 = 2800 ml)

▸ *Kinder:* 10–20 ml/kg KG Humanalbumin 5% zur Schocktherapie, bei Hypalbuminämie Humanalbumin 20% je nach Defizitberechnung

Vasospasmus bei SAB: 3–5 × 250 ml 5%/24 h + 500–1500 ml G_5%- und Elektolyt-Lsg. im Wechsel

PK Wi-Dauer 16 h, HWZ 19 d, Wi und HWZ bei hohen Eiweißverlusten z. T. erheblich verkürzt

6.9.2 Plasmaersatzmittel

Stärkederivate

Ind Plasmaexpander, Blutverlust, Volumenmangelschock, Hämodilution

Wi Plasmaexpander → Plasmavolumen ↑, Wasserbindungskapazität 10–14 ml/g

KI schwere Herzinsuffizienz, Niereninsuffizienz (S-Krea > 2 mg/dl), Hirnblutung, Hyperhydratation, schwere Blutgerinnungsstörungen; *relative KI:* Lungenödem, schwere Leberinsuffizienz, Hyperchlor- und Hypernatriämie

NW allerg. Reaktionen bis zu anaphylaktischen Reaktionen, Pruritus (v.a. nach längerer Gabe), Hypervolämie, Verlängerung der Blutungszeit

Hydroxyethylstärke *TTK k.A.; Gr 4+5, im 1. Trim. KI/sl*

HN *i.v.:* **HAES-Steril**® 3% = 30/1000 ml Inf.-Lsg., **Haemofusin**®, **Hemohes**®, **Infukoll**® HES, **Serag-HAES**® – *alle: 6%|10% = 60|100 g/1000 ml Inf.-Lsg. (mittl. MG M_W 200 000)*, **Plasmasteril**® 60 g/1000 ml Inf.-Lsg. (mittl. MG M_W 450 000), **Rheohes**® 60 g/1000 ml Inf.-Lsg. (mittl. MG M_W 70 000)

Dos **die ersten 20 ml wg. der Gefahr der Anaphylaxie langsam und unter Kontrolle infundieren!**

Therapie und Prophylaxe von Hypovolämie u. Schock: 66 ml/kg KG/d HAES 3% = 5000 ml/d bei 75 kg KG (Reduktion um 50% bei HAES 6%); *max. Inf.-Menge/h:* 20 ml/kg KG/h HAES 3% oder 6% = 1500 ml/h bei 75 kg KG

Hämodilutionstherapie: 1 × 250–500 ml/d oder 2 × 500 ml/d (Hochdosistherapie) i.v., *Inf.-Raten:* 250 ml/d über 0,5–2 h, 500 ml/d über 4–6 h, 2 × 500 ml/d über 8–24 h

▸ *Kinder:* nicht mehr als 15 ml/kg KG/h

PK mittel-/niedermolekulare Präparate HWZ 4–6 h, diese werden überwiegend renal eliminiert, hochmolekulare Präparate HWZ 8–12 h, diese werden von α-Amylase im Plasma langsam metabolisiert und zu 20% renal eliminiert

Gelatinederivate

Ind Volumenmangelschock, Blut- und Plasmaverlust

Wi kolloidales Volumenersatzmittel (kein Plasmaexpander)

KI dekompensierte Herzinsuffizienz, hämorrhagische Diathese und renale/ postrenale Anurie, Hypervolämie, Hyperhydratation, *relative KI*: Hypertonie, Lungenödem

NW allerg. Reaktionen, Verschlechterung einer Herzinsuffizienz, Hypervolämie

Gelatinepolysuccinat *TTK 12–24,- € (500–1000 ml); kA/kA*

HN *i.v.:* **Gelafundin®** 4% (20 g/500 ml)

Dos **Prophylaxe u. Therapie von Volumenmangel und Schock, präoperative Hämodilution:**

- *akut:* 500–1000 (– 2000) ml i.v., ggf. im Notfall auch 500 ml unter Druck i.v.
- *Max-Dosis:* wird durch den Verdünnungseffekt bestimmt

PK Volumenwirksamkeit 3–4 h, HWZ 4–8 h, überwiegend renale Elimination (in 24h 60% im Urin)

Gelatine= Polygelin *TTK 13–39,- € (500–1500 ml); Am/Am*

HN *i.v.:* **Haemaccel 35®** 17,5g Polypeptide/500 ml Inf.-Lsg.

Dos **Volumenmangelschock, Blut- und Plasmaverlust:**

- *akut:* bis zu 1500 mg = 500 ml/h oder in 15–30 min i.v. je nach Schwere der klin. Symptomatik
- *Schockprophylaxe:* 500–1500 ml/d mit 500 ml/h i.v.
- *Volumenmangelschock:* 500–1500 ml unter Druck i.v.
- *Max-Dosis:* 2000 ml/d

PK Volumenwirksamkeit 3–4 h, HWZ 4–8 h, Elimination abhängig vom Molekulargewicht (MG), überwiegend renal bei MG < 60000

6.10 Parenterale Ernährung

6.10.1 Periphervenöse Ernährung

kurzfristige Nahrungskarenz (< 2 d): Substitution von Flüssigkeit (2000–3000 ml/d), Elektrolyten und geringen Kalorienmengen mit Fertig-Inf.-Lsg., welche Elektrolyte und Glukose 5% enthalten (z. B. **Normofundin®** G-5, **Tutofusin®** OPG, Sterofundin BG-5), je nach Elektrolyt-spiegeln evtl. im Wechsel mit Glukose 5% oder NaCl 0,9%

guter Allgemein-/Ernährungszustand, mittelfristige (2–4d) Nahrungskarenz: *möglichst per Magensonde ernähren*, ggf. zusätzlich Aminosäurenlösungen (maximal 10%ig, bei Leber- und Niereninsuffizienz adaptierte Lösungen z. B. **Aminosteril®** hepa bzw. -nephro), evtl. auch Fettemulsionen. Beispiel: 2000 ml G5%-

haltige Lsg. (= 400 kcal) + 500 ml AminosäureLsg. 10%ig (= 200 kcal) + 250 ml Fettemulsion 20% (= 500 kcal) = 1100 kcal

6.10.2 Zentralvenöse Ernährung

zentralvenöse Ernährung bei längerfristiger parenteraler Ernährung (> 4d), wenn enterale Ernährung per Magensonde/PEG nicht möglich ist: Stufenweiser Aufbau meist unter Verwendung von Glukose-Aminosäuren-Mischlsg. (z. B. **Aminomix**® 1000 kcal/l, **Nutriflex**® combi 800 kcal/l), Fettemulsionen (z. B. **Intralipid**®, **Lipovenös**® 10% ca. 1000 kcal/l, 20% ca. 2000 kcal/l), Vitaminen und Spurenelementen. Beispiele für Tagesdosierungen (tägliche Steigerung um 1 Stufe, Endstufe abhängig vom geschätzen Kalorienbedarf, spezielle Diäten s o.):

- **Stufe 1 (1000 kcal):** 1000 ml **Aminomix**®1, 2000 ml ElektrolytLsg.
- **Stufe 2 (1500 kcal):** 1500 ml **Aminomix**®1, 1500 ml ElektrolytLsg.
- **Stufe 3 (2000 kcal):** 1500 ml **Aminomix**®1 + 1 Amp. **Multibionta**®, 250 ml Fettemulsion 20%, 1250 ml ElektrolytLsg.
- **Stufe 4 (2500 kcal):** 2000 ml **Aminomix**®1 + 1 Amp. **Multibionta**®, 250 ml Fettemulsion 20%, 750 ml ElektrolytLsg. + 1 Amp. **Addel**®
- **Stufe 5 (3000 kcal):** 2000 ml **Aminomix**®1 + 1 Amp. **Multibionta**®, 500 ml Fettemulsion 20%, 500 ml ElektrolytLsg. + 1 Amp. **Addel**®.

6.10.3 Vollelektrolytlösungen

ohne Glukose

Indikationen: plasmaisotone Flüssigkeitssubstitution bei isotoner und hypotoner Dehydratation

mit Glukose

Indikationen: plasmaisotone Flüssigkeitssubstitution bei isotoner und hypotoner Dehydratation. Partielle Deckung des Energiebedarfes durch Kohlenhydratzusatz.

6.10.4 Zweidrittelelektrolytlösungen

Indikationen: Flüssigkeitssubstitution bei hypertoner und isotoner Dehydratation, z. T. partielle Deckung des Energiebedarfes durch Kohlenhydratzusatz.

	Ca^{2+} (mmol/l)	K^{+} (mmol/l)	Mg^{2+} (mmol/l)	Na^{+} (mmol/l)	Cl^{-} (mmol/l)	kJ/l (kcal/l)	Glc (g/l)	Xylitol (g/l)
Elektrolyt-Inf.-Lsg 139		36		103	139			
Jonosteril® Na 100 kohlenhydratfrei	2,5	20	2,5	100	100			
Jonosteril® Na 100 mit Glucose	2,5	20	2,5	100	100	840 (200)	50	
Normofundin® G-5	2	18	3	100	90	835 (200)	50	
Parenteral EK G 5	2	18	3	100	90	900 (210)	50	
Parenteral OP	2	18	3	100	90			
Thomaejonin® OP	2	18	3	100	90			
Thomaejonin® OPG	2	18	3	100	93	820 (195)	50	
Tutofusin® OP	2	18	3	100	90			
Tutofusin® OP G	2	18	3	100	90	850 (200)	50	
Tutofusin® OP X	2	18	3	100	90	850 (200)		50

6.10.5 Halbelektrolytlösungen

Indikationen: Flüssigkeitssubstitution bei hypertoner und Dehydratation, z. T. partielle Deckung des Energiebedarfes durch Kohlenhydratzusatz.

	Ca²⁺ (mmol/l)	K⁺ (mmol/l)	Mg²⁺ (mmol/l)	Na⁺ (mmol/l)	Cl⁻ (mmol/l)	kJ/l (kcal/l)	Glc (g/l)
Elektrolyt-Inf.-Lsg. 70 mit Glucose 5				70	55	840 (200)	50
Kochsalz 0,45 mit Glucose 5%				77	77	835 (200)	50
Normofundin® OP	1,97	18	3	79,9	75,8		
Parenteral HG 5®	1	3	0,75	70	76,5	> 850 (200)	50
Sterofundin® HEG-5	1,25	2	0,5	70	65,5	835 (200)	50
Thomaejonin® HG5	1,25	2	0,5	70	55	800 (190)	50
Tutofusin® H G5	1,25	2,5	0,75	70	76,5	850 (200)	50

6.10.6 Kaliumfreie Elektrolytlösungen

Indikationen: Kaliumfreier Flüssigkeitsersatz bei Niereninfunktionsstörung oder Hyperkaliämie

	Ca2+ (mmol/l)	Mg2+ (mmol/l)	Na+ (mmol/l)	Cl– (mmol/l)	kJ/l (kcal/l)	Glc (g/l)
Isotone Kochsalz-Lsg. 0,9% Braun			154	154		
Isotone Kochsalzlsg. pfrimmer			154	154		
Isotonische Kochsalzlsg. 0,9%Bernburg			154	154		
Isotonische Kochsalzlsg. Fresenius			154	154		
Isotonische Natrium-chlorid-Lsg. DeltaSelect			154	154		
Isotonische Natriumchlorid-Lsg. Grifols			154	154		
Jonosteril Na 100kaliumfrei mit Glucose	2,5	2,5	100	80	840 (200)	50
NaCl Isotonische Natrium-chlorid-Lsg.			154	154		

	Ca2+ (mmol/l)	Mg2+ (mmol/l)	Na+ (mmol/l)	Cl– (mmol/l)	kJ/l (kcal/l)	Glc (g/l)
Natriumchlorid-Inf.-Lsg. 154			154	154		
Natriumchlorid-Inf.-Lsg. 154Berlin-Chemie			154	154		
Parenteral EK G 5 kaliumfrei	2	3	100,1	2,1	900 (210)	50

6.10.7 Glukoselösungen

Indikationen: *Glucose 5–10%:* Substitution des freien H_2O bei hypertoner Dehydratation, nur partielle Deckung des Kohlenhydratbedarfs; *Glucose 20–70%:* partielle bis komplette Deckung des Kohlenhydratbedarfs

Fertigarzneimittel	Gluc. g/l	Osmolarität in mOsmol/l	kJ/l (kcal/l)
Glucose 5%	50	277	840 (200)
Glucose 10%	100	555	1680 (400)
Glucose 20%	200	1110	6360 (800)
Glucose 40%	400	2200	4720 (1600)
Glucose 50%	500	2775	8400 (2000)
Glucose 70%	700	3885	12054 (2870)

6.10.8 Aminosäurelösungen mit Kohlenhydraten und Elektrolyten

Indikationen: Substitution essenzieller und nicht essenzieller Aminosäuren in Kombination mit Kohlenhydraten und Elektrolyten bei parenteraler Ernährung

	AS (g/l)	Ca^{2+} (mmol/l)	K^+ (mmol/l)	Mg^{2+} (mmol/l)	Na^+ (mmol/l)	Cl^- (mmol/l)	kJ/l (kcal/l)	Xylitol (g/l)
Aminofusin® forte N	100		30	5	40	27,5	3400 (800)	100
aminomel® 10 X-E	100	5	45	5	69	90	3410 (803)	100
Parentamin® 10% X10-E	100	3	30	3	59,4	60	3450 (810)	100

mit Kohlenhydraten, ohne Elektrolyte

Indikationen: Substitution essenzieller und nicht essenzieller Aminosäuren in Kombination mit Kohlenhydraten ohne Elektrolyte bei parenteraler Ernährung

	AS (g/l)	Osmolarität in mOsmol/l	kJ/l (kcal/l)	Glc (g/l)	Fette (g/l)
Aminomix ® 3	30	1149	2856 (680)	120	
NuTRIflex ® Lipid plus ohne Elektrolyte	38,4	1055	4240 (1012)	120	40
NuTRIflex ® Lipid special ohne Elektrolyte	57,44	1330	4940 (1180)	144	40

ohne Kohlenhydrate, mit Elektrolyten

Indikationen: Substitution essenzieller und nicht essenzieller Aminosäuren in Kombination ohne Kohlenhydrate und mit Elektrolyten bei parenteraler Ernährung

	AS (g/l)	Ca^{2+} (mmol/l)	K^+ (mmol/l)	Mg^{2+} (mmol/l)	Na^+ (mmol/l)	Cl^- (mmol/l)	Osmolarität (mOsmol/l)	kJ/l (kcal/l)
Alvesin® 10 E	100	5	45	5	69	90	1145	1700 (400)
Aminoplasmal ®-5% E kohlenhydratfrei	50		25	2,6	43	29	590	835 (200)
Aminoplasmal ®-10% E kohlenhydratfrei	100		25	2,6	43	57	1030	1675 (400)
Aminoplasmal ®-15% E kohlenhydratfrei	150		30	2,6	50	36	1480	2510 (600)
Aminoplasmal ® PO-10%	100		25	2,6	37	14	990	1675 (400)

	AS (g/l)	Ca^{2+} (mmol/l)	K^+ (mmol/l)	Mg^{2+} (mmol/l)	Na^+ (mmol/l)	Cl^- (mmol/l)	Osmolarität (mOsmol/l)	kJ/l (kcal/l)
Aminosteril® plus	100	5	30	5	60	20	1137	1675 (400)
Infesol® E 6%	60		25	2,5	35	53	642	1005 (240)
Intrafusin® 7,5% E	75	3	40	5	80	76	880	1275 (300)
Intrafusin® 10% E	100	3	40	5	80	76	1095	1700 (400)
Intrafusin® 15% E	150	3	40	5	80	76	1530	2550 (600)
Parentamin® 10% E	100	5	35,3	5	58,3	20	1139	1900 (440)
Synthamin V 10 E	100		60	5	70	70	1300	1674 (400)
Thomaeamin® n 10% mit Elektrolyten	100	2	25	2,5	44	45	960	1760 (425)
Thomaeamin® n 15% mit Elektrolyten	150	2	25	2,5	44	45	1340	2620 (625)

ohne Kohlenhydrate, ohne Elektrolyte (Kationen)

Indikationen: Substitution essenzieller und nicht essenzieller Aminosäuren bei parenteraler Ernährung (ab 10% über ZVK)

Fertigarzneimittel	AS (g/l)	Cl^- (mmol/l)	Osmolarität (mOsmol/l)	kJ/l (kcal/l)
Aminoplasmal®-10% elektrolyt- und kohlenhydratfrei	100	57	885	1675 (400)
Aminoplasmal®-15% elektrolyt- u. kohlenhydratfrei	150		1290	2510 (600)
Aminoven® 10%	100		990	1680 (400)
Aminoven® 15%	150		1505	2520 (600)
Dipeptamin®	200		921	3630 (870)
Glamin®	134 (AS/ Dipept.)		1040	2300 (540)

Fertigarzneimittel	AS (g/l)	Cl⁻ (mmol/l)	Osmolarität (mOsmol/l)	kJ/l (kcal/l)
Intrafusin ® 10%	100		870	1700 (400)
Intrafusin ® 15%	150		1300	2550 (600)
Parentamin ® 10%	100		876	1750 (410)
Parentamin ® 15%	150	4,3	1307	2550 (600)
Synthamin V 10	100	40	1040	1674 (400)
Thomaeamin ® n 10%	100		870	1725 (410)
Thomaeamin ® n 15%	150		1290	2590 (620)

bei Nierenerkrankungen

Indikationen: Substitution v. a. essenzieller Aminosäure, angestauter körpereigner Harnstoff wird zur Synthese der nicht essenziellen Aminosäuren verwendet

	AS (g/l)	Brennwert kJ/l (kcal/l)
aminomel ® nephro	60	930 (222)
Nephrotect ®	100	1600 (400

bei Lebererkrankungen

Indikationen: Substitution v. a. verzweigtkettiger Aminosäuren zur positiven Beeinflussung einer hepatischen Enzephalopathie

	AS (g/l)	K^+ (mmol/l)	Mg^{2+} (mmol/l)	Na^+ (mmol/l)	Cl^- (mmol/l)	Osmolarität (mOsmol/l)	kJ/l (kcal/l)
Aminofusin ® 5%Hepar	50	18	5	30	28	515	850 (200)
Aminoplasmal ® Hepa-10%	100				10	875	1675 (400)
Aminosteril ® N-Hepa 8%	80					770	1340 (320)
Hepar 10% pfrimmer	100					925	1700 (400)
PARENTAMIN ® Hepa 10%	100					876	1700 (400)
salviamin ® hepar	60	25	2,5	35	63	695	1020 (240)
Thomaeamin ® hepar	80					800	1325 (317)

6.10.9 Fettlösungen

Indikation: Zufuhr von Energie und Fettsäuren bei parenteraler Ernährung

ClinOleic® 20% Emulsion zur Infusion
Deltalipid® LCT 10%/-20% Inf.-Lsg.
Intralipid® 10/-20 Emulsion zur i.v. Infusion
Intralipid® 30 Emulsion zur i.v. Infusion
Lipofundin® MCT 10%/-20% Emulsion zur i.v. Infusion
Lipofundin® N 10%/-20% Emulsion zur i.v. Infusion
Lipovenös® 10% PLR/-20% Emulsion zur i.v. Infusion
Lipovenös® 30% Emulsion zur i.v. Infusion
Lipovenös® MCT 10%/-20% Emulsion zur i.v. Infusion
Omegaven-Fresenius® Emulsion zur Infusion
salvilipid® 10/-20 Inf.-Lsg.
Soyacal® 10%/-20% Emulsion zur i.v. Infusion

Deltalipid 10% *TTK k.a.;*

HN *i.v.:* **Deltalipid®** LCT 10|20% Inf.-Lsg.

Dos **Zufuhr von Energie u. Fettsäuren im Rahmen der parenteralen Ernährung:**

- *Max. Inf.-Geschwindigkeit > 14 J.:* 1,5|0,75 ml/kg KG/h, 48 0,15g Fett/kg KG/h
- *Max-Dosis:* bis 20|10 ml/kg KG/d, 48 2 g Fett/kg KG/d
- *Max. Tagesmenge bei Kindern: Neugeborene, Kleinkinder < 2 J.:* 2–3 g Fett pro kg KG entsprechend 20–30 ml pro kg KG, *Kleinkinder 3–5 J.:* 1–2 g Fett pro kg KG entsprechend 10–20 ml pro kg KG, Schulkinder 6–14 J.: 1–2 g Fett pro kg KG entsprechend 10–20 ml pro kg KG

Lipofundin 20% *TTK k.a.;*

HN *i.v.:* **Lipofundin® N** 10%/-20% Emulsion zur i.v. Inf.

Dos **Zufuhr von Energie u. Fettsäuren im Rahmen der parenteralen Ernährung:**

- 1–2g Fett/kg KG/d = 10%: 10–20 ml/kg KG/d
- *Infusionsgeschwindigkeit:* einschleichende Dos. (erste 15 min) mit 0,075g Fett/kg KG/h; max. 0,15g Fett/kg KG/h = 1,5 ml/kg KG/h,

Lipovenös MCT 20

HN *i.v.:* **Lipovenös® MCT** 20%

Dos **Zufuhr von Energie u. Fettsäuren im Rahmen der parenteralen Ernährung:**
- 1 bis max. 2 g Fett = 5–10 ml/kg KG /d
- *Infusionsgeschwindigkeit:* Einschleichende Dosierung mit max. 0,05g Fett/kg KG/h; max. 0,125g Fett/kg KG/h = 0,625 ml/kg KG/h
- *bei Neugeborenen:* Emulsion vor Lichteinwirkung schützen

6.11 Mineralstoffe

6.11.1 Calcium

Calciumcarbonat *TTK 0,25–35 € (500–1000 mg); Am/Am*

HN *p.o.:* **Calci (Generika, GRY®** 1250 mg Kautabl.), **Calcitridin®, Calcium (Generika, Dura®** 600 mg Tbl., **Verla®** 600 mg Tbl., **von ct®** 500 mg Kautbl.), **Calciumcarbonat®, Dreisacarb®, Löscalcon®, Ospur®, Vivural®**
– alle: 500 | 1000 mg Brausetablette

Dos **Prophylaxe eines Calciummangels, Osteoporose:**
1 × 500–1000 (– 1500) mg/d p.o.

PK bei 500 mg werden 30–40% resorbiert, max. Plasmakonz. nach 2–3 h, renale Elimination, bei Gesunden werden 98% tubulär rückresorbiert

Calciumglukonat + Calciumsaccharat *TTK p.o.: 1,57 € (3 Trink-amp.); i.v.: 0,50 € (1 Amp.); Am/Am*

HN *i.v.:* **Calcium Braun®** 10% Inj.-Lsg. (940 mg Calciumgluconat, 50 mg Calciumsaccharat (1 ml entspr. 0,23 mmol Ca2+) in Wasser f. Inj.-Zwecke
p.o.: **frubiase® calcium T** Trinkampullen

Dos **Hypokalzämie:**
- *parenteral: Erw:* 10% | 20% Amp.: 1 Amp. langsam i.v. oder tief i.m.; *Kinder:* ½ Amp. langsam i.v.
- *p.o.:* 3 × 1 Trinkampulle/d unverdünnt u. vor den Mahlzeiten

6.11.2 Kalium

Kaliumchlorid *TTK p.o.: 0,14–0,17 € (3–4 Btl.); i.v.: 7–10,- € (10–20 mmol); Am/Am*

HN *p.o.:* **Kalinor®** ret. P 600 mg/Kps. (= 8 mmol K^+/Kps.), **KCL-retard Zyma®** 600 mg/Drg. (= 8 mmol K^+/Drg.), **Rekawan®** 1000 mg/Tbl. (= 13,4 mmol K^+/Tbl.), 600 mg/Kps. (= 8,05 mmol K^+/Kps.), Granulat 1000 mg/Briefchen (= 13,4 mmol K^+/Briefchen)
parenteral: Kaliumchlorid 7,45%|14,90% **Braun®** 7,45|14,9 g/100 ml bzw. 1|2 mmol/ml (K^+ und Cl^-), **Kaliumchlorid-Köhler 7,45%®** 1,49 g/20 ml bzw. 1 mmol/ml (K^+ und Cl^-), **Kaliumchlorid-Lsg. (Bernburg®, DeltaSelect®, Fresenius®, pfrimmer®)** 74,6 g/1000 ml bzw. 1 mmol/ml (K^+ und Cl^-) jeweils als Zusatz zu Inf.-Lsg.

Dos **Therapie und Prophylaxe von Hypokaliämie:**

- *i.v. Erw: Intensivstation* 10 – max. 20 mmol/h über ZVK unter EKG-Überwachung; *Normalstation* bei Serum-K^+ < 3,5 mmol → 50 mmol/l, Serum-K^+ < 3,0 mmol → 100 mmol/l, Serum-K^+ < 2,5 mmol → 150 mmol/l je mit einer Tropfgeschwindigkeit von 20 ml/h i.v. unter Serum-K^+-Kontrolle und ggf. EKG-Überwachung
- *i.v. Kinder:* 0,2 mmol/kg KG/h; *Max-Dosis:* 1 mmol/kg KG/h
- *p.o.:* 3–4 × 1 *Granulat*-Beutel/d (= 40–50 mmol K^+/d) in heißem Wasser (z. B. als Bouillon) gelöst zu den Mahlzeiten *oder* 3–4 × 2–3 Kps. oder Drg./d (= 40–80 mmol K^+/d) mit reichlich Flüssigkeit zu den Mahlzeiten
- *Max-Dosis:* 150 mmol K^+ oder 3 mmol K^+/kg KG/d

PK schnelle und vollständige perorale Resorption, tgl. Bedarf an Kalium: 1–1,5 mmol/kg KG, weitestgehend renale Elimination

Kaliumhydrogencarbonat ($KHCO_3$) *TTK ca. 0,30–0,60 € (50–100 mmol); Am/Am*

HN *p.o.:* **Blemaren®** N Brausetbl. 9,7 mmol K+/Brause-Tbl. (967 mg KHCO3, 9,8 mmol Na, 1,2 g Zitronensäure), **Kalinor®**-Brausetbl. 40 mmol K^+/Brause-Tbl. (1 Brause-Tbl. = 2,17 g K^+-citrat, 2 g $KHCO_3$, 2 g Zitronensäure), **Kalitrans®** 25 mmol K^+/Brause-Tbl.

Dos **Therapie und Prophylaxe von Hypokaliämie:** *p.o.:* 1–3 Brause-Tbl. (50–100 mmol/d) in viel Flüssigkeit auflösen und über den Tag verteilt einnehmen
Nierensteinmetaphylaxe: 1–2 Brause-Tbl./d, *Ziel:* Zitratausscheidung > 320 mg/d und Urin-pH 6,2–6,8
- *max. Tagesdosis:* 150 mmol K^+ oder 3 mmol K^+/kg KG

PK rasche Resorption, Kaliumzitrat führt nach Metabolisierung zu CO_2 zu einer Alkalisierung des Harns; in 8 h sind 90% renal ausgeschieden

6.11.3 Magnesium

HN *Mg-aspartat:*
p.o.: **Magnesiocard**® 2,5 mmol Mg^{2+}/Tbl., 7,5 mmol Mg^{2+}/ Brause-Tbl., 5 mmol Mg^{2+}/Granulat-Beutel
parenteral: **Magnesiocard**® i.v.: 3 mmol Mg^{2+}/Amp. à 10 ml, i.m. : 2,5 mmol Mg^{2+}/Amp. à 5 ml
Mg-carbonat: p.o.: Magnesium 100 **Jenapharm**® 4,11 mmol Mg^{2+}/Tbl.
Mg-citrat: **Magnesium-Diasporal**® 100|100 Orange = 4 mmol Mg^{2+}/ Lutschtbl., 12 mmol Mg^{2+}/Granulat-Beutel
Mg-hydrogenaspartat: **Magium**® 5 mmol Mg^{2+}/Kautbl., 5|10 mmol/ Mg^{2+} Brause-Tbl., **Magnaspart**® 5 mmol Mg^{2+}/ Brause-Tbl, Pulver 10|20 = 10|20 mmol Mg^{2+}, **Magnesium Verla**® 5 mmol Mg^{2+}/Kautbl.|Brause-Tbl., **Mg 5-Granulat**® 10 mmol Mg^{2+}/Beutel, **Mg 5-Longoral**® 5 mmol Mg^{2+}/Kautbl.
Mg-hydrogenglutamat: Nur Komb. i.v. **Magnesium Verla**® Inj.-Lsg.
Mg-oxid: **Magium**® 5|10 mmol Mg^{2+}/Brause-Tbl., **Magnesium beta**® 5|10 mmol Mg^{2+}/Brause-Tbl., **Magnesium-Diasporal**® 6,2 mmol Mg^{2+}/ Kps., 12 mmol Mg^{2+}/5 g Granulat
Mg-sulfat: i.v.: **Comafusin Hepar**® Inf.-Lsg. 1000 ml, **Cormagnesin**® 200|400 = 8,3|16,6 mmol Mg^{2+} in 10 ml Inj.-Lsg., **Magnesium-Diasporal**® 2|4 mmol Mg^{2+}/Amp. à 2|5 ml, **Mg 5-Sulfat**® 10%|50% = 4,05|20,25 mmol Mg^{2+}/Amp. à 10 ml, **Mg-Verla-Inf.-Lösung**® 50% = 20,3 mmol Mg^{2+}/Amp. à 10 ml

Komb.-Präparate: **Gelusil®, Maalox®, Maaloxan®, Progastrit®, Rennie®, Riopan®, Talcid®, Trigastril®**

Dos *1 g Mg-hydrogenaspartat* = 3,08 mmol = 6,16 mval Magnesium
1 g Mg-aspartat = 4,07 mmol = 8,13 mval Magnesium
1 g Mg-sulfat = 4,05 mmol = 8,11 mval Magnesium
Magnesiummangel (< 0,67 mmol/l):
- *p.o.: initial* 0,37 mmol/kg KG/d p.o., *Erh-Dosis:* 0,185 mmol/kg KG/d
- *i.v./i.m.:* alle 1–2 d 2,5–4 mmol i.v./i.m.

HRST (v.a. Torsade de pointes, herzglykosidbedingt): *initial* Bolus mit 2 g = 8 mmol Mg-sulfat i.v., dann Perfusor mit 0,7 g/h (= 3 mmol/h) über 10 h
Tokolyse: *initial* Bolus mit 2–4 g = 8–16 mmol Mg-sulfat i.v. über 15–30 min, dann Perfusor mit 1–2 g/h (= 4–8 mmol/h)
▶ *Dosisreduktion bei Niereninsuffizienz:* **cave:** Überdosierungsgefahr, engmaschige Mg^{2+}-Spiegelkontrolle! (*Ziel:* 0,67–0,91 mmol/l)

PK Mg^{2+}-Bestand des Körpers = 24 g (50% im Knochen, 45% intrazellulär, 5% im Plasma [0,7– 1,1 mmol, 2/3 ionisiert, 1/3 an Plasmaproteine gebunden]), Mg^{2+} wird renal eliminiert

6.12 Phosphatbinder

Ind Hyperphosphatämie und sek. Hyperparathyreoidismus bei Niereninsuffizienz

Wi Hemmung der enteralen Phosphatresorption

KI Ileus, Hypophosphatämie, manifeste Aluminium-Intoxikation (*Algeldrat/Aluminiumchlorid*)

NW *alle:* Übelkeit, Erbrechen, Obstipation, Diarrhö
Algeldrat/Aluminiumchlorid: Al-Einlagerung in Nerven und Knochen
Sevelamer: Hypotonie, Kollaps, Schwindel

Algeldrat *TTK 1,56 € (3600 mg); Gr 6, Kl/La 2, sl*

HN *p.o.:* **anti-phosphat®** 600 mg/Tbl.

Dos **symptomatische Therapie b. Sodbrennen u. säurebedingten Magenbeschwerden:** 2 Tbl p.o. 1–2 h nach den Hauptmahlzeiten u. zur Nacht

als Phosphatbinder bei Hyperphosphatämie:

- Dosis abhängig v. Höhe der Serumphosphatspiegel; bei phosphatarmer Diät 4- bis 5-mal tgl. als ED bis zu 7 Tbl. 10–20 min vor Mahlzeit
- **anti-phosphat® Filmtbl.:** bei phosphatarmer Diät 3–4 mal/d. 1–5 Filmtbl p.o. (≈ 0,6–3 g Aluminiumhydroxid) vor Mahlzeiten

PK **anti-phosphat®** Filmtbl.: renale Elimination

Aluminiumchloridhydroxid-Komplex *TTK 0,41–2,46 € (300–1800 mg); Am/Am*

HN p.o.: **Phosphonorm®** 300 mg/Kps.

Dos **erhöhtes Serumphosphat bei Nierenversagen:** nach Höhe des Serumphosphatspiegels 300–1800 mg/d p.o.

PK teils fäkale, teils renale Elimination

Sevelamer *TTK 4,56 € (2400 mg); Kl/Kl*

HN *p.o.:* **Renagel®** 800 mg/Filmtbl.

Dos **Hyperphosphatämie bei Niereninsuffizienz:** In Abhängigkeit vom Serumphosphatspiegel: Serumphosphat 1,94–2,42 mmol/l → 3 × 800 mg/d p.o.; Serumphosphat 2,42–2,91 mmol/l → 3 × 1600 mg/d; Serumphosphat > 2,91 mmol/l → 3 × 1600 mg/d zu den Mahlzeiten ganz schlucken

▸ Serumphosphatspiegel regelmäßig kontrollieren, *Ziel:* < 1,94 mmol/l

7.1 Antidiabetika

7.1.1 Insuline und Analoga

Ind Diabetes mellitus, intensivierte Insulintherapie

Wi Bindung an den Zellrezeptor (v.a. Muskel- und Fettzellen) → anaboler Stoffwechsel ↑ (Gykogen-, Lipid-, Proteinsynthese ↑), kataboler Stoffwechsel ↓ (Gykogenolyse, Lipolyse, Proteolyse)

KI Hypoglykämie
Insulin lispro, -aspartat, -glargin: Kinder, Jugendliche

NW Hypoglykämien, lokal lipodystrophe Reaktionen

Insulin (schnell wirkende Analoginsuline) *TTK k.A.; Am/Am*

HN *Insulin lispro:* **Humalog®**, **Liprolog®** *- alle: U100 (= 100 IE/ml) Inj.-Lsg. in Durchstechfl./Patrone/Pen*
Insulin aspart: **Novorapid®** U100 (= 100 IE/ml) Inj.-Lsg. in Durchstechfl./Flexpen (Injektor)/Penfill (Zylinderamp.)
Insulinglulisin: **Apidra®** (= 100 IE/ml) Inj.-Lsg. PEN und Inj.-Lsg.

Dos **insulinpflichtiger Diabetes mellitus:**
- je nach Dosisfindungsplan, ca. die Hälfte des Gesamtinsulinbedarfs (ca. 40 IE) von 24 h auf die Mahlzeiten verteilen
- *Insulinbedarf pro BE:* 2 IE pro 1 BE morgens, 1 IE pro 1 BE mittags und 1,5 IE pro 1 BE abends bei normoglykämischer Stoffwechsellage (oder: morgens ca. 50% der Hälfte, mittags 20% der Hälfte, abends 30% der Hälfte des Gesamtinsulinbedarfs)
- ***Apidra®****:* unmittelbar vor der Mahlzeit anwenden, Dosis individuell anpassen

PK Wi-Beginn sofort 10 (–20) min. nach s.c. Inj. (kann u U. sogar nach dem Essen gespritzt werden), Wi-Max. nach 1 h, Wi-Dauer bis zu 3 (–5) h

Insulin (normal) = Altinsulin *TTK k.A.; Am/Am*

HN *s.c.-Einmalspritzen oder PEN:* **Actrapid®**, **Berlinsulin® H Normal**, **H-Insulin Hoechst®**, **Humaninsulin Normal®**, **Insulin B. Braun ratiopharm® Rapid**, **Insuman® Infusat**, **Insuman® Rapid**, **Velosulin®** *– alle Inj.-Lsg. in unterschiedlicher Applikationsform, Konzentration und Menge!*

Dos **insulinpflichtiger Diabetes mellitus:**

- je nach *Dosisfindungsplan* bzw. nach den tgl. BZ-Werten (1 IE senkt den BZ um ca. 30 mg/dl [bei BZ-Werten zwischen 80 und 150 mg/dl], bei höheren BZ-Werten z. T. erheblich mehr IE Insulin nötig, um gleiche Effekte zu erzielen)
- *Coma diabeticum:* 1–6 (–10) IE/h in Perfusor je nach Höhe des BZ (Cave: rasche BZ-Senkung → Hirnödems), → der BZ sollte max. um 75–100 mg/dl/h sinken (auf K^+-Gabe (Hypokaliämie) und auf Volumen- und ggf. Azidoseausgleich achten)

PK Wi-Eintritt: nach ca. 30 min s.c., sofort i.v., Wi-Max.: 2 h, Wi-Dauer: 4–6 h (je nach Bolusgröße; Cave: Summationseffekte)

Insulin (Intermediärinsuline/NPH-Insuline) *TTK k.A.; Am/Am*

HN *s.c.-Einmalspritzen:* **Actraphane®** HM (10/90–50/50), **Berlinsulin® H** [30/70], **Humaninsulin Basal®**, **Humaninsulin Profil®** I-IV [10/90–40/60], **Insulin B. Braun ratiopharm Basal®**, **Protaphan HM®**, **Insuman Basal®**, **Insuman Comb®**, **Mixtard® Human**

s.c.-PEN: **Actraphane®** HM [10/90–50/50], **Berlinsulin H®**, **Depot-H-Insulin®** [15/85, 25/75], **Humaninsulin Basal®**, **Humaninsulin Profil®** I-IV – *alle verschiedene Inj.-Lsg. unterschiedlicher Konz. und Menge*

Dos **insulinpflichtiger Diabetes mellitus:** je nach Dosisfindungsplan bzw. nach den tgl. BZ-Werten s.c.

PK Wi-Beginn nach 30–90 min, Wi-Dauer 10–24 h → 1–3 ×/d injizieren

Insulin (lang wirksame Formen) *TTK k.A.; Am/Am*

HN *s.c.-Einmalspritze:* **Huminsulin Lilly Ultralong®**, **Insulin Ultratard HM®** 40 IE/ml, **Insulin Novo Semilente MC®** 40 IE/ml

Dos **insulinpflichtiger Diabetes mellitus:** je nach Dosisfindungsplan bzw. nach den tgl. BZ-Werten s.c.

PK Wi-Beginn nach 3–5 h, Wi-Max. 8–20 h, Wi-Dauer bis zu 36 h (sehr variabel) → 1 ×/d injizieren, Steady-state-Bedingungen erst nach 3–5 d erreicht

Insulin glargin *TTK 0,048 € (1 IE); Am/Am*

HN *s.c.:* **Lantus®** – *alle: 100 IE/ml (3 ml Optiset Inj.-Lsg. o. Pen-Patrone), 1000 IE/10 ml Durchstechfl.*

Dos **insulinpflichtiger Diabetes mellitus:** 1 ×/d s.c. vorzugsweise am Abend nach individueller Dosisfindung

PK Wi-Eintritt nach 3–4 h, sehr gleichmäßiges Wi-Profil über die gesamte Wi-Dauer, Wi-Dauer 20–30 h, Steady-state Spiegel bei einmal täglicher Inj. nach 2–4 d

Insulin Detemir *TTK ca. 14,- € (3 ml Flexpen o. Penfil); sl/sl*

HN **Levemir®** 100 IE/ml (3 ml Flexpen o. Penfil)

Dos **insulinpflichtiger Diabetes mellitus > 6. J:** 1–2 ×/d s.c. in Kombination mit einem kurz bzw. schnell wirkenden Insulin vorzugsweise am Abend nach individueller Dosisfindung

PK BV 60%, Max. Serumkonz. nach 6–8 h, HWZ 5–7 h, Metabolisierung in inaktive Metabolite

7.1.2 Biguanide

Ind Diabetes mellitus Typ II, besonders bei Übergewicht

Wi zellulären Glukoseverbrauch ↑, Insulin-Rezeptor-Anzahl ↑, intestinale Glukoseresorption ↓, hepatische Glukoneogenese ↓, periphere Glukoseverwertung ↑ → BZ ↓, $HbA1_c$ ↓, Triglyzerid-/LDL-/VLDL-Spiegel ↓, Gewicht ↓

KI Leber- und Niereninsuffizienz (S-Krea > 1,24 mg/dl), schwere Herzinsuffizienz, akuter Myokardinfarkt, resp. Insuffizienz, hypoxische oder katabole Zustände, Azidose, Präkoma oder Coma diabeticum, schwere Infektionen, schwere pAVK, diabet. Retinopathie, Alkoholismus, reduzierter AZ

NW GIT-Störungen, BB-Veränderungen, KS, Schwindel, megaloblastärer Anämie, lebensbedrohliche Laktatazidose

Metformin *TTK 0,15–0,45 € (850–2250 mg); KI/KI*

HN *p.o.:* **Biocos®**, **Bonformin®**, **Diabesin®**, **Espa-formin®**, **Glucobion Biomo®**, **Glucophage®**, **Juformin®**, **Mediabet®**, **Meglucon®**, **Mescorit®**, **Met®**, **Metfo (Generika)**, **Metformin** (Generika), **Siofor®**, **Thiabet®**

– alle: 500|850 z. T. 1000 mg/Tbl.

Dos **Diabetes mellitus Typ II b:**

- *initial* 500 mg/d nach dem Frühstück, dann je nach BZ-Tagesprofil auf 1–3 × 850 mg/d p.o. postprandial erhöhen
- *Max-Dosis:* 2500–3000 mg/d p.o.

PK gute Resorption (p.o.), BV 50–60%, HWZ 1,7 ±1 h, keine PEB, unveränderte renale Elimination

7.1.3 Sulfonylharnstoffe

Ind Diabetes mellitus Typ II

Wi Insulinfreisetzung aus β-Zellen im Pankreas ↑ (Wirkvoraussetzung: körpereigene Insulinproduktionfähigkeit)

KI DM Typ I, Z.n. Pankreasresektion, diabetisches Präkoma und Koma, Ketoazidose, Nierenfunktionsstörung (GFR < 30 ml/min), schwere Leberfunktionsstörung

NW Hypoglykämien, GIT-Symptome, Alkoholunverträglichkeit, Transaminasen ↑, BB-Veränderungen

Tolbutamid: eosinophilie Lungeninfiltrate, RR ↑, Akkomodationsstörung, Ikterus

Glibenclamid

TTK 0,10–0,32 € (1,75–10,5 mg); KI/KI

HN *p.o.:* **Bastiverit®**, **Daonil®**, **Duraglucon®**, **Euglucon®**, **Glib** (**Generika**), **Gliben** (**Generika**), **Glibenclamid** (**Generika**), **Glimidstada®**, **Glucoremed®**, **Glucovital®**, **Humedia®**, **Maninil®** 1|5 mg/Tbl., **Orabetic®**
– *alle: 1,75|3,5 mg/Tbl.*

Dos **Diabetes mellitus Typ II b:**

- *allg.:* 1,75–10,5 mg/d in der Regel
- *niedrig:* ½ – 0–0 oder 1–0–0 /d (je 3,5 mg Tbl.)
- *mittel:* 1–0 –1 /d (je 3,5 mg Tbl.)
- *hoch:* 2–0 – ½ oder 2–0–1 /d (je 3,5 mg Tbl.);
- *Max-Dosis:* 10,5 mg/d

▸ *Dosisreduktion bei Niereninsuffizienz:* S. 487

PK BV 50–90% (je nach galenischer Formulierung), max. Plasmakonz. nach 1–2 h, HWZ 8–16 h, Wi-Dauer ca. 15 h, PEB > 99%, hepatischer Metabolismus, biliäre und renale Elimination

Glimepirid *TTK 0,14–0,42 € (1–6 mg); KI/KI*

HN *p.o.:* **Amaryl®**, **Gimegamma®**, **Glimepirid** (Generika), **Glimerid®**, **Magna®**, **Solosa®** – *alle: 1|2|3|4 und/oder 6 mg/Tbl.*

Dos **Diabetes mellitus Typ II:**
- *initial* 1 × 1 mg/d morgens, ggf. + 1 mg/d; *Erh-Dosis:* 1–6 mg/d p.o.
- *Max-Dosis:* 6 mg/d

PK BV 100%, max. Plasmakonz. nach 2–3 h, HWZ 5–8 h, nach hepatischem Metabolismus Elimination zu 35% fäkal und 58% renal

Glibornurid *TTK 0,11–0,70 € (12,5–75 mg); KI/KI*

HN *p.o.:* **Glutril®** *25 mg/Tbl.*

Dos **Diabetes mellitus Typ II b:** *initial* ½ Tbl./d p.o. morgens, ggf. Steigerung auf max. 3 Tbl./d; max. 2 Tbl. morgens, den Rest abends

PK BV 91%, max. Plasmakonz. nach 3–4 h, HWZ 8 h, PEB 95%, vollständige Transformation in inaktive Metaboliten, renale und biliäre Elimination

Gliclazid *TTK 0,38–1,50 € (30–120 mg); KI/KI*

HN *p.o.:* **Diamicron Uno®** 30 mg/Tbl.

Dos **Diabetes mellitus Typ II:**
- *initial* 1 Tbl./d p.o. morgens
- *Durchschnittliche Dosis:* 1–4 Tbl./d p.o. morgens
- *Max-Dosis:* 4 Tbl./d (120 mg)

PK HWZ 12 h

Gliquidon *TTK 0,19–1,50 € (15–120 mg); KI/KI*

HN *p.o.:* **Glurenorm®** 30 mg/Tbl.

Dos **Diabetes mellitus Typ II:**
- *initial* ½ Tbl./d p.o. vor dem Frühstück, steigern um je ½ Tbl. alle 3–4 d
- *Durchschnittliche Tagesdosis:* ½–4 Tbl.; *Aufteilung* morgens : abends = 2 : 1; morgens max. 2 Tbl.

PK max. Plasmaskonz. nach 2–3 h, HWZ 1,5 h, biliäre Elimination nach vollständiger Metabolisierung

Tolbutamid *TTK 0,14–0,85 € (500–3000 mg); KI/KI*

HN *p.o.:* **Orabet®**, **Tolbutamid RAN®** – *alle: 500 mg/Tbl.*

Dos **Diabetes mellitus Typ II:**
- *Initialdosis:* 1 Tbl./d p.o., ab 1,5 g 2/3 morgens 1/3 abends
- *Max-Dosis:* 6 Tbl./d p.o.

PK HWZ 6 h

7.1.4 Glinide

Ind Diabetes mellitus Typ II in Kombination mit Metformin, *Repaglinid:* auch zur Monotherapie

Wi Carbamoyl-Methylbenzoesäure-Derivat, Insulinsekretion der β-Zellen des Pankreas ↑

KI DM Typ I, Ketoazidose, schwerste Leber-/Niereninsuffizienz, Kinder < 12 J.

NW GIT-Symptome, allerg. Reaktionen, in Einzelfällen erhöhte Transaminasen möglich, Hypoglykämien bei Auslassen der Mahlzeit möglich (in bis zu 24%)

Nateglinid *TTK 1,53 € (180–360 mg); Gr 6, Kl/La 1, Kl*

HN *p.o.:* **Starlix**® 60 | 120 mg/Tbl.

Dos **Diabetes mellitus Typ II:**
- *initial:* 3 × 60 mg/d, ggf. 3 × 120 mg/d p.o. 1–30 min vor den Hauptmahlzeiten
- *Max-Dosis:* 3 × 180 mg/d p.o.

PK BV 72%, max. Plasmakonz. nach < 1 h, HWZ 1,5 h, PEB 99%, renale (83%) und biliäre Elimination nach Verstoffwechselung zu Metaboliten

Repaglinid *TTK 1,23–3,20 € (1,5–16 mg); Gr 5, Kl/La 1, Kl*

HN *p.o.:* **NovoNorm**® 0,5 | 1 | 2 mg/Tbl.

Dos **Diabetes mellitus Typ II:**
- *initial* 0,5 mg/Hauptmahlzeit, *Erh-Dosis* 2 mg/Hauptmahlzeit p.o.
- „eine Hauptmahlzeit = eine Tablette, keine Hauptmahlzeit = keine Tablette“, präprandiale Einnahme
- *Max-Dosis:* 3–4 × 4 mg/Hauptmahlzeit = 16 mg/d

PK BV 60%, max. Plasmaskonz. nach 45 min, HWZ 1 h, PEB 98%, Metabolisierung, zu über 90% biliäre Elimination

7.1.5 Glitazone

Ind Diabetes mellitus Typ II in Komb. Sulfonylharnstoffen oder Metformin

Wi Insulinsensitizer → Insulinresistenz in Muskel-, Leber- und v.a. Fettzellen ↓ → Glukoseutilisation ↑, Lipogenese ↑ → Blutzucker ↓ und Fettstoffwechselstörung ↓

KI Komb. mit Insulin, Herzinsuffizienz (NYHA I° – IV°), schwere Leber- oder Niereninsuffizienz

NW *alle:* Hypoglykämie, Ödeme, Hyperlipidämie, Gesamtcholesterin ↑, KS, Schwindel
bei Komb. mit Metformin: Anämie, Laktatazidose, Gesamtcholesterin ↑, Diarrhö, Blähungen, Abdominalschmerzen, Dyspesie, Übelkeit und Erbrechen
bei Komb. mit Sulfonylharnstoffen: Gewicht ↑, Benommenheit, Flatulenz, Müdigkeit, Schwitzen, Anämie, Thrombozytämie

Rosiglitazon *TTK 1,28–1,90 € (4–8 mg); KI/KI*

HN *p.o.:* **Avandia®** 4|8 mg/Tbl.

Dos **Diabetes mellitus Typ II:** *initial* 1 × 4 mg/d in Komb. mit Sulfonylharnstoffen oder Metformin, ggf. nach 8 Wo. Steigerung auf 8 mg/d

PK BV 99%, max. Plasmakonz. nach 1 h, PEB 99,8%, HWZ 3–4 h, komplette Metabolisierung, Elimination renal (66%), Fäzes (25%)

Pioglitazon *TTK 1,28–1,86 € (15–30 mg); KI/KI*

HN *p.o.:* **Actos®** 15|30|45 mg/Tbl.

Dos **Diabetes mellitus Typ II:** 1 × 15–30 mg/d p.o. in Komb. mit Sulfonylharnstoffen oder Metformin

PK BV > 80%, max. Plasmakonz. nach 2 h, PEB > 99%, inkomplette hepatische Metabolisierung, Elimination über Fäzes 55% und Harn 45%, HWZ von Pioglitazon 5–6 h, aktive Metabolite 16–23 h

Rosiglitazon (R.) + Metformin (M.) *TTK 1,76–2,80 € (4–8 mg R.); KI/KI*

HN *p.o.:* **Avandamet®** 1|2|4 mg R. + 5500|1000 mg M./Tbl.

Dos **Diabetes mellitus Typ II:** *initial* 2 x 2 mg R./d + 1000 mg M./d, ggf. Dosissteigerung auf 2 x 4 mg R./d + 1000 mg M./d p.o.

PK s o.

7.1.6 Alpha-Glukosidase-Hemmer

Ind Diabetes mellitus Typ II, v.a. bei postprandiale BZ-Spitzen

Wi Verzögerung der enteralen Glukoseresorption

KI chronische Darmerkrankung, schwere Niereninsuffizienz (GFR < 25 ml/min), Alter < 18 J.

NW Blähungen, Durchfall, krampfartige Bauchschmerzen

Acarbose *TTK 0,86–1,97 € (150–600 mg); Gr 4, KI/La 1, KI*

HN *p.o.:* **Glucobay®** 50 | 100 mg/Tbl.

Dos **Zusatztherapie bei Diabetes mellitus:**

- *initial* 3 × 50 mg/d p.o. direkt vor der Mahlzeit, später ggf. 3 × 100–200 mg/d p.o.
- *Max-Dosis:* 3 × 200 mg/d p.o.

PK BV 1–2%, Verteilungs-HWZ 3,7, Eliminations-HWZ um 10 h, Elimination überwiegend über Fäzes (> 50%)

7.1.7 Antihypoglykämika

Ind *alle:* Hypoglykämie
Diazoxid: Inselzelltumoren, Glykogenspeicherkrankheiten
Glukagon: Hypoglykämie bei insulinpflichtigen Diabetikern (Insulinüberdosierung)

Wi *Diazoxid:* Insulinsekretion ↓ an den β-Zellen des Pankreas → Serumglukosespiegel ↑
Glukagon: hepatische Glykogenolyse ↑ → Gluconeogenese ↑ → BZ ↑

KI *Diazoxid:* funktionelle Hypoglykämien, Herzklappenstenosen, HOCM, pulmonale Hypertonie, Herzinsuffizienz
Glukagon: Inselzelltumoren, Phäochromozytom

NW *alle:* Tachykardie, RR ↓, Übelkeit, Erbrechen, Bauchschmerzen
Diazoxid: Ödeme, BB-Veränderungen, Hypertrichose (bes. Kinder)

Diazoxid *TTK 6,80–9,85 (350–500 mg); Gr 6, sl/KI*

HN *p.o.:* **Proglicem®** 25 | 100 mg/Kps.

Dos **Hypoglykämie:**

- *Erw: initial* 5 mg/kg KG/d (= 350 mg/70 kg KG/d) p.o., verteilt auf 2–3 ED, dann *Erh-Dosis* von 3–8 mg/kg KG/d (= 210–560 mg/70 kg/d) je nach BZ-Profil verteilt auf 2–3 ED/d p.o.
- *Kinder:* > 12 J. 190 mg/d, > 7 ½ J. 120 mg/d, > 3 J. 70 mg/d, > 1 J. 50 mg/d, > ½ J. 37,5 mg/d, > ¼ J. 25 mg/d jeweils verteilt auf 3 ED/d p.o.

PK gute enterale Resorption, PEB > 90%, HWZ 20–45 h, HWZ (Kinder) 9–24 h, Wi-Dauer auf Gefäße 4–12 h, Wi-Dauer auf Glukosespiegel bis zu 8 h

Glucagon *TTK 17–32,- € (1 mg); Am/Am*

HN *parenteral:* **Glucagen®**, **Glucagen®** Hypokit Fertigspritze – *alle: 1 mg = 1 IE/Durchstechfl. mit Pulver und Lsg. zur Herst. einer Inj.-Lsg.*

Dos **schwere Hypoglykämie:**

- *Erw u. Kinder > 25 kg KG bzw. > 6–8 J.:* 1,0 mg s.c., i.m., i.v.
- *Kinder < 25 kg KG bzw. < 6–8 J.:* 0,5 mg s.c., i.m., i.v.

diagnostische Anwendung:

- *Motilitätshemmung:* Wi-Eintritt bei 0,2–0,5 mg i.v. nach 1 min, Wi-Dauer 5–20 min.; bei 1–2 mg i.m. nach 5–15 min, Dauer ca. 10–40 min.
- *Relaxation Magen, Duodenum und Dünndarm:* 0,2–0,5 mg langsam i.v. oder 1 mg i.m.
- *Relaxation Colon:* 0,5–0,75 mg langsam i.v. oder 1–2 mg i.m.
- *CT, MRT, DSA:* bis zu 1 mg i.v.

PK HWZ 3–6 min, renale und hepatische Elimination nach Metabolisierung

Glucose 40% *TTK 4,40–7,50 €; Am/Am*

HN *parenteral:* **Glucose®** **Braun**, **Glucose®** **pfrimmer** , **Glucose-Inf.-Lsg.®**, **Glucose-Lsg.®** – *alle: 0,4 mg/ml Inf.-Lsg.*

Dos **Dosis entsprechend individuellem Glukosebedarf:**

- *Max-Dosis:* bis zu 15 ml/kg KG/d = 6,0 g Glc./kg KG/d; bei path. veränderten Stoffwechselbedingungen (z. B. Postaggressionsstoffwechsel, hypoxische Zustände, Organinsuffizienz) max. 2–4g Glc./kg KG/d
- *Max. Infusionsgeschwindigkeit:* 0,62 ml/kg KG/h = 0,25 g Glc./kg KG/h; *max. Tropfgeschwindigkeit:* ca. 0,2 Trpf./kg KG/min

- *Kinder (≥ 6 J.): Max-Dosis*: 6–10 J.→ bis 10 g/kg KG/d = 25 ml/kg KG/d; 11–14 J. → bis 8 g/kg KG/d = 20 ml/kg KG/d; max. Gesamtflüssigkeitszufuhr beachten: 6–10 J. → 60–80 ml/kg KG/d, 11–14 J. → 50–70 ml/kg KG/d

7.2 Lipidsenker

7.2.1 CSE-Hemmer

Ind Hypercholesterinämie, Hypertriglyzeridämie

Wi Hemmung der hepatischen HMG-CoA-Reduktase → Cholesterinsynthese ↓, LDL-Rezeptor- Expression ↑ → LDL-Elimination ↑ → Gesamtcholesterin ↓, LDL ↓, HDL ↑, Triglyceride ↓

KI aktive Lebererkrankungen, Transaminasenerhöhung, Cholestase, Myopathie, Alter < 18 J., **cave:** Komb. mit Fibraten

NW Bauchschmerzen, Übelkeit, Erbrechen, KS, Transaminasen ↑, hepatozelluläre Toxizität, CK ↑, Muskelkrämpfe, Myopathie, Rhabdomyolyse, Pankreatitis

Atorvastatin *TTK 1,03–2,33 € (10–80 mg); sl/sl*

HN *p.o.:* **Sortis®** 10|20|40|80 mg/Tbl.

Dos **Hypercholesterinämie**, **Hypertriglyzeridämie:** 1 × 10–20 mg/d abends p.o., ggf. *Dosissteigerung* alle 4 Wo. auf max. 60–80 mg/d

PK BV 30%, max. Plasmakonz. nach 1–2 h, HWZ 14 h, hepatischer Abbau in aktive Metabolite über Cytochrom P4503A4 (WW!), Elimination über die Galle

Fluvastatin *TTK 0,70–0,80 € (20–40 mg); KI/KI*

HN *p.o.:* **Cranoc®** 80 mg/ret.-Kps., **Lescol®**, **Locol®** 80 mg/ret.-Kps. – *alle: 20|40 mg/Kps.*

Dos **Hypercholesterinämie**, **Hypertriglyzeridämie:** 1 × 20–40 mg/d abends; *Max-Dosis:* 80 mg/d

PK rasche Resorption, BV 24%, HWZ 2,3 h bei ret.-Form, 50–60 min bei Kps., PEB 98%, nach Metabolismus Elimination über die Fäzes zu > 90%

Lovastatin *TTK 0,36–0,58 € (20–40 mg); KI/KI*

HN *p.o.:* **Lova** (**Generika**), **Lovastatin** (**Generika**), **Mevacor®**, **Mevinacor®** – *alle: 10|20|40 mg/Tbl.*

Dos **Hypercholesterinämie, Hypertriglyzeridämie:** 1 × 20 oder 40 mg/d zum Abendessen; *Max-Dosis:* 80 mg/d p.o.

PK orale Resorption 30%, Hauptwirkort in der Leber, dort Umbau in den aktiven Metaboliten, HWZ 70–100 min

Pravastatin *TTK 0,45–0,90 € (10–40 mg); Kl/Kl*

HN *p.o.:* **Mevalotin protect®**, **Prava- (Generika)**, **Pravasin protect®**, **Pravastatin (Generika)**, **Selipran®**, **Sigaprava®** – *alle: 10|20|40 mg/Tbl.*

Dos **Hypercholesterinämie, Hypertriglyzeridämie:** *initial* 10–20 mg/d p.o. abends, später *Erh-Dosis* 1 × 10–40 mg/d abends; *Max-Dosis:* 40 mg/d

PK rasche Resorption, max. Plasmakonz. nach 1–1,5 h, BV 17%, HWZ 1,6–2 h, hoher First-pass-Effekt der Leber, Elimination zu 70% über die Fäzes

Simvastatin *TTK 0,31–0,68 € (5–40 mg); Kl/Kl*

HN *p.o.:* **BeL® Simvastatin**, **Denan®**, **Sigalip®**, **Simva (Generika)**, **Simvaaps®**, **Simvacard®**, **Simvacor®**, **Simvadoc®**, **Simvastatin (Generika)**, **Zemox®**, **Zocor®** – *alle: 5|10|20|40 oder 80 mg/Tbl.*

Dos **Hypercholesterinämie, Hypertriglyzeridämie:**
- *Erw initial* 5–10 mg/d abends p.o.; *Erh-Dosis:* 1 × 5–40 mg/d
- *Max-Dosis:* 40–80 mg/d (als ED)
- *Kinder:* > 12 J. 5 mg/d; > 7½ J. 5 mg/d; > 3 J. 2,5 mg/d; > 1 J. 2,5 mg/d jeweils abends p.o.

PK BV < 5%, 60–80% Resorption, nach Metabolisierung in der Leber aktiv, max. Plasmakonz. nach 1–2 h, HWZ 1,9 h, 60% werden über die Fäzes ausgeschieden

7.2.2 Fibrate

Ind kombinierte Hyperlipidämien

Wi Clofibrinsäurederivat → Lipoproteinlipase-Aktivität ↑ → VLDL-Freisetzung ↓, Cholesterinbildung ↓

KI Lebererkrankungen (Ausnahme Fettleber), Nierenerkrankungen (S-Kreatinin > 1,5 mg/dl)

NW GIT-Störungen, CK-Anstieg, Myositis, Myalgien, Thrombose

Bezafibrat *TTK 0,35–0,60 € (400 mg ret., 600 mg unret.); Gr 4, sl/La 1, Kl*

HN *p.o.:* **Befibrat**®, **Beza (Generika)**, **Bezafibrat (Generika)**, **Cedur**®, **Lipox**® – *alle: 200 mg/Tbl. oder Drg., ret. 400 mg/Tbl.*

Dos **Hypercholesterinämie, Hypertriglyzeridämie:** 3 × 200 mg/d *oder* 1 × 400 mg ret./d morgens oder abends (jeweils nach/ mit Mahlzeit)

PK vollständige Resorption, BV 70%, max. Plasmakonz. nach 1–2 h, ret. 3–4 h, HWZ 2 h, PEB 94–96%, renale Elimination

Etofibrat *TTK 0,45 € (500 mg); Kl/Kl*

HN *p.o.:* **Lipo-Merz**® **ret.** 500 mg/Tbl.

Dos **Hypercholesterinämie, Hypertriglyzeridämie:** 1 × 500 mg/d abends p.o.; *Max-Dosis:* 1000 mg/d

PK BV nahezu vollständig, max. Plasmakonz. nach 6 h, PEB 73%, HWZ < 2 h, renale Elimination

Etofyllinclofibrat *TTK 0,33 € (500 mg); Kl/Kl*

HN *p.o.:* **Duolip**® 500 mg/Tbl.

Dos **primäre u. sekundäre Hyperlipidämien:** 500 mg/d p.o. abends

▸ *Dosisreduktion bei Niereninsuffizienz:* siehe Fachinfo

Fenofibrat *TTK 0,60–0,40 € (300 mg unret., 250 mg ret.); Kl/Kl*

HN *p.o.:* **durafenat**® MF 200 mg/Kps., **Fenobeta**®, **Fenofanton**®, **Fenofibrat (Generika)**, **Lipanthyl**®, **Lipidil**®, **Normalip**® – *alle: 100 mg/Kps., ret. 250 mg/ Ret.-Kps.;*
Cil® 160 mg/Kps., **Fenofibrat (Generika)**, **Lipidil**®, **Lipidil-Ter**® 160 mg/Tbl., **Normalip**® **pro** – *alle: 200 mg/Kps.*

Dos **primäre und sek. Hyperlipoproteinämien:** 3 × 100 mg/d p.o. oder 1 × 250 mg ret./d p.o. zur Nacht

PK rasche und nahezu vollständige Resorption, HWZ 1 d, PEB 99%, renale (60%) Elimination des Glucuronids

Gemfibrozil *TTK 0,45–0,62 € (900–1200 mg); Kl/Kl*

HN *p.o.:* **Gemfi**® 600 mg/Tbl., **Gevilon**®, **Gevilon**® **Uno** 900 mg/Tbl., **Lipox Gemfi**® 600 mg/Tbl.

Dos **primäre und sek. Hyperlipoproteinämien:** 900–1200 mg/d abends

PK orale Resorption 100%, max. Plasmakonz. nach 1–2 h, HWZ 1,5 h, v.a. renale Elimination

7.2.3 Anionenaustauscher

Ind Hypercholesterinämie, Intoxikation mit Wirkstoffen, die dem enterohepatischen Kreislauf unterliegen

Wi Bindung von Gallensäuren im Darm (Unterbrechung des enterohepatischen Kreislaufs), Gallensäurenverlust ↑ → Cholesterinspiegel ↓, LDL ↓, HDL ↑

KI Gallengangsverschluss

NW Obstipation, Übelkeit, Meteorismus, Sodbrennen, AP ↑, Transaminasen ↑

Colestipol *TTK 0,76–4,56 € (5–30 g); Am/Am*

HN *p.o.:* **Cholestabyl®**, **Colestid®** – *alle: 5 g Granulat/Btl.*

Dos **Hypercholesterinämie, primäre Hyperlipoproteinämien:** *initial* 1 Btl./d p.o., ggf. um max. 1 Btl./d steigern bis *Tagesdosis* von 1–6 Btl./d p.o. in 2–3 ED

Colestyramin *TTK 0,65–3,90 € (4–28 mg); sl/ub*

HN *p.o.:* **Coleshexal®**, **Colestyr-CT®**, **Colestyramin (Generika)**, **Lipocol-Merz®** Kautbl. 2 g/Tbl., **Quantalan®**, **Vasosan®** P/S Granulat – *alle: 4 g/Beutel*

Dos **Hypercholesterinämie, Hyperlipoproteinämien:**
- *initial* 1. d 4 g, am 2. d 8 g, am 3. d 12 g, dann 8–24 g/d als Richtdosis
- *Kinder:* > 7 ½ J. 6–18 g/d, > ½ J. 4–8 g/d, jeweils auf 3 ED pro Mahlzeit verteilen
- **Intoxikation:** 3 × 4 g/d p.o. für 3–5 d

PK keine Resorption aus GIT, Wi-Beginn nach 4–7 d, Wi-Max. nach 4 Wo.

7.2.4 Nikotinsäurederivate, sonstige Lipidsenker

Ind *Ezetimib:* Hypercholesterinämie, ggf. im Komb. mit CSE-Hemmer *Inositolnicotinat/Xantinolnicotinat:* kombinierte Hyperlipidämien

Wi *Ezetimib:* selektive Hemmung der intestinalen Cholesterinresorption *Inositolnicotinat/Xantinolnicotinat:* Block der Triglyceridlipase, Lipoproteinlipaseaktivität ↑ → Cholesterinspiegel ↓, Triglyceridspiegel ↓

KI *Inositolnicotinat/Xantinolnicotinat:* akute Herz-Kreislaufinsuffizienz, akute Blutungen, GIT-Ulcera, schwere Leberfunktionsstörung

NW *alle:* Übelkeit, Erbrechen, Diarrhö, Bauchschmerzen,KS
Ezetimib: Transaminasen ↑, Myopathie (bes. in Komb. mit CSE-Hemmer)
Inositolnicotinat/Xantinolnicotinat: HRST, GIT-Ulzera, Leberfunktionsstörungen

Ezetimib
TTK 1,61 € (10 mg); sl/sl, mit Statin KI

HN *p.o.:* **Ezetrol®** 10 mg/Tbl.

Dos **Primäre Hypercholesterinämie mit/ohne Statin:**
- *Erw u. Kinder > 10 J.:* 10 mg/d p.o.
- *zusammen mit Statin:* übliche Anfangsdosis des Statins oder bereits angewandte höhere Statindosis fortführen
- *zusammen mit Anionenaustauscher:* Einnahme min. 2 h vor oder 4 h nach dessen Einnahme

PK max. Plasmakonz. nach 4–12h (Hauptmetabolit 1–2 h), HWZ 22 h, PEB 99,7% (Hauptmetabolit: 88–92%), v.a. biliäre Elimination nach Transformation in aktiven Hauptmetabolit

Xantinolnicotinat
TTK 1,20–1,80 € (2–3 g); Gr 4, sl/La 1, sl

HN *p.o.:* **Complamin® spezial** 1 g/Ret.-Tbl.

Dos **erhöhte Cholesterin- oder Triglyzeridwerte:**
- *initial* 3 × 1 Tbl./d p.o.; nach Normalisierung der Laborwerte: 2 × 1 Tbl./d p.o.
- *Max-Dosis:* 4 Tbl./d p.o.

PK max. Plasmakonz. nach 30–60 min, renale Elimination

Inositolnicotinat
TTK 0,75 € (2400 mg); Gr 5, sl/La 1, sl

HN *p.o.:* **Nicolip®** 800 mg/Tbl.

Dos **Primäre und sek. Hyperlipoproteinämie:** 3 × 1 Tbl./d p.o.; kann b.B. überschritten werden

PK max. Plasmakonz. nach 1–2 h, HWZ 8–10 h, v.a. renale Elimination unverändert und nach Transformation in inaktiven Hauptmetabolit

7.3 Gichttherapeutika

7.3.1 Xanthinoxidase-Hemmer

Ind primäre und sekundäre Hyperurikämie, Harnsäuresteine

Wi Hemmung der Xanthinoxidase → Harnsäuresynthese ↓ → Ausscheidung von wasserlöslichem Hypoxanthin und Xanthin ↑, Purinsynthese ↓ → Harnsäure ↓

KI Überempfindlichkeit

NW Hautreaktionen, Pruritus, Muskel-/Gelenkschmerzen, GIT-Beschwerden, BB-Veränderungen (v. a. Leukopenie), Transaminasen ↑, Xanthinsteine

Allopurinol *TTK 0,12–0,15 € (100–300 mg); sl/sl*

HN *p.o.:* **Allo** (**Generika**), **Allopurinol** (**Generika**), **Beminol®** 200 mg/Tbl., **Cellidrin®**, **Dura Al®**, **Epidropal®**, **Foligan®**, **Jenapurinol®**, **Mulurit®**, **Remid®**, **Uribenz®**, **Urtias®**, **Zyloric®** – *alle: 100 und/oder300 mg/Tbl.*

Dos **primäre und sekundäre Hyperurikämie, Harnsäuresteine:**

- *Erw:* 1 × 100–300 mg/d nach dem Essen; *Erh-Dosis:* 1 × 200–400 mg/d p.o.; *Max-Dosis*: 3 × 300 mg/d
- *Kinder:* 10 mg/kg KG p.o. verteilt auf 3 ED
- ▸ *Dosisanpassung bei Niereninsuffizienz:* S. 486

PK Resorption 80%, Wi-Beginn nach 48 h, Wi-Max. nach 1 Wo., max. Plasmakonz. nach 1 h, HWZ 2–3 h, PEB < 1%, 20–30% werden renal eliminiert, der Rest durch hepatische Umwandlung in aktive Metabolite (HWZ bis 28 h), dialysierbar

7.3.2 Urikosurika

Ind *alle:* Hyperurikämie
Probenecid: zur Verminderung der Nierentoxizität bei Cidofovir-Gabe

Wi tubuläre Reabsorptionshemmung vieler organischer Säuren (u a. Harnsäure, Penicillin) → Urikosurie → Serumharnsäurewerte ↓

KI akuter Gichtanfall, Niereninsuffizienz, Nierensteindiathese, Kinder < 2 J.; *relative KI:* GIT Ulzera (auch anamnestisch), BB-Störungen

NW GIT-Symptome, Exantheme, KS, Benommenheit, Kristalurie, Tubulopathie

Probenecid *TTK 0,62–1,24 € (500–1000 mg); Gr 5, sl/La 1, sl*

HN *p.o.:* **Probenecid®** 500 mg/Tbl.

Dos **primäre und sekundäre Hyperurikämie, Harnsäuresteine:** *initial* 2 × 250 mg/d für 1 Wo., dann 2 × 500 mg/d p.o.
HIV-Therapie: 3 h vor Cidofovir-Gabe 2000 mg p.o. und 2 h und 8 h nach Infusion je 500 mg

PK rasche Resorption, hohe PEB, HWZ 6–12 h

Benzbromaron *TTK 0,16 € (100 mg); Gr 6, Kl/La 1, Kl*

HN *p.o.:* **Benzbromaron AL®**, **Narcaracin®** mite 50 mg/Tbl. – *alle: 100 mg/Tbl. oder Drg.*

Dos **Hyperurikämie:** *Erw und Kinder > 14 J.: initial* 25 mg/d p.o., *Dauerbehandlung* 100 mg/d p.o. nach einer Mahlzeit

PK HWZ 2–3 h (Hauptmetabolite 12–14 h), PEB 100%, v.a. biliäre Elimination in aktive Hauptmetaboliten

Allopurinol + Benzbromaron *TTK 0,27 € (1 Tbl.); sl/sl*

HN *p.o.:* **Allo comp.-ratiopharm®** Tbl., **Harpagin®** Tbl. *– alle: 100 mg Allopurinol + 20 mg Benzbromaron/Tbl.*

Dos **Hyperurikämie, manifeste Gicht:** 1 × 1 Tbl./d p.o. *Max-Dosis:* 2–3 × 1 Tbl./d p.o.

- *Dosisanpassung bei eingeschränkter Nierenfunktion* (S-Krea > 1,5 mg/dl bzw. GFR < 40 ml/min) sowie bei Tendenz zu Nierensteinen: Allopurinol-Monopräparat verabreichen

7.3.3 Mitosehemmstoffe

Ind akuter Gichtanfall, chronische Myokarditis

Wi hochwirksames Mitosegift → Funktionstüchtigkeit zellulärer Proteine ↓ → Leukozyten-/Phagozytenbeweglichkeit ↓ → Phagozytose von Harnsäurekristallen ↓ → entzündlichen Reaktion ↓, Gewebe-pH ↑

KI Niereninsuffizienz, Anämie, GIT-Erkrankungen, Lebererkrankungen, Glucose-6-Phosphat-Dehydrogenase-Mangel, Alter < 18. Lj.

NW Diarrhö, Übelkeit und Erbrechen, Bauchschmerzen, Myelotoxizität, Agranulozytose, Myopathie, Haarausfall

Colchizin *TTK 0,48 € (0,5 mg Drg.); 23,- € (100 ml Lsg.); KI/KI*

HN *p.o.:* **Colchicum dispert®** 0,5 mg/Drg., **Colchysat® Bürger** 1 mg/50 Trpf. = 1 ml

Dos **akuter Gichtanfall:** für 4 h jede h 1 mg, dann alle 2 h 0,5–1 mg p.o., am 2. d 3 × 1,5 mg/d, ab 3. d 3 × 0,5 mg/d p.o.
chronische Myokarditis: 1 mg/d p.o. *Max-Dosis:* 8 mg/d

PK max. Plasmakonz. nach 2 h, Wi-Beginn nach 12 h, Wi-Max. nach 48 h, HWZ 1 h, hepatische Metabolisierung, renale Elimination

7.4 Vitamine

Ind *Vit. B1= Thiamin:* Mangelzustände (z. B. Beri-Beri, Neuropathien, Wernicke-Enzephalopathie, Strachans-Syndrom, Vit.-B1-abhängige Kardiomyopathie)
Vit. B6 = Pyridoxin: Mangel mit/ohne Störungen des ZNS und peripheren NS, Hyperhomocysteinämie, Antidot bei Isoniazid-(INH)-Intoxikationen
Vit. B12 = Cobalamin: Mangel mit/ohne zentralen oder peripheren Störungen (Enzephalopathie, Myelopathie, sensomotorische PNP)
Vit. D3 = Calcitriol = Colecalciferol: Hypoparathyreoidismus, renale Osteopathie, Osteomalazie, Osteoporose, Rachitis
Vit. E = Tocopherol: Vitamin-E-Mangel
Vit. K1 = Phytomenadion: Mangelzuständen und -blutungen, Vitamin-K1-Prophylaxe von Neugeborenen
Folsäure: Megaloblastenanämie, Folsäuresubstitution während der Schwangerschaft und Stillzeit, bei gesteigertem Folsäurebedarf (u a. infolge Medikation, z. B. MTX)

Wi *Vit.B1-Mangel-Symptome:* Muskelschwäche, Parästhesien, Paresen und paralytische Erscheinungen, Bradykardie und psychische Veränderungen
Vit. B6-Mangel-Symptome: Nervosität, Epilepsie, Parästhesien, mikrozytäre hypochrome Anämie, Dermatitis, Hyperkeratose, Mundwinkelrhagaden, Glossitis

Vit. B12-Mangel-Symptome: makrozytäre, hyperchrome Anämie, Café-au-lait-Haut, Typ-A-Gastritis,Thrombopenie, Leukopenie, Hunter Glossitis und neurologische Symptome *Vit. D3:* Ca^{2+}- und Phosphatresorption im Darm ↑, renale Elimination von Ca^{2+} ↓, ossäre Mobilisation von Ca^{2+} und Phosphat ↑ → Serum-Ca^{2+} ↑ → Knochenaufbau ↑

Vit. E-Mangel-Symptome: spinozerebellärer Degeneration, „Dying-back"- PNP, Retinitis pigmentosa, Abetalipoproteinämie = Bassen-Kornzweig-Syndrom

Vit. K1: Vit.-K-abhängige Gerinnungsfaktoren: II, VII, IX, X, Protein C, S und Z

KI *Vit. D3:* Hyperkalzämie, Hyperkalzurie, Vitamin-D-Hypervitaminose *Vit. K1:* parenteral: cholestatischem Ikterus

Folsäure: Megaloblastenanämie unklarer Genese, isolierter Vit.-B12-Mangel

NW *Vit. B1:* bei i.v.-Gabe anaphylaktoide Reaktionen möglich

Vit. B12: bei i.v.-Gabe anaphylaktoide Reaktionen möglich

Vit. D3: psych. Symptome, KS, HRST, Durstgefühl, Übelkeit und Erbrechen, Kalkeinlagerung in Geweben, Flush, Nierenversagen

Vit. K1: nach i.m. Gabe sklerodermiforme Infiltrationen und Pigmentierungen lokal

Folsäure: bei hohen Dosen GIT-Symptome, Schlafstörungen, Erregung, Depression

7.4.1 Vitamin A und D (inkl. Kombinationen)

Calcitriol (Vitamin D_3) *TTK 0,60–1,- € (0,25–0,5 μg); sl/Am*

HN *p.o.:* **Bocatriol®**, **Calcitriol Kyramed®**, **Calcitriol Nefro®**, **Decostriol®**, **Osteotriol®**, **Renatriol®**, **Rocaltrol®** – *alle: 0,25 | 0,5 μg/Kps.*

Dos **Hypoparathyreoidismus**, **renale Osteopathie**, **Osteomalazie**, **Osteoporose**, **Rachitis**: *initial* 0,25 μg/d p.o., ggf. Dosissteigerung auf 2 × 0,25 μg/d

PK schnelle orale Resorption, max. Plasmakonz. nach 3–6 h, Wi-Dauer für 3–5 d, HWZ 8 min

Colecalciferol = Vit. D_3 *TTK p.o.: 0,07–0,34 € (400–20000 IE); i.m.: 3,10–3,66 € (100000–50000 IE (!)); sl/kH auf NW*

HN *p.o.:* **Dedrei**® 1000 IE/Drg., **Dekristol**® 400 IE/Tbl. (= 0,01 mg), 20000 IE/ Kps. (= 0,5 mg), 5400 IE/1 ml Lösung (= 0,135 mg), **Ospur**® D_3 1000 IE/ Tbl., **Vigantoletten**® 500 | 1000 IE/Tbl. (= 0,0125 | 0,025 mg), **Vigantol**® Öl-Tropfen 20000 IE/ml = 30 Trpf., **Vitamin D_3-Hevert**® 1000 IE/Tbl.
parenteral (i.m.): **D3-Vicotrat**® 100.000 IE/1 ml Amp. (= 2,5 mg), **Vigantol**® 50000 IE/1 ml Amp. (= 1,25 mg)

Dos **Rachitisprophylaxe:** 400–500 IE/d (= 0,01 mg) p.o. bis 1.(– 2.) Lj., bei Frühgeborenen 800–1000 IE/d (= 0,02 mg) p.o.
Rachitisbehandlung: 5000–10000 IE/d über 1 Wo., dann 5000 IE/d p.o. über 6 Wo., dann 200–5000 IE/d über mehrere Mo. in Komb. mit Kalziumgabe
Osteomalaziebehandlung: *initial* 10000 IE/d (= 0,25 mg) p.o., nach 3–4 Wo. reduzieren auf 1000 IE/d (= 0,025 mg) p.o.
Hypoparathyreoidismus: 10 000 – max. 200 000 IE/d (= 0,25–5 mg), Dosierung nach Kalziumspiegel (Ziel: Ca^{2+}-Serumspiegel 2,3–2,5 mmol/l)
unter Kortisontherapie: 1000 IE/d (= 0,025 mg) p.o.

PK HWZ 9–25 h, Metabolit 19 d, hepatischer Abbau, Elimination v.a. über die Fäzes

Colecalciferol + Fluorid *TTK 0,08 € (1000-Tbl.); kA/kA*

HN *p.o.:* **D-Fluoretten**® 500/-1000 Tabletten, **Fluor-Vigantoletten**® 500/-1000 Tabletten, **Zymafluor D**® 500/-1000 Tabletten, **Zymafluor D**® **500 c.C.** Tabletten cum Cellulose

Dos **Kombinierte Rachitis- u. Kariesprophylaxe bei Säugl. u. Kindern:**
- **D-Fluoretten**®/ **Zymafluor D**®**-c.C.:** Ab Ende der 1. Lebenswoche 1 Tbl./d, Frühgeborene 1 Tbl. -1000
- **Fluor-Vigantoletten**®: Sgl. u. Kleinkdr. bis 2 J. z. Prophylaxe 1 Tbl./d, Kdr. mit Malabsorption ab dem 3. J. 2 Tbl./d, Tbl. 1000: Frühgeborene 1 Tbl./d

Paricalcitol *TTK 25,- € (5 µg); Kl/kE*

HN *i.v.:* **Zemplar**® *5 µg/ml Inj.-Lsg.*

Dos **Prävention und Therapie des sek. Hyperparathyreoidismus bei chron. Niereninsuffizienz:**
- *initial nach PTH-Spiegel:* Dosis in µg = PTH (pg/ml)/80 i.v. während der Dialyse, max. jeden 2. Tag
- *Dosistitration im Verlauf:* siehe Fachinfo
- *Maximaldosis:* 40 µg

PK BV 100%, HWZ 15h, PEB 99%, hepatobiliäre Elimination

7.4.2 Vitamin B (inkl. Kombinationen)

Thiamin = Vitamin B_1

TTK p.o.: 0,12 € (100 mg); i.v.: 0,35 € (100 mg); Am/Am

HN *p.o.:* **Aneurin AS®**, **B1** (**Generika**) 100 mg/Tbl., **Betabion®** 10|100 mg/Tbl., **Vitamin-B1** (**Kattwiga®** 100 mg/Drg., **ratiopharm®** 200 mg/Tbl.)
parenteral: **Betabion®**, **Vitamin-B_1 (Generika)**
– alle: 100 mg/Amp. à 2 ml

Dos **Vit. B1-Mangelzustände:**
- *i.v.: initial* 100 mg i.v. als Kurz-Inf., dann 3 × 5–10 mg/d p.o., i.v. oder i.m.
- *p.o.:* 3 × 10–20 mg/d

Vitamin-B1-Mangel-PNP: *initial* 2 × 50 mg p.o. für 3 Mo., später 40 mg/d
Wernicke-Enzephalopathie: 50 mg *initial* i.v. + 50 mg i.m., dann 50 mg/d p.o.
Status epilepticus (insbes. bei Alkoholikern): 100 mg mit 50 ml G 5% als Kurz-Inf., dann Beginn mit Antikonvulsiva

PK Tagesbedarf 1–2 mg oder 0,5 mg/1000 kcal, Resorption (p.o.) < 1 mg 100%, bei 5 mg 33%, HWZ 10–20 h, zur Vermeidung eines Defizits zw. 1–1,6 mg/d, > 8–15 mg werden p.o. nicht resorbiert, renale Elimination

Pyridoxin = Vitamin B_6

TTK p.o.: 0,09–0,22 € (20–300 mg); i.v.: 0,46 € (100 mg); Am/La 2, Am

HN *p.o.:* **B_6-Asmedic®** 40 mg/Tbl., **B_6-Vicotrat®** 40 mg/Tbl, **Bonasanit®** 100 mg/ Tbl., **Hexobion®** 100 mg/Drg., **Vitamin-B_6**

(**Hevert**® 100 mg/Tbl., **-JENAPHARM**® 20 mg/Tbl., **-ratiopharm**® 40 mg/Tbl.)
i.v.: **Vitamin-B_6** (**Hevert**® 25 mg/2 ml, **Injektopas**® 25 mg/2 ml, **-JENAPHARM**® 50 mg/2 ml, **-ratiopharm**® 100 mg/2 ml)

Dos **leichte Mangelsymptome, erhöhter Bedarf:** 1 × 20–40 mg/d p.o.
Vit.-B_6-Mangel-PNP: 100–300 mg/d p.o.
schwere Resorptionsstörung, Schwangerschaftserbrechen, zerebrale Konvulsionen: *initial* 50–200 mg/d i.v.
Antidot bei INH-Intoxikation: Pro g INH 1 g Pyridoxin über 30 min i.v.

PK Reservekapazität an Pyridoxin 2–6 Wo., rasche passive Resorption im oberen Dünndarm, hepatische Metabolisierung, v.a. renale Elimination

Thiamin + Pyridoxin (B_1+ B_6) *TTK 0,15 €; Am/Am*

HN *p.o.:* **Bevit**® **forte, Medivitan**® **N Neuro, neuro-B forte biomo**®, **Neuro (-Lichtenstein**® **N, -ratiopharm**® **N, STADA)**,® **Pleomix-B**®, **Vitamin B duo**® **Jenapharm**
– alle: 100 mg Thiaminchlorid + 100 mg Pyridoxin/Tbl.;
Neuro-Effekton® **B** 250 mg Thiaminchlorid + 100 mg Pyridoxin/Tbl.; **Neuro-Vibolex**® 100 mg Thiaminchlorid + 200 mg Pyridoxin/Tbl.
i.v.: **Neuro-Lichtenstein**® **injekt M, Neuro-Vibolex**® Inj.-Lsg.
– alle: 100 mg Thiaminchlorid + 100 mg Pyridoxin/ml, Amp. à 1 ml;
Hewedolor neuro® Inj.-Lsg., 50 mg Thiaminchlorid + 25 mg Pyridoxin/ml, Amp. à 2 ml
Vitamin B komplex Sanum® N Inj.-Lsg., 5 mg Thiaminchlorid + 2,5 mg Pyridoxin/ml, Amp. à 2 ml

Dos **Vitamin B_1-Mangelzustände:** 1–3 × 100 mg/d p.o. oder 1 × 100 mg/d i.m. oder i.v.
Vitamin B_6-Mangelzustände: 1 × 25–50 mg/d p.o., ggf. auch 50–300 mg/d p.o. oder 100–250 mg/d i.m. oder i.v.

Cobalamin = Cyanocobalamin = Vitamin B_{12} *TTK p.o.: 0,22–0,30 €; i.v./i.m.: 0,70–0,80 € /Amp.; sl/sl*

HN *p.o.:* **B_{12} „Ankermann“**® 1000 µg/Drg., 50 µg/20 Trpf. (= 1 ml), **Cytobion**® 300 µg/Drg., **Vitamin B_{12}-Kindertropfen**® 50 µg/ml, **Vitamin B_{12}-ratiopharm**® 10 µg/Tbl.

parenteral: **Ambe**® 2500 µg/Amp., **B_{12} (Generika, -Ankermann**® 100 µg/Amp.), **Cytobion**®, **Novirell B Mono**®, **Vitamin B_{12} (Generika, Hevert**® **forte** 3000 µg/Amp., **-ratiopharm**® 100 µg/Amp.) – *alle: 1000 µg/1 ml Amp.*

Dos **Vitamin B12-Mangelzustände:**
- *akut:* 100 (–1000) µg/d i.m./langsam i.v. für 1–2 Wo., ggf. + 1–5 mg Folsäure/d i.v./i.m., dann
- *Langzeittherapie:* 200–500 µg/Wo i.m. bis zur Normalisierung der Anämie, dann
- *Dauertherapie:* 1 × 500 µg jeden 3. Mo. oder 1 × 100 µg/Mo. i.m., langsam i.v. oder s.c.

PK Resorption im Dünndarm nach Bindung an Intrinsic-Factor, Speicherung zu 90% in der Leber, biologische HWZ 1 J., 50–90% der i.m./i.v. verabreichten Menge werden innerhalb 48 h renal eliminiert

Folsäure *TTK p.o.: 0,18–0,54 € (5–15 mg); i.v.: 0,33 € (5 mg); Am/Am*

HN *p.o.:* **Bio-Fol**®, **Dreisafol**®, **Folarell**®, **Fol-ASmedic**®, **Folcur**®, **Folgamma**® **Mono**, **Folsäure (Generika)**, **Folsan**®, **Folverlan**® 0,4 mg/Tbl., **GRAVI-Fol**®, **Innovafolat**®, **RubieFol**® – *alle: 5 mg/ Tbl.*, **Lafol**® 0,4 mg/Kps.
parenteral: **Folarell**® 5 mg/1 ml Amp., **Folgamma**® 15 mg/Amp., **Folinjekt-Lichtenstein**® 5 mg/Amp., **Folsäure-Injektopas**® 5 mg/Amp., **Folsäure mite-Hevert**® 5 mg/2 ml Amp. forte 20 mg/2 ml Amp.

Dos **Folsäure-Mangelzustände:** *i.v.:* 1–5 mg/d oder *p.o.:* 1–3 × 5 mg/d p.o. über 3–4 Wo.
Folsäuremangel-Prophylaxe: 1 (–3) × 0,4 mg/d
- *Max-Dosis:* 15 mg/d
- *Kinder:* > 12 J. 13 mg/d; > 7 ½ J. 10 mg/d; > 3 J. 7 mg/d; > 1 J. 5 mg/d; > ½ J. 4 mg/d; > ¼ J. 3 mg/d jeweils p.o. oder i.m.

PK BV 100%, duodenale Resorption, bis zum 50fachen des Tagesbedarfs können noch resorbiert werden (d h. 5 mg), hepatischer Metabolismus zu 80%, enterohepatischer Kreislauf, PEB 50–60%, max. Plasmakonz. nach 12 h

Folsäure + Fe^{2+} *TTK 0,12–0,40 € (1–3 Drg.); Am/Am*

HN *p.o.:* **Ferro-Folsan**® Dragees, **ferro sanol**® **gyn** Kapseln,

Folicombin® Dragees, **Folsäure-Eisen-Saft Dr. Hotz, Hämatopan®, F Dragees Kendural®, Fol -500 Depottabletten Plastulen®, N Kapseln Tardyferon®-Fol** Dragees

Dos **Eisenmangelanämie mit Folsäuremangel:**

- *Therapie:* 3 × 1–2 Drg./d, Schulkdr.: 1–3 × 1 Drg./d
- *Prophylaxe:* 1 Drg./d,
- *Saft:* Erw u. Jgdl. 3 × 1–2 Teel./d, Kdr. > 6 J. 3 × 1/d, < 6 J. 3 × ½ Teelöffel/d

Thiamin + Pyridoxin + Cyanocobalamin ($B_1 + B_6 + B_{12}$) *TTK 1,70–2,70 € (1 Amp.); sl/sl*

HN *parenteral:* **milgamma® N** Inj.-Lsg, **Neurobion®** inj.-Lsg. *– alle: 100 mg Thiamin + 100 mg Pyridoxin + 1 mg Cyanocobalamin/Amp., Amp. à 2 bzw. 3 ml*

Dos **Neuritiden, Neuralgien, PNP:**

- *schwere u. akut schmerzhafte Fälle:* 1 × 1 Amp./d i.m.
- *leichtere Erkrankungen:* 2–3 × wöchentl. 1 Amp i.m.

Pyridoxin + Cyanocobalamin + Folsäure *TTK 0,62 € (3 Tbl.); Am/Am*

HN *p.o.:* **Medyn®** Tbl. 8 mg Pyridoxin + 0,2 mg Folsäure + 0,01 mg Cyanocobalamin/Tbl.

Dos **Proph. erhöhter Homocysteinspiegel durch Vit.-Mangel:** 3 × 1 Tbl./d p.o.

7.4.3 Vitamin C

Ascorbinsäure *TTK p.o.: 0,19–0,35 € (50–100 mg); i.v.: 1,10 € (1 Amp.); Am/Am*

HN *p.o.:* **Ascorvit®, Cebion®, Forum C®, Vitamin C (Generika) Synum® C** 500 mg/Tbl., **Vitamin C von OTW®** *– alle: 50|100|200|500 oder 1000 mg/Tbl., Lutsch,- Brause-Tbl. oder Drg.* *parenteral:* **Ascorell®** Inj.-Lsg. 100 mg/ml, Amp. à 5 ml; **Cebion® C** N forte Inj.-Lsg. 100 mg/ml, Amp. à 5 ml; **Synum® C** p.i. Inj.-Lsg. 100 mg/ml, Amp. à 5 ml; **Vitamin C von Wörwag®** Inj.-Lsg. 100|200 mg/ml, Amp. à 5 ml; **Vitamin C-Injektopas®** Inj.-Lsg. 150 mg/ml, Amp. à 2|5|50 ml; **vitamin C-loges®** Inj.-Lsg.

100 mg/ml, Amp. à 5|25 ml; **Vitamin C-Rotexmadica**® Inj.-Lsg. 100 mg/ml, Amp. à 5 ml

Dos **Prophylaxe und Therapie v. Vit.-C-Mangelzuständen:**
- *Prophylaxe:* 50–100 mg/d p.o.
- *parenterale Ernährung*: Erw: 100–500 mg/d i.v.; Kinder: 5–7 mg/kg KG/d i.v.

Cystin-Harnsteinleiden: 3000–5000 mg/d p.o.; *Kinder u. Jugendl.:* 2000–3000 mg/d p.o.

Skorbut, **Moeller-Barlow-Krankheit**, **Präskorbut**: 500 mg/d i.m. oder i.v.

Grippe, **Pneumonie**, **Tuberkulose**, **Diphtherie**, **Scharlach**, **Keuchhusten**, **Angina-Plaut-Vincent etc.:** 500–1000 mg/d i.m. oder i.v.

Intoxikationen (toxische Methämoglobinämie): 500–1000 mg i.v.

schwere Traumen und Verbrennungen: 2–4 × 500–1000 mg/d i.v. oder i.m.

verzögerte Wundheilung: 500–100 mg/d i.v. oder i.m.

PK BV 60–75% (nach 1 g p.o.), 40% (nach 3 g p.o.), 16% (nach 12g p.o.), HWZ 2,9 h, 80% renale Elimination

B-Komplex + Ascorbinsäure *TTK 0,11–0,29 € (1 Kps.); sl/sl*

HN *p.o.: B Komplex Vicotrat*® + C, **BVK Roche**® **plus C**/-forte Kps., **Dreisavit**® **N** Tbl.

Dos **Prophylaxe und Therapie von Mangelerscheinungen:**
- *Prophylaxe:* 1× tgl. 1 Kps./-forte, Therapie: 3 × 2 Kps **BVK Roche**® **plus C** oder 1 × 2 Kps. (forte)
- **Dreisavit**® **N:** 1–2 Filmtbl. tgl. zwischen den Mahlzeiten, im Prädialysestadium 1–2 Filmtbl. tgl. Dauertherapie bei chron. Niereninsuffizienten erforderlich

7.4.4 Vitamin E und K

Tocopherol= Vitamin E *TTK p.o.: 0,22–0,47 € (100–500 mg); i.v. 1,17–1,70 € (50–100 mg); Gr 5, Am/La 2,Am*

HN *p.o.:* **Additiva Vitamin E**®, **Biosan**® E 400 IE/Kps., **Detulin**® 400 IE/Kps., **Evion**® 100 IE/Drg., **E Vitamin E**® 400 IE/Kps., **E Vitamin**

ratiopharm® 400|600 IE/Kps., **E-Vicotrat**® 30|100 IE/Kps., **Malton E**® 400 IE/Kps., **Tocorell**® Vit. E 200 IE/Kps., **Tocovital**® 600 IE/Kps., **Vitamin E AL**® 400|600 IE/Kps., **Vit. E STADA**® 500 IE/Kps. – *alle: 1 IE = 1 mg*
parenteral: **E-Vicotrat**® 100 mg/Amp. à 2 ml, **Tocorell**® 50 mg/Amp. à 1 ml

Dos **Vit.-E-Mangelzustände:**

- *akut:* 50–100 mg/d i.m. injizieren
- *subakut:* 2 g/d p.o. für 14 d, dann 800 mg/d, nach 1 J. 100 mg/d p.o.
- *kontinuierlich:* 100–500 mg/d p.o.
- *Schwangerschaft/Stillzeit:* 15–30 mg/d p.o.
- *Max-Dosis:* 2000 mg/d p.o.

PK Resorption abhängig vom Fettgehalt der Nahrung und Anwesenheit von Pankreas- und Gallenenzymen, bei einer Tocopherol-Dosis von 50 bis 500 mg ca. 70%, Elimination überwiegend unverändert über die Fäzes

Phytomenadion (Vitamin K_1)

TTK p.o.: 1,09 € (20 mg); i.v.: 1,40 € (10 mg); Am/Am

HN *p.o.:* **Kanavit**® Trpf. 20 mg/ml Emulsion (= 20 Trpf.), **Konakion**® MM 2 mg Amp.-Lösung à 0,2 ml
parenteral: **Konakion**® MM, 10 mg/ Amp. à 1 ml

Dos **Vitamin-K-Mangelblutungen:**

- *lebensbedrohlich:* 1–10 mg langsam i.v., ggf. in Kombination mit Prothrombinkomplexpräparaten (30 IE/kg KG) (siehe PPSB S. 245)
- *mittelschwer:* 5–10 mg (5–10 Trpf.) p.o.
- *leicht:* 1–5 mg (1–5 Trpf.) p.o.

Vitamin-K-Mangelprophylaxe (Schwangere/Neugeborene):

- *alle gesunden Neugeborenen:* je 1 × 2 mg Lsg p.o. am 1. Lebenstag (U1), zw. 3. – 10. Tag (U2) und zw. 4–6. Wo. (U3)
- *Vit.-K-Mangel (medikamentös bedingt):* 10–20 mg (10–20 Trpf.) p.o. kurz (48 h bis einige h) vor der Entbindung

PK für perorale Resorption infolge der Fettlöslichkeit sind Gallensäuren und Pankreaslipasen erforderlich, individuell sehr variable Resorption, Elimination über Galle und Fäzes, unter einer Behandlung mit

Kumarinderivaten sollte der Quick-Wert innerhalb von 30–60 min auf Werte über 30% ansteigen

Cinacalcet *TTK 14,60–22,- € (60–90 mg); Gr 5, Kl/La1, ab*

HN *p.o.:* **Mimpara®** *30|60|90 mg/Tbl.*

Dos **Sek. Hyperparathyreoidismus bei dialysepflichtigen Patienten mit term. Niereninsuffizienz:**

- *i.v.: initial* 1 × 30 mg/d p.o., Dosissteigerung je nach PTH-Spiegel (Ziel: PTH 150–300 pg/ml)
- Maximaldosis: 180 mg/d

PK BV 20–25%, max. Plasmakonz. 2–6h, HWZ initial 6h, später 30–40h, Metabolisierung durch CYP3A4 und CYP1A2, überwiegend renale Elimination

8.1 Schilddrüsentherapeutika

8.1.1 Schilddrüsenhormone

Ind *Thyroxin:* Hypothyreose, Hypothyreose nach Thyreoiditis, Jodmangel-Struma, Z n. Schilddrüsen-OP, Z n. Radiojodtherapie
Jodid: diffuse euthyreote Jodmangelstruma, Prophylaxe einer Jodmangelstruma bei erhöhtem Bedarf (Schwangerschaft, Jugendliche), nach Resektion von Jodmangelstrumen

Wi *Thyroxin:* nach Aufnahme in Zelle/Zellkern Bindung an Rezeptoren → Kohlenhydrat-/Fett-/Eiweißstoffwechsel ↑; wichtige Rolle bei Knochen- und ZNS-Entwicklung, Einfluss auf neuromuskuläre Überleitung
Jodid: die endemische Struma ist Folge des alimentären Jodmangels, in Deutschland Tagesaufnahmemenge < 100 µg, zum Teil < 50 µg, der allgemeine Tagesbedarf hingegen liegt bei 150–200 µg (WHO)

KI *Thyroxin: relative KI:* Frischer Herzinfarkt, AP, akute Myokarditis, tachykarde HRST, unbehandelte Nebenniereninsuffizienz
Jodid: latente (Dosis > 150 µg Jod/d) oder manifeste Hyperthyreosen, Schilddrüsenautonomie (Technetium-Uptake > 2,0%) bei einer Dosierung von 300–1000 µg Jod/d, Jodallergie

NW *Thyroxin:* Hyperthyreose (Hyperthyreosis factitia), TSH-Suppression
Jodid: allerg. Reaktionen bei oraler Therapie (100–200 µg/d) äußerst selten, jodinduzierte Hyperthyreose

Levothyroxin *TTK p.o.: 0,12–0,17 € (25–200 µg); i.v.: 46,33 € (0,5 mg); Am/Am*

HN *p.o.:* **Eferox®, Euthyrox®, L-Thyrox** (**Generika**) – *alle: 25|50|75|100|125|150|175|200 µg/Tbl.,* **Berlthyrox®** 50|100|150 µg/Tbl., **L-Thyrox® Henning® test** 1 µg/Tbl., **Thevier®** 50|100 µg/Tbl.
parenteral: **L-Thyroxin Henning®** inject 0,5 mg/Inf.-Fl.

Dos **Hypothyreose:** *initial* 50 µg/d p.o. für 8–14 d, dann wöchentlich steigern um 25–50 µg/d p.o. (je nach TSH und SD-Parametern)

euthyreote Struma (> 40. LJ., erfolglose Jod-Behandlung): 75–150 µg/d p.o. für ¼–1 J. mit/ohne Jodid (Ziel: TSH zwischen 0,3–0,8 mU/ml), dann Umstellung auf Monotherapie mit Jodid zur Strumaprophylaxe

Strumarezidivprophylaxe nach Resektion: 50–150 µg/d p.o. in Komb. mit 200 µg Jodid (Ziel: TSH 0,3–0,8 mU/ml)

Hypothyreotes Koma: 0,3–0,5 mg i.v. (siehe auch Fachinfo)

PK max. Plasmakonz. nach 6 h, Wi.-Eintritt nach 3–5 d, PEB 99% (TBG, TTR und Albumin), HWZ 7 d, Metabolisierung über Leber, Niere, Gehirn und Muskel

Liothyronin *TTK 0,31 € (50 µg); Am/Am*

HN *p.o.:* **Trijodthyronin BC®** 50 µg/Tbl.

Dos **Hypothyreose:** *initial:* 25 µg/d p.o.; *Erh-Dosis:* 50–75 µg/d p.o.

Hypothyreotes Koma: 0,1 mg i.v. (siehe auch Fachinfo)

PK BV 78–95%, Wi-Eintritt (i.v.) innerhalb 24 h, Wi-Max. nach i.v.-Gabe nach 2–3 d

Levothyroxin (T4) + Liothyronin (T3) *TTK 0,25–0,54 € (50–200 µg); Am/Am*

HN *p.o.:* **Novothyral®** 75 | 100 µg T4 + 5 | 15 | 20 µg T3/Tbl.; **Prothyrid®** 100 µg T4 + 10 µg T3/Tbl.;

Dos **Hypothyreose:**

- *Erw u. Jugendl.:* 50–200 µg/d p.o.;
- *Kinder:* 1–4 J.: 25–50 µg/d; 4–8 J.: 25–100 µg/d; 8–12 J.: 50–100 µg/d p.o.
- *Säuglinge:* ¼ J.: 25–37,5 µg/d; ½ J.: 25–50 µg/d p.o.
- *Therapiebeginn:* Erw 50 µg/d p.o., Kinder u. Risikopat.: 25 µg/d p.o., ggf. Steigerung alle 2 Wo. bei Erw um 50 µg, bei Kindern u. Risikopat. um 25 µg

Benigne Struma:

- *Erw u. Jugendl.:* 25–100 µg/d p.o.;
- *Kinder* (< 35 kg): 25–50 µg/d p.o.

Strumarezidiv-Prophylaxe nach Strumaresektion: 50–100 µg/d p.o.

Schilddrüsenmalignom postoperativ: 100–200 µg/d p.o.

Levothyroxin (T4) + Kaliumjodid (J.) *TTK 0,18–0,20 € (1 Tbl.); Am/Am*

HN *p.o.:* **L-Thyrox® Jod beta** *100 μg (T4) + 100 μg (J.)/Tbl.*, **L-Thyrox® Jod Hexal®** *50|75|100|125 μg (T4)* + 150 μg *(J.)*/Tbl. **Thyronajod Henning®** *50|75|100|125 μg (T4)* + 150 μg *(J.)*/Tbl.

Dos **Euthyrote Struma, Struma-Rezidivprophylaxe:**
- *initial:* 1 × ½ Tbl./d p.o. über 2–4 Wo.
- *Erh-Dosis:* 1 × 1 Tbl./d p.o.
- *Schwangerschaft:* 1 × 1–1½ Tbl./d p.o.
- *Anwendungsdauer:* 6–12 Mo.

Jodid = Kaliumjodid *TTK 0,04–0,07 € (100–200 μg); Am/Am*

HN *p.o.:* **Jod** (**Generika**), **Jodetten®** Depot 1,53 mg Tbl., **Jodid** (**Generika**), **Mono-Jod®** 500 μg/Tbl. – *alle: 100|200 μg/Tbl.;* **Kaliumiodid BC®** 200 μg/Tbl.

Dos **Strumaprophylaxe:**
- *Erw und Jugendl.:* 100–200 μg/d oder 1 × 1,5 mg Depot-Tbl./Wo p.o.
- *Neugeborene/Kinder:* 50–100 μg/d oder 1 × 0,75 mg Depot-Tbl./Wo p.o.
- *Rezidivprophylaxe nach OP euthyreoter Strumen:* 100–200 μg/d p.o.
- *Schwangerschaft und Stillzeit:* 200 μg/d p.o.

Strumatherapie:
- *Erw:* 300–500 μg/d p.o. oder 100 μg Jodid + 50–100 μg Thyroxin/d p.o.
- *Neugeborene/Kinder:* 100–200 μg/d p.o.

PK 100% Resorption, Jodausscheidung im Urin in μg/g, Kreatinin dient als Grad der Jodversorgung

8.1.2 Thyreostatika

Ind Hyperthyreose, Morbus Basedow, Schilddrüsenautonomie, präoperativ vor subtotaler Thyroidektomie, vor und nach Radiojodtherapie

Wi Thioharnstoffe, dosisabhängige Hemmung der durch die Schilddrüsenperoxidase katalysierten Jodierung des Thyrosins (Jodideinbau in Thyreoglobulin ↓), Wirkung nur auf Synthese der Schilddrüsenhormone, nicht auf die Sekretion → Wirkung erst nach 1–2 Wo.

KI TSH-abhängiges Schilddrüsen-Ca, schwere Leberschäden mit Leberenzymerhöhung und Cholestase, einfache Struma, hämatologische Erkrankungen (mit Granulozytopenie)

NW in 15 % allerg. Reaktionen (v.a. Hautreaktionen 6 %), Haarausfall (in 4 %), GIT-Symptome, Hypothyreose; in < 1 %: Leberschäden, Cholestase, Thrombozytopenie, Granulozytopenie, Agranulozytose (in 0,5 %), plötzlich auftretende Knochenmarkaplasie (in 0,5–1 %)

Carbimazol *TTK 0,15–0,34 € (5–20 mg); sl/sl*

HN *p.o.:* **Car**® 5 mg, **Carbimazol** (**Generika** – *alle: 5 mg/Tbl.*), **Neo-Thyreostat**® – *alle: 10 mg/Tbl.*

Dos **Hyperthyreose:** *initial:* 30–60 mg/d für 3–4 Wo., dann nach TSH und Schilddrüsenparametern Reduktion alle 10 d um 15 mg bis zu einer Erh-Dosis von 5–20 mg/d (bTSH, fT_3 und fT_4 sollten im Normbereich liegen), ggf. in Komb. mit 50–100 µg/d Levothyroxin

PK Wi-Beginn nach 1–3 Wo., vollständige Metabolisierung im Blutkreislauf in den aktiven Metaboliten Thiamazol, welcher zu 10 % dem enterohepatischen Kreislauf unterliegt, PEB 40 %, HWZ 2–12 h, Verweildauer in der Schilddrüse 20 h, Elimination über die Niere (80 %)

Propylthiouracil *TTK 1,32–1,35 € (225–300 mg); sl/sl*

HN *p.o.:* **Propycil**®, **Thyreostat II**® 25 mg/Tbl. - *alle: 50 mg/Tbl.*

Dos **schwere Hyperthyreose, sehr große Struma:**
400 mg/d, bis max. 900 mg/d p.o. verteilt auf 4 ED/d
Hyperthyreose: *initial*: 3 × 75–100 mg/d (alle 8 h), Reduktion Euthyreose (**Cave** Hypothyreose); *Erh-Dosis:* 25–150 mg/d
▸ *Dosisreduktion bei Niereninsuffizienz:* S. 489

PK BV 80 %, max. Plasmakonz. nach 1–2 h, HWZ 1,5–2 h, Wi-Dauer 6–8 h, hohe PEB

Thiamazol (Methimazol) *TTK p.o.: 0,17 € (20 mg); i.v.: 1,60 € (40 mg); sl/sl*

HN *p.o.:* **Favistan**® 20 mg/Tbl., **Methizol SD**® 5|20 mg/Tbl., **Thiamazol**® (**Henning**® 5|20 mg/Tbl., **Hexal**® 5|10|20 mg/Tbl.), **Thyrozol**® 5|10|20 mg/Tbl.
i.v.: **Favistan**®, **Thiamazol**® **Henning** – *alle: 40 mg/ml Amp.*

Dos **Hyperthyreose:**

- *initial:* 20–40 (– 60) mg/d in 3 ED alle 8 h p.o. für 3–4 Wo., nach TSH und SD-Parametern (fT_3 und fT_4)
- *Erh-Dosis:* 2,5–15 mg/d p.o., ggf. in Komb. mit 50–100 µg Levothyroxin

Thyreotox. Krise oder Basedow-Koma:

- i.v. 3–4 × 40 mg/d (max. 240 mg/d)
- ▸ *Dosisreduktion bei Leberinsuffizienz*
- ▸ *Dosisreduktion bei Niereninsuffizienz*: S. 489

PK HWZ 2–8 h, max. Plasmakonz. 1–3 h, thyreostatische Wi. 24 h, geringe PEB, renale Elimination (nach 48 h > 80%)

Natriumperchlorat *TTK 1,23 € (3 ml); Gr 4, Kl/La 1, Kl*

HN *p.o.:* **Irenat®** Lsg. 344 mg/1 ml (= 15 Trpf.)

Dos **Hyperthyreose:** *initial:* 4–5 × 10 Trpf. p.o., nach 2 Wo. 4 × 5 Trpf. p.o.

Schilddrüsenblockade vor Szintigraphie: 10–20 Trpf p.o.

Prophylaxe jodinduzierter Hyperthyreose (z B. KM-Gabe):

- *Beginn am Tag vor der Untersuchung:* 3 × 30 Trpf. = 3 × 600 mg p.o. dann
- *3 Tage nach der Untersuchung:* Je 3 × 30 Trpf./d p.o., danach schleichende Dosisreduktion über 14 d

PK max. Gewebe-Spiegel nach 4 h, lang anhaltende Wi für einige Wo., unveränderte renale Elimination (nach 72 h sind > 95% eliminiert)

8.2 Hypophysenhinterlappenhormone und Analoga

Ind *Vasopressin:* neurogener (zentraler) Diabetes insipidus, Ösophagusvarizenblutung, Vorbeugung einer postoperativen Darmatonie

Desmopressin: zusätzlich Enuresis nocturna

Oxytocin: Geburtseinleitung, Weheninduktion

Terlipressin: Ösophagusvarizenblutung

Wi *Desmopressin, Vasopressin:* renale Wasserrückresorption ↑ → antidiuretische Wi, Vasokonstriktion im Splanchnikusgebiet bei höheren Dosierungen

Vasopressin: stimuliert die Faktor-VIII-Synthese → Blutgerinnung ↑

KI *Desmopressin, Terlipressin, Vasopressin:* KHK, AP, pAVK, Hypertonie, Epilepsie, Enuresis nocturna bei Kindern; *relative KI:* Asthma bronchiale, Herzinsuffizienz, chron. Nephritis
Oxytocin: EPH-Gestose, drohende kindliche Asphyxie und Uterusruptur, Lageanomalien, mechanisches Geburtshindernis, Placenta praevia, vorzeitige Plazentalösung

NW Schwindel, Zittern, Blässe, abdominelle Krämpfe, KS, RR-Anstieg, Angina pectoris, HI, HRST, Wasserintoxikation, allerg. Reaktionen

Desmopressin (DDAVP)

TTK p.o.: 1–2,- € (0,1–0,2 mg); parenteral: 15,- € (1 Amp.); sl/sl

HN *p.o.:* **Desmopressin®**, **Desmotaps®**, **Minirin®** – *alle:* 0,1 | 0,2 mg/Tbl.
parenteral: **Minirin®** 4 µg/ml Amp.
lokal: **Desmogalen®**, **Minirin®**, **Minirin Rhinyle®**, **Nocutil®**, **Octostim®** – *alle: Dosierspray zur intranasalen Anwendung 10 µg/0,1 ml = 1 Sprühstoß*

Dos **zentraler Diabetes insipidus:**
- *intranasal:* 2 × 10–20 µg/d, Kinder > 1 J.: 2 × 2,5–10 µg/d
- *p.o.:* 0,2–1,2 mg/d, verteilt auf 3 ED
- *parenteral:* 1–4 µg/d, verteilt auf 3 ED i.v., i.m. oder s.c., Kinder: 0,4–1 µg/d, Säuglinge: mit 0,1 µg/d beginnen

Diagnostikum (Nierenkonzentrationsfähigkeit): 4 µg i.m. oder s.c. oder 40 µg intranasal, Kinder > 1 J.: 12 µg i.m. oder s.c. oder 20 µg intranasal, Säuglinge: 0,4 µg i.m. oder s.c. oder 10 µg intranasal
Hämophilie: 0,3–0,4 µg/kg KG/d i.v. oder s.c. in 1–2 ED/d
Enuresis nocturna: 20–40 µg/d intranasal vor dem Zubettgehen

PK BV nasal 10–20%, oral 0,5%, max. Plasmakonz. nach 1 h, HWZ 3–4 h, Wirkdauer 10 h

Terlipressin

TTK 56,32 € (1 mg); KI/KI (außer Substitution)

HN *parenteral:* **Glycylpressin®**, **Haemopressin®** – *alle: 1 mg/Inj.-Fl.*

Dos **Ösophagusvarizenblutung:**
- *initial:* 1–2 mg langsam i.v.
- *Erh-Dosis:* alle 4–6 h weitere Applikation von je 1 mg
- *Max-Dosis:* 120–150 µg/kg KG/d, Dauer der Anwendung: 2–3 d

PK pharmakologisch aktive Metabolit ist Lysin-Vasopressin, HWZ 24 min, max. Plasmakonz. nach 120 min, im Urin nur 1% des injizierten Terlipressins

8.3 Hypothalamushormone

Somatostatin *TTK 46,80 € (3 mg); Kl/Kl*

HN *i.v.:* **Somatostatin (Generika)** – *alle: 3 mg Trockensubstanz/Amp.*

Dos **schwere gastrointestinale Blutung, stark sezernierende postoperative Pankreasfisteln:**

- *initial:* 3,5 µg/kg KG/h (250 µg/70 kg KG/h) über bis zu 5 d i.v., dann
- *Perfusor:* 250 µg/70 kg KG/h (= 3 ml/h; 1 Amp. [= 3 mg] verdünnt mit 36 ml NaCl 0,9% → = 83 µg/ml)

PK max. Plasmakonz. nach 30 min, HWZ wenige min i.v., bis zu 2 h nach s.c.

8.4 Kortikosteroide → S. 454 ff.

8.5 Androgene

Testosteron *TTK p.o.: 0,67 € (40 mg); i.m.: 7,60–136,- € (250–1000 mg Amp.); Kl/Kl*

HN *p.o.:* **Andriol®**, **Andriol® testocaps** - *alle: 40 mg/Kps.*
parenteral: **Nebido®** 1000 mg/Amp., **Testosteron Depot (Generika)** 250 mg/Amp., **Testovion Depot®** 250 mg/Amp.
lokal: **Androderm®** 12,2 mg/Pfl., **Androtop®**, **Testim®**, **Testogel®** – *alle: 25|50 mg/Btl. und Gel*

Dos **Testosteronsubstitutionstherapie:**

- *p.o.: initial*: 120–160 mg/d p.o. für 2–3 Wo., *Erh-Dosis:* je nach klin. Wi 40–120 mg/d p.o. in 2 ED, *Max-Dosis:* 4 Kps./d
- *i.m.: aplastische Anämie beim Mann:* 250–750 mg/Wo. i.m.
- *i.m.: Hypogonadismus (Langzeittherapie):* 250 mg/2–3 Wo. i.m.
- *Pflaster: initial* 1 Pflaster/d, je nach Spiegel ggf. 1–3 Pflaster
- *Gel:* 5 g/d (Anwendung auf gesunder u. trockener Haut), je nach klin. Wi Dosisanpassung in Schritten von 2,5 g Gel, *Max-Dosis:* 10 g/d Gel

PK perkutane Resorption 9–14%, steady-state nach 2 d, renale Elimination als Glukuronid, max. Konz. transdermale Pflaster in den frühen Morgenstunden, durchschnittliche Resorption 4–5 mg/24 h, HWZ 70 min, 98% Bindung an SHBG

8.6 Anti-Androgene

Ind *bei Männern (Bicalutamid, Flutamid, Cyproteronacetat):* Gesteigerter Sexualtrieb, inoperables Prostatakarzinom
bei Frauen (Cyproteronacetat): Hochgradiger Hirsutismus, Seborrhö und schwere Akneformen, androgene Alopezie, (polyzystische Ovarien)

Wi *Cyproteronacetat:* Steroidhormon mit antiandrogener und gestagener Wirkung (Hormonantagonist) → reversible Dämpfung der Triebkräfte, Hemmung der hypophysären Gonadotropinaktivität über die gestagene Wirkung
Bicalutamid, Flutamid: reines Antiandrogen ohne gestagene Wirkung

KI *Cyproteronacetat:* schwere Depressionen, schwerer Diabetes mellitus, schwere Lebererkrankungen, bekannte Thrombembolien, vorausgegangener idiopathischer Schwangerschaftsikterus oder schwerer Schwangerschaftspruritus, Sichelzellanämie, Kinder und Jugendliche vor Abschluss der Pubertät
Bicalutamid: Frauen, Kinder, gleichzeitig Terfenadin, Astemizol od. Cisaprid

NW *Alle:* Müdigkeit, Antriebsminderung, Gynäkomastie, depressive Verstimmungen, Libidoverlust, Impotenz, Hemmung der Spermiogenese, Gewichtszunahme, Leberfunktionsstörungen, Hitzewallungen, Pruritus, Alopezie

Cyproteronacetat *TTK p.o.: 2,44–7,32 € (100–300 mg); i.m.: 19,- € (300 mg Amp.); Gr 10, Kl/La 2, KI*

HN *p.o.:* **Androcur®** 10 mg/Tbl., **Cyproteronacetat-GRY®**, **Virilit®** – *alle: 50 mg/Tbl.*
parenteral: **Androcur®** 300 mg/3 ml Depot-Amp.

Dos **Prostata-Ca:**

- *nach Orchiektomie:* 1–2 × 100 mg/d p.o. oder 300 mg i.m. alle 14d
- *ohne Orchiektomie:* 2–3 × 100 mg/d p.o. oder 300 mg i.m. alle 7d

Triebdämpfung bei Sexualdeviation: *initial:* 2 × 50 mg p.o., ggf. nach 4 Wo. Steigerung auf 2–3 × 100 mg/d, bei Therapieerfolg langsame Dosisreduktion je nach Wi. bis 2 × 25 mg; 300 mg i.m. alle 10–14 d

PK BV 10%, HWZ 50 h, hepatische Metabolisierung, Elimination: 35% renal, 65% fäkal, nach 2 Wo. kein Wirkstoffnachweis mehr

Bicalutamid *TTK 6,80 € (50 mg); Kl/Kl*

HN *p.o.:* **Casodex®** 50 mg/Tbl.

Dos **fortgeschrittenes Prostata-Ca:** *für max. Androgenblockade:* 50 mg/d p.o.

lokal begrenztes Prostata-Ca: 50 mg/d p.o. für 2 J.

▸ schweren Leberfunktionsstörungen: cave Kumulationsgefahr

PK nach p.o.-Gabe gut Resorption, HWZ 1 Wo., max. Konz. nach 29 h, bei tägl. Verabreichung zehnfache Kumulation im Plasma, hohe PEB 96–99%, starke hepatische Metabolisierung, Ausscheidung über Galle u. Niere

Flutamid *TTK 1,14 € (750 mg); Kl/Kl*

HN *p.o.:* **Apimid®**, **Cytamid®**, **Flumid®**, **Fluta** (**Generika**), **Flutamid** (**Generika**), **Flutexin®**, **Fugerel®**, **Prostica®**, **Testotard®** *– alle: 250 mg/Tbl.*

Dos **fortgeschrittenes Prostatakarzinom:** 3 × 250 mg/d p.o. unzerkaut

PK gute Resorption, max. Plasmakonz. nach 2 h renale und geringe fäkale Elimination

8.7 Anabolika

Nandrolon *TTK 8,90–14,66 € (25–50 mg); KI/KI*

HN *i.m.:* **Deca-Durabolin®** 25|50 mg/ml Inj.-Lsg.

Dos **Osteoporose, metastasiertes Mamma-Ca:** 25–50 mg alle 3–4 Wo i.m. (tief gluteal)

8.8 Östrogene, Gestagene, hormonelle Kontrazeptiva → S. 432 ff.

9.1 Antiasthmatika, COPD-Therapeutika

9.1.1 Sympathomimetika

Ind Asthma bronchiale, COPD, akuter Asthmaanfall und akute bronchiale Obstruktion (außer *Formoterol, Salmeterol*)
Adrenalin: Krupp-Anfall

Wi Stimulation der β_2-Rezeptoren im Bronchialsystem → Relaxation der glatten Bronchialmuskulatur, Freisetzung von Histamin und Leukotrienen ↓, Ödemschutz der Bronchialschleimhaut, Hemmung der Infiltration von Entzündungszellen in die Bronchialschleimhaut, verbesserte mukoziliäre Clearance

KI tachykarde HRST, AV-Block III°, subvalvuläre Aortenstenose, HOCM, Long–QT-Syndrom, schwere KHK, akuter Myokardinfarkt, Myokarditis, unkontrollierte art. Hypertonie, Thyreotoxikose, Phäochromozytom, entgleister Diabetes mellitus, Kinder < 4/6 J. (*Salmeterol/Formoterol*)

NW Tremor, Übelkeit, KS, Schlafstörungen, Unruhe, Tachykardie, Tachyarrhythmie, tachykarde HRST, Palpitationen, AP, Hypokaliämie, Hyperglykämie

inhalative Sympathomimetika

Formoterol *TTK Inhal.-Kps.: 0,93 € (1 Hub); Inhal. aus Turbohaler: ca. 0,60 € (1 Hub); sl/sl*

HN *Inhalation:* **Foradil P®** 12 µg/25 mg Pulver in Inhalations-Kps., Forair® 12 µg, **Formatris®**, **FormoLich®**, **Formoterol** (**Generika**), **Formotop®**, **Oxis®** 6 | 12 µg/Hub als Turbohaler
– alle: 6 | 12 µg/Hub (= 4,9 | 9,8 µg Wirkstoff)

Dos **Langzeitbehandlung obstruktiver Atemwegserkrankungen:**
- *Inhalations-Kps.:* Morgens und abends je 1 Inhalations-Kps.
- *Turbohaler:* morgens und am späten Abend 2 Hübe à 6–12 µg
- *Max-Dosis:* 4 × 12 µg/d

PK Wi-Eintritt nach 1–3 min, Wi-Max. innerhalb 2 h, Bronchodilatation hält > 12 h an, p.o. rasche Resorption, max. Plasmaskonz. nach 30–60 min, BV 65 %, PEB 61–64 %, hepatische Metabol. + unveränderte Ausscheidung mit Urin und Fäzes

Salmeterol *TTK Diskus: 1,55–3,10 € (2–4 ED); Aerosol: 0,80–1,60 € (2–4 Hub); Gr 5, sl/sl*

HN *Inhalation:* **Aeromax®**, **Serevent®** *– alle: 0,025 mg/Hub Dosier-Aerosol, 0,05 mg/Diskushub*

Dos **Langzeitbehandlung obstruktiver Atemwegserkrankungen:**

- *Dosier-Aerosol:* Morgens und abends 2 Hub à 25 µg; max. 2 × 4 Hub
- *Diskus:* Morgens und abends 1 ED; max. 2 × 2 ED

PK alveoläre Deposition 20%, rasche Resorption, Eliminations-HWZ 3–4 h, Wi-Eintritt nach 10–20 min, Wi-Max. nach 3 h, Wi-Dauer 12 h, vollständige Metabolisierung, Elimination überwiegend über die Fäzes

Salbutamol *TTK p.o.: 0,54 € (8 mg, 16 mg ret.); DA.: 0,10 € (1 Sprühstoß); Fertiginhalat: 0,45 € (1 Amp.); sl/sl*

HN *p.o.:* **Apsomol®** ret. 8 mg/Ret.-Kps., **Loftan®** 4|8 mg/Ret.-Tbl., **Salbulair®** 2|4 mg/Tbl., **Volmac®** ret. 4|8 mg/Ret.-Tbl.
Inhalation: Dosieraerosole: **Apsomol®**, **Broncho-Spray novo®**, **Eqap®**, **Salbulair®**, **Salbutamol (Generika)**, **Sultanol®** *– alle: 0,1 mg/Hub*
Inh.-Lösung: **Apsomol®**, **Broncho®**, **Sultanol®**, **Salbulair®**, **Salbutamol (Generika)**, **Sultanol®** *– alle: 5 mg/ml (= 20 Trpf.)*
Fertiginh.-Lösung: **Apsomol®**, **Broncho®**, **Sultanol®** *– alle: 1,25 mg/Amp. à 2,5 ml*
Kapsel-Inhalation: **Cyclocaps®**, **Salbutamol (Generika)** *– alle: 0,2|0,4 mg/Kps.*

Dos **akuter Asthmaanfall:**

- *akut:* 0,25 mg s.c., ggf. Wdh. nach > 15 min; oder 0,2–0,4 ml langsam i.v., ggf. Wdh. nach > 15 min
- *Perfusor:* 0,3–1,5 mg/h (= 3–15 ml/h bei 0,1 mg/ml) i.v.

Langzeitbehandlung obstruktiver Atemwegserkrankungen:

- *Dosieraerosole:* bis zu 5 × 2 Hübe/d
- *Inh.-Lösung:* ED Erw = 5–10 Trpf. = 1,25–2,5 mg; *max.:* 60 Trpf./d = 15 mg/d
- *Fertiginh.-Lösung: max. Tagesgesamtdosis* 6 ED à 1,25 mg = 7,5 mg
- *p.o.:* 2 × 4 mg bis zu 2 × 8 mg ret./d p.o.

- *Kinder*: ¼ – 1 Trpf. = 0,125–0,25 mg/J., max. 8 Trpf./J. = 2 mg; max.: 30 Trpf./d = 7,5 mg/d

▶ *Dosisreduktion bei Niereninsuffizienz*: S. 489

PK BV 40–50% (p.o.), HWZ 2–7 h, PEB 10%, Wi-Dauer 4–6 h, renale Elimination unverändert und nach hepatischem Metabolismus in unterschiedlichen Anteilen (abhängig von der Applikationsart)

Fenoterol *TTK inhalativ: ca. 10,- € (1 Aerosol); sl/sl*

HN *inhalativ:* **Berotec® Aerosol** 100 μg/Hub

Dos **akuter Asthmaanfall:** *Aerosol initial* 1 × 1–2 Sprühstöße, ggf. Wdh. nach 5 min oder *Inhaletten initial* 200 μg Inhalette, ggf. Wdh. nach 5 min oder *Trockeninhalation initial* 200–400 μg = 2–4 Hübe (= 0,2–0,4 ml), ggf. Wdh. nach 5 min

Asthmaanfallsprophylaxe (Dauerbehandlung):

- *Aerosol* 3–4 × 1–2 Sprühstöße/d, (max. 800 μg/d = 8 Hübe/d, ED max. 400 μg = 4 Hübe) oder *Inhaletten* 3–4 × 200 μg Inhalette/d (max. 1600 μg/d, ED max. 400 μg) oder *Trockeninhalation* 3–4 × 200–400 μg/d = 2–4 Hübe (= 0,2–0,4 ml) (max. 1600 μg/d, ED max. 400 μg)
- *Kinder:* > 4 J. Aerosol: 4 × 1 Sprühstoß/d, (max. 400 μg/d = 4 Hübe/d, ED max. 200 μg = 2 Hübe)

PK 60%ige Resorption (p.o.), nach Inhalation Resorption 20–40% über die Atemwege, orale BV nur 1,5%, PEB 40–55%, HWZ 6–7 h, nach Inhalation direkte Wi, nach Inhalation 3–5 h, renale Elimination überwiegend als Metabolite

Terbutalin *TTK p.o.: 0,34–0,64 € (5–10 mg); inhalativ: ca. 0,50 € (1 Hub); s.c.: 1,50 € (0,5 mg); sl/sl*

HN *p.o.:* **Bricanyl® Duriles, Contimit®, Terbul®, Terbutalin (Generika)** – *alle: 2,5 mg/Tbl, ret. 7,5 mg/Ret.-Tbl.;* **Bricanyl® Elixier** Lsg. 0,3 mg/ml
s.c.: **Bricanyl®** 0,5 mg/Amp. à 1 ml
inhalativ: **Aerodur®, Bricanyl®** - *alle: Turbohaler 0,5 mg/Hub*

Dos **akuter Asthmaanfall:** 0,25 mg (½ Amp.) s.c., ggf. Wdh. im Abstand von 15–20 min. (max. bis zu 4 ×) oder inhalativ 0,25–0,5 mg (*Tageshöchstdosis* 3 mg inhalativ)

Langzeitbehandlung obstruktiver Atemwegserkrankungen:

- 2 × 2,5–5 mg/d p.o. oder 3–4 × 0,25–0,5 mg/d *inhalativ*

- *Max-Dosis:* 15 mg/d p.o.
- *Kinder:* > 12 J. 4 Messl./d; > 7½ J. 3 Messl./d; > 3 J. 1½ Messl./d; > 1 J.: 1 Messl./d Elixier jeweils über den Tag verteilt oder > 7½ J. 1–2 Hub alle 6 h inhalieren

▶ *Dosisreduktion bei Niereninsuffizienz:* S. 489

PK BV 45%, hoher First-pass-Metabolismus, HWZ 11–23 h, PEB 25%, Wi-Beginn nach 20–30 min (p.o.), nach wenigen min. (inhalativ), Wi-Dauer 6–12 h (p.o.), nach Inhalation 4 h, nach hepatischem Metabolismus und unverändert v.a. renale Elimination

systemische und inhalative Sympathomimetika

Reproterol *TTK inhalativ: ca. 1,- € (1 Hub); i.v.: 2,70 € (0,09 mg); sl/sl*

HN *inhalativ:* in Komb. mit Cromoglicinsäure: **Aarane® N, Allergospasmin® N** – *alle: Dosier-Aerosol, 1 Sprühstoß = 0,5 mg*
i.v.: **Bronchospasmin®** Inj.-Lsg. Amp. à 1 ml = 0,09 mg

Dos **Status asthmaticus, akuter schwerer Asthmaanfall:**
- *i.v. Bolusinjektion:* 1 Amp. (0,09 mg) mit 9 ml NaCl 0,9% verdünnen und fraktioniert langsam i.v., ggf. Wdh. nach frühestens 15 min
- *Perfusor:* 18–90 µg/h über 3–4 Tage

akute bronchiale Obstruktion: *inhalativ* 2 Sprühstöße
Anfallsprophylaxe (Dauertherapie): *inhalativ* 3–4 × 1–2 Sprühstöße/d; *max. Tagesdosis* 16 Sprühstöße
bei Kindern im Status asthmaticus, bei akutem schwerem Asthmaanfall*:* *initiale* Kurzinfusion mit 1 µg/kg KG über 10 min; *Dauerinfusion:* 0,2 µg/kg KG/min über 36–48 h; *Max-Dosis:* 2 µg/kg KG/min

PK *inhalativ:* alveoläre Deposition 10%, Wi-Beginn nach wenigen Minuten
alle: Eliminations-HWZ 1–1,5 h, PEB 70%, renale und fäkale Elimination

Clenbuterol *TTK 0,58–0,92 € (0,02–0,08 mg); sl/sl*

HN *p.o.:* **Spiropent mite®** 0,01 mg/Tbl., **Spiropent®** 0,02 mg/Tbl., Saft 0,005 mg/5 ml, Tropfen 0,059 mg/20 Trpf. (= 1 ml)

Dos **obstruktive Atemwegserkrankungen:**

- *p.o.:* 2 × 0,01–0,02 mg/d, ggf. Dosissteigerung auf bis zu 4 × 0,02 mg/d
- *Max-Dosis:* 5 × 0,02 mg/d p.o.
- *Kinder:* 0,0008–0,0015 mg/kg KG/d verteilt auf 2 ED

PK BV 100%, HWZ 34 h, Steady-state nach 4 d, dosislineare Kinetik, zu 66% unverändert renale Elimination

Orciprenalin *TTK 2,26 € (0,5 mg); sl/sl*

HN *i.v.:* **Alupent®** 0,5/1 ml

Dos **akute bronchiale Obstruktion:**

- Amp. à 0,5 mg in 10 ml NaCl 0,9%, davon 1–2 ml i.v., ggf. Wdh. möglich
- *Perfusor:* 5–10 µg/min = 0,01–0,1 ml/min = 3–6 ml/h
- *„Perfusor-Rezept":* 1 Amp. à 5 mg verdünnen mit NaCl 0,9% auf 50 ml = 0,1 mg/ml = 100 µg/ml

PK HWZ 2 h, PEB 10%, konjugierte und unveränderte renale Elimination

Bambuterol *TTK 0,60–1,20 € (10–20 mg); sl/sl*

HN *p.o.:* **Bambec®** 10 mg/Tbl.

Dos **Asthma bronchiale, chronische Bronchitis, Lungenemphysem:**

- *Erw u. Kinder (6–12 J.):* 10 mg/d p.o., ggf. Steigerung nach 1–2 Wo. auf 20 mg/d p.o.
- *Kinder 2–6 J.:* 10 mg/d p.o., asiatische Kinder max. ½ Dosis
- ▶ *Dosisreduktion bei Niereninsuffizienz (GFR ≤ 60 ml/min):* 5 mg/d p.o.

PK 10% Umwandlung in aktiven Metaboliten Terbutalin, hohe Affinität zum Lungengewebe, max. Konz. des aktiven Terbutalins nach 2–6 h, steady-state-Plasmakonz. nach 4–5 d, HWZ 13 h (p.o.), v.a. renale Elimination, biliäre Elimination 1%

Tulobuterol *TTK 0,48 € (4 mg); sl/sl*

HN *p.o.:* **Atenos®** Lsg. 0,2 mg/ml, **Brelomax®** *Sirup 1 mg/5 ml Lsg. – alle: 2 mg/Tbl.*

Dos **Obstruktive Atemwegserkrankungen:**

- *Lsg.: Erw u. Jugendliche ab 14. J.:* 2 × 2 mg/d oder 2 × 10 ml/d p.o., ggf. Steigern auf 2 × 15 ml = 3 mg

- *Lsg.: Kinder von 1–14 J.:* 0,04 u. 0,08 mg/kg KG/d, verteilt auf 2 ED

PK max. Plasmakonz. nach 1 h und 8 h (durch aktive Metabolite), HWZ 3,1 h, PEB 25–36%, zu 4% unveränderte renale Ausscheidung, besondere Anreicherung in den Bronchien u. im Lungengewebe

9.1.2 Inhalative Kortikoide

Ind Asthma bronchiale, COLD, bronchopulmonale Erkrankungen mit spastischer Komponente, chron./allerg. Rhinitis, Polyposis nasi

Wi antientzündliche, -allergische, -exsudative, -ödematöse lokale Wirkung

KI floride unbehandelte Infekte mit TBC, Mykosen, schwere andere bakterielle Infekte; Ciclesonid: < 18. J.

NW Mundsoor, trockene Nasen-SH, Heiserkeit, Bronchospasmen

Beclometason *TTK Autohaler/Dosierarosol: 20–50,- € (100–200 ED); Gr 6, sl/La 2*

HN *inhalativ:* **AeroBec**® Autohaler und Dosieraerosol, **Beclobreathe Sandoz**®, **Beclometason** (**Generika**), **Beclo** (**Generika**, **Hexal**® 400 µg), **Bronchocort**® **novo**®, **Cyclocaps Beclometason**® 200 | 400 µg Pulver, **Sanasthmax**® Dosier-Aerosol, **Sanasthmyl**® **Rotadisk**® 200 µg Pulver – *alle: 0,05 | 0,1 mg/Sprühstoß bzw. Dosis* *Beclometason-Lösung:* **Junik**® 100 µg, **Junik junior**® 50 µg, **Ventolair**® 100 µg, **Ventolair mite**® 50 µg – *alle: Dosieraerosol/ Autohaler [µg-Angabe jeweils pro Sprühstoß]*

Dos **Asthma bronchiale und chron. obstruktive Atemwegserkrankungen:**

- *Aerosol:* 2 × 200–300 µg/d inhalieren, dann nach Stabilisierung der Krankheitssymptome auf möglichst niedrige *Erh-Dosis* von 2 × 50–100 µg/d übergehen; *Max-Dosis:* 1000–2000 µg/d
- *Autohaler:* 2 × 200 µg/d oder 3–4 × 100 µg/d, bei schwerem Asthma 3–4 × 200 µg/d, *Erh-Dosis* s o.; *Max-Dosis:* 1000–2000 µg/d
- *Beclometason-Lösung (Asthmabasistherapie): Erw:* 2 × 100–200 µg/d, in schweren Fällen 2 × 400 µg/d; *Max-Dosis:* 800

µg/d; *Kinder ab 5 J.:* 2 × 1 Sprühstoß (50 µg)/d, in schweren Fällen 2 × 2 Sprühstöße (100 µg)/d; *Max-Dosis* 500 µg/d
- *Kinder:* < 12 J. 2 × 100–200 µg/d; *Max-Dosis:* 500 µg/d

PK 10–20% gelangen in die Lunge, max. Plasmakonz. nach 3–5 h, der Rest wird resorbiert, hepatischer Abbau in überwiegend inaktive Metabolite, renale Elimination
Beclometason-Lösung: Wirkstofflsg. und keine Suspension (wie bei bisherigen Beclometason-Präparaten), hierdurch kann die pulmonale Deposition von 10 – max. 20% (FCKW-haltiges Beclometasonaerosol) auf 56–59% erhöht werden → Dosisreduktion von 50% bei gleicher Wi möglich, max. Plasmakonz. nach 30 min

Budesonid *TTK inhalativ: 20–40,- € (100–500 ED); Gr 3, sl/ La 1, sl*

HN *inhalativ:* **Budecort®**, **Budefat®**, **Budes®** 0,1 | 0,4 mg/Dosis, **Budesonid (Generika)**, **Cyclocaps® Budenosid** 0,4 mg/Dosis, **Milflonide®** 0,4 mg/Dosis, **Novopulmon®**, **Pulmicort®** Turbohaler 0,4 mg/Dosis, Suspension 0,5 | 1 mg/2 ml, **Respicort®** MAGtab Pulver zur Inhalation – *alle: 0,2 mg/Hub bzw. Pulverdosis*

Dos **Asthma bronchiale und chron. obstruktive Atemwegserkrankungen:**
- *Erwachsene:*
  - *bei Infektexazerbation, klin. Instabilität:* 4 × 2 Hübe à 400 µg/d
  - *Dauer-/Basistherapie:* 2 × 200–800 µg/d (individuelle Dosiseinstellung)
  - *Max-Dosis:* 4000 µg/d
  - *p.o.:* 1 × 9 mg = 3 Kps./d morgens vor dem Frühstück p.o. über 8 Wo, danach über 10–14 d ausschleichen
- *Kinder < 12 J.:*
  - *bei Infektexazerbation, klin. Instabilität:* 2 × 0,5–1 mg = 20 Trpf. bis 2 ml Susp.
  - *Dauer-/Basistherapie:* 2 × 250–500 µg/d = 10–20 Trpf. Susp. oder 1–2 × 200–400 µg/d inhalieren
  - *Max-Dosis:* 2000 µg/d Susp.

PK Alveoläre Deposition 10–20%, HWZ 2,8 h, bei Resorption hoher First-Pass-Effekt (90%), Wirksamkeit des Turbohaler im Vgl. >

Dosieraerosol, Wi-Beginn einer einzelnen Dosis nach wenigen h, Wi-Dauer 12 h, voller Wi-Effekt erst nach mehreren Behandlungstagen

Fluticason *TTK Dosieraerosol: ca. 50,- € (250 µg DA); Diskus: 35,- € (60 × 250 µg); Gr 6, sl/La 1, sl*

HN *Inhalation:* **atemur®**, **Flixotide®**, **Flutide®** – *alle: 50|100|250|500 µg/Hub als Diskus, Rotadisk, Dosier Aerosol und Suspension*

Dos **Asthma bronchiale und andere chron. obstruktive Atemwegserkrankungen:**

- *initial: leicht:* 2 × 100–250 µg/d, *mittelschwer:* 2 × 250–500 µg/d, *schwere:* 2 × 500–1000 µg/d
- *Erh-Dosis nach Erreichen der Symptomkontrolle: Asthma:* 2 × 100–500 µg/d (individuelle Einstellung); *COPD:* 2 × 500 µg/d
- *Kinder ab 4. J.:* 2 × 50–100 µg/d

PK orale BV < 1% wg. hohem hepatischem first-pass Metabolismus mit nachfolgender biliärer Elimination, inhalative BV 16,6%, HWZ 3 h, PEB 81–95%, alveoläre Deposition 15–25%

Ciclesonid *TTK inhalativ: 59,60–67,15 € (120 Hübe á 80|160 µg/Hub); sl/sl*

HN *inhalativ:* **Alvesco®** 80|160 µg/Hub

Dos **Asthma bronchiale und chron. obstruktive Atemwegserkrankungen:**

- *Erwachsene: (80–)160 µg/d inhalieren, je nach Wirkung möglichst niedrige Dosis wählen*

PK BV < 1%, alveoläre Deposition 52%, PEB 99%, systemische HWZ 3,5 h, hepatischer Abbau über Cyp-P450 (CYP3A4), Elimination über den Fäzes

9.1.3 Inhalative Parasympatholytika

Ind COLD, Asthma bronchiale, Asthmaanfall (außer *Tiotropiumbromid*)

Wi Hemmung der vagusvermittelten Reflexbronchokonstriktion → Bronchodilatation

KI Engwinkelglaukom, Prostatahyperplasie, tachykarde HRST

NW Mundtrockenheit, Hautrötung, Tachykardie, HRST, Obstipation, Miktionsstörungen, Glaukomanfall, Akkommodationsstörungen

Tiotropiumbromid *TTK 1,77 € (1 Kps.); sl/sl*

HN *Inhalation:* **Spiriva**® 22,5 μg Kapsel (abgegebene Dosis über Mundstück 10 μg)

Dos **Dauerbehandlung der chron. obstruktiven Lungenerkrankung (COPD):** 1 × 1 *Kapsel* inhalativ über Handi-Haler zur jeweils gleichen Tageszeit

PK abs. BV 19,5%, max. Plasmakonz. nach 5 min., PEB 72%, HWZ 5–6 d, überwiegend unveränderte renale Elimination

Ipratropiumbromid *TTK Inhalation: 16,- € (1 DA); Gr 1, sl/La 1, sl*

HN *Inhalation:* **Atrovent**® 200 μg/Inhalette-Kps. mit Pulver, Dosier-Aerosol 20 μg/Hub, 250 | 500 μg Fertiginhalat Lösung/2 ml Eindosisbehälter, 0,25 mg/1 ml Lsg.

Dos **Prophylaxe und Therapie chron. obstruktiver Bronchitis, Asthma bronchiale:**

- *inhalativ:* 3 × 2 Hübe/d oder 3 × 1 Inhalette-Kps. = 3 × 200 μg/d oder Trockeninhalation 3–4 × 250–500 μg/d (*Max-Dosis* 2 mg/d)
- *Kinder* > 6 *J.:* 20 Trpf.; 2–6 J. 15 Trpf.; 0–2 J. 5–10 Trpf. jeweils pro Inhalation

PK Resorption 10–30% nach p.o.-Gabe, PEB 20%, HWZ 2–4 h, Wi-Dauer 4–6 h, Elimination zu > 70% renal

Oxitropiumbromid *TTK Kps.: 0,86–1,30 € (2–3 Kps.); sl/sl*

HN *inhalativ:* **Ventilat**® 100 μg/Pulver-Kps. à 0,1 mg, Inhalations-Lsg. 1,5 mg/ml

Dos **Prophylaxe und Therapie chron. obstruktiver Bronchitis, Asthma bronchiale:** *inhalativ:* 2–3 × Pulver-Kps.-Inhalation 2–3 × 1 Kps./d oder *Trockeninhalation* mit 2–3 × 0,5–1 mg Inhalations-Lsg./d (6–12 Trpf. Inhalations-Lsg.); Max-Dosis: bis 6 Kps./d; 4 mg Inhalations-Lsg.

Ipratropiumbromid + Fenoterol *TTK Inhaletten: 0,43,- € (1 Inhalette); Dosieraerosol: 19,- € (10 ml = 200 Hub); Gr 1, sl/La 1, sl*

HN *Inhalation:* **Berodual**® **Inhaletten** 40 μg/100 μg Kps., **Berodual**® **LS** Lsg.-Spender 1 ml (10 Hübe) 0,25 mg/0,5 mg, **Berodual**® **N Dosier-Aerosol** 0,02 mg/0,05 mg pro Hub, **Berodual**® **Respimat** Lsg. Zur Inhalation 20 μg/50 μg

Dos **Prophylaxe und Therapie chron. obstruktiver Bronchitis, Asthma bronchiale:**
- *Inhalativ-Dosieraerosol:* Erw u. Kdr. > 6 J. akut: 2 Hübe, ggf. bei geringer Wi erneut 1–2 Hübe; *Dauerbehandlung:* 3–4 × 2 Hübe/d; *Max-Dosis:* 12 Hübe/d
- *Inhalativ-Inhaletten/Respimat:* symptomorientiert 1 Inhalette/1Hub inhalieren, ggf. weitere bei ausbleibender Wi; *Dauerbehandlung* 3 × 1 Inhalette/1 Hub/d

PK s. Ipratropiumbromid S. 306

9.1.4 Methylxanthine

Ind COLD, bronchospastische Zustände, Asthma bronchiale

Wi Bronchospasmolyse, Mastzellprotektion, aktiviert mukoziliäre Clearance, Stimulation des Atemzentrums, kardial positiv chronotrop und inotrop, Diurese ↑

KI akuter HI, Schock, tachykarde Arrhythmie, schwere Hypertonie, Epilepsie, instabile Angina pectoris, HOCM, Hyperthyreose, GIT-Ulzera, Porphyrie

NW Unruhe, Schlafstörungen, KS, Übelkeit und Erbrechen, Sodbrennen, Tachykardie, HRST, Diarrhö, epileptische Anfälle

Theophyllin *TTK p.o.: ca. 0,30–0,50 € (400–800 mg); i.v.: 1,60 € (200 mg); sl/sl*

HN *p.o.:* **Aerobin®**, **Afonilum®** 104 mg/ml (= 24 Trpf.), **Bronchoretard®**, **Cronasma®**, **duraphyllin®**, **Euphyllin®**, **Euphylong ret.®**, **Euphylong® quick 200** 200 mg/Brause-Tbl., **Solosin®** 104 mg/ml (= 24 Trpf.), Trinkamp 208 mg/2 ml, **Theophyllin (Generika)**, **Tromphyllin®**, **Unilair®**, **Uniphyllin®** – *alle: 100|125|200|250|300|375|400|500 oder 600 mg/Ret.-Kps.*
i.v.: **afpred®**, **Bronchoparat®**, **Solosin®** 420 mg/KZI, 600 mg/Inf.-Konz. à 15 ml – *alle: 200 mg/Amp. à 5|10 ml*, **Euphylong®** 200|KZI 400|500 mg/Inj.-Lsg. à 10|100|20 ml

Dos **Asthma bronchiale und chron. obstruktive Atemwegserkrankungen:**

- *akut Pat.-Selbstmedikation:* 1 Trinkamp. (= 208 mg) oder 48 Trpf. (= 2 ml = 208 mg) möglichst mit einem Glas Wasser einnehmen (Selbstmedikation max. 2 × tgl.)
- *akut* bei *bestehender Theophyllin-Vormedikation:* 2–3 mg/kg KG (140–210 mg/70 kg KG) über 30 min i.v.
- *akut* ohne *Theophyllin-Vormedikation:* 4–5 mg/kg KG (280–350 mg/70 kg KG) über 30 min i.v., dann über Perfusor 1 mg/kg KG/h (70 mg/ 70 kg KG/h), nach 12 h auf 0,2–0,8 mg/kg KG/h (Perfusor: 1 Amp. à 200 mg verdünnen mit NaCl 0,9% auf 50 ml → = 4 mg/ml)
- *Max-Dosis:* 800 mg/d i.v.
- *p.o.: initial* 2 × 200–400 mg ret./d p.o. (= 8–10 mg/kg KG), ggf. Dosissteigerung nach 3 d auf eine *Erh-Dosis* von 10–15 mg/kg KG/d (700–1000 mg/70 kg KG/d)
- *Kinder:* > 12 J. 530 mg/d; > 7 ½ J. 400 mg/d; > 3 J. 270 mg/d; > 1 J. 200 mg/d; > ½ J. 160 mg/d; > ½ J. 130 mg/d jeweils verteilt auf 3 ED/d p.o. oder Supp.
- *Kinder parenteral:* Aufsättigung mit 5 mg/kg KG über 30 min i.v., dann Dauerinfusion mit: > 9 J. 0,6 mg/kg KG/h; > 1 J. 0,8 mg/kg KG/h; Säugl. 0,4–0,7 mg/kg KG/h; Neugeb. 0,13 mg/kg KG/h i.v.

PK BV 60–100%, max. Plasmakonz. nach 1–2 h, HWZ 8 (3–12) h, bei Rauchern kürzere HWZ, PEB 60%, Elimination nach hepatischer Metabolisierung, verlängerte Eliminations-HWZ bei Pat. > 60 J., fieberhaften Infekten, Leberschädigung, Rechtsherzinsuffizienz (Cor pulmonale)

9.1.5 Leukotrienantagonisten

Ind Asthma bronchiale, Belastungsasthma

Wi Leukotrien-Rezeptorantagonisten → Hemmung entzündungsfördernden Eikosanoide → Bronchokonstriktoren ↓, Dyskrenie ↓, bronchiale Entzündungsreaktion ↓

KI *relative KI:* Kinder < 12 J. (begrenzte Erfahrungen), < 6 Mo. (keine Erfahrungen)

NW KS, Fieber, Diarrhö, Übelkeit, Influenza, Pharyngitis, Sinusitis

Montelukast *TTK 1,96–1,72 € (4–10 mg); Gr 5, sl/La 1, sl*

HN *p.o.:* **SINGULAIR®** 10 mg/Tbl., **SINGULAIR JUNIOR®** 5 mg/Kautbl., **SINGULAIR MINI®** 4 mg/Kautbl. u. Granulat

Dos **Prophylaxe bei allergischem Asthma bronchiale:**

- *Erw und Jugendliche ab 15 J.:* 1 × 10 mg/d vor dem Schlafengehen 1–2 h nach dem Essen
- *Kinder 6–14 J.:* 1 × 5 mg/d vor dem Schlafengehen 1–2 h nach dem Essen
- *Kinder 2–5 J.:* 1 × 4 mg/d vor dem Schlafengehen 1–2 h nach dem Essen

PK orale BV 63–73%, PEB > 99%, HWZ 3–6 h, biologische Aktivität 24 h, Verstoffwechselung in der Leber (Cytochrom-P450), Elimination in den Fäzes

9.1.6 Inhalative Mastzellstabilisatoren

Ind allerg. Asthma bronchiale

Wi Mastzellstabilisator durch Degranulationsinhibition → Hemmung der Freisetzung von Entzündungsmediatoren (Sofort- und Spätreaktion)

KI 1. Trimenon, *relative KI:* Kinder < 2 J. (p.o.)

NW Reizhusten, GIT-Symptome, selten eosinophile Pneumonie, bei p.o.-Gabe: Übelkeit und Erbrechen, Bauchschmerzen, Hautausschläge, Gelenkschmerzen, KS

Cromoglicinsäure (Dinatriumcromoglykat, DNCG) *TTK Inhalationslsg.: 1,56 € (4 Inhal.); DA: 14,- € (1 DA); Gr 1, sl/La 2, sl*

HN *inhalativ:* **Allergocromol®**, **Cromo** (**Generika**), **Diffusyl®**, **DNCG** (**Generika**), **Isocrom®**, **Intal®**, **Vividrin®** *– alle: Dosieraerosol 1 mg/Hub, Inhalationslsg. 20 mg/2 ml*

Dos **Prophylaxe asthmatischer Beschwerden:**

- *Inhalationslsg.:* 4 × 1 Inhalation/d; *Dosieraerosol:* 4 × 2 Hübe/d

PK Alveoläre Deposition 8%, max. Plasmakonz. nach 15–20 min, HWZ 50–100 min nach Inhalation, PEB 60–80%

Nedocromil *TTK DA: 28,65 € (1 DA); Am/Am*

HN *inhalativ:* **Tilade®** *Dosieraerosol 2 mg/Sprühstoß*, **Irtan®** Nasendosierspray 1,16 mg/Sprühstoß

Dos **Prophylaxe bei allerg. Asthma bronchiale:** *Erw u. Kinder ab 6 J.:* initial 4 × 2 Sprühstöße/d, ggf. dann 2 × 2 Sprühstöße/d

PK *inhalativ:* vollständig Resorption, BV 8–10%, HWZ 2 h, Elimination erfolgt renal (60–70%) u. biliär innerhalb von 24 h, keine Kumulation

Cromoglicinsäure + Reproterol *TTK DA: 31,66 € (10 ml DA); sl (insb. 1. Trim.)/sl*

HN *inhalativ:* **Aarane®**, **Allergospasmin® N** – *alle: 1 mg DNCG + 0,5 mg Reproterol/Sprühstoß*

Dos **Therapie und Behandlung obstruktiver Atemwegserkrankungen:** *initial* 4 × 2 Sprühstöße/d, Mindestabstand von 3 h, je nach Wi Dosisreduktion

Prophylaxe bei Anstrengungsasthma oder vorhersehbarem Allergenkontakt:

- 10–15 min vorher 2 Sprühstöße (Mindestabstand von 3 h)
- *Max-Dosis:* 16 Sprühstöße/d

9.2 Expektoranzien

Ind mit starker Schleimsekretion einhergehende Erkrankungen der Luftwege, Bronchiektasen, Bronchitis, Sinusitis, Paracetamol-Intoxikation (*Acetylcystein*)

Wi *Acetylcystein:* Spaltung von Disulfidbrücken → Schleimviskosität ↓, Unterstützung der hepatischen Glutathionsynthese → schnellerer Abbau von Paracetamol
Ambroxol/Bromhexin: Sekretion von dünnflüssigem Sekret ↑, Ziliarbewegungen ↑

KI *alle:* wenn nicht abgehustet oder abgesaugt werden kann
Acetylcystein: strenge Ind.: bei Neugeborenen
Ambroxol: strenge Ind.: schwere Leber- oder Niereninsuffizienz, Schwangerschaft
Bromhexin: schwere Nieren-/Leberinsuffizienz

NW Übelkeit, Sodbrennen, Erbrechen, anaphylaktische Reaktionen, Bronchospasmen, Hustenanfälle

Acetylcystein *TTK p.o.: 0,60–0,90 € (3 Btl.); i.v.: 0,50–2,40 € (300–600 mg); sl/sl*

HN *p.o.:* **ACC®**, **Acemuc®**, **Acetabs®**, **Acetylcystein** (**Generika**), **Acetyst®**, **Bromuc®**, **Fluimucil®**, **Myxofat®**, **NAC** (**Generika**, **1 A Pharma®** 400 mg/Tbl.), **Siran®** – *alle: 100 | 200 und /oder600 mg/ Tbl., z. T. als Tabs, Granulat, Brause-Tbl., Pulver, Saft, Lösung*
i.v.: **ACC® Fluimucil®**, **Myxofat®**, **NAC-ratiopharm®** – *alle: 300 mg/Amp. à 3 ml*

Dos **Sekretolytische Therapie bei akuten u. chron. bronchopulmonalen Erkrankungen:**

- *i.v.:* 1–2 × 300 mg/d langsam i.v.
- *p.o.:* 3 × 1 Btl. Granulat à 100/200 mg p.o.
- *Kinder:* 3–12 J. 300–500 mg/d; ½ – 1 J. 200 mg/d; < ½ J. 100 mg/d p.o.

Paracetamol-Intoxikation: 150 mg/kg KG (10,5 g/70 kg KG) in 200 ml G5% in 15 min i.v., dann für 4 h 50 mg/kg KG (3,5 g/70 kg KG) als Infusion in 500 ml G5%, dann bis zur 20. h 100 mg/kg KG (7 g/70 kg KG) in G5%

PK BV 5–10%, max. Plasmakonz. nach 1–3 h, HWZ 2–4 h, PEP 50%, renale Elimination nach Transformation in inaktive Metaboliten

Ambroxol *TTK p.o.: 0,30–0,90 € (60–90 mg); i.v.: 0,80–1,98 € (45 mg); sl/sl*

HN *p.o.:* **Ambril®**, **Ambro (Generika)**, **Ambroxol** (**Generika**), **duramucal®**, **Expit®**, **Frenopect®**, **Lindoxyl®**, **Mucosolvan®**, **stas-Hustenlöser®** – *alle: 30 mg/Tbl., ret. 75 mg/Tbl., Saft 15 mg/5 ml, Lsg. 7,5 mg/ml = 20 Trpf.*
parenteral: **Ambrohexal injekt®**, **Ambroxol-ratiopharm®**, **Frenopect®**, **Mucosolvan®** – *alle: 15 mg/Amp. à 2 ml*

Dos **Sekretolytische Therapie bei akuten u. chron. bronchopulmonalen Erkrankungen:**

- *p.o.: initial* 3 × 30 mg/d, ggf. später 2 × 30 mg/d; bei Retardpräparaten 1 × 75 mg/d p.o.
- *parenteral* (akute Sekretolyse): 3 × 1 Amp. = 45 mg/d i.v./i.m./s.c.
- *Inhalation:* 2 × 2–3 ml Feuchtinhalation/d

- *Kinder:* < 2 J. 2 × 7,5 mg/d (= 2,5 ml Saft); 2–5 J. 2 × 15 mg/d (= 5 ml Saft); > 5 J. 2 × 30 mg/d (= 10 ml Saft)

PK BV 60%, PEB 90%, Wi-Beginn nach 30 min, Wi-Dauer 6–10 h, HWZ 10–12 h, hepatischer Abbau und überwiegend renale Elimination zu 90%

Bromhexin *TTK p.o.: 0,40–0,60 € (24–48 mg); i.v.: 2,61 € (12 mg); sl/sl*

HN *p.o.:* **Aparsonin**® 20 mg/Tbl., **Bisolvon**® 8 mg/Tbl., Saft 8 mg/4 ml, Trpf. 8 mg/4 ml, **Bromhexin (BC**® 8|16 mg/Tbl., Lsg. 8 mg/5 ml, Trpf. 8 mg/1 ml, **Eu Rho**® 8|16 mg/Tbl., Trpf. 8 mg/10 ml, **von ct**® 8|16 mg/Tbl., Saft 8 mg/4 ml, **Krewel Meuselbach**® 12 mg/Tbl., Trpf. 8|12 mg/ml, Saft 8 mg/4 ml **-ratiopharm**® Saft 4 mg/5 ml, -stark 20 mg/Tbl.)
parenteral: **Bromhexin-ratiopharm**®, **Omniapharm**®
– alle: 8 mg/Amp. à 4 ml

Dos **Sekretolytische Therapie bei akuten u. chron. bronchopulmonalen Erkrankungen:**

- *p.o.:* 3 × 8–16 mg/d p.o. *oder* 3 × 10–20 ml Saft/d = 24–48 mg/d
- *parenteral:* 3–4 × 8 mg/d = 3–4 × 1 Amp./d i.v./i.m./s.c.
- *Kinder:* 6–14 J. oder < 50 kg KG 3 × 8 mg/d Lsg.; < 6 J. 3 × 4 mg/d Lsg p.o.

▸ *Dosisreduktion bei Niereninsuffizienz:* S. 486

PK hoher First-pass-Effekt (80%), hepatische Umwandlung in aktiven Metaboliten Ambroxol, PEB 99%, Wi-Dauer-HWZ 1 h, terminale HWZ 16 h, zu 80% renale Elimination unverändert und als Metabolit

9.3 Antitussiva

Ind symptomatische Reizhustenbehandlung

Wi *Codein/Dihydrocodein/Hydrocodon:* Opioide → zentrale Hustenreflexhemmung
Noscapin: Alkaloid der Papaverin-Reihe, opioidartige antitussive Wirkung
Clobutinol: Unterbrechung des Hustenreflexes in der Medulla oblongata

KI *Codein/Dihydrocodein/Hydrocodon:* akuter Asthmaanfall, Atemin-

suffizienz, supraventrikuläre Arrhythmien, chron. und akute Pankreatitis, erhöhter intrakranieller Druck, Kinder < 1J.
Clobutinol: eingeschränkte Nierenfunktion
Pentoxyverin: Kinder < 2. J.

NW *Codein/Dihydrocodein/Hydrocodon:* Übelkeit, Erbrechen, Obstipation, in hoher Dosierung Atemdepression, Sedierung, Agitiertheit, KS, Tachy- oder Bradykardie
Noscapin: Anwendung in Schwangerschaft und Stillzeit möglich, Saft enthält Alkohol
Clobutinol: Schwindel, GIT-Symptome, allerg. Reaktionen, Halluzinationen, Synkopen
Pentoxyverin: Erbrechen, Übelkeit, Diarrhö, Krampfanfälle und Atemdepression (spez. bei Kleinkindern)

Codein – Codeinphosphat

(BtMVV); TTK 0,65–1,30 € (30–90 mg); sl/sl

HN *p.o.:* **Antitussivum Bürger®** 30 mg/Tbl., **Codeinum phosphoricum Compretten®** 30|50 mg/Tbl., **Codeinsaft von ct®** 5 mg/5 ml, **Codeintropfen von ct®** 1 mg/ Trpf., **Codicompren ret.®** 50 mg/Tbl., **Codipertussin®** 30|50 mg/Tbl., Saft 100 mg/100 ml, **Optipect®** Kodein Forte Tropfen 21,2 mg/ml, **Tryasol®** 30|50 mg/Tbl., Lösung 2,5 mg/ml, 22,1 mg/30 Trpf., **Tussoret®** 30 mg/Tbl., Saft 10 mg/ 5 ml

Dos **Symptomatische Therapie von Reizhusten:**
- *Erw:* 30 mg z.N. oder 3 × 10–30 mg/d p.o.
- *Kinder 6–12 J.:* 3 × 5–20 mg/d, Kleinkinder: 3 × 2–5 mg/d p.o. Trpf. oder Saft

PK BV 40–60%, max. Plasmakon. nach 1–2 h, HWZ 2–3 h, Wi-Dauer 4–6 h, hepatische Metabolisierung, zu 5–20% Demethylierung in Morphin

Dihydrocodein

TTK 1,80–4,30 € (30 mg unret.-240 mg ret.); Gr 6, Kl/La 1, Kl

HN *p.o.:* **DHC Mundipharm®** 60|90|120 mg/ret.-Tbl., **Paracodin®** 10 mg/Tbl., N-Sirup 9,7 mg/4 ml, Tropfen 10 mg/ml (= 20 Trpf.), **Tiamon®** Mono 10 mg/Tbl., 35 mg/ret.-Kps.

Dos **Symptomatische Therapie von Reizhusten:**

- *unretardiert:* 30–90 mg/d verteilt auf 3 ED p.o.
- *retardiert:* 2 x 60–120 mg/d
- *Kinder (starker Reizhusten):* > 12 J. 30–90 mg/d, > 9 J. 15–30 mg/d, > 6 J. 15 mg/d, > 4 J. 7,5–15 mg/d jeweils verteilt auf 3 ED p.o.

PK BV 20%, Wi-Dauer 4–6 h (bis 12 h), HWZ 3–4,5 h, PEB 10%, hepatische Metabolisierung

Hydrocodon *TTK p.o.: 1,46–4,38 € (10–30 mg); s.c.: 3,- € (15 mg); Gr 5, Kl/La 4, Kl*

HN *p.o.:* **Dicodid**® 10 mg/Tbl.
i.v.: **Dicodid**® 15 mg/ml Inj.-Lsg.

Dos **Starker u. schmerzhafter Husten:**

- *orale:* 2–3 × ½ Tbl./d, ggf. Steigerung auf 2–3 × 1 Tbl./d
- *parenteral:* ED 7,5–15 mg (= 0,5–1 ml) s.c., ggf. Wdh. bis 2–3/d

PK antitussive Effekt nach 15 min (p.o.), Wi-Dauer 4–8 h. max. Plasmakonz. (10 mg p.o.) nach 80 min, HWZ 3,8 h, toxische Dosis 100–300 ng/ml

Noscapin *TTK Drg.: 0,40–0,80 € (75–150 mg); Saft: 3,90 € (30 ml); Trpf.: 1,90–3,90 € (90–180 Trpf.); Gr 1, Am/La 2, Am*

HN *p.o.:* **Capval**® 25 mg/Drg.; 0,5 g/100 g Saft; 2,5 g/100 g Trpf.

Dos **Symptomatische Therapie von Reizhusten:**

- *Erw u. Kinder ab 12 J.:* 3 × 10 ml Saft/d, 3–6 × 30 Trpf./d o. 3 × 1–2 Drg./d
- *Kinder von 3–12 J.:* 3 × 5 ml Saft/d, 3–6 × 15 Trpf./d o. 3 × 1 Drg./d p.o.
- *Kleinkinder > 6 Mon.:* 2 × 2,5 ml Saft/d, 3–6 × 8 Trpf./d p.o.

PK HWZ 4,5 h

Clobutinol *TTK p.o.: 0,60–1,10 € (120–240 mg); i.v.: 1,63 € (20 mg); Kl/Kl*

HN *p.o.:* **Hustenstiller-ratiopharm**® Saft 40 mg/10 ml, **Rofatuss**® 40|80 mg/Kps., Saft 20 mg/5 ml, Tropfen 80 mg/16 Trpf. **Silomat**® 40 mg/Drg., Saft 40 mg/10 ml, Tropfen 40 mg/20 Trpf. (= 0,67 ml), **stas**®**-Hustenstiller** Saft 40 mg/10 ml, Tropfen 40 mg/20 Trpf., **Tussamed**® 40 mg/Drg., Tropfen 50 mg/ml
parenteral: **Silomat**® 20 mg/2 ml Amp.

Dos **Symptomatische Therapie von Reizhusten:**

- *p.o.:* 3 × 40–80 mg/d
- *schwere Hustenanfälle:* bis zu 3 × 20 mg/d i.m. oder i.v.
- *vor Bronchoskopien:* 20 mg i.m. oder i.v.
- *Kinder:* > 7 ½ J. 10–30 Trpf., > 1 J. 5–15 Trpf., > ¼ J. 3–9 Trpf. jeweils 2–3 × /d p.o.

PK vollständige Resorption, max. Plasmakonz. nach 1–2 h (p.o.); Wi-Dauer 4–6 h, HWZ 20–30 h, überwiegend renale Elimination (96%)

Pentoxyverin *TTK Tbl.: 0,93 € (150 mg); Saft: 1,80–2,40 € (45–60 ml); Supp.: 0,70–1,40 € (1–2 Supp.); Gr 5, Kl/La 3, Kl*

HN *p.o.:* **Pertix**® 30 mg/ml Trpf., 10,65 mg/5 ml Saft, **Sedotussin**® 50 mg/Tbl., 21,3 mg/10 ml Saft, 30 mg/ml Trpf.
rektal: **Sedotussin**® 8|20 mg/Supp.

Dos **Symptomatische Therapie von Reizhusten:**

- *Erw u. Jugendliche ab 14 J.:* 3 × 1 Tbl./d oder 3–4 × 30–45 Trpf. oder 3–4 × 15 ml Saft; *Max-Dosis:* 120 mg/d, bei tumorbedingter Husten bis zu 3–4 × 100 mg/d
- *Kinder p.o.:* 2–5 J.: 0,5–1 mg/kg KG/d; 6–14 J.: 1–2 mg/kg KG/d (Trpf., Saft), verteilt in 3–4 ED;
- *Kinder rektal:* 2–3 J.: 1–2 × 1 Supp./d; > 4 J.: 1 × 1 Supp./d
- *Anwendungsdauer*: in der Regel nicht länger als 2 Wochen

PK HWZ 2,3h (p.o.), hepatische Metabolisierung, nach rektaler Gabe gute Resorption, max. Konz. nach 4 h, HWZ 3 h

10.1 Antihistaminika

Ind	*alle:* Rhinoconjunctivitis allergica, Neurodermitis, chronisch rezidivierende Urtikaria *Dimetinden/Clemastin:* Anaphylaxie, Prophylaxe allerg. Kontrastmittelreaktionen *Ketotifen:* zur Anfallsprophylaxe bei Asthma bronchiale
Wi	H_1-Rezeptorantagonist → Histaminfreisetzung ↓ → Hemmung sekundärer Entzündungsmediatoren, der Mastzelldegranulation, anticholinerge Wi. (*Dimetinden, Clemastin, Ketotifen*), Stabilisierung der Mastzellmembran (*Ketotifen*)
KI	Kinder < 2. J. (*Cetirizin*), < 3. J. (*Dimetinden*), < 6. J. (*Loratadin*) *Clemastin:* Engwinkelglaukom, stenosierendes Magengeschwür, pyloroduodenale Obstruktion, Harnabflussstörung, Blasenentleerungsstörungen *Terfenadin:* QT-Verlängerung, Bradykardie, Hypokaliämie, -magnesiämie, anamnestische symptomatische HRST, relevante Herzerkrankungen, Leberzirrhose, Ikterus, viele Kombinationen mit anderen Wirkstoffen, die dem CYP3A4-Metabolismus unterliegen (siehe auch Fachinfo)
NW	*alle:* Sedierung, Unruhe, Schlaflosigkeit, Tremor, KS, Mundtrockenheit, GIT-Symptome *Clemastin:* Harnverhalt, Miktionsstörungen, Glaukomanfall *Terfenadin:* lebensbedrohliche HRST (QT-Zeitverlängerungen, ventrikuläre Tachyarrhythmien, Torsade de pointes, Kammerflimmern) *Ketotifen:* HRST (Brady-/Tachykardie), Miktionsstörungen, Gewichtszunahme

Cetirizin *TTK Tbl.: 0,28–0,42 € (10 mg); Gr 4, Kl/La 2, Kl*

HN *p.o.:* **Cetalerg®**, **Ceterifug®**, **Cetiderm®**, **Ceti** (**Generika**), **cetil von ct®**, **Cetirizin** (**Generika**), **Reactine®**, **Zanlan®**, **Zetir®**, **Zyrtec®** – *alle: 10 mg/Tbl. und/oder Saft 1 mg/ml 20 Trpf. = 10 mg = 1 ml*

Dos **Allerg: Erkrankungen wie Rhinoconjunctivitis allergica, Neurodermitis, chron. rez. Urtikaria:**

- *> 30 kg KG:* 1 × 10 mg oder 20 Trpf. oder 10 ml Saft p.o.(jeweils abends)
- *< 30 kg KG:* 1 × 5 mg oder 10 Trpf. oder 5 ml Saft p.o. (jeweils abends)

▸ *Dosisreduzierung bei Niereninsuffizienz:* GFR 3–50 ml/ min → 5 mg/d oder 10 Tropf./d (Erw)

PK BV 70%, Wi-Beginn nach 10–30 min, Wi-Dauer 24 h, HWZ 7–10 h, Elimination zu 70% unverändert überwiegend renal

Levocetirizin *TTK 0,56 € (5 mg); akut: 2,37 € (5 mg); Gr 4, Kl/La 2, Kl*

HN *p.o.:* **Xusal®**, **Xusal akut®**, **Xyzall®** *– alle: 5 mg/Tbl.*

Dos **allergische Erkrankungen wie saisonaler allergischer Rhinitis, perenniale allergische Rhinitis, chronische idiopath. Urtikaria:** 1 × 5 mg/d p.o.

▸ *Dosisanpassung bei Niereninsuffizienz:* GFR > 50 ml/min 5 mg/d; GFR 30–49 ml/min 5 mg/d alle 2 d; GFR < 30 ml/min 5 mg/d alle 3 d

PK das pharmakokinetische Profil von Levocetirizin (R-Enantiomer von Cetirizin) ist dem Razemat Cetirizin (s o.) identisch

Loratadin *TTK 0,15–0,30 € (5–10 mg); Gr 4, sl/La 2, Kl*

HN *p.o.:* **Clarityne®** *10 mg/Brause-Tbl.,* **Lisino®** 10 mg/Brause-Tbl., **Lora-(Generika)**, **Loraderm®**, **Loragalen®**, **Loralerg®**, **Lorano®**, **Loratadin (Generika)**, **Loratadura®**, **Loratagamma®**, **Loravis®**, **Viridin®** *– alle: 10 mg/Tbl.*

Dos **allergische Erkrankungen wie Rhinoconjunctivitis allergica, Neurodermitis, chron. rez. Urtikaria:**

- *> 30 kg KG:* 1 × 10 mg/d p.o. max. für 6 Mo. Dauer
- *< 30 kg KG:* 1 x 5 mg/d p.o. max. für 6 Mo. Dauer
- *Kinder:* Anwendungsdauer zwischen 6–12 J. beträgt 2 Wo.

PK rasche Resorption, hoher First-pass-Metabolismus, HWZ 12 h, HWZ des aktiven Metaboliten (Desloratadin) 20 h, PEB 97%, Elimination über Fäzes und Harn

Desloratadin *TTK 0,55 € (5 mg); Gr 4, sl/La 2, sl*

HN *p.o.:* **Aerius®** 5 mg/Tbl., Sirup 0,5 mg/ml (Kinder ab 2. J.)

Dos **allergische Erkrankungen wie Rhinoconjunctivitis allergica, Neurodermitis, chron. rez. Urtikaria:**
- *Erw > 12 J.:* 1 × 5 mg/d p.o.
- *Kinder 2–5 J.:* 1,25 mg = 2,5 ml/d p.o., *6–11 J.:* 2,5 mg = 5 ml/d p.o.

PK max. Plasmakonz. nach 3 h, terminale HWZ 27 h, PEB 83–87 %, hepatische Metabolisierung

Clemastin *TTK p.o.: 0,20 € (1 mg); i.v.: 2,19 € (2 mg); Gr 1, Kl/La 2, Kl*

HN *p.o.:* **Tavegil®** 1 mg/Tbl., 0,5 mg/10 ml Sirup
parenteral: **Tavegil®** 2 mg/5 ml Amp.
lokal: **Tavegil®** 0,3 mg/1 g Gel

Dos **akute Allergien, Adjuvans bei anaphylaktischem Schock und Quincke-Ödem, Prophylaxe von allerg. Reaktionen:**
- *Erw i.v.:* 1 (-2) × 2 mg/d langsam i.v.
- *Kinder i.v./i.m.:* 0,024 mg/kg KG/d (2 × 0,3 ml/kg KG/d) verteilt auf 2 ED

Allergien, Pruritus:
- *p.o.:* 2 × 1–6 mg/d (*Max-Dosis:* 6 Tbl./d oder 120 ml Sirup)
- *Kinder p.o.:* 7–12 J. 0,5–1 mg/d (2 × ½–1 Tbl. oder 10–20 ml Sirup), 4–6 J. 0,5 mg/d, 1–3 J. 0,25–0,5 mg/d jeweils verteilt auf 2 ED

PK Wi-Dauer 1–12 h, HWZ 3,6 und 37 h, hepatische Metabolisierung, danach überwiegend renale Elimination

Dimetinden *TTK p.o.: 0,60–1,25 € (3–6 mg); i.v.: 1,70–3,40 € (4–8 mg); Gr 1, Inj.-Lsg. Gr 4, Kl/La 2*

HN *p.o.:* **Fenistil®** 1 mg/Drg., 24-Stunden-ret.-Kps. 4 mg/Kps., Tropfen 1 mg/20 Trpf., Sirup 0,122 mg/ml
i.v.: **Fenistil®** 4 mg/Amp. à 4 ml
lokal: **Fenistil®** 1 mg/1 g Gel

Dos **akute Allergien, Adjuvans bei anaphylaktischem Schock und Quincke-Ödem, Prophylaxe von allerg. Reaktionen:**
- *allgemein:* 0,05–0,1 mg/kg KG (= 3,5–7 mg/70 kg KG)
- *akut:* 1–2 × 4 mg/d langsam i.v., max. für 7 d
- *KM-, Narkose, -Plasmaexpander-Anaphylaxie-Prophylaxe:* 1 ml pro 10 kg KG langsam (1 ml/30 sek.) i.v.

Allergien, Urtikaria, Kontaktdermatitis, Ekzeme u. andere juckende Dermatosen, Neurodermitis:

- *p.o.:* 3 × 1–2 mg/d oder 1 × 4 mg ret.-Kps./d abends für max. 25 d
- *lokal:* 2–4 × tgl. auf betroffene Hautareale auftragen
- *Kinder:* 0,1 mg/kg KG langsam i.v.; 1–8 J. 3 × 10–15 Trpf./d oder 3 × 1 Teelöffel Sirup/d p.o., > 9 J. 3 × 20 Trpf./d oder 3 × 1 ½ Teelöffel Sirup/d p.o.

PK rasche Resorption, BV 70%, Wi-Beginn nach 30–60 min, Wi-Dauer 4–5 h, PEB 90%, HWZ 6 h (ret.-Form 11 h)

Terfenadin

TTK 0,46 € (120 mg); sl/sl

HN *p.o.:* **Hisfedin®**, **Terfedura®**, **Terfemundin®**, **Terfenadin (Generika)** – *alle: 60 mg/Tbl.*

Dos **allerg. Rhinitis und Konjunktivitis sowie von allerg. Hautreaktionen:**

- 2 × 60 mg oder 1 × 120 mg/d (1,5–2,3 mg/kg KG/d) p.o.
- *Max-Dosis:* 120 mg/d p.o.
- *Kinder:* > 12 J. 80 mg/d; > 7½ J. 60 mg/d; > 3 J. 40 mg/d; > 1 J. 30 mg/d; > ½ J. 24 mg/d; > ¼ J. 20 mg/d jeweils verteilt auf 2 ED/d

PK BV < 1%, max. Plasmakonz. nach 1–2 h, Wi-Beginn nach 30 min, Wi-Dauer 4–12 h, HWZ 20 h, Elimination nach Metabolisierung in aktive Substanzen

Azelastin

TTK p.o.: 0,52 € (4 mg); Kl, im 1. Trim. Gr 4/La 1, Kl

HN *lokal:* **Allergodil®** 2 mg/Tbl., **Vividrin®** – *alle: 0,5 mg/ml Augentrpf. und Nasenspray*

Dos **Saisonal allergische Konjunktivitis:**

- *Erw u. Kinder > 4 J.:* 2 x je 1 Trpf./d in jedes Auge einträufeln, ggf. Dosissteigerung auf 4 x 1 Trpf./d
- *p.o.:* 2 x 1 Tbl./d p.o.

saisonale u. perenniale allergische Rhinitis: *Erw u. Kinder > 6 J.:* 2 x je 1 Sprühstoß/d in jedes Nasenloch oder 2 x 1 Tbl./d p.o.

PK BV 81%, PEB 80–90%, HWZ 20 h, Ausscheidung v.a. über die Fäzes

Ebastin

TTK 0,59–1,14 € (10–20 mg); Gr 5, sl/La 1, Kl

HN *p.o.:* **Ebastel®** 10|20 mg/Tbl., **Kestine®** 10 mg/Tbl.

Dos **saisonale u. perenniale allergische Rhinitis:** *Erw und Kinder > 12 J.:* 10–20 mg/d p.o.
Urtikaria: *Erw > 18 J.:* 10 mg/d p.o.
- *Dosisanpassung bei Niereninsuffizienz:* bei Behandlung bis 5 d nicht erforderlich
- *Dosisanpassung bei leichter bis mäßig ausgeprägter Leberinsuffizienz:* bei einer Behandlung bis zu 7 d nicht erforderlich

PK ausgeprägter first-pass-Metabolismus, Überführung in den aktiven Metaboliten Carebastin, max. Plasmakonz. nach 2,6–4 h (p.o.), HWZ d. Metaboliten 15–19 h, PEB > 95%

Fexofenadin *TTK 0,58–0,76 € (120–180 mg); Gr 4, sl/La 1, KI*

HN *p.o.:* **Telfast®** 30|120|180 mg/Tbl., **Telfast® akut** 120 mg/Tbl.

Dos **saisonale allergische Rhinitis:**
Erw u. Kinder > 12 J.: 1 x 120 mg/d vor einer Mahlzeit p.o.
chronische idiopathische Urtikaria:
Erw u. Kinder > 12 J.: 1 x 180 mg/d vor einer Mahlzeit p.o.

PK max. Plasmakonz. nach 1–3 h, PEB 60–70%, HWZ 11–15 h, Elimination v a. über die Galle

Hydroxyzin *TTK 0,42–0,84 € (37,5–70 mg); Gr 4, sl, KI kurz vor Geburt/La 1, KI*

HN *p.o.:* **AH 3®**, **Atarax®** 20 mg/10 ml Lsg., **Elroquil®** *– alle: 25 mg/Tbl.*

Dos **Juckreiz bei Urtikaria od. Neurodermitis:** *Erw und Kinder > 10 J.:* 37,5–75 mg/d, aufgeteilt in 2–3 ED; *Kinder 6–10 J.:* 25–50 mg/d

PK Wi-Eintritt nach 30 min, max. Plasmakonz. nach 2 h, Wi-Dauer 6–24 h, HWZ ca. 14 h, aktiver Metabolit Cetirizin, Ausscheidung meist unverändert (25%) renal

Mizolastin *TTK 0,61 € (10 mg); Gr 4, sl, KI im 1. Trim./La 1, KI*

HN *p.o.:* **Mizollen®**, **Zolim®** *– alle: 10 mg/Tbl.*

Dos **Allergische Haut- und Schleimhautprozesse:** *Erw u. Kinder > 12 J.:* 1 × 10 mg/d p.o.

PK max. Plasmakonz. nach 1,5 h, BV 65%, HWZ 13 h, PEB 98,4%, Metabolisierung hauptsächlich über Glukuronidierung

Montelukast S. 309 *TTK Montelukast S. 309; 0,61 € (10 mg)*

10.2 Mastzellstabilisatoren

Ind allerg. Asthma bronchiale, allerg. Rhinokonjunktivitis, Nahrungsmittelallergien (p.o.)

Wi Mastzellstabilisator durch Degranulationsinhibition → Hemmung der Freisetzung von Entzündungsmediatoren (Sofort- und Spätreaktion)

KI Kinder < 2 J. (p.o.)

NW Reizhusten, GIT-Symptome, selten eosinophile Pneumonie, bei p.o.-Gabe: Übelkeit und Erbrechen, Bauchschmerzen, Hautausschläge, Gelenkschmerzen, KS

Nedocromil *TTK 15,- € (1 Nasenspray); 14,- (AT); 33–38,- € (1 DA); Gr 4, sl im 1. Trim./Am*

HN *lokal:* **Irtan®** Nasenspray 1,3 mg/Sprühstoß, 20 mg/ml Augen-Trpf.,
inhalativ: **Tilade®** 2 mg/Sprühstoß

Dos **Saisonal allergische Konjunktivitis:** 2 × 1 Trpf. in beide Augen eintropfen, ggf. Dosissteigerung auf 4 × 1Trpf./d oder 4 × 2 Hub inhalieren
Perenniale allergische Konjunktivitis u. Conjunctivitis vernalis: 4 × 1 Trpf. in beide Augen eintropfen oder 4 × 2 Hub inhalieren

PK *inhalativ:* vollständig Resorption, BV 8–10%, HWZ 2 h, Elimination erfolgt renal (60–70%) u. biliär innerhalb von 24 h, keine Kumulation

Ketotifen *TTK Tbl.: 0,26–0,52 € (1–2 mg); Sirup: 0,41–0,44 € (1 mg); sl/sl*

HN *p.o.:* **Ketof®**, **Ketofex®**, **Ketotifen (Generika)**, **Pädiatifen®** Trpf. 1 mg/ml, **Zaditen®**, **Zatofug®** – *alle: 1 mg/Tbl. bzw. Kps., 1 mg/5 ml Sirup*

Dos **Prophylaxe von asthmatischen Beschwerden und Asthma-Anfällen, allerg. Bronchitis, Schnupfen und Hauterkrankungen:**
- *Erw: initial* 1 mg/d p.o. für 3–4 d abends, dann 2 × 1 mg/d; max. 2 × 2 mg/d

- *Kinder:* > 12 J. 4 (– 5) ml; > 7 ½ J. 3 ml; > 3 J. 2,5 ml; > ½ J. 2 ml jeweils 2 (– 3) × /d oder 0,02–0,03 mg/kg KG/d p.o. in 2 ED
- *Max-Dosis > 10 J.:* 4 mg/d p.o.

PK BV 50% (First-Pass-Effekt), max. Plasmakonz. innerhalb 2–4 h, PEB 75%, biphasische HWZ 3–5 und 20 h, nach hepatischem Metabolismus renale Elimination zu > 60%

11.1 Urospasmolytika, Blasentherapeutika

Ind Dranginkontinenz, Pollakisurie, imperativer Harndrang, Enuresis bei Detrusorüberaktivität (*Propiverin*), neurogener Detrusorhyperreflexie (*Oxybutyninhydrochlorid, Trospiumchlorid*)

Wi Parasympathikomimetika → Tonus ↓ der glatten Muskulatur an GI- und Urogenitaltrakt

KI Engwinkelglaukom, Blasenentleerungsstörung, Tachyarrhythmie, mechanische Stenosen Magen-Darm-Trakt, Colitis, tox. Megakolon, schwere Zerebralsklerose, Myasthenia gravis

NW Miktionsbeschwerden, Mundtrockenheit, Schwindel, Übelkeit, Müdigkeit, Schweißdrüsensekretion ↓, Gesichtsrötung, Sehstörungen, Augeninnendruck ↑, Pupillenerweiterung, Tachykardie, HRST, Diarrhö, Obstipation, Unruhe, KS, Tränenflussabnahme, Harnretention, Halluzinationen, Verwirrtheitszustände

Darifenacin *TTK 1,68–1,93 € (7,5–15 mg); Kl/Kl*

HN *p.o.:* **Emselex®** 7,5|15 mg/Tbl.

Dos **Pollakisurie, imperativer Harndrang, Drang- und Urge-Inkontinenz:** Erw > 18 J.: *initial* 1 × 7,5 mg/d p.o., ggf. Dosissteigerung auf 15 mg/d

PK BV 15–19%, hepatische und intestinale Metabolisierung, Elimination, renale (60%) und fäkale (40%) Elimination

Flavoxat *TTK 1,40–1,86 € (600–800 mg); Gr 1, Kl/La 1, Kl*

HN *p.o.:* **Spasuret®** 200 mg/Tbl.

Dos **Pollakisurie, imperativer Harndrang, Dranginkontinenz**: Erw u. Kinder > 12 J.: 3–4 × 200 mg/d p.o. nach den Mahlzeiten unzerkaut **zur Prophylaxe bei Untersuchungen:** 200 mg p.o. 1–2 h vor der Untersuchung

PK HWZ 44 min., max. Plasmakonz. 30–60 min., renale (30–40%) und fäkale (50–60%) Elimination

Oxybutyninhydrochlorid *TTK p.o.: 0,54–0,84 € (5–15 mg); Pflaster: 5,71 (36 mg Pfl.); Gr 5, 1. Trim. Kl, 2.-3. Trim. sl/Kl*

HN *p.o.:* **Cystonorm®**, **Dridase®**, **Lyrinel®** 5|10|15 mg/ret.Tbl., **Oxyb®**, **Oxybugamma®** 2,5 mg, **Oxybutin®**, **Oxybuton®**,

Oxybutynin (Generika, Hexal® 2,5 mg/Tbl., **-ratiopharm**® 2,5 mg, **von ct**® 2,5 mg/Tbl.), **Oxymedin**® 2,5 mg/Tbl., **Ryol**®, **Spasyt**® – *alle: 5 mg/Tbl.*
transdermal: **Kentera**® 36 mg/Pfl.

Dos **Pollakisurie, Nykturie, imperativer Harndrang, Inkontinenz:**
- *Erw:* 2–3 2,5–5,0 mg/d p.o. oder Pflaster 2 x pro Woche
- *Kinder:* > 38 kg KG 3 × 5 mg/d; 30–38 kg KG 2 × 5 mg/d; 20–30 kg KG: 3 × 2,5 mg/d p o.

PK BV 11%, max. Plasmakonz. nach 30–90 min, Wi-Dauer 6–10 h, HWZ 2–3 h, hepatische Metabolisierung in aktive Metaboliten (90% der biologischen Aktivität), renale Elimination

Propiverin *TTK 1,27–1,90 € (30–45 mg); Gr 4, sI/La 2, sI*

HN *p.o.:* **Mictonetten**® 5 mg/Drg.; **Mictonorm**® 15 mg/Drg.

Dos **Dranginkontinenz, Pollakisurie, imperativer Harndrang:**
- *Erw:* 30–45 mg/d; max. 20 mg/d für > 3 Wo.
- *Kinder:* 2 × 0,4 mg/kg KG/d für > 3 Mo.

Enuresis nocturna: *Kinder:* abends 0,4 mg/kg KG für > 3 Mo.
Nykturie: *Erw:* abends 15 (-30) mg für > 3 Wo.
Postoperativ: *Erw:* (45-) 60 mg/d

Solifenacin *TTK 1,70–1,94 € (5–10 mg); Gr 5, sI/La 1, KI*

HN *p.o.:* **Vesikur**® 5|10 mg/Tbl.

Dos **Dranginkontinenz, Pollakisurie, imperativer Harndrang:**
1 × 5 mg/d, ggf. b. Bedarf auf 10 mg/d erhöhen

PK max. Plasmakonz. 3–8 h, BV 90%, HWZ 45–68 h, nach heaptischer Metabolisierung Elimination renal 70%, fäkal 23%

Tolterodin *TTK 1,60–1,87 € (4 mg unret. – 4 mg ret.); Gr 6, KI/La 1, KI*

HN *p.o.:* **Detrusitol**® 1|2 mg/Tbl., **Detrusitol**® **retard** 4 mg/Kps.

Dos **Dranginkontinenz, Pollakisurie, imperativer Harndrang:**
2 × 2 mg/d bzw. ret. 1 × 4 mg/d unzerkaut
▸ *Eingeschränkte Leber- o. Nierenfunktion:* 2 × 1 mg/d bzw. ret. 1 × 2 mg/d

PK max. Plasmakonz. 2–6 h, BV 17%–65%, Elimination renal 77%, fäkal 17%

Trospiumchlorid *TTK p.o.: 1,02–1,53 € (20–60 mg); i.v.: 0,69 € (1 Amp.); Gr 4, sI/KI*

HN *p.o.:* **Spasmex**® 5|15|30 mg/Tbl., **Spasmolyt**® 10|20 mg/Tbl., **Spasmo-Rhoival**® TC 20 mg/Drg., **Spasmo-Urgenin**® 5 mg/Tbl., **Trospi**® 30 mg/Tbl.
i.v.: **Spasmex**® 1,2|2 mg/2 ml Inj.-Lsg.

Dos **Vegetative Blasenfunktionsstörungen/Dranginkontinenz, Reflexinkontinenz:**
- *p.o.: 2–3 × 10–20 mg/d p.o.*
- *i.v.:* 1,2 mg (1 Amp.) langsam i.v. injizieren.
- ▶ *Niereninsuffizienz:* Dosisreduktion erforderlich, siehe Fachinfo

PK max. Plasmakonz p.o. 4–6 h, HWZ 5–21 h, renale Elimination

Duloxetin *TTK 2,23 € (80 mg); Kl/Kl*

HN *p.o.:* **Cymbalta**® *30|60 mg/Kps.,* **Yentreve**® *20|40 mg/Kps.*

Dos **mittelschwerer bis schwerer Belastungs-(harn-) Inkontinenz bei Frauen:**
2 × 40 mg/d p.o., ggf. bei NW Dosisreduktion auf 2 × 20 mg/d

PK max. Plasmakonz p.o. nach 6 h, nach Metabolisierung renale Elimination

11.2 Mittel bei erektiler Dysfunktion

Ind *alle:* erektile Dysfunktion
Alprostadil: chronische pAVK III° – IV°, vorübergehende Offenhaltung des Ductus arteriosus Botalli bei Neugeborenen mit angeborenen Herzfehlern

Wi *Sildenafil/Vardenafil/Tadalafil:* Phosphodiesterase Typ 5-Hemmer → cGMP im C. cavernosum bei sexueller Erregung ↑ → Gefäßrelaxation → Bluteinstrom ↑ → Erektion
Apomorphin-Hydrochlorid: Stimulation der zentralen Signalübermittlung im Hypothalamus → lokale Wi von NO ↑ → cGMP ↑ → Relaxierung der glatten Muskulatur im C. cavernosum → Blutfüllung ↑ → Erektion
Alprostadil: Prostaglandin E1 → Blutzufuhr im C. cavernosum ↑ und Relaxation der Trabekelmuskulatur zur Erektion
Yohimbin: Blockade zentraler α_2-Rezptoren → Verstärkung erektionsfördernder Efferenzen

KI *alle:* KHK, schwere Herzinsuffizienz, Herzinfarkt, < 18. J., schwere Hypotonie
Sildenafil/Vardenafil/Tadalafil: in Kombination mit Nitraten oder NO-Donatoren, kürzlich erlittener Herzinfarkt und Schlaganfall, HRST, schwere Leberinsuffizienz
Alprostadil: Asthma bronchiale
Yohimbin: affektive Störungen, Angstzustände, Glaukom, Frauen

NW *alle:* KS, Flush, Schwindel, RR-Abfall, Synkope, Tachykardie, GIT-Symptome
Sildenafil/Vardenafil/Tadalafil: Dyspepsie, Sehstörungen, Rhinitis
Apomorphin-Hydrochlorid: Pharyngitis, Benommenheit, verstärkter Husten, Hitzewallungen, Geschmacksstörungen, Schwitzen
Alprostadil: Verwirrtheit, epileptische Anfälle, Fieber
Yohimbin: Tremor, Erregungszustände

Sildenafil *TTK 8,83–12,- € (25–100 mg)*

HN *p.o.:* **Viagra®** 25 | 50 | 100 mg/Tbl.

Dos **Erektile Dysfunktion:** 1 h vor dem Geschlechtsverkehr 50 mg p.o., ggf. Dosisanpassung auf 25–100 mg; *Max-Dosis:* 1×/d
▸ *Dosisreduktion bei Niereninsuffizienz* (GFR < 30 ml/min) oder *Leberinsuffizienz:* auf 25 mg

PK schnelle Resorption, BV 41%, max. Plasmakonz. nach 30–120 min., HWZ 4 h, PEB 96%, nach hepatischem Metabolismus Elimination über die Fäzes zu 80%

Vardenafil *TTK 9,21–12,08 € (5–20 mg)*

HN *p.o.:* **Levitra®** 5 | 10 | 20 mg/Tbl.; **Vianza®** 10 mg/Tbl.

Dos **Erektile Dysfunktion:** 10 mg/d 25–60 min. vor dem Geschlechtsverkehr p.o., bei älteren Männern zunächst mit 5 mg beginnen; *Max-Dosis:* 20 mg/d
▸ *Dosisreduktion bei Niereninsuffizienz (GFR < 30 ml/min):* 5 mg/d

PK rasche Resorption, max. Plasmakonz. nach 15 min., BV 15%, HWZ 4–5 h, nach hepatischem Metabolismus über Cytochrom-P_{450}-Isoenzyme Elimination per Fäzes

Tadalafil *TTK 12–12,16 € (10–20 mg)*

HN *p.o.:* **Cialis®** 10 | 20 mg/Tbl.

Dos **Erektile Dysfunktion:** 10 mg/d 30–60 min. vor dem Geschlechtsverkehr p.o., bei ausbleibendem Effekt ggf. 20 mg/d; *Max-Dosis*: 20 mg/d

PK gute Resorption, max. Plasmakonz. nach 2 h, PEB 94%, HWZ 17,5 h, Wi-Zeit 24 h, nach hepatischem Metabolismus über Cytochrom-P_{450}-Isoenzyme, Elimination per Fäzes (61%) und renal (36%)

Apomorphin-Hydrochlorid *TTK 19–10,80 € (2–3 mg)*

HN *p.o.:* **Uprima®** *2|3 mg/Tbl.*

Dos **Erektile Dysfunktion:** 2–3 mg sublingual 10–15 min vor geplantem Geschlechtsverkehr unter der Zunge oder in der Wangentasche für 10 min zergehen lassen, nicht schlucken, kauen oder lutschen

PK sublinguale Resorption innerhalb von 10 min, Erektion nach 18–19 min, max. Plasmakon. nach 40–60 min, HWZ 3 h

Alprostadil *TTK ED: 12–17,- € (10–20 µg/Amp.)*

HN *intracavernöse Injektion:* **Caverject®** 10|20 µg/Amp., **Caverject® Impuls** 10|20 µg/Amp., **Viridal®** 10|20|40 µg/Doppelkammer-Karpule
lokale Applikation in die Harnröhre: **MUSE®** 250|500|1000 µg

Dos **erektile Dysfunktion:**

- *intracavernöse Injektion in das Corpus cavernosum: initial* 1,25–2,5 µg, Titrationsschritte nach klinischer Wi und Verträglichkeit auf später 10–20 µg pro Injektion
- *lokale Applikation in die Harnröhre: Anfangsdosis* 250 µg, Titrationsschritte nach klinischer Wi und Verträglichkeit auf später 1000 µg pro Anwendung

PK HWZ 5–10 min, PEB > 90%, 80–90% werden in der Lunge metabolisiert und zu 90% renal eliminiert

Yohimbin *TTK 1,11–2,22 € (15–30 mg)*

HN *p.o.:* **Yocon-Glenwood®**, **Yohimbin „Spiegel"®** Tbl. *– alle: 5 mg/Tbl.*

Dos **Erektile Dysfunktion:** 3 × 5–10 mg/d p.o.

PK starke individuelle Schwankungen der BV (7–87%,) max. Plasmakonz. 45–60 min, HWZ 35 min

11.3 Mittel bei benigner Prostatahyperplasie (BPH)

Ind *alle:* benigne Prostatahyperplasie (BPH)
Finasterid: androgenetische Alopezie (als Haarwuchsmittel)
Terazosin: arterielle Hypertonie

Wi *Alfuzosinhydrochlorid/Tamsulosinhydrochlorid/Terazosin/Doxazosin:* selektiver und kompetitiver postsynaptischer α_1-Rezeptorantagonist → Tonus der glatten Muskulatur von Harnleiter und Blasengrund ↓ → erleichterte Blasenentleerung
Finasterid/Dutasterid: 5-α -Reduktasehemmer → hemmt die Bildung von Dihydrotestosteron (DHT) aus Testosteron → Prostatawachstum ↓

KI *Alfuzosinhydrochlorid/Tamsulosinhydrochlorid/Terazosin/Doxazosin:* orthostatische Hypotonie, Kombination mit Alpha-Rezeptorenblocker, schwere Leberinsuffizienz
Terazosin: Miktionssynkopen, chron. Harnwegsinfekt, Anurie, Kinder < 12 J.
Finasterid/Dutasterid: Leberinsuffizienz, Frauen, Kinder < 18 J.
Sitosterin: bekannte Hypersiterolämie

NW *Alfuzosinhydrochlorid/Tamsulosinhydrochlorid/Terazosin/Doxazosin:* Übelkeit, Magenschmerzen, Diarrhö, KS, Schwindel, Benommenheit, orthostatische Hypotonie, Synkopen, HRST, reflektorische Tachykardie, Visusstörungen, Rhinitis
Finasterid/Dutasterid: reduziertes Lustempfinden, Erektionsstörungen, reduzierte Samenbildung, Gynäkomastie, Brustschmerzen
Sitosterin: Oberbauchschmerzen, Übelkeit, Hautausschlag

Alfuzosinhydrochlorid

TTK 0,52–0,53 € (5–10 mg ret.), 1,32–1,98 € (5–7,5 mg unret.)

HN *p.o.:* **Alfuzosin® (Generika)**, **Urion®**, **Uroxatral®**, **Xatral®**, **Urion uno®**, **Uroxatral Uno®** – *alle: 2,5 und/oder 5|10 mg/Ret.-Tbl.*

Dos **benigne Prostatahyperplasie (BPH):** 5-10 mg ret./d p.o. nach der Mahlzeit oder 2–3 × 2,5 mg/d p.o.

PK max. Plasmakonz. 9 h, HWZ 9 h, PEB 90%, nach hepatischem Metabolismus überwiegend Elimination per Fzes

Doxazosin *TTK 0,40–0,49 € (2–4 mg)*

HN *p.o.:* **Alfamedin®, Cardura® Uro** 1|2|4 mg/Tbl., **Diblocin® PP Uro** 1|2|4 mg/Tbl., **Doxamax®, Doxa (Generika), Doxazosin (Generika), Uriduct®** – *alle: 1|2|4 mg/Tbl.*

Dos **benigne Prostatahyperplasie (BPH):**
- Einschleichend beginnen bis 1 × 2–4 mg/d p o.
- *Max-Dosis:* 16 mg/d

PK BV 65%, HWZ 10–20 h, PEB 98%, max. Plasmakonz. 2 h, beim PP-System nach 8–9 h, fast vollständige hepatische Metabolisierung

Tamsulosinhydrochlorid *TTK 0,44 € (0,4 mg)*

HN *p.o.:* **Alna®, Alna® Ocas, Omnic®, Tadin®, Tamsu-Q®, Tamsublock®, Tamsulo Isis®, Tamsulosin (Generika), Tamsunar®** – *alle: 0,4 mg/Ret.-Kps.*

Dos **benigne Prostatahyperplasie (BPH):** 0,4 mg/d Ret.-Kps. morgens p.o.

PK BV fast 100%, max. Plasmakonz. nach 6 h, Eliminations-HWZ nach ca. 10–13 h

Terazosin *TTK 0,46–0,52 € (5–10 mg)*

HN *p.o.:* **Flotrin®-Max , Heitrin®, Hytrin®,Terabloc®, Teranar®, Tera TAD®, Terazid®, Terazoflo®, Terazosin (Generika), Urozosin®** – *alle: 1|2|5 und/oder 10 mg/Tbl.*

Dos **benigne Prostatahyperplasie (BPH):**
- *initial* 1 mg/d für 7 d, dann 2 mg/d für 14 d, dann *Erh-Dosis* 5 mg/d
- *Max-Dosis*: 20 mg/d

PK BV 90%, max. Plasmakonz. nach 30–90 min, HWZ 10–18 h, Wi-Dauer 24 h, PEB 80–90%, Elimination fäkal > renal in mehr als 7 Metaboliten

Dutasterid *TTK 1,25 € (0,5 mg)*

HN *p.o.:* **Avodart®** 0,5 mg/Weichkps.

Dos **benigne Prostatahyperplasie (BPH):**
Erw (einschl. ältere Pat.): 1 x 0,5 mg/d p.o.

PK BV 60%, max. Plasmakonz. 1–3 h, PEB 99,5%, HWZ 3–5 Wo.

Finasterid *TTK 1,40 € (5 mg)*

HN *p.o.:* **Proscar®** 5 mg/Tbl.

Dos **benigne Prostatahyperplasie (BPH):** 5 mg/d p o. als *Dauertherapie*

PK BV 80%, max. Plasmakonz. nach 2 h, PEB 93%, HWZ 5–6 h, nach Metabolismus Elimination per Fäzes

Sitosterin (Phytosterol) *TTK 0,24–1,02 (60–65 mg)*

HN *p.o.:* **Azuprostat Sandoz®** 65 mg/Kps.; **Harzol®** 10 mg/Kps., **Sitosterin Prostata Kapseln®** 10 mg/Kps., **Triastonal®** 10 mg/Kps.

Dos **benigne Prostatahyperplasie (BPH):** 3 × 20 mg/d oder 2 × 65 mg/d

11.4 Harnansäuerungsmittel

Ind Zusatztherapie bei Harnwegsinfekten, Rezidivprophylaxe, chronische Niereninsuffizienz, Infekt- und Phosphatsteine, Paracetamolvergiftung

Wi essenzielle Aminosäure, Ansäuerung des Urins durch die Abbauprodukte → Keimvermehrung in den ableitenden Harnwegen ↓

KI metabolische und renale tubuläre Azidose, schwere Leberinsuffizienz, Oxalose, Hyperurikosurie, -urikämie, Harnsäuresteine, Cystinsteindiathese, Homocysteinurie

NW metabolische Azidose, GIT-Symptome

Methionin (L-) *TTK 0,66–1,22 € (1,5–3 g); KI/KI*

HN *p.o.:* **Acimethin®**, **Acimol®**, **Blemathin®**, **Methionin (Generika)**, **Methio TAD®**, **Methiotrans®**, **Uromethin®** – *alle: 500 mg/Tbl.*

Dos **Harnansäuerung:** 3 × 500–1000 mg/d p o.
Paracetamol-Vergiftung:
alle 4 h 2500 mg bis insgesamt 10 g (20 Tbl.) p.o.
chronisches Nierenversagen: 2–3 × 500 mg/d p o.

PK vollständige Resorption, HWZ 1–1,5 h, 90% des Schwefels des L-Methionins wird bei aufgefüllten Glutathionspeichern zu Sulfat oxidiert → Harnansäuerung

12.1 Antiphlogistika und Antirheumatika → S. 11ff.

12.2 Muskelrelaxanzien → S. 342

12.3 Knochenmineralisation

12.3.1 Biphosphonate

Ind postmenopausale Osteoporose + Prophylaxe bei erhöhtem Osteoporoserisiko, Osteolyse und Hyperkalzämie bei Metastasierung, Knochenschmerzen, Morbus Paget

Wi Osteoklastenaktivität und ossäre Kalziummobilisierung ↓ → Knochenabbau ↓, Serum-Ca^{2+} ↓

KI Nierenfunktionsstörung (GFR < 30 ml/min), schwere akute Entzündungen des GIT, Hypokalzämie, Kinder (keine Erfahrungen)

NW GIT-Symptome (Dyspepsie, Übelkeit und Erbrechen, Bauchschmerzen, Diarrhö, Verstopfung, Gastritis), Hypokalzämie, Hypophosphatämie, Benommenheit, KS, Muskel-, Knochen- und Gelenkschmerzen, selten Verschlechterung der Nierenfunktion

Alendronsäure *TTK 1,17 € (10 mg); 7,88 € (70 mg); Gr 4, KI/KI*

HN *p.o.:* **Alendro-Q®**, **Alendron (Generika)**, **Alendronsäure (Generika)**, **Fosamax®**, **Tevanate®** – *alle: 10|70 mg/Tbl.*

Dos **Osteoporose:** 1 × 10 mg/d oder 70 mg 1 ×/ Wo. 30 min vor dem Essen p.o. (am besten morgens) mit einem vollen Glas Leitungswasser im Stehen oder Sitzen

▸ *Dosisreduktion Niereninsuffizienz:* KI bei GFR < 30 ml/min

PK BV 0,6–0,7%, PEB 78%, > 50% renale Elimination

Clodronsäure *TTK p.o.: 9,93 € (1600 mg); i.v.: 30–140,- € (300–1500 mg); KI/KI*

HN *p.o.:* **Bonefos®**, **Clodron (Generika)** – alle: 400|800 mg/Tbl.; **Ostac®** 400 mg/Kps., 520 mg/Tbl. *i.v.:* **Bonefos®** pro infusione 300 mg/5 ml Amp., 1500 mg/25 ml Amp.

Dos **tumorinduzierte Hyperkalzämie, Osteolyse:**

- *i.v.:* 1 Amp./d in 500 ml NaCl 0,9% über 2 h für 5–7 d, dann ggf. alle 14 d

- *p.o.:* 2 × 800 (–1600) mg/d (mind. 2 h vor dem Essen nüchtern mit Wasser)
- *Max-Dosis:* 3200 mg/d
- ▸ *Dosisreduktion Niereninsuffizienz:* GFR 15–30 ml/min um 50%, KI wenn < 15 ml/min

PK orale BV 1–2% (stark nahrungsabhängig), HWZ 1–16 h, von resorbierbarer Menge 30% in Knochen, 70% in Urin, renale Elimination

Etidronsäure *TTK 3,50 € (400 mg); KI/KI*

HN *p.o.:* **Didronel®**, **Diphos®**, **Etidron HEXAL®** 400 mg/Tbl., **Etidronat JENAPHARM®** – *alle: 200 mg/Tbl.*

Dos **Osteoporose:** 400 mg/d für 14 d p.o. (mind. 2 Std. vor oder nach einer Mahlzeit), ab dem 15. d + 500 mg/d Calcium für 76 d eingenommen, Wdh. alle 90 d

Morbus Paget: *initial:* 5 mg/kg KG/d für längstens 6 Mo. Dosis über 5 mg/kg KG/d für < 3 Mon., ggf. Wdh. frühestens nach 3 Mo.

Bei künstlichem Hüftgelenkersatz: 20 mg/kg KG/d p.o., ab 4 Wo. vor der geplanten OP bis 3 Mo. post OP

Zur Verhinderung posttraumatischer heterotoper Ossifikationen: 20 mg/kg KG/d p.o. für 2 Wo., anschließend 10 mg/kg KG/d für 10 Wo.

▸ *Dosisreduktion Niereninsuffizienz:* KI bei schwerer Niereninsuff.

PK HWZ 24 h, HWZ von 2–10 Wo., renale Elimination

Ibandronsäure *TTK p.o.: 12,77 € (50 mg), 45,- € (150 mg); i.v.: 187–322,- € (2–6 mg); KI/KI*

HN *p.o.:* **Bondronat®** 50 mg/Tbl., **Bonviva®** 150 mg/Tbl.
i.v.: **Bondronat®** 2|6 mg/2|6 ml Konzentrat zur Herstellung einer Inf.-Lsg.

Dos **tumorinduzierte Hyperkalzämie:**

- *p.o.: 50 mg/d p.o. oder 1 x 150 mg/Monat*
- *Hyperkalzämie: Einmaldosis* von 4 mg über 2 h i.v. (in 500 ml NaCl 0,9%/Glc. 5%), bei mäßiggradiger Hyperkalzämie (Albumin-korrigierter Serum-Ca^{2+}-Spiegel < 3 mmol/l oder < 12 mg/dl): 2 mg (vor der Behandlung Rehydratation mit 0,9%iger NaCl-Lsg.)
- *Max-Dosis:* 6 mg

▶ *Dosisreduktion bei Niereninsuffizienz:* GFR < 30 ml/min 2 mg alle 3–4 Wo.

PK PEB 87%, HWZ 10–60 h, renale Elimination

Pamidronsäure *TTK i.v.: 50–240,- € (15–90 mg); KI/KI*

HN *i.v.:* **Aredia®**, **Pamidro-cell®**, **Pamidron Hexal®**, **Pamidronat (Generika)**, **Pamifos®**, **Ribodronat®** – *alle: 15|30|60|90 mg Trockensubstanz u. Lösungsmittel*

Dos **tumorinduzierte Hyperkalzämie, osteolytische Metastasen, Plasmozytom:** 1 × 15–90 mg alle 3–4 Wochen, je nach Ca^{2+}-Spiegel
Morbus Paget: 1 × 30 mg/Wo. über 6 Wo. oder 1 × 60 mg alle 2 Wo. für 6 Wo.

PK PEB 54%; renale Elimination; HWZ biexponenziell 1,6 und 27 h

Risedronsäure *TTK 1,38–9,40 € (5–30 mg); 10,50 € (35 mg Wochentbl.); KI/KI*

HN *p.o.:* **Actonel®** 5|30 mg/Tbl., 35 mg/Wochen-Tbl.

Dos **Osteoporose:** :

- *p.o.:* 5 mg/d *Dauermedikation* oder 30 mg/d p.o. über 2 Mo. (Wdh. des Behandlungszyklus erst nach Mindestabstand von 2 Mo.) oder
- *Dauermedikation:* 1 × 35 mg/Wo p.o.

Morbus Paget: 1 (-2) × 30 mg/d p.o. über 2 Mo.

▶ *Dosisreduktion Niereninsuffizienz:* KI bei GFR < 30 ml/min

PK BV unter 1%, PEB 24%, 50% der resorbierten Dosis werden in 24 h renal eliminiert, der Rest mit den Fäzes

Tiludronsäure *TTK 11,14 € (400 mg); Gr 4, KI/KI*

HN *p.o.:* **Skelid®** 200 mg/Tbl.

Dos **Morbus Paget:** 1 × 400 mg/d für 3 Mon. 2 h prä- bzw. postprandial mit Wasser (nicht mit Milch), Behandlungswdhl. nach frühestens 6 Mo.

▶ *Dosisreduktion bei Niereninsuffizienz:* KI bei GFR < 30 ml/min

PK BV 6%, max. Plasmakonz. 1–2 h, PEB 91%, renale Elimination

Zoledronsäure *TTK 324–547,- € (4–5 mg); Gr 4, KI/KI*

HN *p.o.:* **Zometa®** 4 mg/Inf.-Lsg., **Aclasta®** 5 mg/Inf.-Lsg.

Dos **Komplikationen bei Skelettmetastasen:** 4–5 mg in 100 ml NaCl 0,9% als Kurzinf. alle 3–4 Wo. i.v., zusätzlich 500 mg Ca^{2+}/400 IE Vit.-D tgl. p.o.
tumorinduzierte Hyperkalzämie: 4–5 mg in 100 ml NaCl 0,9% als Kurzinf. i.v.

PK max. Plasmakonz. 4 h, keine Metabolisierung, renale Elimination

12.3.2 Calcitonin und andere

Ind Hyperkalzämie, hyperkalzämische Krise, Folgeerscheinung bei Osteoporose, Wirbelkörperfrakturen, Knochenschmerzen, tumorbedingte Osteolysen, Sudeck-Syndrom Stadium II – III, Morbus Paget Wi
Osteoklastenaktivität und ossäre Kalziummobilisierung ↓ → Knochenabbau ↓, Serum-Ca^{2+} ↓
Strontiumranelat, Raloxifen: postmenopausale Osteoporose

KI *relative KI:* Hypokalzämie, bei Kindern wegen möglicher Störungen des Knochenwachstums nicht über längere Behandlungszeiträume
Strontiumranelat: Überempfindlichkeit geg. den Wirkstoff
Raloxifen: venöse thrombembolische Ereignisse in der Vorgeschichte, schwere Leber- und Nierenfunktionsstörung, Nachweis eines Endometriumkarzinoms

NW *10%:* lokal: Rhinitis, unspez. Symptome*1–10%:* initial v.a. *bei i.v.-Injektion:* Flush, Übelkeit, Erbrechen, Diarrhö, Symptome eines Wi-Verlustes, allerg. Reaktionen; *nasal:* ulzerative Rhinitis, Sinusitis, Epistaxis; *systemisch:* Flush, Schwindel, KS, Übelkeit, Diarrhö, abdominale Schmerzen, Pharyngitis, Müdigkeit, Geschmacksstörungen
Strontiumranelat: Übelkeit, Erbrechen, Diarrhö, KS, Bewusstseinsstörungen, Dermatitis, Ekzeme
Raloxifen: Hitzewallungen, Wadenkrämpfe, Grippe-Symptome, venöse thrombembol. Ereignisse, periphere Ödeme

Calcitonin *TTK s.c./i.m.: 1,72 € (50 IE) ; Nasenspray: 177,- € (1 Spray); Gr 4, kE/La 1+5, Kl*

HN *parenteral:* **CalciHexal®**, **Calcitonin** (**Generika**), **Calcihexal®**, **Karil®**, **Osteos®**, **Osteostabil®** – *alle: 50 | 100 IE./Amp. à 1 ml*
Nasenspray: **Calcitonin** (**Generika**) 100 IE/Stoß, **Karil®**, **Miacalcic®** – alle: *200 IE/Stoß*

Dos **postmenopausale Osteoporose:** *Intervall-Therapie.:* 6–8 Wo.: 1 × 50 IE/d oder 100 IE jeden 2. d s.c./i.m. oder 100 IE in jedes Nasenostium für 5 d/Wo
Knochenschmerzen bei Osteoporose: 5–10 IE/kg KG s.c./i.m. (individuell dosieren)
hyperkalzämische Krise: 5–10 IE/kg KG/d (2 × 350 IE/70 kg KG/d) als Inf. in 500 ml NaCl 0,9%
Morbus Paget: *initial:* 1 × 100 IE s.c./i.m.; *Erhaltungsdosis:* 100 IE alle 2 d
Sudeck-Syndrom: 1 × 100 IE/d s.c./i.m., nach 2–4 Wo. 3 × 100 IE/Wo. für insges. 6 Wo.

PK BV 66% (i.m.), 71% (i.v.), HWZ 50–90 min, Steady-state nach 4–6 h

Raloxifen *TTK 1,41 € (60 mg); Gr 7+8, Kl/La 1, Kl*

HN *p.o.:* **Evista®**, **Optruma®** – *alle: 60 mg/Tbl.*

Dos **Behandlung/Prävention postmenopausale Osteoporose:** 60 mg/d p.o. unabhängig von den Mahlzeiten

PK BV 2%, PEB 98%, starker first-pass-Metabolismus, Elimination der Metabolite per Fäzes

Strontium ranelat *TTK 1,63 € (2 g); Gr 6, Kl/La 2, Kl*

HN *p.o.:* **Protelos®** 2 g Beutel Granulat f. Susp.

Dos **postmenopausale Osteoporose:** 2 g abends p.o. zur Langzeittherapie

PK BV 25%, max. Plasmakonz. nach 3–5 h, HWZ 60 h, Steady-state nach 2 Wo., renale und intestinale Elimination

13.1 Allgemeinanästhetika

13.1.1 Barbiturate

Ind Mono- und Kombinationsnarkose, Einleitung einer Inhalations- und Neuroleptanalgesie, präklinische Narkose bzw. Narkoseeinleitung bei schweren Traumen im Rettungsdienst
Thiopental: Status epilepticus (Mittel der letzten Wahl), Hirndrucktherapie

Wi Injektionsnarkotikum, rascher Bewusstseinsverlust, Herzauswurfleistung ↓, Atemdepression, hirndrucksenkend, Verminderung des Hirnstoffwechsels, keine Analgesie, antikonvulsiv, Narkosedauer durch potenziell immunsuppressive Wi zeitlich limitiert

KI schwere Leber- und Nierenfunktionsstörungen, Intoxikation mit zentral wirksamen Medikamenten/Alkohol, latente oder manifeste Porphyrie, Status asthmaticus; für die rektale Gabe zusätzlich: < 18 Mo., < 25 kg KG, Entzündungen im Darmbereich, geplante Darmoperationen, Anämie, nicht nüchterne Kinder; für die *i.m.-Gabe* zusätzlich: < 12 Mo., < 25 kg KG, Anämie, nicht nüchterne Kinder

NW Atemdepression, euphorische Stimmungslagen (in ca. 10%), Traumerlebnisse (in ca. 40%), kardiovaskuläre Depression mit RR-Senkung, HRST, Muskelshivering, Histaminfreisetzung, Bronchospasmus, Laryngospasmus, Injektionsschmerz, zentrale Exzitationen (Husten, Niesen, Singultus), Hypersensitivitätsreaktionen

Thiopental *TTK 1,17–1,50–1,55 € (0,5–1 g); sl/sl*

HN *i.v.:* **Thiopental** (**Generika**) – *alle: 0,5 | 1,0 g/Durchstech-Fl. à 20 ml*

Dos **Einleitung einer Inhalations- und Neuroleptnarkose, präklinische Narkose bzw. Narkoseeinleitung bei schweren Traumen im Rettungsdienst:**

- *i.v.* (500 mg Trockensubstanz mit 20 ml Aqua ad. Inj. auflösen [1 ml = 25 mg]):
- *Narkoseeinleitung:* 3–7 mg/kg KG (200–500 mg/70 kg KG) i.v., 100–200 mg in 20 sek, ggf. nach je 5–10 min die Hälfte der Dosis nachinjizieren

Status epilepticus: 100–250 mg über 30 sek im Bolus i.v., dann 50 mg alle 2–3 min, bis epileptische Aktivität sistiert, dann 100 mg/h über Perfusor mindestens 24 h lang; Ziel: Burst-suppression EEG; *Max-Dosis:* 1000 mg/d
Hirndruck: Rasch 200–400 mg als Bolus; dann unter Hirndruckkontrolle 2–5 mg/kg KG/h oder langsam 0,5–2,0 g über 10–15 min i.v.; *Ziel:* Burst-Suppression-EEG; *Max-Dosis:* 30 mg/kg KG

PK Bewusstlosigkeit nach 10–20 sek, Erwachen nach 20–30 min, Wi-Dauer ca. 5 min, HWZ 11 h, PEB 50–80%, Elimination nach hepat. Metabol.

13.1.2 Nichtbarbiturate

Ketamin/Esketamin
TTK 2–4,34 € (100–500 mg Amp.); Gr 5, Kl/La 1, Kl

HN **Ketamin** *i.v.:* **AB-Ketamin 500®** *500 mg/10 ml Inf.-Fl.,* **Ketahameln®** 50 mg/ml Inj.-Lsg., **Ketamin Deltaselect®** 50|100|500 mg/5|2|10 ml Amp., **Ketamin Inresa®** 100|500 mg/2|10 ml Amp. , **Ketamin ratiopharm®** 50|100|500 mg/5|2|10 ml Amp., 500 mg/Inj.-Fl. à 10 ml (50 mg/ml)
Esketamin *i.v.:* **Ketanest®** S 5 mg/ml → 25 mg/Amp. à 5 ml, 100 mg/Inj.-Fl. à 20 ml, **Ketanest® S** 25 mg/ml → 50 mg/Amp. à 2 ml, 250 mg/Amp. à 10 ml, 250 mg/Inj.-Fl. à 10 ml, 1250 mg/Inj.-Fl. à 50 ml

Dos **Cave: Dosierungsempfehlung für Ketamin, für Esketamin (Ketanest S®) Dosis um 50% reduzieren!**
Analgetikum: 0,25–0,5 mg/kg KG (17,5–35 mg/70 kg KG)
Analgosedierung: 20–200 mg/h = 4–40 ml/h (bei 250 mg auf 50 ml NaCl 0,9% bzw. 5 mg/ml)
Narkotikum:
- *Erw: initial* 1–2 mg/kg KG (70–150 mg/70 kg KG) langsam i.v.
- *bei Risikopatienten/sehr alten Pat./Schockzustand:* 0,5 mg/kg KG (35 mg/70 kg KG) langsam i.v.
- *i.m.:* 5–10 mg/kg KG (350–700 mg/70 kg KG) i.m.
- *Aufrechterhaltung:* halbe *Initialdosis* alle 10–15 min oder 1,5–4,5 mg/kg KG/h

- *Dauerinfusion:* 0,5–3 mg/kg KG/h → bei 60–100 kg: 30–300 mg/h = 6–60 ml/h (bei 250 mg auf 50 ml NaCl 0,9% bzw. 5 mg/ml)

PK BV 93%, rasche Anflutung, hohe Lipophilie, HWZ 2–4 h, nach i.v.-Bolusgabe nach 30–60 sek Wi-Effekt, Wi-Dauer 10–15 min, PEB 47%, Analgesie und Amnesie 1–2 h lang, renale Elimination nach raschem hepatischem Metabolismus

Etomidat *TTK 1,91–3,82 € (10–20 mg); Gr 1, sl/Kl*

HN *i.v.:* **Etomidat-Lipuro®**, **Hypnomidate®** – *alle: 20 mg/Amp.*

Dos **Einleitung einer Allgemeinanästhesie:** 0,15–0,3 mg/kg KG langsam i.v. (= 10–20 mg/70 kg KG i.v.), max. 60 mg

PK Wi-Beginn nach 15–20 sek, kurze Wi-Dauer (ca. 5 min) durch Umverteilung in Fettgewebe, HWZ 3–5 h, PEB 75%, v.a. renale Elimination nach hepat. Metabol.

4-Hydroxybuttersäure *TTK 2,10 € (2 g Amp.); Am/Am*

HN *i.v.:* **Somsanit®** 2 g/Inj.-Lsg. (0,2 g/ml)

Dos **Intravenöses Narkotikum:**

- *narkotische Dosis:* 60–90 mg/kg KG bzw. 4–6 g/70 kg KG, (entspr. 20–30 ml **Somsanit®**)
- da keine analgetische Wi entfaltet wird, muß mit Analgetika, Neuroleptika oder mit unterschwelligen Dosen von Barbituraten kombiniert werden. Auch die Komb. mit Inhalationsnarkotika ist nützlich

Propofol *TTK 3,60–7,20 € (100–200 mg); Gr 4, Kl/La 2, Kl*

HN *i.v.:* **Disoprivan®** 1% 200 mg/Amp. à 20 ml, 500 mg/Inf.-Fl. à 50 ml, 2% 1000 mg/Inf.-Fl. à 50 ml, **Propofol (Generika)** – *alle: 1% Amp 10 mg/ml, 2% Amp 20 mg/ml*

Dos **Anästhetikum zur Einleitung u. Aufrechterhaltung der Narkose:**

- *Einleitung:* 1,5–2,5 mg/kg KG (105–175 mg/70 kg KG) i.v. mit 20–40 mg alle 10 sek bis zum Eintritt der Bewusstlosigkeit, dann
- *zur Aufrechterhaltung der Narkose:* 6–12 mg/kg KG/h (420–840 mg/70 kg KG/h) oder 0,1–0,2 mg/kg KG/min (7–14 mg/70 kg KG/min)

PK Wi nach 10–20 sek, Wi-Dauer 8–9 min, initiale HWZ 1,8–4,1 min, Redistributions-HWZ 34–64 min, terminale HWZ 184–382 min, PEB 98%, durch Glukuronidierung und Sulfatierung hepatischer Umbau in inaktive Metabolite, die zu 90% renal eliminiert werden

13.2 Lokalanästhetika

Ind Lokal- und Regionalanästhesie zu diagnostischen und therapeutischen Zwecken, Spinal- und Periduralanästhesie, Sympathikusblockaden

Wi dissoziierte Form führt zu einer Hemmung des Na^+-Einstroms in die Nervenzelle (Natriumkanalblockade) → zunächst Blockade sympathischer, dann sensorischer, zuletzt motorischer Nervenfasern (je nach Konzentration des LA), Wirkstärke pH-abhängig (Entzündung → pH ↓ → Wirkstärke ↓), bakterizide Eigenschaften
Prilocain: große therapeutische Breite, bei hohen Dosen Bildung von Methämoglobin möglich (Säuglinge/Kinder)
Bupivacain: lang wirksames Lokalanästhetikum (3–8 h)
Ropivacain: lang wirksames Lokalanästhetikum (3–8 h), geringe ZNS- und Kardiotoxizität im Vgl. zu den anderen Lokalanästhetika

KI schwere kardiale Reizleitungsstörungen, akute dekompensierte Herzinsuffizienz, kardiogener und hypovolämischer Schock

NW kardiovaskulär (RR ↑/↓, Puls ↑, HRST, Asystolie), respiratorisch (Atemstörungen bis Atemstillstand), zentrales und peripheres Nervensystem (Schwindel, Unruhe, Benommenheit bis zur Bewusstlosigkeit, Krämpfe, Übelkeit und Erbrechen, Mydriasis)

Bupivacain *TTK 10 ml: 2,30–3,10 € (Amp 0,25%); 3,50 € (Amp 0,5%); sl/Am*

HN *parenteral:* **Bucain®** 0,75%/Inj.-Lsg., **Bupivacain** (**Generika**), **Carbostesin®**, **Dolanaest®** – *alle: 0,25|0,5% Inj.-Lsg.*

Dos **Infiltrationsanästhesie:** 0,25–0,5%ige Lsg. verwenden
Leitungsanästhesie: 30–50 ml 0,25–0,5%ige Lsg. verwenden, Dosierung siehe auch Fachinfo
Periduralanästhesie: *initial* 8–10 ml 0,25%ige Lsg., *Erh-Dosis* 5–6 ml im Abstand von 50–60 min; einzeitig: 15–20 ml 0,5% Lsg.
Spinalanästhesie: 2–4 ml 0,5% Lsg.
▶ *Max-Dosis:* 2 mg/kg KG bzw. 150 mg

PK BV 100%, Wi-Dauer bei Infiltrationen 120–240 min (ohne Adrenalinzusatz), bei großen Blockaden 360–720 min, PEB 95%, HWZ

1,5–5,5 h, pKa 8,1, hepatische Metabolisierung und renale Elimination der Metabolite

Lidocain *TTK 0,50–2,- € (10 ml 0,5%, 1% oder 2%); sl/sl*

HN *parenteral/lokal:* **Heweneural**® 1%, **Licain**®, **Lidocain** (**Generika**), **Lidojet**® 50|500 mg/5|50 ml, **Xylocain**®, **Xylocitin**®, **Xyloneural**® – *alle: 0,5%|1%|2% mit 5|10|20 mg/ml*
äußerlich: **Lidesthesin**®, **Xylocain**® – *alle: Salbe, Lsg., Gel, Pumpspray*

Dos **Lokal- und Regionalanästhesie:** 0,5–1%ig Lsg s.c., bei großen Blockaden 30–50 ml 1–1,5%ige Lsg. verwenden, max. 200 mg
Peridualanästhesie: 15–30 ml 1–2%ige Lsg., max. 200 mg
Spinalanästhesie: 1–2 ml 5%ige Lsg.
lokal, Oberflächenanästhesie: Lidocaingel/-salbe/-Pumpspray bei Bedarf oder mehrmals tgl. auftragen
▸ *Dosisreduktion bei schwerer Herz- und Leberinsuffizienz:* bis zu 50%

PK Wi-Dauer bei Lokalanästhesie 1–2 h (0,5% → 60 min, 1% → 90 min), HWZ 1,6 h (i.v.), Wi-Beginn nach 1–2 min, Wi-Dauer 15–20 min; PEB 60%, hepatischer Umbau in z. T. aktive Metabolite und renale Elimination

Mepivacain *TTK k.A.; Gr 5, sl/La 1, sl*

HN *parenteral:* **Meaverin**® 3%, **Mecain**® 4%, **Mepihexal**®, **Mepivacain**®, **Mepivastesin**®, **Scandicain**® 3|4%, **Scandonest**® 3% – *alle: 0,5|1|2% Inj.-Lsg.*

Dos **Infiltrations- und Leitungsanästhesie:** *ED maximal:* 300 mg → 60 ml/0,5%|30 ml/1%|25 ml/2% (entsprechend 4,3 mg/kg KG)
Infiltrationsanästhesie: 0,5–1%ige Lsg. verwenden
Leitungsanästhesie: 30–50 ml 1–1,5%ige Lsg. verwenden
Periduralanästhesie: 15–30 ml 1,5–2%ige Lsg. verwenden
Spinalanästhesie: 1–2 ml 4%ige Lsg. verwenden

PK Wi-Dauer bei Infiltrationen 300 min ohne Adrenalinzusatz, bei großen Blockaden 180–300 min, PEB 70–80%, HWZ 1,9 h, hepatische Metabolisierung und renale Elimination der Metabolite

Prilocain *TTK 7,40–8,70 € (1 Inj.-Lsg.); sl/La 2*

HN *lokal:* **Xylonest**® 0,5%|1%|2% à 50 ml Inj.-Lsg. (5|10|20 mg)

Dos **Infiltrationsanästhesie:** bis zu 40 ml 0,5–1%ige Lsg. verwenden
große Blockaden: 30–50 ml 1–2%ige Lsg. verwenden

Periduralanästhesie: 10–30 ml 1–2%ige Lsg. verwenden
Sympathikusblockade: *Grenzstrang:* 15–25 ml 1%ige Lsg., *Ggl. stellatum:* 15–20 ml 1%ige Lsg. verwenden
Kaudalanästhesie: 15–30 ml 1%ige Lsg. verwenden
- *Max-Dosis:* Erw 600 mg (120 ml 0,5%, 60 ml 1% oder 30 ml 2%) bzw. Kinder 8,5 mg/kg KG; Pat. im red. Allgemeinzustand 5 mg/kg

PK Wi-Dauer bei Infiltrationen ohne Adrenalinzusatz 400 min, bei großen Blockaden Wi-Dauer 180–300 min, HWZ 1,5 h, PEB 55%, BV 100%

Procain *TTK k.A.; Am/Am*

HN *i.m., s.c., perineural, periartikulär:* **Hewedolor-Procain®, Lophakomp®, Pasconeural-Injektopas®, Procain (Generika)** *– alle: 0,5%, 1% oder 2% Inj.-Lsg.*

Dos **Lokalanästhesie, lokale u. regionale Nervenblockade:**
- Sehr individuell dosierbar – siehe Fachliteratur
- *Max-Dosis für Erw:* 1000 mg/d

Tumorschmerzen: s.c., örtlich oder segmental 20 ml 1%ig; i.v. 5 ml 1%ig
Sympathikusblockaden: Stellatum: 10 ml 1%ig; lumbaler Grenzstrang: 1%ig
Nerveninfiltrationen: einzelne Äste 5–10 ml 1%ig, größere Segmente/Plexus: 20–30 ml 1–2%ig
Schmerzen nach Operationen, Verbrennungen: 4 mg/kg KG (1‰ Lsg.) i.v. innerhalb 20 min oder 0,5 g/h (auf 500 ml)

Ropivacain *TTK 0,05–0,24 € (1 mg); Gr 4, sl/La 1, sl*

HN *parenteral:* **Naropin®** 2|7,5|10 mg/ml Amp. à 10 ml

Dos **Leitungs- und Infiltrationsanästhesie:** 0,2–0,5%ige Lsg. oder *kontinuierliche Inf.:* 10–20 mg/h, 7,5 mg–max. 225 mg
Große Nervenblockaden: 15–30 ml 0,5–1%ige Lsg., 225 mg – max. 300 mg
Periduralanästhesie: 15–30 ml 0,2–1%ige Lsg.; *Kontinuierliche Inf.:* 12–28 mg/h, Chirurgie: 150–200 mg; Kaiserschnitt: 113–150 mg
Thorakale Epiduralanästhesie: 38–113 mg, *kontinuierliche Inf.:* 12–28 mg/h

PK Wi-Dauer 220 min, HWZ 1,8 h, PEB 94%, renale Elimination 86%

13.3 Muskelrelaxanzien

13.3.1 Peripher wirksam

Ind zur Intubation bei Narkoseeinleitung, Relaxierung beatmeter Patienten

Wi *nicht depolarisierende Muskelrelaxanzien (Alcuronium, Atracurium, Cisatracurium, Mivacurium, Pancuroniumbromid, Rocuronium, Vecuronium):* kompetitive Blockade von Acetylcholinorezeptoren ohne ein Aktionspotenzial auszulösen *depolarisierende Muskelrelaxanzien (Suxamethonium):* langanhaltende Muskeldepolarisation an motorischer Endplatte → unkoordiniertes Faszikulieren der Muskulatur

KI Unmöglichkeit der künstlichen Beatmung, **cave:** Neuromuskuläre Erkrankungen (Myasthenia gravis, Lambert Eaton-Syndrom) *Suxamethonium:* maligne Hyperthermie in Familienanamnese

NW *nicht depolarisierende Muskelrelaxanzien:* RR-Abfall, HRST, HF ↑, Bronchospasmus, Hautreaktionen, Histaminfreisetzung *depolarisierende Muskelrelaxanzien:* HRST, Bradykardie, Hautreaktionen Muskelzuckungen (Faszikulieren), Muskelkater, Hyperkaliämie, Augeninnendruck ↑

Alcuronium *TTK 3,92–4,82 € (5–10 mg Amp.); Am/Am*

HN *i.v.:* **Alloferin®** 5|10 mg/Amp. à 5|10 ml Inj.-Lsg.

Dos **nicht depolarisierendes Muskelrelaxans einschl. Präcurarisierung:**

- *Vollwirkdosis:* 0,15 mg/kg KG i.v., danach wiederholte Dosen von 0,03 mg/kg KG i.v. alle 15–25 min
- *Intubation:* 0,25 mg/kg KG i.v.
- *Präcurarisierung:* 0,02–0,04 mg/kg KG i.v.
- ▸ Bei *Nierenfunktionsstörungen* ist mit einer verlängerten Wi zu rechnen

PK Wi-Eintritt 5,5–6,5 min; HWZ 121–277 min, renale Elimination 80–85%, fäkale Elimination 15–20%

Atracurium *TTK 3,70–5,60 € (25 mg Amp.); Gr 4, sl/La 1, nach 24 h Stillen möglich*

HN *i.v.:* **Atracrium (Generika), Tracrium®**
– alle: 10 mg/ml Inj.-Lsg. à 2,5|5,0 ml Amp.

Dos **Muskelrelaxation in der Allgemeinanästhesie:**
- *Intubation*: 0,5–0,6 mg/kg KG i.v.
- *Relaxation*: 0,3–0,6 mg/kg KG i.v.
- *Repetitionsdosen*: 0,1–0,2 mg/kg KG i.v. erstmalig nach ca. 20–45 min, dann alle 10–20 min
- *Infusions-Lsg.*: *Initial* (Bolusinj.) 0,3–0,6 mg/kg KG, dann 0,3–0,6 mg/kg KG/h
- *Hypothermie*: etwa halbe Dosis zur Aufrechterhaltung ausreichend
- *schwere kardiovask. Erkrankungen*: *Initialdosis* evtl. fraktioniert über 1–2 min applizieren
- *intensivmed. Langzeitanwendung: initial* (Bolusinj.) 0,3–0,6 mg/kg KG, dann 0,65–0,78 mg/kg KG/h

PK HWZ 20–30 min, PEB 82%, hepat. Metabol. und renale Elimination

Cisatracurium *TTK 6–8,31 € (5–10 mg Amp.); Gr 4, Kl/La1*

HN *i.v.:* **Nimbex®** 5 mg/2,5 ml Amp., 10 mg/5 ml Amp.

Dos **nicht depolarisierendes Muskelrelaxans zur Intubation:**
- *Erw:* 0,15 mg/kg KG i.v.
- *Kinder (1 Mo–12 J.): Intubation:* 0,15 mg/kg KG i.v. über 5–10 s

Relaxation:
- *Erw:* 0,03 mg/kg KG i.v. ca. alle 20 min bei Opioid- oder Propofol-Narkose
- *Kinder:* 0,02 mg/kg KG i.v.
- *Infusions-Lsg.:* Erw u. Kinder (2–12 J.) *initial* 0,18 mg/kg KG/h, nach Stabilisierung 0,06–0,12 mg/kg KG/h; Verminderung d. Inf.-Rate bis zu 40% bei Isofluran- oder Enfluran-Narkose
- *intensivmed. Langzeitanwendung*: *initial* 0,18 mg/kg KG/h

PK HWZ 22–29 min, hauptsächlich renale und hepatische Elimination nach Transformation in inaktive Metaboliten

Mivacurium *TTK 6,40–10,60 € (10–20 mg Amp.); Gr 5, Kl/La 1*

HN *parenteral:* **Mivacron®** 2 mg/ml in 5|10 ml/Amp. Inj.-Lsg.

Dos **nicht depolarisierendes Muskelrelaxans zur Intubation:**
- *Erw:* 0,2 mg/kg KG i.v. über 30s oder *fraktioniert* 0,15 mg/kg KG i.v., 30s danach 0,1 mg/kg KG i.v.
- *Kinder: 7 Mo.–12 J.:* 0,2 mg/kg KG i.v.; *2–6 Mo.:* 0,15 mg/kg KG i.v.

Relaxation:

- *Erw:* ED_{95} 0,06–0,09 mg/kg KG i.v. über 5–15 s; *initial* (Bolus-inj.) 0,07–0,25 mg/kg KG i.v.; *Repetitionsdosis:* 0,1 mg/kg KG i.v. ca. alle 15 min; bei steady-state Anästhesie mit Isofluran bzw. Enfluran Dosisreduktion um bis zu 25%
- *Kinder 7 Mo.–12 J.:* ED_{95} 0,07–0,1 mg/kg KG i.v. bei Halothan-Narkose; *initial* (Bolus-inj.) 0,1–0,2 mg/kg KG i.v. über 5–15 s; *Repet.-dos.:* 0,1 mg/kg KG i.v. alle 6–9 min
- *Kinder (2–6 Mo.):* ED_{95} 0,07 mg/kg KG i.v.; *initial* (Bolus-inj.) 0,1–0,15 mg/kg KG i.v. über 5–15 s; *Repet.-dos.:* 0,1 mg/kg KG i.v. alle 7 min

▶ *eingeschränkte Nieren-* oder *Leberfunktion*: *initial* bei Intubation 0,15 mg/kg KG i.v., bis zu 1,5–3fache Verlängerung der neuromuskulären Blockade

PK HWZ 1,75 ± 1,13 min, max. Plasmakonz. nach 60 s, hepatische Metabolisierung, renale und biliäre Elimination

Pancuroniumbromid *TTK 3,40–4,40 € (4 mg Amp.); Am/sl*

HN *i.v.:* **Pancuronium** (**Generika**) – *alle: 4 mg/Amp. à 2 ml*

Dos **nicht depolarisierendes Muskelrelaxans zur Intubation:**

- *Intubationsdosis:* 0,08–0,1 mg/kg KG (5,6–7 mg/70 kg KG) langsam i.v. (Intubation: 0,1 mg/kg KG, ggf. mehr erforderlich)
- *Repetitionsdosis:* 0,02–0,04 mg/kg KG (1,4–2,8 mg/70 kg KG) i.v.
- *Präkurarisierung:* 0,01–0,02 mg/kg KG (0,7–1,0 mg/70 kg KG) i.v.

PK Wi-Eintritt innerhalb 2–3 min, Wi-Dauer 40–50 min, HWZ 30 min, PEB 30%, geringe Lipophilie, hepatischer Metabolismus, renale Elimination als hydroxylierte, z. T. aktive Metaboliten, z. T. auch unverändert

Rocuronium *TTK 6,90–16,50 € (2,5–10 ml/Amp.); Gr 4, sl/k.A.*

HN *i.v.:* **Esmeron**® 10 mg/ml in 2,5|5|10 ml/Amp. Inj.-Lsg.

Dos **nicht depolarisierendes Muskelrelaxans zur Intubation:**

- *initial*: 0,6 mg/kgKG i.v.; *Repetitionsdosis:* 0,15 mg/kgKG i.v. nach 20–40 min; bei Inhalationsanästhesie > 1 h Reduktion auf 0,075–0,1 mg/kg KG i.v.
- *Infusion: initial* 0,6 mg/kg KG Bolus i.v.; Einleitung der *Dauerinf.*, sobald sich der neuromusk. Block zu erholen beginnt; 89–99%

neuromusk. Blockade: 0,3–0,6 mg/kg KG/h (TIVA), 0,3–0,4 mg/kg KG/h (Inhal.-Anästh.)

PK HWZ 96,8 min

Suxamethonium = Succinylbicholin *TTK 1,65–3,30 € (1 ED); sl/KI*

HN *i.v.:* **Lysthenon®** 1%|2% = 50|100 mg/Amp. à 5 ml, 5% = 100 mg/Amp. à 2 ml, siccum 500 mg/Inj.-Fl., **Pantolax® Deltaselect** 2% = 100 mg/Amp. à 5 ml, **Succinylcholin® Deltaselect** 2% 10 mg/Amp. à 5 ml

Dos **depolarisierendes Muskelrelaxans im Rahmen der Allgemeinanästhesie:**

- *i.v.:* ED 1–1,5–2 mg/kg KG (70–140 mg/70 kg KG)
- *i.m.:* ED 2–3 mg/kg KG (140–210 mg/70 kg KG)

PK Wi-Eintritt nach ¼–1 min, Wi-Dauer 3–5 min, HWZ ca. 3 min, Abbau durch die Pseudocholinesterase aus Leber und Serum

Vecuronium *TTK 11,29 € (10 mg Amp.); sl/k.A.*

HN *i.v.:* **Norcuron®**, **Vecuronium Inresa®** – *alle: 10 mg/Durchstechfl.*

Dos **nicht-depolarisierendes Muskelrelaxans zur:**

- *Intubation:* 0,08–0,1 mg/kg KG
- *Präcurarisierung:* 0,01–0,02 mg/kg KG (1–1,5 mg) als Bolus i.v.
- *Muskelrelaxierung:* 0,08–0,1 mg/kg KG als Bolus i.v., dann 0,03–0,06 mg/kg KG/h
- *Repetitionsdosis:* 0,02–0,05 mg/kg KG (1,5–3,5 mg) i.v.

PK Wi-Eintritt nach 2–3 min, Wi-Dauer 20–30 min, bei Nachinjektion auch länger, HWZ 1,5 h, Elimination zu 50–70% biliär, der Rest renal

Dantrolen *TTK p.o.: 1,08–2,52 € (50–200 mg); i.v.: 39,60 € (20 mg Inj.-Fl.); Gr 6, Kl/La 2, Kl*

HN *p.o.:* **Dantamacrin®** 25|50 mg/Kps., **Dantrium®** 50 mg/Kps. *parenteral:* **Dantrolen®** i.v. 20 mg/Inj.-Fl.

Dos **maligne Hyperthermie:** *i.v.:* 2,5 mg/kg KG (175 mg/70 kg), ggf. Wdh. bis Therapieerfolg (Rückgang der Symptomatik), dann *Erh-Dosis:* 7,5 mg/kg KG/d (500 mg/70 kg/d)

Skelettmuskelspastik nach Schädigungen des ZNS:

- *p.o.: initial* 2 × 25 mg/d, später 4 × 25 mg/d, ggf. bis auf 3–4 × 50 mg/d steigern

- *Max-Dosis:* 200 (–400) mg/d p.o., Angabe gilt nicht für die maligne Hyperthermie!
- *Kinder:* (1-) 2,5 (–10) mg/kg KG/d i.v.

PK BV 25 %, HWZ 9 h, nach hepatischer Metabolisierung in den Hauptmetabolit 5-Hydroxydantrolen renale Elimination

Clostridium-botulinum-Toxin Typ A und B (BoNTA/ BoNTB) *TTK 264–392,- € (1 Amp.); KI/KI*

HN Typ A: **Botox**® 100 IE/Inj.-Fl., **Dysport**® 500 IE/Inj.-Fl., **Xeomin**® 100 IE/ml Inj-Fl.
Typ B: **Neurobloc**® 10000 IE/Inj.-Fl. (= 5000 IE/ml)

Dos **Dystonien, Extremitätenspastik nach Schlaganfall, Spastizität bei infantiler Zerebralparese, für Botox® primäre Hypertrichosis axillaris:** für jeden Pat. individuell anhand klinischer Reaktionen anpassen (Orientierung anhand von Dosierungstabellen)

PK Wi-Latenz 1–6 d, Wi-Dauer 8–90 d (individuell z. T. sehr unterschiedlich)

13.3.2 Zentral wirksame Mittel

Ind Skelettmuskelspastik nach Schädigungen des ZNS

Wi Hemmung von erregenden Interneuronen, die in die spinalen Reflexwege zwischengeschaltet sind, Dämpfung von gesteigerten Fremdreflexen

KI schwere Leber-, Nieren- und Lungenfunktionsstörungen, Epilepsie (Krampfschwelle ↓), schwere Verwirrtheitszustände, Myasthenia gravis, akute Intoxikationen, Säuglinge, Kinder
Baclofen: Ulcus ventriculi und duodeni (auch in der Anamnese)

NW Sedierung, muskuläre Schwäche, Psychose, Verwirrtheit, GIT-Symptome, KS, respiratorische und kardiale Depression

Baclofen *TTK p.o.: 0,69–1,35 € (30–75 mg); intrathekal: 86,- € (10 mg Amp.); Gr 5, KI/La 2, KI*

HN *p.o.:* **Baclofen** (**Generika**), **Lebic**®, **Lioresal**® 5 mg/Tbl.
– alle: 10|25 mg/Tbl.
intrathekal: **Lioresal intrathekal**® 0,05 mg/Amp. à 1 ml, 10 mg/ Amp. à 5|20 ml

Dos **Spastizität der Skelettmuskulatur:**

- *p.o.: initial* 3 × 5 mg/d p.o. ggf. auch weniger, alle 3 d um 5 mg steigern bis 3–4 × 10–25 mg/d p.o.; max. 60–75 mg/d p.o. (unter stationären Bedingungen bis zu 90–120 mg/d)
- *Kinder p.o.:* 1–2 J. 10–20 mg/d, 2–10 J. max. 30–60 mg, 3–10 J. max. 30–60 mg/d (0,75–2 mg/kg KG/d), > 10 J. 2,5 mg/kg KG/d
- *Intrathekal (nur stat. in Zentren):* zunächst Gabe einer *Testdosis* von 25–50 µg = ¼ – 1 Amp. intrathekal, danach indiv. Dosisanpassung (siehe Fachinfo)

Trigeminusneuralgie: 3–4 × 10(– 20) mg/d p.o.

▸ *Dosisanpassung bei Niereninsuffizienz: Max-Dosis* 30–60 mg/d p.o.

PK gute enterale Resorption, max. Plasmakonz. nach 2 h, HWZ 6–7 h, PEB 31 ± 11%, > 90% unveränderte renale Ausscheidung; *intrathekal:* Wi nach 6–8 h, max. spasmolytische Wi innerhalb 24–48 h

Tizanidin

TTK 1–2,- € (12–24 mg); Gr 4, Kl/La 1, Kl

HN *p.o.:* **Sirdalud®** 2|4|6 mg/Tbl.

Dos **Spastizität der Skelettmuskulatur:** 3 × 2 mg/d anfangs, um 2–4 mg in ¼- oder wöchentlichen Abständen erhöhen, bis *Erh-Dosis* von 12–24 mg/d erreicht ist

schmerzhafte Muskelverspannung: 3 × 2–4 mg/d

▸ *Max-Dosis*: 36 mg/d

▸ *Dosisreduktion bei Leber- und/oder Niereninsuffizienz (GFR < 25 ml/min):* 1 × 2 mg/d anfangs, langsame schrittweise Dosissteigerung je nach Wi und NW

PK BV 20%, max. Plasmakonz. nach 1–2 h, PEB 30%, HWZ 3–5 h, terminale HWZ 10 h, renale Elimination zu 70% nach hepatischem Metabolismus

Tetrazepam

TTK 0,72–1,04 € (100–200 mg); sl/Kl

HN *p.o.:* **Mobiforton®**, **Musapam®**, **Musaril®** 25 mg/Tbl., **Myospasmal®**, **Rilex®**, **Spasmorelax®**, **Tepam®**, **Tethexal®**, **Tetramdura®**, **Tetra-Saar®** 25|100 mg/Tbl., **Tetrarelax®**, **Tetrazep (Generika)**, **Tetrazepam** (**Generika**, **Neurax** ® 100 mg/Tbl.) – *alle: 50 mg/Tbl.*

Dos **Schmerzreflektorische Muskelverspannungen:**

- *initial:* 25 mg/d, ggf. um 25 mg/d erhöhen bis 100–200 mg/d

- *stationäre Pat.: initial* 50 mg/d, ggf. um 50 mg/d steigern
- *Myotonolyse:* 50–300 mg/d p.o.
- *Max-Dosis:* 400 mg/d p.o.
- *Kinder > 1 J.:* 4 mg/kg KG/d p.o.

PK BV 90–100%, max. Plasmakonz. nach 1,5–2 h, PEB 70%, HWZ 12–18 h, Steady-state-Konz. nach 3 d, Elimination nach hepatischem Metabolismus v.a. renal, Äquivalenzdosis (= 10 mg Diazepam) 150 mg

Memantin *TTK 5,61–1,22 € (30–60 mg); Gr 1, Kl/La 1, Kl*

HN *p.o.:* **Axura®**, **Ebixa®** – *alle: 10 mg/Tbl., Tropfen 10 mg/20 Trpf.*

Dos **Spastizität der Skelettmuskulatur:**

- *initial:* 10 mg/d p.o., später bis zu 3 × 20 mg/d p.o.
- *Max-Dosis:* 60 mg (3 × 20 mg)/d
- *Kinder:* 4–14 J. 0,5 mg/kg KG p.o.

PK rasche und vollständige perorale Resorption, max. Plasmakonz. nach 4 ± 2 h, biphasische HWZ 4–9 h und 65 h, PEB < 10%, zu 70–90% renale Elimination

Tolperison *TTK 1,41–4,23 € (150–450 mg); Kl/Kl*

HN *p.o.:* **Mydocalm®** 50 mg/Tbl.

Dos **Spastizität der Skelettmuskulatur und schmerzreflektorische Muskelverspannungen:**

- *Erw und Jugendl. > 14 J.:* 3 × 1–3 Tbl./d p.o.
- *Kinder:* nach strenger Ind.-Stellung und klin. Erfahrungen: 6–24 Mo. (5–12 kg KG): ½–1 Tbl./d; Einzeldos. = 1/3 d. Tagesdos.; 3–5 J. (13–19 kg KG): 2–3 × ½ Tbl.; 6–9 J. (20–29 kg KG): 3 × ½ bis 2 × 1 Tbl.; 10–12 J. (30–43 kg KG): 2 × 1 bis 5 × ½ Tbl.; 13–14 J. (44–52 kg KG): 3 × 1 Tbl p.o.

PK BV 20%, max. Plasmakonz. nach 1,5 h, HWZ 2,5 h

14.1 Antikonvulsiva

Ind Einsatz der Antikonvulsiva je nach individuellen Gegebenheiten (Epilepsiesyndrom, Alter, Begleiterkrankungen, Komedikation, etc.) nach Risiko-/Nutzen-Abwägung, chron. neuropathische Schmerzsyndrome
Generalisierte Epilepsiesyndrome: Valproat (Mittel der 1. Wahl)
Fokale Epilepsiesyndrome: Carbamazepin (Mittel der 1. Wahl)

Wi antikonvulsive Wirkung über ganz unterschiedliche pharmakologische Effekte

KI *CBZ:* AV-Block (auch I°), akute intermittierende Porphyrie, Kombi. mit MAO-Hemmern, Knochenmarkdepression; *relative KI:* schwere Leberfunktionsstörungen
VPA: schwere Leber- oder Pankreasfunktionsstörungen, akute und chronische Porphyrie, hämorrhagische Diathese
PGN: hereditäre Galaktose-Intoleranz, Lapp-Laktase-Malabsorption, Glukose-Galaktose-Malabsorption, Kinder < 18 J.
PHT: Knochenmarkschädigung, AV-Block II° – III°, Z n. akutem HI innerhalb der letzten 3 Mo., Herzleistung ↓ (EF < 35%), Syndrom des kranken Sinusknotens; *relative KI:* manifeste Herzinsuffizienz, pulmonale Insuffizienz, schwere Hypotonie ($RR_{syst.}$ < 90 mmHg), Bradykardie (HF < 50/min), sinuatrialer Block, AV-Block I°, Vorhofflimmern/Vorhofflattern
Pb + Pr: Intoxikation mit zentral wirkenden Medikamenten/Alkohol, Asthma, Porphyrie, schwere Leber- und Nierenfunktionsstörungen, schwere Herzmuskelschäden

NW *CBZ:* allerg. Hautreaktionen, Leukopenie + Thrombopenie, sehr selten Anämie und Agranulozytose, Hepatotoxizität, Leberenzyme ↑, Wasserretention mit Hyponatriämie, GIT-Beschwerden, Übelkeit und Erbrechen, ZNS-Effekte (Schwindel, Müdigkeit, Verschwommensehen, Diplopie, Akkommodationsstörung, abnorme ungewollte Bewegungen, Ataxie, Nystagmus), KS
VPA: GIT-Symptome, Thrombozytopenie, tödliches Leberkoma (besonders Kinder < 3 J.), Vitamin-D-Resorptionsstörungen (AP-Kontrolle), Gewichtszunahme, Haarausfall, Neuralrohrdefekte bei Feten, Tremor, NW meist bei Spiegel > 100 mg/l, selten Enzepha-

lopathie (Bewusstseinstrübung, psychomotorische Verlangsamung), Hyperammonämie (häufig)
PGN: Benommenheit, Schläfrigkeit, gesteigerter Appetit, Potenzstörungen, Tremor, zentralnervöse Störungen, GIT-Symptome
PHT: Hypotonie, bradykarde HRST, AV-Block, Nystagmus, akute zerebelläre Ataxie, Müdigkeit, allerg. Hautveränderungen, extrapyramidale Hyperkinesen, Enzephalopathie, Folsäureerniedrigung mit megaloblastärer Anämie; Langzeittherapie: Polyneuropathie, Bindegewebsveränderungen (Gingivahyperplasie), irreversible Kleinhirnatrophie
Pb + Pr: ZNS-Effekte, Atemdepression, Sedierung, allerg. Hautreaktionen, Ataxie, Schwindel, KS, Impotenz, sonst wie Phenobarbital

Carbamazepin (CBZ) *TTK p.o.: 0,35–0,42 €; Susp.: 1,14–4,15 €; sl/ La 3, sl*

HN *p.o.:* **Carba** (**Generika**), **Carbamazepin** (**Generika**), **Carbium**®, **Espa-lepsin**®, **Finelpsin**®, **Tegretal**® Susp 100 mg/5 ml, **Timonil**® Saft 100 mg/5 ml – *alle unretardiert: 200 oder 400 mg/Tbl., - alle retardiert: 200|300|400 oder 600 mg/Tbl.*
Fokalepsin® 300|600 mg/ret.-Tbl., **Sirtal**® 200 mg/Tbl., ret. 400 mg/Tbl.

Dos **einfach/komplex fokale epileptische Anfälle mit und ohne sek. Generalisierung:**

- *Erw: Erh-Dosis* 15–20 mg/kg KG/d für Erw; *beginnen* mit 2 × 100–150 mg ret./d, dann + 150 mg/d bis zu 2 × 300–600 mg ret./d, oder unretardiert 3 × 200–400 mg/d p.o.; *mittlere Dosis:* 600–1000 mg/d; *Max-Dosis:* 2000 mg/d
- *Kinder: Anfangsdosis:* < 4 J. 20–60 mg/d p.o.; > 4 J. 100 mg/d p.o. verteilt jeweils auf 3–4 ED, Dosissteigerung um 25% alle 3–4 d (ret.-Präparate in 2 ED/d p.o.); *Erh-Dosis:* meist 10–20 mg/kg KG/d (oder 300 mg/m² KO/d)

Trigeminusneuralgie/neuropathische Schmerzen: 3 × 200 mg/d p.o.
atypischer Gesichtsschmerz: 2 × 100 mg/d p.o., ggf. tgl. um 100 mg steigern

C_2-Entzug: erste 2 d 4 × 200 mg/d, dann 3 × 200 mg/d für 2 d, dann 2 × 200 mg/d für 2 d, dann absetzen

PK BV 70–85%, max. Plasmakonz. nach 4–16 h je nach Applikation, HWZ 11–13 h (Monotherapie), 5–26 h (Kombinationstherapie), PEB 70–80%, aktiver Metabolit CBZ-Epoxid, 72% werden renal als Metabolit eliminiert

Ethosuximid (ESX) *TTK 0,70–1,20 € (500–750 mg); sl/sl*

HN *p.o.:* **Petnidan**® Saft 250 mg/5 ml, **Suxilep**® Trpf.-Lsg. 50 mg in 100 mg (= 6 Trpf.) – *alle: 250 mg/Kps.*

Dos **Absencen, myoklonisch-astatische Anfälle:**

- *initial:* 5–10 mg/kg KG in 2–3 ED/d p.o. (350–700 mg/70 kg KG/d), ggf. Dosissteigerung um 5 mg/kg KG/d nach 7 d
- *Erh-Dosis (Erw):* 15 mg/kg KG/d p.o. *(Kinder):* 20 mg/kg KG/d p.o.
- *Max-Dosis: Erw* 30 mg/kg KG/d; *Kinder* 40 mg/kg KG/d

PK BV 100%, max. Plasmakonz. nach 1–4 h, HWZ 30–60 h, PEB 0–10%, hepatische Metabolisierung, renale Elimination

Felbamat *TTK 3,50–7,- € (600–1200 mg); Gr 4, Kl /La 1, Kl*

HN *p.o.:* **Taloxa**® 400|600 mg/Tbl., 600 mg/5 ml Saft

Dos **Mittel der Reserve bei Lennox-Gastaut-Syndrom:**

- *Erw u. Jugendl. ≥ 14 J.: initial* 600–1200 mg/d in 2–3 ED p.o., ggf. jede Wo. um 600–1200 mg/d bis auf Max. von 3600 mg/d in 3–4 ED steigern
- *Kinder (4–14 J.): initial* 7,5–15 mg/kg KG/d p.o. in 2–3 ED, ggf. jede Wo. 1 Wo. in Schritten von 7,5–15 mg/kg KG/d p.o. bis auf *Maximum* von 45 mg/kg KG/d (max. ≤ 3600 mg/d!) in 3–4 ED steigern

▸ *bei Kombi. mit Carbamazepin, Phenytoin, Valproinsäure:* deren Dosis um 20–30% reduzieren; bei Erhöhung der Felbamat-Dosis ggf. weitere Dosisanpassung!

PK max. Plasmakonz. nach 2–6 h, HWZ 15–23 h, PEB 22–25%

Gabapentin (GBP) *TTK 2,50–5,- € (1200–2400 mg); Gr 4, sl/La 2, Kl*

HN *p.o.:* **Gabagamma**®, **GabaLich**®, **Gabapentin (Generika)**, **Gabax**® 600|800 mg/Kps., **Neurontin**® 600|800 mg/Kps. – *alle: 100|300|400 mg/Kps.*

Dos **einfach/komplex fokale epileptische Anfälle mit und ohne sek. Generalisierung, neuropathische Schmerzen:**

- *1. Tag:* 3 × 100 mg p.o.; *2. Tag:* 3 × 200 mg p.o.; *3. Tag:* 3 × 300 mg p.o., danach kann die Tagesdosis auf 1200–2400 (–3600) mg erhöht werden
- bei akuter klin. Symptomatik rasche Aufdosierung mit 1200 mg am 1. d
- *Max-Dosis:* 3600(–4800) mg/d

PK BV 60% nach 300 mg, 42% nach 600 mg p.o., max. Plasmakonz. nach 2–3 h, Steady-state nach 1–2 d, HWZ 5–7 h, PEB 3%, kein Metabolismus, renale Elimination

Lamotrigin (LTG) *TTK 0,60–4,40 € (100–500 mg); Gr 4, sl/La 2, sl*

HN *p.o.:* **Elmendos®**, **Espa Trigin®** 5 mg/Tbl., **Lamotrigin** (**Generika**) – *alle 25|50|100|200 mg/Tbl.* zur Herstellung einer Susp.; **Lamictal®**, **Lamo** (**Generika**), **Lamotriax®**, **Lamotrig-ISIS®**, **Lamotrigin** (**Generika**) – *alle: 2|5|25|50|100|200 mg/Tbl.*

Dos **einfach/komplex fokale epileptische Anfälle mit und ohne sek. Generalisierung, Absencen und Myoklonien, bipolare Störungen:**

- *Monotherapie:* Erste 14 d 1 × 25 mg/d, dann 1 × 50 mg/d für 14 d; *Erh-Dosis:* 1 × 100–400 mg/d p.o.
- *Kombi. mit Enzyminduktoren* (z B. Barbiturat, CBZ, Phenytoin): Erste 14 d 1 × 50 mg/d, dann 2 × 50 mg/d (1–0–1) für 14 d; *Erh-Dosis:* > 500 mg/d p.o. (2 Dosen tgl.)
- *Kombi. mit Valproat:* Erste 14 d 1 × 25 mg jeden 2. Tag p.o., dann 1–2 × 25 mg/d p.o. (1– 0–1) für 14 d; *Erh-Dosis:* 1 × 100–200 mg/d p.o.
- *Max-Dosis:* 1000–1400 mg/d p.o.
- *Kinder mit Enzyminduktoren:* 1 mg/kg KG/d für 2 Wo., dann Dosissteigerung (anfangs um 20 mg/Wo., später um 40 mg/Wo.) auf 5–10 mg/kg KG/d
- *Kinder mit Valproat:* 0,2 mg/kg KG/d für 2 Wo., dann Dosissteigerung (+ 5 mg/d/Wo.) auf 0,5 mg/kg KG/d

PK BV 98%, PEB 56%, HWZ 26h (15–30 h), in Kombi. (mit Carbamazepin, Phenytoin) 15 h, (mit Valproat) bis zu 60 h, mehr als 90% renale Elimination

Levetiracetam (LEV) *TTK 6,40–6,80 € (2000 mg); Gr 6, Kl/ La 1, Kl*

HN *p.o.:* **Keppra®** 250 | 500 | 750 | 1000 mg/Tbl., Lsg. 100 mg/ml

Dos **einfach/komplex fokale epileptische Anfälle mit und ohne sek. Generalisierung:**

- *initial* 2 × 500 mg/d p.o., nach 2 Wo. *Dosissteigerung* auf 2 × 1000 mg/d; *Max-Dosis:* 2 × 1500–2000 mg/d
- *Dosisreduktion bei Niereninsuffizienz:* GFR > 80 ml/min → 2 × 500–1500 mg/d; GFR 50–79 ml/min → 2 × 500–1000 mg/d; GFR 30–49 ml/min → 2 × 250–750 mg/d; GFR < 30 ml/min → 2 × 250–500 mg/d; bei Dialysepflicht 500–1000 mg/d

PK rasche Resorption, BV 100%, max. Plasmakonz. nach 1,3 h, Steady-State nach 2 d, PEB < 10%, geringe Metabolisierung, HWZ 7 h (ältere Menschen 10–11 h), zu 95% renale Elimination

Mesuximid = Methsuximid (MSM) *TTK 0,95–1,90 € (600–1200 mg); Kl/Kl*

HN *p.o.:* **Petinutin®** 150 | 300 mg/Kps.

Dos **gemischte Epilepsien, Absencen:**

- 150 mg/d in der 1. Wo., dann um 150 mg pro Wo. bis zum *Dosisziel* (600–1200 mg/d p.o. in 2 ED) erhöhen
- *Max-Dosis:* 15 mg/kg KG/d p.o.

PK rasche Resorption, max. Plasmakonz. nach 1–4 h, HWZ 1–4 h, schneller Metabolismus in aktive Metaboliten, HWZ von 35–80 h, Steady-state 8–16 d, renale Elimination der Metabolite

Oxcarbazepin(OXC) *TTK 1,05–4,20 € (600–2400 mg); Gr 6, Kl/La 2, Kl*

HN *p.o.:* **Timox®**, **Trileptal®** – *alle: 150 | 300 | 600 mg/Tbl., Susp 60 mg/ml*

Dos **einfach/komplex fokale epileptische Anfälle mit und ohne sek. Generalisierung, neuropathische Schmerzen:**

- 2 × 150–300 mg/d (6–10 mg/kg KG/d), *Dosissteigerung* (300 –600 mg/Wo.), *Erh-Dosis* 600–2400 mg/d
- *Max-Dosis:* 2400 mg/d
- *Kinder > 2 J.:* anfangs 8–10 mg/kg KG/d in 2 ED (Monotherapie), 30 mg/kg KG/d p.o. in 2 ED (Kombinationstherapie); *Max-Dosis:* 46 mg/kg KG/d p.o.

- ▸ *Dosisreduktion bei Niereninsuffizienz:* GFR < 30 ml/min um 50%, Dosissteigerung lediglich 300 mg/Wo.

PK vollständige Resorption, rasche Metabolisierung in MHD, HWZ Oxcarbazepin 1,3–2,3 h, HWZ MDH 9,3 h, innerhalb von 2–3 d Steady-state, PEB 40%, hepatischer Abbau, renale Elimination 95%

Pregabalin (PGN) *TTK 1,60–2,40 € (150–300 mg); Gr 6, Kl/La 1, Kl*

HN *p.o.:* **LYRICA®** 25|50|75|100|150|200|300 mg/Hart-Kps.

Dos **einfach/komplex fokale epileptische Anfälle mit und ohne sek. Generalisierung, neuropathische Schmerzen:**

- *initial* 2 x 75 mg/d, nach 3–7 Tagen *Dosissteigerung* auf 300 mg/d in 2 ED; *Max-Dosis:* 600 mg/d
  - ▸ *Dosisreduktion bei Niereninsuffizienz:* GFR 30–60 ml/min: 75–300 mg/d, 15–30 ml/min: 50–150 mg/d, < 15 ml/min: 25–75 mg/d

PK BV > 90%, rasche Resorption, max. Plasmakonz. in 1 h, steady state nach 24–48 h, HWZ 6,3 h, keine PEB, renale Elimination zu 98% unverändert

Phenobarbital (PB) *TTK p.o.: 0,33–0,66 € (100–150 mg); i.v.: 3,35 € /Amp.; sl/sl*

HN *p.o.:* **Luminaletten®** 15 mg/Tbl., **Luminal®** 100 mg/Tbl., **Maliasin®** 25|100 mg/Tbl.
i.v.: **Luminal®** 200 mg/Amp. à 1 ml

Dos **Grand mal und Impulsiv-Petit mal Epilepsien:**

- *p.o./i.v.: initial* 50–100 mg/d, alle 3 d um 25–50 mg steigern, Ziel: 2–3 mg/kg KG/d (140–210 mg/70 kg KG/d)
- *mittlere Erh-Dosis:* 100–150 (– 200) mg/d
- *Perfusor* (2 Amp. à 200 mg [= 400 mg] mit NaCl 0,9% auf 50 ml verdünnen = 8 mg/ml): 0,2–0,4 mg/kg KG/h = 14–28 mg/70 kg KG/h = 1,75–3,5 ml/h
- *schnelle Aufsättigung: Erw: initial* 10–20 mg/kg KG i.m. oder p.o., nach 12 h und dann alle 24 h 3 mg/kg KG; *Kinder: initial* 10–15 mg/kg KG i.m. oder p.o., nach 12h und dann alle 24 h 5 mg/kg KG

Status epilepticus:

- *Erw:* 1–2 (–3) Amp. langsam i.v., dann 18–20 mg/kg KG (700–1400 mg/70 kg KG) mit 100 mg/min i.v.

- *Kinder: initial* 1–2 Amp. langsam i.v./i.m. (10–15 mg/kg KG), nach 12 h und dann alle 24 h 5 mg/kg KG
- *Max-Dosis:* 1000 mg/d, bei der Statusbehandlung 2000 mg/d

▸ *Kinder:* > 12 J. 75–250 mg/d; > 7 ½ J. 50–200 mg/d; > 3 J. 25–150 mg/d; > 1 J. 25–100 mg/d; > ½ J. 25–100 mg/d; > ¼ J. 25–100 mg/d in jeweils 1 Dosis/d

▸ *Dosisreduktion bei Niereninsuffizienz:* S 488

PK Resorption 80–100%, BV 80–100%, max. Plasmakonz. nach 2(–12) h, i4 h (i.m.), 20–60 min (i.v.), HWZ 80 h, PEB 40–60%, Steady-state für Phenobarbital erst 2–3 Wo. nach einer Dosisänderung, renale Elimination nicht metabolisiert > metabolisiert, lediglich 10–20% werden pro d eliminiert

Phenytoin (PHT) *TTK p.o.: 0,24–0,42 €; i.v.: 6–7,40 € /Amp.; sl/Mtm*

HN *p.o.:* **Epanutin®**, **Phenhydan®**, **Phenytoin AWD®**, **Zentropil®** *– alle: 100 mg Tbl. bzw. Kps.*
i.v.: **Epanutin®**, **Phenhydan®** *- alle: 250 mg/Amp. à 5 ml*

Dos **einfach/komplex fokale epileptische Anfälle mit und ohne sek. Generalisierung:**

- *p.o.:* einschleichende auf 3 × 100 mg oder 1 × 300 mg/d p.o. – Tagesdosis: 5–7 mg/kg KG p.o. (*mittlere Dosis:* 200–300 mg/d p.o.)
- *Max-Dosis:* für *Säugl.* 125 mg/d p.o., *KK* 125–250/d p.o., *SK* 250 mg/d p.o., *Erw* 250–500 mg/d p.o.
- *schnelle Aufsättigung:* Erster Tag 2–3fache Menge der errechneten *Dauertherapiedosis* (5–7 mg/kg KG) p.o., am 2. Tag 75% der ersten Dosis, am 3. Tag *Dauertherapiedosis*
- *Kinder:* > 7 ¼ J. 100–300 mg/d; > 3 J. 50–100 mg/d; > 1 J. 50 mg/d jeweils 1–2 Dosen/d p.o.; Kinder < 12 J. max. 1 mg/kg KG/min i.v.

Status epilepticus: 1 Amp. à 250 mg *initial* langsam i.v. (max. Injektionsgeschwindigkeit 25 mg/min = 10 min pro Amp.; Lsg. nicht verdünnen!), Wdh. alle 1,5–6 h möglich (Ziel: 20 [– 30] mg/kg KG) → Infusionskonzentrat, Aufsättigung s u.

Trigeminusneuralgie: 3 × 100 mg/d

PK HWZ 22 h, nach i.v. 10–15 h, PEB 90%, ausgeprägte Lipophilie der Substanz, nach hepatischer Glukuronidierung Elimination über Urin

>> Fäzes, maximaler Gewebsspiegel im Gehirn erst nach 30 min → Wi-Latenz

Phenytoin-Infusions-Konzentrat *TTK ; s. Phenytoin (S. 355).*

HN *i.v.:* **Phenhydan Infusionskonzentrat**® 750 mg/Inf.-Konz.-Amp. à 50 ml

Dos **einfach/komplex fokale epileptische Anfälle mit und ohne sek. Generalisierung:** *Aufsättigung (1. Tag):* 1500 mg (1. Ampulle in 4 h i.v., 2. über 24 h i.v.); *2. Tag:* 500–750 mg i.v. über Perfusor; *3. Tag:* 300–400 mg i.v. über Perfusor (je nach PHT-Spiegel) oder p o. (S. 357)

Status epilepticus:

- 750 mg in 20 (– 30) min mit 25–50 mg/min i.v., danach Wdh. der gleichen Dosis; Ziel 20 mg/kg KG (meist zuvor in Kombi. mit Benzodiazepinen)
- *Max-Dosis:* 50 mg/min; 17 mg/kg KG/d auf Dauer

PK s. Phenytoin S. 355; Lsg. kann mit Lsg. für Injektionszwecke/Glukose 5% oder NaCl 0,9% beliebig verdünnt werden

Primidon (PR) *TTK 0,45–0,75 € (750–1250 mg); sl/sl*

HN *p.o.:* **Liskantin**® 125 mg/5 ml Saft, **Mylepsinum**®, **Primidon Holsten**® Saft 50 mg/ml Susp., **Resimatil**® – *alle: 250 mg/Tbl.*

Dos **einfach/komplex fokale epileptische Anfälle mit und ohne sek. Generalisierung, juvenile myoklonische Epilsepsie:**

- *initial* 62,5–125 mg/d p.o. am späten Abend, *Steigerung* alle 3–5 d um 125–250 mg/d, im oberen Normbereich um 125 mg/d steigern (10–15 mg/kg KG)
- *mittlere Dosis:* 750–1250 mg/d p.o., 3 Dosen/d sind sinnvoll
- *Kinder:* > 12 J. 500–1000 mg/d; > 7½ J. 500–1000 mg/d; > 3 J. 250–750 mg/d; > 1 J. 125–500 mg/d; > ½ J. 125–500 mg/d; > ¼ J. 125–500 mg/d jeweils in 3 ED/d

essenzieller Tremor: 3 × 62,5–125 mg/d p.o., langsam einschleichen (mit 62,5 mg abends beginnen, Dosissteigerung um 62,5 mg/d pro Wo.)

PK max. Plasmakonz. nach 0,5–9 h, PEB 80%, HWZ 3–12–22 h, Mehrfachdosis notwendig

Sultiam *TTK 1,70–3,40 € (400–800 mg); sl im 3. Trim./sl*

HN *p.o.:* **Ospolot**® 50|200 mg/Tbl.

Dos **Rolando-Epilepsie:** *Erh-Dosis:* 5–10 mg/kg KG/d in 3 ED einschleichend über 1 Wo. aufbauen

PK max. Plasmakonz. nach 1–5 h, HWZ 3–30 h, PEB 29%

Tiagabin *TTK 2,20–4,40 € (15–30 mg); Gr 4, Kl/La 1, Kl*

HN *p.o.:* **Gabitril**® 5|10|15 mg/Tbl.

Dos **einfach/komplex fokale epileptische Anfälle mit und ohne sek. Generalisierung:**

- *Anfangsdosis:* 7,5–15 mg/d p.o., in Intervallen von 1 Wo. in Schritten von 5–15 mg/d erhöhen
- *Erh-Dosis:* 15–30 mg/d p.o., bei zusätzlicher Einnahme eines Enzyminduktors: 30–50 mg/d
- ▸ *eingeschränkte Leberfkt.:* Dosisreduktion bzw. längere Dosierungsintervalle

PK BV 89%, HWZ 7–9h (2–3h bei Komb. mit z. B. Phenytoin, Carbamazepin, Phenobarbital, Primidon), PEB 96%, hepatische Metabolisierung, renale sowie biliäre Elimination

Topiramat (TPM) *TTK 2,50–8,80 € (100–400 mg); Gr 6, sl/Kl*

HN *p.o.:* **Topamax**® 25|50|100|200 mg/Tbl., 25|50 mg/Kps., **Topamax Migräne**® 25|50|100 mg/Tbl.

Dos **einfach/komplex fokale epileptische Anfälle mit und ohne sek. Generalisierung:**

- *initial* 1–2 × 25 mg/d für 1 Wo., dann + 25 (–50) mg/Wo., *Zieldosis* 100 mg/d in der Monotherapie, 200–400 mg/d in der Zusatztherapie in 2 ED/d
- *Max-Dosis in der Monotherapie:* 500 mg/d
- *Kinder > 2 J.:* 0,5–1 mg/kg KG/d p.o. für 1 Wo., dann + 0,5–1 mg/kg KG/d/Wo., Zieldosis 3–6 mg/kg KG/d in der Monotherapie, 5–9 mg/kg KG/d in der Zusatztherapie in 2 ED/d

Migräneprophylaxe: 25 mg/d für 1 Wo., dann Dosissteigerung um 25 mg/d für 1 Wo.; Erh.-Dosis: 25–100 mg/d

PK BV 80%, max. Plasmakonz. nach 2 h, HWZ 21 h, PEB 13–17%, Steady-state nach 4 d, v.a. renale Elimination (70%), zu 20% hepatischer Metabolismus (bis zu 50% in Kombi. mit Enzyminduktoren)

Valproinsäure (VPA) *TTK p.o.: 0,52–0,78 € (1200–1800 mg); i.v.: 7,80–9,80 € (300–400 mg Amp.); sl/sl*

HN *p.o.:* **Convulex®** *150|300|500 mg/Kps.* 300|500 mg/Ret.-Kps., **Convulsofin®**, **Ergenyl®** 500 mg/Tbl., **Ergenyl chrono®** 300|500 mg/Ret.-Tbl., **Espa-Valept®**, **Leptilan®** 600 mg/Tbl., **Orfiril®** 600 mg/Drg., **Orfiril® long** 150|300 mg/Ret.-Kps., 500|1000 mg/Ret.-Minitbl. – *alle: 150|300 mg/ret. Tbl. oder Kps. oder Drg., Lsg. 300 mg/ml = 28 Trpf.;*
Emolone® 600 mg/Tbl., **Valpro (Generika)**, **Valproat (Generika)**, **Valprodura®**, **Valproinsäure (Generika)** – *alle: 150|300|600 mg/ret. Tbl. oder Kps. oder Drg., Lsg. 300 mg/ml = 28 Trpf.*
i.v.: **Ergenyl® vial** 400 mg Pulver/Amp. + Inj.-Lsg., **Orfiril®** 300 mg/ Amp. à 3 ml (im Kühlschrank aufbewahren, Kühlkette einhalten)

Dos **einfach/komplex fokale epileptische Anfälle mit und ohne sek. Generalisierung, prim. generalisierte Anfälle:**

- *akut:* 2–3 × 300 mg/d i.v., dann nach Spiegel
- *p.o.: initial* 5–10 mg/kg KG/d, später 3–4 × 300 mg/d oder besser Ret.-Tbl. 1000–2100 mg/d verteilt auf 2 ED/d
- *Erw:* 15–20 mg/kg KG/d (1050–1400 mg/70 kg KG/d)
- *Jugendliche:* 20–25 mg/kg KG/d (1400–1750 mg/ 70 kg KG/d)
- *Kinder:* 7–14 J. 750–1200 mg/d, 3–6 J. 450–600 mg/d, 1–3 J. 300–450 mg/d, 6–12 Mo. 150–300 mg/d, 3–6 Mo. 150 mg/d p.o. in 2–3 ED/d p.o.

Status epilepticus: 1000–1500 (– 4000) mg in 1 h i.v. (= 15–20 mg/kg KG/d), dann *Erh-Dosis* von 6 mg/kg KG/h
Myoklonus-Syndrome: 600–2400 mg/d (*initial* 300 mg, später + 300 mg/d)
Migräneprophylaxe: 2 × 150 mg/d p.o., Dosissteigerung alle 2 Tage um 150 mg/d; Erh.-Dosis 500–600 mg/d

PK BV 100%, max. Plasmakonz. nach 1–4 h (Tbl.)/0,5–2 h (Lsg.), PEB 90–95%, HWZ 9 h (4–18 h, in Kombi. oft ↓), > 96% hepatischer Metabolismus

Vigabatrin (VGB) *TTK 3,60–7,20 € (2–3 g); Gr 6, Kl/La 1, KI*

HN *p.o.:* **Sabril®** 500 mg/Tbl., 500 mg/Granulat-Beutel

Dos **einfach/komplex fokale epileptische Anfälle mit und ohne sek. Generalisierung:**
- *initial:* 2 × 500 mg/d p.o., später ggf. + 500 mg/d/Wo. auf 4 g/d; *Durchschnittsdosis:* 2–3 g/d in 2 ED oder 20–40 mg/kg KG/d; *Max-Dosis:* 4 g/d
- *Kinder:* > 12 J. 1300 mg/d; > 7½ J. 1000 mg/d; > 3 J. 700 mg/d; > 1 J. 500 mg/d; > ½ J. 400 mg/d; > ¼ J. 300 mg/d verteilt auf 2–3 ED/d

PK BV 75%, keine PEB, Wi in 12–24 h, HWZ 7 h (5–12 h), renale Elimination (70% in 24 h)

Zonisamid (ZON) *TTK 6–10,- € (300–500 mg); Gr 6, Kl/La 2, KI*

HN *p.o.:* **Zonegran®** 25 | 50 | *100 mg/Kps.*

Dos **Zusatzbehandlung einfach/komplex fokaler epileptischer Anfälle mit und ohne sek. Generalisierung (> 18. LJ.):**
- *initial:* 2 × 25 mg/d p.o., *nach 1 Woche 100 mg/d in 2 ED, dann Dosis um 100 mg pro Woche erhöhen*
- *Zieldosis: 300–500 mg/d*
- *Dosisreduktion bei Niereninsuffizienz*

PK BV 100%, max. Plasmakonz. nach 2–5 h, Steady-state nach ca. 13 d, HWZ 60 h, PEB 40–50%, Metabolisierung und renale Elimination

14.2 Benzodiazepine

Ind Akutbehandlung von Grand-mal- und fokalen Anfälle, Status epilepticus, Fieberkrämpfe

Wi Förderung der durch GABA vermittelten synaptischen Hemmung (freigesetztes GABA wirkt effektiver) → Reduktion der Erregbarkeit der Neuronenmembran; hoch effizientes (rasch wirksames bei i.v.-Gabe) Antikonvulsivum, sedierend und atemdepressiv wirksam

KI Myasthenia gravis, Alkohol, akutes Engwinkelglaukom, akute resp. Insuffizienz; *relative KI:* schwere Leberinsuffizienz, Medikamenten- und Drogenabhängigkeit, Schlaf-Apnoe-Syndrom

NW Bewusstseinsstörung, paradoxe Reaktion (besonders bei älteren Menschen; Erregungszustände, Psychosyndrome), Atemdepression, RR ↓, Laryngospasmus, Muskelrelaxation; bei längerer Anwendung Suchtentstehung, Gewöhnung (Wirkungsverlust, Toleranzentwicklung)

Clobazam (CLB) → S. 397

Clonazepam (CZP) → S. 397

Diazepam (DZP) → S. 398

Lorazepam (LZP) → S. 400

Midazolam (MDZ) → S. 401

14.3 Antiparkinsonmittel

14.3.1 Anticholinergika

Ind Morbus Parkinson, Neuroleptika-Parkinsonoid (NP), essenzieller Tremor, isolierte extrapyramidale Tremorformen

Wi vorwiegend zentrale kompetitive Acetylcholinrezeptorblockade (Ausgleich des cholinergen Übergewichts), beim M. Parkinson Wi insbesondere gegen Plus-Symptome (Tremor), geringer auch gegen Rigor und Akinesie

KI unbehandeltes Engwinkelglaukom, Prostatahyperplasie, GIT-Stenosen, Darmatonie, Megakolon, Myasthenia gravis, Tachyarrhythmie

NW *peripher:* Mundtrockenheit, Akkommodationsstörungen, selten Obstipation, Miktionsstörungen, Übelkeit, Magenbeschwerden, Tachykardie
zentralnervös: Müdigkeit, Schwindel, Angst, Erregung, Unruhe, Verwirrtheit, Halluzinationen, kognitive Störungen

Biperiden *TTK p.o.: 0,50–1,- € (6–12 mg); i.v.: 2,60 € /Amp.; Gr 4, sl/La 2, sl*

HN *p.o.:* **Akineton**® retard 4 mg/Tbl., **Biperiden** (**Generika**, **-neuraxpharm**® 4 mg/Tbl.) – *alle: 2 mg/Tbl.*

parenteral: **Akineton Ampullen®, Biperiden-neuraxpharm®** – *alle:* 5 mg/Amp. à 1 ml

Dos **Morbus Parkinson:** *initial* 2 × 1 mg/d p.o., dann ggf. Dosissteigerung um 2 mg/d auf 3 × 2–4 mg/d (= 6–12 mg/d) p.o.; *Max-Dosis:* 16 mg/d

medikamentös bedingte extrapyramidale Symptomatik (EPMS):

- *initial* 2,5–5 mg langsam i.v./i.m., b B. nach 30 min wiederholbar oder 1–4 × 1–4 mg/d p.o.; *Max-Dosis:* 10–20 mg/d
- *Kinder:* 3–15 J. vorsichtige Dosissteigerung von 1–6 mg/d p.o. in anfänglich 2, später 3 Dosen/d; *akut* < 1 J. 1 mg = 0,2 ml i.m./i.v., < 6 J. 2 mg = 0,4 ml i.m./i.v., > 10 J. 3 mg = 0,6 ml i.m./i.v., bei Bedarf nach 30 min Injektion wiederholen

Begleitmedikation (bei Neuroleptikatherapie): 1–4 × 1–4 mg/d p.o.

Intoxikation mit Nikotin/organ. Phosphat: 5–10 mg i.m., in schweren Fällen bis zum Abklingen der Symptome auch 5 mg langsam i.v.

PK BV 33%, max. Plasmakonz. nach 0,5–2 h (ret. 4,5h und 10–12 h, biphasische HWZ), PEB > 90%, biphasische HWZ 1,5 und 24h nach i.v.-, 21h nach p.o.-Gabe, als Metabolit Elimination renal und über die Fäzes

Bornaprin

TTK 0,30–0,90 € (4–12 mg); Gr 4, sl/La 1, sl

HN *p.o.:* **Sormodren®** 4 mg/Tbl.

Dos **Parkinson-Syndrom:** *initial:* ½ Tbl./d p.o.; *Erh-Dosis:* 1½–3 Tbl./d p.o. verteilt auf 2–3 ED

Hyperhidrosis: *initial:* ½ Tbl./d p.o., *Erh-Dosis* 1–2 Tbl./d p.o. verteilt auf 2–3 ED

PK HWZ 5,2 h, max. Plasmakonz. nach 1–2 h, PEB 72%, überwiegend renale Ausscheidung

Metixenhydrochlorid

TTK 0,40–0,94 € (10–30 mg); Gr 5, sl/Kl

HN *p.o.:* **Tremarit®** 5|15 mg/Tbl.

Dos **allgemein:** *initial* (1. Wo.) 3 × 2,5 mg/d; pro Wo. um 2,5 mg bis *Zieldosis* p.o. steigern

Alterstremor: *Zieldosis* 10–20 mg/d p.o.

Neuroleptika-Parkinsonoid (NP): *Zieldosis* 20–30 mg/d p.o.
Parkinson-Syndrom: *Zieldosis* 30–45 (–60) mg/d p.o.
▸ *Max-Dosis:* 60 mg/d p.o.

PK max. Plasmakonz. nach 3 h, HWZ 14 h, Elimination renal als Metabolit und gering unverändert

Procyclidin *TTK 0,57–1,70 € (10–30 mg); Gr 1, Kl/La 1, ab*

HN *p.o.:* **Osnervan®** 5 mg/Tbl.

Dos **Parkinson-Syndrom, med. bedingte extrapyramidale Symptomatik, Tremor:**

- *initial* 3 × 2,5 mg/d p.o., ggf. *Dosiserhöhung* alle 2–3 d um je 2,5–5 mg/d
- *Max-Dosis:* Parkinsonsyndrom: 10–20 mg/d, Tremor: 30 (–60) mg/d p.o.

PK HWZ 12 h

Trihexyphenidyl *TTK 0,50 € (10 mg); Kl/La 1+5, Kl*

HN *p.o.:* **Artane®**, **Parkopan®** – *alle: 2|5 mg/Tbl.*

Dos **Morbus Parkinson, Parkinson-Syndrom:** *initial* 1 mg/d, am 2. Tag 2 mg, dann jeden 2. Tag um 2 mg erhöhen bis zu 6–10 mg/d, max. 12–15 mg/d p.o.
Dystone Symptome: *initial* 2 mg/d, dann um 1–2 mg/Wo. erhöhen, Zieldosis meist > 15 mg/d, max. 3 × 15 mg/d p.o.

PK BV 100%, HWZ 8,6 h, max. Plasmakonz. nach 1–2 h, renale Elimination in Form von Metaboliten

14.3.2 Levodopa

Ind Morbus Parkinson, symptomatischer Parkinsonismus (postenzephalitisch, toxisch, arteriosklerotisch, ausgenommen medikamenteninduziert) – Einsatz besonders bei Akinese und Rigor, Restless-legs-Syndrom

Wi Decarboxylasehemmer hemmen Umwandlung des Levodopa in Dopamin → Aufnahme von Levodopa ins striatale Neuron → Umbau in Dopamin, Ausgleich des Dopaminmangels; die Decarboxylasehemmer können die Blut-Hirn-Schranke nicht überwinden

KI primäre Psychose, dekompensierte endokrine, renale, hepatische und kardiale Erkrankungen, Engwinkelglaukom, gleichzeitige Gabe von Reserpin oder nicht selektiver MAO-Hemmer, Alter < 25 J., fehlende Kontrazeption

NW *sofort:* Nausea, Erbrechen, Obstipation (20–30%), arterielle Hypotonie + Orthostasereaktion, tachykarde HRST, ZNS-Effekte (Schwindel, Depression, Unruhe, Verwirrtheit, Psychotische Symptome, vermehrtes Schwitzen, Pollakisurie)
langfristig: Wirkungsverlust (end of dose), On-/Off-Oszillationen, Dyskinesien, biphasische Dystonie, Hautreaktionen, selten hämolytische Anämie, Schlafstörungen

Levodopa (mit Benserazid/Carbidopa) *TTK 1,20–4,20 € (125–250 mg); Gr 6+8, Kl/Kl*

HN *p.o.:* **Dopaflex®** 500 mg/Tbl.
Kombinationen mit Carbidopa = Decarboxylasehemmer:

- *p.o.:* **Dopadura®**, **Isicom®**, **Levobeta C®**, **Levo C®**, **Levocarb®**, **Levocomp®**, **Levodopa** (**Generika**), **Nacom®** 100 | 200 mg/Retard-Tbl., **Toniform®**
- *– alle: 100/25, 200/50 bzw. 250/50 mg/Tbl (Angaben jeweils Levodopa/Carbidopa)*

Kombinationen mit Benserazid = Decarboxylasehemmer:

- *p.o.:* **Levodopa comp. B STADA®** 50 mg/12,5 mg | 100 mg/25 mg | 200 mg/50 mg/Kps., **Levopar®** 62,5 mg | 125 mg | 250 mg Kps. (50 mg/12,5 mg | 100 mg/25 mg | 200 mg/50 mg), **Madopar®** 62,5 | 125 Kps. (50 mg/12,5 mg | 100 mg/25 mg), 125 | 250 Tbl. (100 mg/25 mg | 200 mg/50 mg), **LT** 100 mg/25 mg/Tbl., **Depot**-Ret.-Kapseln 100 mg/25 mg/Kps., **PK-Levo®** 100/25 mg Tbl., **Restex®** 100/25 mg Ret.-Kapseln/Tbl. – *alle: Angaben Levodopa/Benserazid*

Dos **Morbus Parkinson:**

- *initial* 100–200 mg/d in 3 ED, ggf. dann alle 3–5 d um 100–200 mg erhöhen (möglichst niedrige Dosis wählen)
- geringe Symptomatik: 3–4 × 62,5–125 mg/d p.o.
- schwere Symptomatik: 3–4 × 125–250 mg/d p.o.

Restless-legs-Syndrom: 1 (– 4) × 62,5 mg/d p.o. abends

PK BV 98%, HWZ 1–3 h, ret. 2–4 h, max. Plasmakonz. nach 1 h (mit Benserazid), 2–4 h (mit Carbidopa), 25 min (mit **Madopar LT®**),

Wi-Dauer wesentlich länger (kompletter Wirkverlust jedoch erst nach 3–4 d), renale Elimination der Metabolite

14.3.3 Dopaminagonisten

Ind Monotherapie des Morbus Parkinson bei Frühformen und jungen Patienten, Morbus Parkinson in Kombi. mit L-Dopa in allen Krankheitsstadien;
Prolaktinsenkung: Hypophysenadenom (Prolaktinom), Galaktorrhö, prim./sek. Abstillen, Akromegalie

Wi peripherer und zentraler Dopaminrezeptoragonist, Einsparung von L-Dopa bei frühem Therapiebeginn, Ausgleich von „end of dose akinesia" und On-/Off-Oszillationen; Prolaktinsekretion ↓

KI schwere akute und chron. Herzerkrankungen, KHK und pAVK (vasokonstriktiver Effekt), Magen-/Darm-Ulzera, schwere psychische Störungen, akute Psychosen, schwere Leber- und Nierenfunktionsstörungen
Ergoline (Bromocriptin, Cabergolin, Dihydroergocriptin, Lisurid, Pergolidmesilat): bekannte pleuropulmonale + retroperitoneale Fibrosen, Herzklappenveränderungen im Echo

NW *zentrale NW:* extrapyramidal-motorische Symptome, psychotische Störung (Albträume, Halluzinationen, paranoide Reaktionen, Verwirrtheitszustände), KS, Schlafstörungen
periphere NW: GIT-Symptome (Übelkeit und Erbrechen, Dyspepsie, Gastritis, Magenschmerzen), orthostatische Hypotonie *Ergoline (Bromocriptin, Cabergolin, Dihydroergocriptin, Lisurid, Pergolidmesilat):* pleuropulmonale + retroperitoneale Fibrosen

Bromocriptin *TTK 0,44–0,70 € (2,5 mg), 0,84–1,30 € (5 mg), 1,60–2,30 € (10 mg); sl/sl*

HN *p.o.:* **Bromocrel®**, **Bromocriptin** (**Generika**), **kirim®**, **Parlodel®**, **Pravidel®** – *alle: 2,5 mg/Tbl., 5|10 mg/Kps.*

Dos **Morbus Parkinson:** *initial* 2,5 mg/d, nach klin. Wi und Verträglichkeit + 2,5 mg jede Wo. oder 1,25 mg alle 4–7 d; *Erh-Dosis:* 7,5–30 mg/d; *Max-Dosis:* 60 mg/d

PK BV 3–6% (First-pass-Effekt), max. Plasmakonz. nach 70–100 min, PEB 90–96%, HWZ 3–6 h, 2,5 mg p.o. wirken 1–6 h, Elimination über Fäzes

Cabergolin *TTK 5–13,- € (2–6 mg); 6,30–8,30 € (2–4 mg/24 h)*

HN *p.o.:* **Cabaseril®** 1|2|4 mg/Tbl.

Dos **Morbus Parkinson:**

- *initial:* 1 mg/d, alle 1–2 Wo. um 0,5–1 mg erhöhen
- *Erh-Dosis* 2–6 mg/d (0,5–18 mg/d)

PK HWZ 65–110 h, Wi-Dauer mind. 24 h (30–35 h), Steady-state nach 4 Wo., PEB 42%, extrahepatische Metabolisierung, zu 80% biliäre Elimination

Dihydroergocriptin (α-) *(α); TTK 4–6,- € (40–60 mg); Gr 5, Kl/La 4, Kl*

HN *p.o.:* **Almirid®**, **Cripar®** – *alle: 5 mg/Kps.|20 mg/Tbl.*

Dos **Morbus Parkinson:**

- *initial:* 2 × 5 mg/d p.o, ab der 2. Wo. 2 × 10 mg/d, dann *3. + 4. Wo.* 2 × 20 mg/d, *5. + 6. Wo.* 2 × 30 mg/d, dann ggf. bis 2 × 60 mg/d
- *mittlere Dosis:* 15–60 mg/d; *Max-Dosis:* 120 mg/d

PK BV 2,4%, max. Plasmakonz. nach 1 h, PEB 45–64%, Wi 1 h nach Resorption, HWZ 10–16 h

Lisurid *TTK 1,95–5,60 € (0,6–1,8 mg); Gr 1, Kl/La 2 + 5, sl*

HN *p.o.:* **Dopergin®** 0,2|0,5 mg/Tbl.

Dos **Morbus Parkinson:** *initial* 0,1 mg/d p.o., dann langsam steigern um 0,1 mg/d/Wo. auf 3 × 0,2–0,6 mg/d p.o.

PK BV 10–20%, HWZ 2–3 h, max. Plasmakonz. nach 30–60 min, PEB 60–70%, klinische Wi dauert länger als es die HWZ, Elimination über Fäzes und Urin

Pergolidmesilat *TTK 2,20–7,20 € (0,75–3 mg); Kl/La 5, sl*

HN *p.o.:* **Parkotil®**, **Pergolid (Generika)** – *alle: 0,05|0,25|1 mg/Tbl.*

Dos **Morbus Parkinson:**

- *Erw: initial* 3 × 0,05 mg für 2 d, dann alle 3 d um 0,1–0,15 mg über 12 d erhöhen auf 3 × 0,25–3 × 1 mg/d (*mittlere Tagesdosis* = 0,75–3 mg)
- *Max-Dosis:* 5 mg/d p.o.

Restless-legs-Syndrom: 0,05 mg zur Nacht p.o.

PK HWZ 7–16 h, Steady-state nach 24–48 h, max. Plasmakonz. nach 1,5 h, max. klinische Wi nach 2–5 h, PEB > 90%, Elimination zu je 50% renal und fäkal

Pramipexol *TTK 5,40–10, 80 € (1,05–2,10 mg); Gr 6, Kl/La 5, KI*

HN *p.o.:* **Mirapexin**®, **Sifrol**® 0,088 | 0,35 mg/Tbl.
– alle: 0,18 | 0,7 mg/Tbl.

Dos Morbus Parkinson:

- 3 × 0,088 mg/d für 1. Wo., 3 0,18 mg/d für 2. Wo., dann 3 × 0,35 mg/d
- *Max-Dosis:* 3 × 1,05 mg/d (3,15 mg/d)
- ▶ *Dosisreduktion bei Niereninsuffizienz (GFR 20–50 ml/min.):* 2 anstatt 3 Tbl./d, < 20 ml/min.: 1 Tbl./d

PK BV > 90%, max. Plasmakonz. nach 1–3 h, PEB 20%, HWZ 8 h bis 12 h (ältere Menschen), unveränderte renale Elimination > 90%

Ropinirol *TTK 3,50–8,70 € (3–9 mg); 6,30–8,30 € (2–4 mg/24 h)*

HN *p.o.:* **Requip**® 0,25 | 0,5 | 1,0 | 2,0 | 5,0 mg

Dos Morbus Parkinson:

- *1. Wo.:* 3 × 0,25 mg/d (= 0,75 mg/d); *2. Wo.:* 3 × 0,5 mg/d (= 1,5 mg/d); *3. Wo.:* 3 × 0,75 mg/d (= 2,25 mg/d); *4. Wo.:* 3 × 1,0 mg/d (= 3 mg/d) p.o.
- *nach der 4. Woche:* ggf. + 1,5–3 mg/d bis zu einer *Erh-Dosis* von 3–9 mg/d, z T. auch höhere Dosen
- *Max-Dosis:* 24 mg/d p.o.

PK rasche Resorption, BV 50%, max. Plasmakonz. nach 1,5 h, HWZ 6 h (3,4–10 h) PEB 10–40%, wird hepatisch abgebaut und renal eliminiert

Rotigotin *TTK 6,30–8,30 € (2–4 mg/24 h); Gr 6, Kl/La 2, KI – Gr 4, Kl/La 5, KI*

HN *Pflaster:* **Neupro**® 2 | 4 | 6 | 8 *mg/24 h Pflaster*

Dos Morbus Parkinson:

- *initial* 1 × 2 mg/24 h Pflaster/d, je nach klin. Wi *Dosissteigerung* um 2 mg/24 h pro Woche
- *Maximaldosis:* 8 mg/24 h

PK BV 37%, Steady-state nach 1–2 d nach Pflasterapplikation, PEB 92%, teilweise Metabolisierung, überwiegend renale Elimination

14.3.4 MAO-B-Hemmer

Ind Morbus Parkinson (Kombinationsbehandlung mit Levodopa)

Wi Dopaminabbaus ↓ durch irreversible MAO-B-Hemmung → Wi-Verstärkung und Wi-Verlängerung von L-Dopa

KI Hypertonie, eingeschränkte Nieren- und Leberfunktion, Engwinkelglaukom, Prostataadenom, GIT-Ulkus, Kombi. mit SSRI (mind. 5 Wo. Abstand), Pethidin, MAO-Hemmern und trizyklischen Antidepressiva

NW Unruhe, Schlafstörungen, Dyskinesien, Dyspnoe, Müdigkeit, Schwindel, Mundtrockenheit, Nausea, KS

Selegilin *TTK 0,54–0,95 € (5–10 mg); KI/KI*

HN *p.o.:* **Antiparkin®**, **Jutagilin®**, **Maotil®**, **Movergan®**, **Selegam®**, **Selegilin** (**Generika**), **Selemerck®**, **Selepark®** – *alle: 5|10 mg/ Tbl.*, **Xilopar®** *Schmelztbl. 1,25 mg*

Dos **Morbus Parkinson:**

- 1. Wo. 2,5 mg/d, dann 5 mg in 1–2 ED, dann 5–10 mg (= 1–2 Tbl.) morgens nach dem Frühstück in Kombi. mit *Levodopa;* allgemein 0,1 mg/kg KG/d (7 mg/70 kg KG/d)
- *Max-Dosis*: 10 mg/d

PK Wi-Beginn nach 2 h, Wi-Dauer 24 h, HWZ 1,5 h, PEB 75–85%, rascher Abbau zu L-Metamphetamin und L-Amphetamin, renale Elimination der Metabolite

14.3.5 COMT-Hemmer

Ind Morbus Parkinson

Wi reversibler peripherer Catechol-O-Methyltransferasehemmer (COMT-Hemmer) → Levodopa im Gehirn ↑ → Levodopa-Wi stärker + länger

KI Leberinsuffizienz, Phäochromozytom, Kombi. mit MAO-A- und/ oder MAO-B-Hemmern, malignes neuroleptisches Syndrom, atraumatische Rhabdomyolyse in der Anamnese

NW Verstärkung der Levodopa-NW (Dyskinesien, GIT-Symptome Übelkeit und Erbrechen, Obstipation, Mundtrockenheit, abdominelle Schmerzen, Diarrhö, rötlich-braune Urinverfärbung)

Entacapon *TTK 3,90–6,50 € (3–5 Tbl.); Gr 4, Kl/La 1, Kl*

HN *p. o.:* **Comtess**® 200 mg/Tbl.

Dos **Morbus Parkinson:**

- 200 mg p. o. jeweils zu den *Levodopagaben*
- *Max-Dosis:* 2000 mg/d

PK BV 35%, hoher First-pass-Effekt, max. Plasmakonz. nach 1 h, HWZ 1–2 h, PEB 98%, nach hepatischer Metabolisierung Elimination zu 80–90% mit den Fäzes

COMT-Hemmer-Kombinationen

Entacapon + Madopar + Benserazid *TTK 1,50 € (50 | 100 | 150 E.); Gr 6, Kl/La 5, Kl*

HN *p. o.:* **Stalevo**® 50 | 100 | 150 E./Tbl. (50 mg + 12,5 mg + 200 mg; 100 mg + 25 mg + 200 mg; 150 mg + 37,5 mg + 200 mg)

Dos **Morbus Parkinson mit „end-of-dose"-Fluktuationen:**

- Dosierung je nach der vorbestehenden Dosis der Monosubstanzen
- *Max-Dosis:* 10 Tbl. **Stalevo**® 150 E./d

14.3.6 Weitere Wirkstoffe gegen zentrale Bewegungsstörungen

Apomorphin-Hydrochlorid *TTK Amantadinsulfat/-HCl; p. o.: 0,25–0,75 € (100–300 mg); i. v.: 20–26,- € /Amp.*

HN *parenteral:* **APO-go**® Amp 10 mg/ml Inj.-Lsg, -Pen 10 mg/ml Inj.-Lsg., **Apomorphin** (**Generika**) Amp 10 mg/ml

Dos **Morbus Parkinson mit On-Off-Phänomen:** Vorbereitung mit 3 × 20 mg/d Domperidon, individuelle Einstellung, Bolusinjektion nicht > 10 mg

- *intermittierende Therapie (Pen s. c.):* i d R. 2–4 mg/Injektion bzw. 10–19 mg/d
- *kontinuierliche Therapie (Pumpe s. c.): initial* 1 mg/d, tgl. + 1 mg/h Dosis ↑, i d R. 3–7 mg/h bzw. 112–150 mg/d

PK sublinguale Resorption innerhalb von 10 min, Erektion nach 18–19 min, max. Plasmakon. nach 40–60 min, HWZ 3 h

Budipin *TTK 2–4,- € (30–60 mg); Gr 4, Kl/La 1, Kl*

HN *p.o.:* **Parkinsan®** 10|20|30 mg/Tbl.

Dos **Morbus Parkinson:** *initial* 3 × 10 mg/d, jede Wo. um 10–20 mg/d auf später 30–60 mg/d steigern; *Max-Dosis:* 60–80 mg/d

PK Resorption zu 80%, BV 47%, PEB 96%, max. Plasmakonz. nach 4–10 h, Steady-state nach 8 d (bei 3 × 20 mg/d), HWZ 31 h, Elimination von 50–60% der Dosis innerhalb von 8 d renal als Metabolit und unverändert

Tiaprid *TTK p.o.: 0,50–0,60 € (100 mg); i.v.: 1,- € /Amp.; Gr 4, sl/Kl*

HN *p.o.:* **Tiapridex®**, **Tiaprid** (**Generika**, **-neuraxpharm 200 mg/ Tbl.**), **Tiapridal®** *– alle: 100 mg/Tbl.*
parenteral: **Tiapridex®** 100 mg/Amp. à 2 ml

Dos **Dyskinesien:** 25–50 mg/d (bis 100 mg/d) p.o.
Dyskinesien bei Neuroleptika: 300–600 mg/d p.o. oder 3 × 1–2 Amp i.v.
Chorea, Akathisie: 300–1000 mg/d p.o.
Tic: 3 × 100 bis 3 × 200 mg/d p.o.
▸ *Dosisreduktion bei Niereninsuffizienz:* GFR 60–90 ml/ min. um 25%; GFR 10–60 ml/min. um 50%; < 10 ml/min. um 75%

PK rasche orale Resorption, BV 80%, max. Plasmakonz. nach 1 h, HWZ 3–4 h, überwiegend rasche renale unveränderte Elimination

Amantadinsulfat/-HCl *TTK p.o.: 0,25–0,75 € (100–300 mg); i.v.: 20–26,- € /Amp.; Gr 6, sl/sl*

HN *p.o. (-sulfat):* **Aman®**, **Amantadin** (**Generika**), **PK-Merz®** 150 mg/Tbl., 100 mg/Brause-Tbl., **Tregor®**
– alle: 100 mg/Tbl.,
z. T. auch 200 mg/Tbl.
p.o. (-HCl): **Adekin®**, **Amanta** (**Generika**), **Amantadin** (**Generika**), **Amixx®** *– alle: 100 mg/Tbl., z. T. auch 200 mg/Tbl.*
i.v. (-sulfat): **Amantadin** (**Generika**), **PK-Merz Inf.-Fl.®**
– alle: 200 mg/500 ml

Dos **Morbus Parkinson, medikamentös bedingte extrapyramidale Symptomatik:**
- *i.v.:* 1–3 (–6) × 200 mg/d (à 500 ml in 3 h) jeweils morgens und mittags
- *p.o.:* 2–3 × 50–100 mg/d p.o.

- *Max-Dosis:* 500–600 mg/d

Virusgrippe (Prophylaxe und Therapie):

- 200 mg/d p.o., bei kurativem Einsatz für 10 d
- ▶ *Dosisreduktion bei Niereninsuffizienz:* GFR 60–80 ml/ min → 100 mg alle 12 h; 50–60 ml/min → alternierend 100 bzw. 200 mg/d; 30–50 ml/min → 100 mg alle 24 h; 20–30 ml/min → 200 mg 2 ×/Wo.; 10–20 ml/min → 100 mg 3 ×/Wo.; < 10 ml/ min → 100 mg 1 ×/Wo.

PK BV 85%, 100 mg p.o. wirken 1–8 h, max. Plasmakonz. nach 1–4 h (A.-HCL) und 6–10h (A.-sulfat), keine PEB, HWZ 10–15 h, renale Elimination (99%)

14.4 Migränetherapeutika

14.4.1 Nichtopioid-Analgetika → S. 11

14.4.2 Triptane

Ind akute Migräneanfälle mit und ohne Aura, Cluster-KS (Mittel 2. Wahl)

Wi spezifischer Serotoninagonist an zerebralen 5-HT_1-D-Rezeptoren → selektive Konstriktion extrazerebraler intrakranieller Gefäße, Freisetzung vasodilatierender Neuropeptiden ↓ → Aktivität des N. trigeminus ↓

KI KHK, Prinzmetal-Angina, koronare Spasmen, pAVK, Morbus Raynaud, Hypertonie, Herzinfarkt/Apoplex in Anamnese, schwere Leberinsuffizienz, Kombi. mit Ergotaminen (Abstand 24 h) oder MAO-Hemmer (diese sollten 14 d vorher abgesetzt sein), Alter > 65 J. und < 18 J.

NW Hitzegefühl, Schweregefühl, Müdigkeit, allgemeines Schwächegefühl, Schwindel, Kältegefühl, Atemnot, RR-Anstieg, Gefäßspasmen (AP in bis zu 15%)

Almotriptan *TTK p.o.: 7–10,- € /Tbl.; Gr 4, sl/La 1, ab*

HN *p.o.:* **Almogran**® 12,5 mg/Tbl.

Dos **Migräneanfall mit oder ohne Aura:**

- *Erw (18–65 J.):* 1 × 1 Tbl p.o., bei Wiederauftreten abgeklungener Beschwerden Wdh. möglich (mind. 2 h Abstand)

- *Max-Dosis:* 2 Tbl./d p.o.
  - *Dosisreduktion bei schwerer Niereninsuffizienz:* max. 1 Tbl./d p.o.

PK BV 70%, max. Plasmakonz. nach 1,5–3 h, HWZ 3,5 h, nach Transformation in inaktive Metaboliten (45%) renale und hepatische Elimination

Eletriptan *TTK p.o.: 8,50–10,- € /Tbl.; Gr 4, sl/sl*

HN *p.o.:* **Relpax**® 20|40 mg/Tbl.

Dos **Migräneanfall mit oder ohne Aura:**

- 1 × 40 mg p.o., bei Wiederauftreten nach initialer Besserung ggf. Wdh. (Abstand mind. 2 h)
- *Max-Dosis:* 80 mg/d p.o.

PK Resoprtion zu 81%, BV 50%, PEB 85%, hepatische Metabolisierung

Frovatriptan *TTK p.o.: 5,50–8,90 € /Tbl.; Gr 6, sl/La 1, ab*

HN *p.o.:* **Allegro**® 2,5 mg/Tbl.

Dos **Migräneanfall mit oder ohne Aura:**

- 1 × 2,5 mg p.o., bei Wiederauftreten nach initialer Besserung ggf. Wdh. (Abstand mind. 2 h)
- *Max-Dosis:* 2 Tbl. (5 mg)/d p.o.

PK BV 20–30%, max. Plasmakonz. 4h, HWZ 26 h, hepatische Metabolisierung

Naratriptan *TTK p.o.: 8,30–12,50 € /Tbl.; Gr 4, sl/La 1, sl*

HN *p.o.:* **Naramig**® 2,5 mg/Tbl.

Dos **Migräneanfall mit oder ohne Aura:**

- *p.o.:* 2,5 mg = 1 Tbl. p.o., bei Wiederauftreten nach initialer Besserung ggf. Wdh. (Abstand mind. 4 h)
- *Max-Dosis:* 2 Tbl./d

PK schnelle Resorption, BV um 70%, max. Plasmakonz. nach 2–3 h, Wi-Eintritt nach 1 h, Wi-max. nach 4 h, PEB 30%, HWZ 6 h, > 50% renale Elimination

Rizatriptan *TTK p.o.: 8–10,- € /Tbl.; Gr 4, sl/La 1, sl*

HN *p.o.:* **Maxalt**® 5|10 mg/Tbl., -lingua 5|10 mg/Schmelz-Tbl.

Dos **Migräneanfall mit oder ohne Aura:**

- 1 × 10 mg p.o., ggf. nach 2 h erneut 10 mg Tbl.; lingua-Tbl. auf Zunge legen → auflösen → schlucken
- *Max-Dosis:* 2 × 10 mg/24 h

- *Dosisreduktion bei leichter bis mäßiger Nieren- oder Leberinsuffizienz:* um 50%

PK BV 40–45%, max. Plasmakonz. nach 1–1,5 h, PEB 14%, HWZ 2–3 h, nach Metabolisierung durch MAO-A überwiegend renale Elimination (80%)

Sumatriptan *TTK p.o.: 5,80–12,- € /Tbl.; nasal: 12,- €; Supp: 7,- €; s.c.: 36,- €; Gr 4, sl/La 2, sl*

HN *p.o.:* **Imigran®**, **Sumatriptan** (**Generika**) – *alle: 50|100 mg/Tbl.*
nasal: **Imigran®** Nasal 10|20 mg/Hub
s.c.: **Imigran®** 6 mg/Inj.-Lsg. à 0,5 ml (für Spritze und Pen)
rektal: **Imigran®** 25 mg/Supp.

Dos **Migräneanfall, Horton-Syndrom:**

- *p.o.:* 1 × 50–100 mg (= 1 Tbl.) bei Anfall, nach 4 h ggf. weitere Tbl.
- *nasal:* 1 × 10–20 mg, ggf. nach 2 h Wdh. (max. 40 mg/d)
- *Supp.:* 1 × 25 mg = 1 Zäpfchen, ggf. nach 2 h Wdh. (max. 50 mg/d)
- *s.c.:* 1 Fertigspritze (= 6 mg) s.c., nach 2 h ggf. eine weitere Spritze
- *Max-Dosis in 24 h:* 300 mg p.o., 2 × 6 mg s.c.

PK rasche Resorption, BV 14–19% (s.c. 96%), Wi-Eintritt: s.c. nach 10 min (s.c.), 15 min (nasal), 30 min (p.o./nasal), max. Wi nach 90 min, Wi-Dauer 12–24 h, HWZ 2 h

Zolmitriptan *TTK p.o.: 8–12,50 € /Tbl.; nasal: 15–18,- €; Gr 6, sl/La 1, sl*

HN *p.o.:* **AscoTop®**, **Zomig®** – *alle: 2,5|5 mg/Tbl. oder Schmelztbl.*
nasal: **AscoTop®** 5 mg/Dosis Nasenspray-Lsg.

Dos **Migräneanfall:**

- *p.o.:* 2,5 mg p.o., nach 2 h ggf. erneut 2,5 mg
- *nasal:* 5 mg nasal sprühen, nach 2 h ggf. erneut 5 mg
- *Max-Dosis:* 5 mg in 2 h bzw. 10 mg/d
- *Dosisreduktion bei Leberinsuffizienz:* max. 5 mg/24 h

PK rasche Resorption zu 64%, BV 40%, HWZ 2,5–3 h, Wi p.o. in 20–30 min, hepatischer Metabolismus, Elimination zu 60% renal + 30% über Fäzes

14.4.3 Ergotamine

Ind Migräneanfall (Mittel ferner Wahl), Orthostase-Syndrom

Wi Mutterkornalkaloid → Tonussteigerung an Venen → venöses Angebot am rechten Herzen ↑ → HZV ↑; vasokonstriktorische Wi durch Stimulation von α-Rezeptoren (partieller Agonismus), kaum uteruskontraktionsfördernd

KI Gefäßerkrankungen (v.a. pAVK, M. Raynaud), KHK, schwere Leber- und Nierenfunktionsstörung, Sepsis, Schock, arterielle Hypertonie, Kinder < 12 J., Kombi. mit β-Blockern

NW Übelkeit und Erbrechen, Schwindel, Muskelkrämpfe, KS, HRST (Brady- oder Tachykardie), AP, art. Durchblutungsstörungen bis Gangrän, bei Langzeittherapie: Ergotismus, Pleura- oder Retroperitonealfibrose

Dihydroergotamin (DHE) *TTK p.o.: 0,44–0,70 € (5–7,5 mg); sl/La 2 + 5, sl*

HN *p.o.:* **Agit**®, **Angionorm**®, **DET MS**® 1 mg/Tbl., Tropfen 2 mg/ml = 20 Trpf., **DHE** (**Generika**), **Ergotam von ct**®, **Verladyn**® Tropfen 2 mg/ml = 20 Trpf. – *alle: ret. 2,5|5 mg/Tbl.*

Dos **Migräne-Intervallbehandlung:** 2–3 × 2,5 mg/d p.o.
Orthostase-Syndrom:
- *initial:* 2,5 mg morgens, 5 mg abends; *Dauerbehandlung* mit 5 mg abends
- *Kinder:* > 7 J. 2–4 mg/d verteilt auf 2–3 ED/d p.o.

PK schlechte Resorption (→ p.o. ungeeignet für akute Therapie), BV 0,1–1,5%, Wirkdauer 8 h, PEB 93%, HWZ 21 h, hepatische Metabolisierung zu wirksamen Metabolit, vorwiegend biliäre Elimination

Ergotamintartrat *TTK p.o.: 4,33 €/Tbl.; KI/KI*

HN *p.o.:* **Ergo-Kranit**® Migräne 2 mg/Tbl.

Dos **Migräneanfall:**
- *initial:* 1 Tbl p.o., bei Wiederauftreten nach initialer Besserung ggf. Wdh. (Abstand mind. 4–6 h)
- *Max-Dosis:* 2 Tbl. pro Anfall bzw. Tag; max. 3 Tbl./Wo.

PK hoher First-pass-Effekt, BV 1–2%, max. Plasmakonz. nach 0,5–3 h,

HWZ 1,5–2,5 h (Hauptmetabolite: 20–34 h), hauptsächlich biliäre Elimination nach Metabolisierung

14.4.4 Migräneprophylaxe

Cyclandelat *TTK p.o.: 1–1,30 € (800 mg); Gr 4, Kl/Kl*

HN *p.o.:* **Natil®** 400 mg/Kps.

Dos **Migräneprophylaxe:**

- 1. Wo.: 2 × 400 mg/d p.o., 2. Wo. 2 × 50 mg/d und ab 3. Wo. 50–0–100 mg/d, dann ab 4. Wo. 2 × 100 mg/d
- *schwere Fälle:* 5 × 1 Kps./d p.o.
- *Langzeitbehandlung:* 2–3 × 1 Kps./d p.o.

PK BV ca. 70 %, HWZ 13–15 h

Flunarizin *TTK p.o.: 0,31–0,55 € (5–10 mg); Gr 4, sl/La 2, Kl*

HN *p.o.:* **Flunarizin** (**Generika**), **Flunavert®**, **Natil-N®**, **Sibelium®** *– alle: 5 | 10 mg/Kps.*

Dos **Migräneprophylaxe:** 5–10 mg/d abends p.o.

PK max. Plasmakonz. nach 2–4 h, Steady-state nach 5–6 Wo., PEB > 90 %, HWZ 15–20 h, 40–80 % werden biliär eliminiert, < 1 % unverändert renal

Metoprolol *TTK p.o.: 0,16–0,40 € (50–200 mg); Gr 4, sl/sl*

HN *p.o.:* **Beloc zok®**, **Jeprolol®**, **Jutabloc®**, **Lopresor®**, **Meto** (**Generika**), **Metoprogamma®**, **Metoprolol** (**Generika**), **Prelis®**, **Seleken®**, **Sigaprolol®** *– alle: mite 50 | 100 mg/Tbl., ret. 200 mg/Tbl.*

Dos **Migräneprophylaxe:** 50–100–200 mg/d p o.

PK BV 50 %, HWZ 3–4 h, Elimination nach hepatischem Umbau zu 95 % renal, relative Wi-Stärke < 1 (Propranolol = 1)

Naproxen *TTK p.o.: 0,33 € (250 mg); Kl/sl*

HN *p.o.:* **Malexin®**, **Naproxen** (**Generika, STADA®** 750 mg/Tbl.), **Proxen S®** *– alle: 250 | 500 mg/Tbl.*
Alacetan NNA® *220 mg/Tbl.,* **Aleve®** *220 mg/Tbl.,* **Dolormin®** *250 mg/Tbl.,* **Dysmenalgit®** *250 mg/Tbl.,* **Prodolor®** *250 mg/Tbl.*

Dos **Migräneprophylaxe:** 250 mg/d p.o., *Erh.-Dosis 250–500 mg/d*

PK vollständige perorale Resorption, PEB 100 %, HWZ 13–14 h, Plazentaschranke wird passiert, renale Elimination nach hepatischer Metabolisierung

Propranolol *TTK p.o.: 0,17–0,22 € (40–80 mg); Am/Am*

HN *p.o.:* **Beta-Tablinen®**, **Dociton®** 10 mg/Tbl., ret. 80 | 160 mg/Ret.-Kps., **Elbrol®**, **Obsidan®** 25 | 100 mg/Tbl., **Prophylux®**, **Propranolol** (**Generika**, **-GRY®** 10 mg/Tbl.), **Propra** (**Generika**, **-ratiopharm®** 10 mg/Tbl., ret. 80 | 160 mg/Ret.-Kps.)
– *alle: 40 | 80 mg/Tbl.*

Dos **Migräneprophylaxe:**

- 2–3 × 20 mg/d p.o.; ggf. Dosissteigerung bis max. 240 mg/d
- *Kinder:* > 12 J. 80 mg/d; > 7 ½ J. 60 mg/d; > 3 J. 40 mg/d; > 1 J. 30 mg/d; > ½ J. 25 mg/d; > ¼ J. 20 mg/d p o. jeweils auf 2 ED/d verteilt

PK BV 30–50% (First-pass-Effekt), HWZ 3–4 h, PEB 93%, Elimination nach hepatischem Metabolismus

Pyridostigmin → s. Cholinergika S. 375

Topiramat (TPM) → s. Antiepileptika S. 349

Valproinsäure (VPA) → s. Antiepileptika S. 349

14.5 Cholinergika

Ind Myasthenia gravis, Blasen-Darmatonie, Glaukomanfall, Antagonisierung nicht depolarisierender Muskelrelaxanzien, bei Intoxikationen mit zyklischen Antidepressiva, Neuroleptika und Antihistaminika

Wi indirekte Parasympathomimetika vom Carbaminsäure-Typ (reversibler Cholinesterasehemmer) → Hemmung der Spaltung von Acetylcholin → verstärkte und verlängerte Wi → Miosis, Bradykardie, Bronchokonstriktion, Tonuserhöhung der GIT-Sphinkter und Blase, Schweißsekretionssteigerung (muskarinerge und nikotinerge Wi), keine ZNS-Effekte (geringe Lipophilie)

KI GIT-Ulzera, frischer Myokardinfarkt, schwere Herzinsuffizienz, Bradykardie, Hypotonie, Asthma bronchiale, Hyperthyreose, schwere Herzinsuffizienz, mechanischer Subileus, Bridenileus, Gallen- oder Harnwegen, nach Gabe von depolarisierenden Muskelrelaxanzien (Suxamethonium, Decamethonium)

NW *cholinerge (muskarinartige) NW:* Diarrhö, verstärkte Salivation, Schwitzen, Übelkeit und Erbrechen, Enterospasmen, erhhte Magen-Darm-Motilität, Bronchospasmus, Bronchosekretion ↑, Bradykardie, Hypotonie, Miosis, Akkommodationsstörungen
cholinerge (nikotinartige) NW: Muskelfaszikulationen, Spasmen, Schluckbeschwerden, Lähmungen durch neuromuskulären Block, Menstruationsstörungen

Neostigmin *TTK 0,42–1,32 € (Inj.-Lsg.-Amp.); sl/sl*

HN *parenteral:* **Neoastig®**, **Neostigmin (Generika)**
– *alle: Inj.-Lsg. 0,5 mg/Amp. à 1 ml*

Dos **Myasthenia gravis:**
- 0,5 mg mehrmals tgl. langsam i.v./i.m./ s.c.
- *Max-Dosis:* 0,04 mg/kg KG i.v.
- *Kinder:* > 12 J. 0,55 mg; > 7 ½ J. 0,45 mg; > 3 J. 0,3 mg; > 1 J. 0,25 mg; > J. 0,2 mg; > ¼ J. 0,15 mg jeweils mehrmals tgl. langsam i.v./i.m./ s.c.

PK Eliminations-HWZ 50–70 min, nach hepatischem Metabolismus renale Elimination

Pyridostigmin *TTK p.o.: 0,35–0,60 € (60 mg), ret: 3,- € (180 mg); i.v.: 2,- € (5 mg); Gr 5, sl/La 3, Kl*

HN *p.o.:* **Mestinon®** ret. 180 mg/Ret.-Tbl., **Kalymin®**
– *alle: 10|60 mg/Tbl. oder Drg.*
parenteral: **Mestinon®** 25 mg/Amp. à 5 ml, **Kalymin®** 1 mg/Amp. à 1 ml, -forte 5 mg/Amp. à 1 ml

Dos **Myasthenia gravis (MG):**
- *akut:* 1–2 mg alle (2–) 3–4 h i.m./ s.c. oder 6–12 (–24) mg/24 h in 500 ml Ringer-Lsg i.v. (siehe auch Fachinfo)
- *initial* 30–60 mg p.o. alle 4–6 h; *Max-Dosis:* 4 × 90 mg (Steigerung alle 2 d möglich)
- *MG mit Morgentief:* ½ – 1 ret. Tbl. gegen 22.00 Uhr
- *okuläre MG: Max-Dosis* 240–300 mg/d
- *generalisierte MG: Max-Dosis* 450–540 mg/d + ggf. 1 Tbl. ret.

▸ *Dosisreduktion bei Niereninsuffizienz:* jeweils niedrigste Dosis unter individueller Dosisanpassung

PK BV 10–20 %, max. Plasmakonz. nach 2–4 h, HWZ 1,5 h (i.v.), 3,3 h (p.o.), Wi-Beginn innerhalb 30 min (p.o.), Wi-Dauer 3–6 h, überwiegend renale Elimination (zu 50 % unverändert)

14.6 Antivertiginosa, Antiemetika

Ind Otogener Schwindel, Morbus Menière, Übelkeit und Erbrechen

Wi *Dimenhydrinat, Flunarizin:* als Antihistaminika zentraldämpfend und antiemetische Wi

Sulpirid: mittelstarkes atypisches Neuroleptikum mit antivertiginöser Wi

KI *Betahistin:* Nierentumor, Asthma bronchiale, Phäochromozytom, Magen-Darm-Geschwüre

Cinnarizin: Parkinson-Syndrom, EPMS, akute Porphyrie, frischer Herzinfarkt, dekompensierte Herzinsuffizienz, schwere Niereninsuffizienz

Dimenhydrinat: akute Vergiftungen, Eklampsie, Epilepsie, Engwinkelglaukom, Prostataadenom mit Restharnbildung, Kombi. mit Aminoglykosid-Antibiotika, Porphyrie, Säuglinge < 6 kg KG

Flunarizin: kardiale Instabilität, Alter > 60 J., Depressionen, Morbus Parkinson

Sulpirid: prolaktinabhängige Tumoren, akute Intoxikationen mit Alkohol und zentral wirksamen Medikamenten, Phäochromozytom, Epilepsie, M. Parkinson, Kinder < 6 J.; relative KI: KHK, Herzinsuffizienz, schwere Leber- und Nierenfunktionsstörungen, Kinder > 6 J. und Jugendliche

NW *Alle:* GIT-Symptome, Sedierung, zentral nervöse Effekte, KS, kardiale Symptome (Tachykardie, RR-Abfall) *Dimenhydrinat:* anticholinerge Wi (Mydriasis, Akkommodationsstörungen, Mundtrockenheit)

Sulpirid: EPMS, endokrine Störungen (Hyperprolaktinämie, Amenorrhö und Galaktorrhö, Zyklusstörungen)

Betahistin *TTK 0,15–0,18 € (6–12 mg), 0,22–0,29 € (16–24 mg); Kl/Kl*

HN *p.o.:* **Aequamen®**, **Betahistin** (**Generika**), **Betavert®** – *alle: 6 | 12 mg/Tbl.,* **Betaserc®** 16 mg/Tbl., **Vasomotal®** 16 | 24 mg/Tbl., Tropfen 5,21 mg/ml (15 Trpf.)

Dos **Schwindelanfälle:**

- *Tbl.:* 3 × 12 mg oder 3 × 20 mg ret./d p.o. in der 1. – 3. Wo., dann 2 × 20 mg ret./d p.o. für 2–6 Mo.
- *Trpf.:* 3 × 15–30 Trpf p.o. in jeweils 100 ml H_2O = 24–48 mg/d p.o.

Morbus Menière: *initial* (1. – 3. Wo.), 3 × 12 mg/d dann 3 × 6 mg/d p.o. für 2–6 Mo. jeweils nach den Mahlzeiten

PK rasche Resorption, max. Plasmakonz. nach 1 h, HWZ 3,5 h, PEB 1–5%, innerhalb von 24h metabolisiert und zu 85–90% renal eliminiert

Dimenhydrinat *TTK p.o.: 0,15–0,40 € (50–100 mg); Supp.: 0,60 €; i.v.: 3,60 € (100 mg Amp.); sl im 1.+2. Trim., Kl im 3. Trim./Am*

HN *p.o.:* **Apovital Reisetbl.®**, **Boxbergal®**, **Dimen®**, **Reisetabletten** (**Generika**), **Sisnausan®**, **Superpep®**, **Vertigo-Vomex SR®** ret. 120 mg/Tbl., **Vomacur A®**, **Vomex A®** 200 mg/Drg., ret. 150 mg/Tbl., 330 mg/100 ml Sirup – *alle: 50 mg/Tbl. o. Drg.*
i.v.: **Vomex A®** 62 | 100 mg/Amp.
rektal: **Vertigo-Vomex S®** 80 mg/Supp., **Vomacur A®** 40 | 70 mg/Supp., **Vomex A®** 40 | 70 mg/Supp.

Dos **zentrales vestibuläres Reizsyndrom, Übelkeit, Erbrechen:**

- *parenteral:* 62–124 mg i.v. oder 100–200 mg i.m.
- *p.o.:* 3–4 × 50–100 mg/d oder ret. 2 × 120–200 mg/d
- *rektal:* 3–4 × 80–150 mg/d rektal
- *Max-Dosis:* 300 mg/d
- *Kinder:* > 8 J. 1–2 mg/kg KG/d, 1 J. – 8 J. (< 25 kg KG) 40 mg Supp. oder 2,5–5 ml Sirup p.o., (> 25 kg KG) 70 mg Supp. oder 8 ml Sirup p.o. jeweils 3 ×/d, ab 14 J. Erw-Dosis

Reisekrankheit:

- *Prophylaxe*: 3 × 20–50 mg/d p.o. oder 2 × 200 mg ret p.o.
- *Therapie*: 50–100 mg.p.o. alle 4 h, *max.* 150 mg/d
- *Kinder 6–12 J.*: 5 mg/kg KG/d in 4 ED, *max.* 150 mg/d

PK max. Plasmakonz. nach 2–4 h, PEB 99%, HWZ 5–10 h, hepatischer Metabolismus und renale Elimination

Flunarizin *TTK 0,31–0,55 € (5–10 mg); Gr 4, sl/La 2, Kl*

HN *p.o.:* **Flunarizin** (**Generika**), **Flunavert®**, **Natil®**, **Sibelium®** *– alle: 5|10 mg/Kps.*

Dos **vestibulärer Schwindel:**
- *initial* 10 mg z. Nacht (Pat. > 65 J. 5 mg)
- *Erh-Dosis*: 5–10 mg alle 2 d

PK max. Plasmakonz. nach 2–4 h, PEB > 90%, hoher First-pass-Effekt, HWZ 15–20 h, 40–80% werden biliär eliminiert, < 1% unverändert renal

Meclozin *TTK p.o.: 0,37–0,74 € (25–50 mg); Gr 3, sl/La 5, sl*

HN *p.o.:* **Postadoxin®** N, **Postafen®** *– alle: 25 mg/Tbl.*

Dos **Reisekrankheit:** 25 mg 1 h vor Reiseantritt
Übelkeit, Erbrechen: 25–50 mg/d p.o., *Kinder:* 25–50% der o.g. Dosis

PK HWZ 2–3 h

Sulpirid *TTK p.o.: 0,42–0,56 € (100–200 mg); i.v.: 1,30 € /Amp.; Kl/Kl*

HN *p.o.:* **Arminol®**, **Dogmatil®** 25 mg/5 ml Saft, **Meresa®**, **Neogama®**, **Sulp®**, **Sulpirid** (**Generika**, **-neuraxpharm®** 100 mg/Tbl.), **Sulpivert®**, **Vertigo-Meresa®**, **Vertigo-neogamma®** 100 mg/Tbl., Saft 100 mg/5 ml Lsg. *– alle: 50|200 mg forte/Tbl. bzw. Kps.*
i.v.: **Dogmatil®**, **Sulpivert®**, **Vertigo-neogamma®** *– alle: 100 mg/Amp. à 2 ml*

Dos **Schwindel, Schwindel bei depressiven Störungen:**
- *initial* 1–2 × 100 mg/d i.v. als Kurzinf. oder 1–3 × 50 mg/d p.o.
- *Erh-Dosis:* 150–300 mg/d p.o.
- ▸ *Dosisreduktion bei Niereninsuffizienz:* GFR 30–60 ml/min → 50%, 10–30 ml/min → 30% und < 10 ml/min → 20% der jeweiligen Tagesdosis

PK geringe BV (14–63%), HWZ 7–9 h, max. Plasmakonz. nach 3–8 h, kaum PEB, zu 95% unveränderte renale Elimination

14.7 Parasympathomimetika

Ind	Myasthenia gravis (MG), Antagonisierung von Muskelrelaxanzien vom Curare-Typ, Intoxikation mit anticholinergen Substanzen, Darmatonie, Glaukomanfall, neurogene Blasenentleerungsstörung
Wi	indirekte Parasympathomimetika vom Carbaminsäure-Typ (reversibler Cholinesterasehemmer) → Hemmung der Spaltung von Acetylcholin → verstärkte und verlängerte Wi → Miosis, Bradykardie, Bronchokonstriktion, Tonuserhöhung der GIT-Sphinkter und Blase, Schweißsekretionssteigerung (muskarinerge und nikotinerge Wi), keine ZNS-Effekte (geringe Lipophilie) *Carbachol:* direktes Parasympathikomimetikum (Acetylcholineffekt)
KI	GIT-Ulzera, frischer Myokardinfarkt, schwere Herzinsuffizienz, Bradykardie, Hypotonie, Asthma bronchiale, Hyperthyreose, schwere Herzinsuffizienz, mechanischer Subileus, Bridenileus, Stenosen oder Spasmen der Gallen- oder Harnwege, nach Gabe von depolarisierenden Muskelrelaxanzien (Suxamethonium, Decamethonium)
NW	*cholinerge (muskarinartige) NW:* Diarrhö, verstärkte Salivation, Schwitzen, Übelkeit und Erbrechen, Enterospasmen, erhöhte Magen-Darm-Motilität, Bronchospasmus, Bronchosekretion ↑, Bradykardie, Hypotonie, Miosis, Akkommodationsstörungen; *cholinerge (nikotinartige) NW:* Muskelfaszikulationen, Spasmen, Schluckbeschwerden, Lähmungen durch neuromuskulären Block, Menstruationsstörungen

Distigminbromid *TTK p.o.: 1,75 € (5 mg); i.m.: 3,40 € /Amp.; sl/KI*

HN	*p.o.:* **Ubretid**® 5 mg/Tbl. *i.m.:* **Ubretid**® 0,5 mg/Amp.
Dos	**Myasthenia gravis:** 1 × 5 mg/d (nüchtern morgens) p.o., nach 1 Wo. 7,5 mg, nach 2 Wo. 2 × 5 mg/d p.o.
PK	BV 4,7%, (p.o.), HWZ 69 h, Wi-Dauer 24 h, überwiegend biliäre Elimination mit den Fäzes (88%) nach p.o. Gabe

Neostigmin → s. Cholinergika S. 375

Pyridostigmin → s. Cholinergika S. 375

14.8 Andere

Liponsäure *TTK p.o.: 0,50–1,- € (300–600 mg); i.v.: 7–9,- € /Amp.; sl/sl*

HN *p.o.:* **Alphaflam®**, **Alpha-Lipogamma®**, **Alpha-Lipon (Generika)**, **Alpha-Liponsäure Sandoz®**, **Alpha-vibolex®**, **Biomo-lipon®**, **Duralipon®**, **espa-lipon®**, **Fenint®**, **Liponsäure-ratiopharm®**, **Neurium®**, **Pleomix-Alpha®**, **Thioctacid HR®**, **Thiogamma®**, **Tromlipon®**, **Verla-Lipon®**
– alle: 200 | 300 | 600 mg/Tbl. oder Kps.
parenteral: **Alphaflam®**, **Alpha-Lipogamma®** 300 mg/Amp., **Alpha-Liponsäure Sandoz®** 300 mg/Amp., **Alpha-Lipon STADA®** 300 mg/Amp. à 12 | 24 ml, **Alpha-vibolex®**, **Biomo-lipon®**, **Duralipon®**, **espa-lipon®**, **Fenint®**, **Liponsäure-ratiopharm®** 150 | 300 mg/Amp., **Neurium®** 300 mg/Amp. à 6 | 12 | 24 ml, **Pleomix-Alpha®**, **Thioctacid T®** 100 | 250 mg/Inj.-Fl., **Thiogamma®** 200 | 300 mg/Amp. à 10 | 20 ml, **Tromlipon®**, **Verla-Lipon®** *– alle: 600 mg/Amp.*

Dos **schmerzhafte diabetische Polyneuropathie:**
- *akut:* 2 × 300 oder 1 × 600 mg i.v. über 30 min in 250 ml NaCl 0,9% für 7–14 d, dann p.o. (p.o. Wirkung wissenschaftlich nicht bewiesen)
- *p.o.: initial* 2 × 300 mg/d oder 3 × 200 mg/d, später 1–2 × 200 mg/d
- *Max-Dosis:* 600 mg/d

PK rasche Resorption nach oraler Gabe, HWZ 10–20 min, Plasmakonz. 15,8 ng/ml, renale Elimination in Form von Metaboliten

Riluzol *TTK p.o.: 17,- € (100 mg); Gr 5, Kl/La 1, Kl*

HN *p.o.:* **Rilutek®** 50 mg/Tbl.

Dos **Amyotrophe Lateralsklerose:** *p.o.:* 2 × 50 mg/d p.o.

PK BV 60%, fettreiche Nahrung reduziert Resorption und BV, max. Plasmakonz. nach 30–60 min, HWZ 9–15 h, Elimination nach Metabolisierung überwiegend renal

15.1 Neuroleptika

Ind psychomotorische Erregungszustände, akute und chronische schizophrene Psychosen, endogene und exogene Persönlichkeitsstörungen

Wi Blockade postsynaptischer zentraler dopaminerger D_2-Rezeptoren
schwach potente: stärker sedierend, geringe antipsychotische Wi, wenig EPMS, stärker veg. Störungen
stark potente: gering sedierend, stärker antipsychotische Wi, häufiger EPMS, geringer veg. Störungen
weitere Wi: antiemetisch, antihistaminerg, hypotherme Wi, Wirkungsverstärkung von Analgetika

KI akute Intoxikationen und komatöse Zustände durch zentral wirksame Medikamente oder Alkohol, schwere Leber- und Niereninsuffizienz, hämatopoetische Störungen, Morbus Parkinson bzw. Parkinsonsyndrom, Blasenentleerungsstörungen, Engwinkelglaukom, Epilepsie

NW Sedierung, Dämpfung, EPMS (Früh- und Spätdyskinesien), Krampfschwelle ↓, HRST, RR-Abfall, anticholinerge NW (Übelkeit und Erbrechen, Obstipation, Akkomodations- und Miktionsstörungen), endokrine und sexuelle Störungen, BB-Veränderungen, Transaminasenanstieg, Stoffwechselstörungen, malignes neuroleptisches Syndrom

15.1.1 Schwach potente Neuroleptika

Chlorprothixen *TTK p.o.: 0,21–0,32 € (50–100 mg); Gr 1, sl 1. Trim./KI*

HN *p.o.:* **Chlorprothixen-Holsten®** 15 | 50 mg/Tbl., **Chlorprothixen-neuraxpharm®** 15 | 50 | 100 mg/Tbl., **Truxal®** 15 | 50 mg/Drg., 20 mg/ml Saft

Dos **Unruhe-, Erregungszustände, Schizophrenie, Psychose:**
- *p.o.: initial* 3 × 25 mg/d; *Erh-Dosis* 3–4 × 50 mg/d
- *Max-Dosis:* 200 mg/d p.o. (*stationär* 150–500 (– 800) mg/d)
- *Kinder:* > 12 J. 20 mg/d, > 7½ J. 15 mg/d, > 3 J. 10 mg/d, > 1 J. 7 mg/d, > ½ J. 6 mg/d, > ¼ J. 5 mg/d p.o. verteilt auf 2–3 ED

PK BV 23–64%, hohe individuelle Schwankungen der Plasmakonz., HWZ 8–12 h, PEB 99%, nach Transformation in inaktiven Metabolit Elimination renal und fäkal

Levomepromazin *TTK p.o.: 0,19–1,11 € (26–150 mg); i.m.: 2,60–15,60 €; sl/sl*

HN *p.o.:* **Levium®** 25 | 100 mg/Tbl., **Levomepromazin-neuraxpharm®** 10 | 25 | 50 | 100 mg/Tbl., Lsg. 40 mg/ml Lsg., **Neurocil®** 25 | 100 mg/ Tbl., Tropfen 40 mg/ml = 40 Trpf.
parenteral: **Levomepromazin-neuraxpharm®**, **Neurocil®** *– alle : 25 mg/Amp. à 1 ml*

Dos **Unruhe-, Erregungszustände, Psychose:**

- *allgemein:* Einschleichend mit Tropf. beginnen, je nach Verträglichkeit und Wi Dosis steigern und später in der Regel auf Tbl. umstellen
- *amb.: initial* 15–30 mg/d und steigern bis zu 75–150 mg/d in drei ED; *Max-Dosis:* 200 mg/d
- *stationär: initial* 75–100 mg/d und steigern bis zu 150–300 mg/d in 3 ED; *Max-Dosis:* 600 mg/d
- *starke Erregungszustände:* 25–50 mg/d i.m., bei Mehrfachgaben sind Tagesdosen von 100–150 mg/d i.m. ausreichend

Schmerzzustände: *initial* 25–75 mg/d p.o., langsame Dosissteigerung bis zu 300 mg/d p.o.

PK BV 50%, HWZ 16–78 h (im Mittel 20 h), max. Plasmakonz. nach 2–3 h (p.o.), 30–90 min (i.m.)

Perazin *TTK p.o.: 0,60–2,10 € (50–300 mg); Gr 4, sl/La 2, sl*

HN *p.o.:* **Perazin-neuraxpharm®** 25 | 100 | 200 mg/Tbl., **Taxilan®** 25 mg/Drg., 100 mg/Drg. o. Tbl., Tropfenlsg. 44 mg/ml

Dos **akute psychotische Syndrome, psychomotorische Erregungszustände:**

- *initial* 50–150 mg p.o., dann ggf. Steigerung bis 300 mg/d, in Einzelfällen 500–1000 mg/d (*Richtdosis:* 75–600 mg, > 300 mg stationär)
- *Max-Dosis:* In den ersten 24 h stationär 500 mg p.o., dann 1000 mg/d, ambulant bis 300 mg/d

▸ *ältere Pat./Leberinsuffizienz:* 50% der o. g. Dosis

PK schnelle Resorption, max. Plasmakonz. nach 1–4 h, HWZ 8–16 h (bis 35 h), PEB 96%, hohe Lipophilie (überwindet Blut-, Hirn- und Plazentaschranke), nach hepatischem Metabolismus Elimination zu je 50% mit Stuhl und Urin

Pipamperon *TTK 0,60–1,20 € (60–120 mg); Gr 5, sl/La 1, KI*

HN *p.o.:* **Dipiperon®**, **Pipamperon-neuraxpharm®** *– alle: 40 mg/Tbl., Saft 20 mg/5 ml;* **Pipamperon-Hexal®** Saft 20 mg/5 ml

Dos **Schlaflosigkeit, Stimmungslabilität, psychomotorische Erregung und Aggressivität:**

- 3 × 40 mg = 3 × 1 Tbl./d p.o. oder als Saft, ggf. Dosissteigerung bis 3 × 120 mg = 3 × 3 Tbl./d p.o.; *Max-Dosis:* 360 mg/d
- *ältere Pat.: initial* 3 × 20 mg/d p.o., dann ggf. Steigerung auf 3 × 40 mg/d
- *Kinder: < 14 J.: Initial* 1 mg/kg KG/d, *Dosissteigerung* um 1 mg/kg KG/d, *Erh-Dosis* 2–6 mg/kg KG/d jeweils auf 3 ED/d verteilt

PK langsame orale Resorption, HWZ 8 h (bei älteren Menschen 17 h), Metabolisierung in inaktive Stoffe, renal Elimination

Promethazin *TTK p.o.: ca. 0,40 € (25–100 mg); i.v.: 1,50–2,40 € / Amp.; Gr 4, sl/La 1, sl*

HN *p.o.:* **Atosil®**, **Closin®** 10 mg/Drg., **Proneurin®**, **Prothazin®**, **Promethazin-neuraxpharm®** 10|50|100 mg/Drg. *– alle: 25 mg/Tbl., Sirup 1 mg/ml, Tropfen 20 mg/ml (20 Trpf. = 1 ml)*
parenteral: **Atosil®** N, **Prothazin®**, **Promethazin-neuraxpharm®** *– alle: 50 mg/Amp. à 2 ml*

Dos **Unruhe-, Erregungszustände, allergische Reaktionen, Schlafstörungen:**

- *akut:* 25–50 mg = ¼ – 1 Amp i.m. oder i.v.
- *p.o.:* 3–5 × 5–25 Trpf./d p.o. oder 1–3 × 1–2 Drgs. à 25 mg p.o.
- *Max-Dosis:* 100 mg/d i.v./i.m., 200 mg/d p.o. oder 150 Trpf./d
- *Kinder:* > 12 J. 26 mg; > 7 ½ J. 20 mg; > 3 J. 13 mg; > 1 J. 10 mg; > ½ J. 8 mg; > ¼ J. 7 mg jeweils als 2–3 ED/d p.o. oder i.m.

▶ *Dosisreduktion bei Niereninsuffizienz:* S. □

PK nahezu vollständige Resorption, BV 25% (hoher First-pass-Effekt der Leber), max. Plasmakonz. nach 1,5–3 h, HWZ 7–14 h, PEB 90%, hepatischer Metabolismus und renale/biliäre Elimination

Prothipendyl *TTK p.o.: 0,95–1,30 € (120–140 mg); sl/sl*

HN *p.o.:* **Dominal®** forte 40|80 mg/Tbl.; Tropfen 50 mg/ml

Dos **Einschlaf- und Durchschlafstörungen:** *Erw:* 40–80 mg/d p.o; *Kinder:* 1 Trpf. (= 2,5 mg)/kg KG/d p.o.
Erregungs- und Verwirrtheitszustände:
- *Erw: initial* 3–4 × 20–40 mg/d, dann 3–4 × 40–80 mg/d p.o.
- *Kinder: initial* 1 mg/kg KG i.m., *dann* 3–4 × 1–2 Trpf. (= 2,5–5 mg)/kg KG/d p.o.

Postoperatives Erbrechen: *ED Erw:* 40–80 mg p.o.
Schmerztherapie: 3 × 40–80 mg/d p.o. oder 3 × 40 mg/d i.m.

PK BV 8–15%, max. Plasmakonz. nach 1–1,5 h, keine Akkumulation nach Mehrfachgabe, HWZ 2–3 h

Thioridazin *TTK 0,36–1,10 € (50–300 mg); Gr 3, sl/La 2, KI*

HN *p.o.:* **Melleril®** 25|100 mg/Drg., ret. 30|200 mg/Ret.-Tbl., Tropfen 30 mg/ ml (= 20 Trpf.), **Melleretten®** 10 mg/Drg., **Thioridazin-neuraxpharm®** 25|50|100|200 mg/Tbl.

Dos **akute Psychosen:** 2–3 × 25–100 mg/d (= 50–300 mg/d) p.o., *stationär:* 100–600 mg/d p.o.
psychovegetative Abschirmung: 30–60 mg/d p.o. (Einsatz als Tranquilizer)
- *Max-Dosis: ambulant* 200 mg/d, *stationär* 600 mg/d
- ▸ *Kinder:* > 12 J. 50 mg/d; > 7½ J. 40 mg/d; > 3 J. 25 mg/d; > 1 J. 20 mg/d jeweils verteilt auf 2 ED/d p.o.

PK orale BV 60%, max. Plasmakonz. nach 1–4 h, HWZ 30 (6–40) h, aktive Metabolite (u a. Mesoridazin), Ausscheidung über Fäzes und renal

15.1.2 Mittelstark potente Neuroleptika

Chlorpromazin *TTK p.o.: 0,60–1,20 € (75–150 mg); i.v.: 2,60 € / Amp.; Gr 1, sl/La 2, sl*

HN *p.o.:* **Propaphenin®** 25 mg/Tbl., 20 mg/ml Tropfen
parenteral: **Propaphenin®** 50 mg/Amp. à 2 ml Inj.-Lsg.

Dos **Unruhe-, Angst- und Erregungszustände, Schlafstörungen, adjuvant bei Schmerzzuständen, Übelkeit, Erbrechen, Schluckauf, Pruritus, Psychosen:**
- *Erw u. Kinder > 10 J.:* 3 × 1–2 Tbl./d oder 2–3 × 20–40 Trpf./d

- *Kinder: 5–10 J.:* 1–3 × 1 Tbl./d oder 2–3 × 12–25 Trpf./d; < 5 *J.:* 0,5–2 mg/kg KG/d
- *parenteral:* 3 × ½ – 1 (max. 3) Amp./d i.m. oder nach Verdünnung mit NaCl 0,9% langsam streng i.v.

PK HWZ 15–30 h

Melperon *TTK p.o.: 0,19–1,23 € (25–150 mg); i.m.: 4,40 € /Amp; Gr 4, Kl/La 2, Kl*

HN *p.o.:* **Eunerpan®**, **Harmosin®**, **Liebernal®**, **Mel-Puren®**, **Melneurin®**, **Melperomerck®**, **Melperon (Generika)**
– alle: 10|25|50 u./o. 100 mg/Drg., Lsg. 25 mg/5 ml
parenteral: **Eunerpan®** 50 mg = 2 ml/Amp.

Dos **Schlafstörungen, Unruhe-, Erregungszustände, Verwirrtheit, Psychosen:**
- *akut:* 1 × 50–100 mg i.m., ggf. bis 4 Amp i.m.
- *mittelgradige Unruhe:* 25–75 mg/d p.o. (in 2–3 ED)
- *stärkere Unruhe:* 50–100 mg/d p.o., später nach klin. Stabilisierung 200 mg/d p.o. (in jeweils 2–3 ED)
- *schwerste Unruhe:* 300 – max. 600 mg/d i.m. oder p.o. (in jeweils 2–3 ED)
- *Max-Dosis:* 200 mg/d parenteral, 600 mg/d p.o.
- ▶ *Dosisreduktion bei Niereninsuffizienz:* S. □

PK gute orale Resorption, max. Plasmakonz. nach 1–1,5 h (p.o.), 30 min (i.m.), HWZ 3–5 h, PEB 50%, nahezu vollständige hepatische Metabolisierung

Zuclopenthixol *TTK p.o.: 0,60–1,20 € (20–40 mg); i.m.: 23,75 € / Amp., Depot: 18–27,- € /Amp.; Gr 1, sl/La 2, Kl*

HN *p.o.:* **Ciatyl-Z®** 2|10|25 mg/Tbl., Tropfen 20 mg/ml (= 20 Trpf.)
i.m.: **Ciatyl-Z Acuphase®** 50 mg/Amp. à 1 ml, **Ciatyl-Z Depot®** 200 mg/Amp. à 1 ml

Dos **Unruhe-, Verwirrtheitszustände bei Demenz:**
- *akut:* alle 2–3 d 50–150 mg **Ciatyl-Z Acuphase®** i.m.
- *p.o.:* einschleichend beginnen, *Erh-Dosis* 20–40 mg/d; *Max-Dosis:* stationär bis 150 mg/d

Psychosen*:*
- *p.o.:* 10–75 mg/d
- *Depot:* alle 2–4 Wo. 200–400 mg **Ciatyl-Z Depot®** i.m.

PK BV 49% (p.o.), max. Plasmakonz. nach 3–4 h (p.o.), Wi-Dauer 2–3 h, HWZ 15–20 h, PEB 98%, Elimination hauptsächlich über die Fäzes (90%)
Depot: Max. Plasmakonz. am 4. – 7. Tag, HWZ 19 d, Steady state nach 3 Mo.

15.1.3 Stark potente Neuroleptika

Benperidol *TTK p.o.: 0,34–0,50 € (2 mg), 1,20–2,80 € (10 mg); i.v.: 2,50 € /Amp.; Gr 5, Kl/La 2, Kl*

HN *p.o.:* **Benperidol-neuraxpharm®** 2|4|10 mg/Tbl., 2 mg/ml Lsg. (ca. 20 Trpf.), **Glianimon®** 2|5|10 mg/Tbl., 2 mg/ml Lsg. (ca. 20 Trpf.)
parenteral: **Benperidol-neuraxpharm®**, **Glianimon®** *– alle : 2 mg/Amp. à 2 ml*

Dos **Akute und chron. Psychosen, maniforme Syndrome, psychomotorische Erregungszustände:**
- *akut:* 2 × 5–20 mg/d i.v. oder i.m.; *Max-Dosis:* 40 mg/d
- *p.o.: initial* 3 × 0,5–4 mg/d, nach Abklingen der Symptome als *Erh-Dosis* 3 × 0,2–2 mg/d

PK BV 40–50% (p.o.), schneller Wi-Beginn, max. Plasmakonz. nach 3,2 h (Tbl.), 1,2 h (Lsg.), 0,03 h (i.m.); HWZ 4–6 h, nahezu vollständige Metabolisierung

Bromperidol *TTK p.o.: 1,07–2,14 € (10–20 mg); Gr 4, sl/La 2, sl*

HN *p.o.:* **Impromen®**, **Tesoprel®** - *alle: 5 mg/Tbl., Tropfen 2 mg/ml*

Dos **akute Schizophrenie:** 1 × 10–20 (-50) mg/d bzw. 5–10 ml/d p.o.
subakute u. chronische Schizophrenie: 1 × 5–10 mg/d bzw. 1,5–5 ml/d p.o.
- *Dosissteigerungen*: max. 10 mg/Wo.
- *Max-Dosis:* 50 mg/d p.o.
- *ältere Pat., v.a. mit Hirnleistungsstörungen:* Dosisreduktion

PK BV 30%, max. Plasmakonz. nach 2–4 h (p.o.), HWZ 20–36 h, PEB > 90%, Transformation in inaktive Metaboliten

Flupentixol *TTK p.o.: 0,57–2,30 € (5–60 mg); i.m.: 11,80–36,- € (20–100 mg Amp.); Gr 1, sl/La 2, Kl*

HN *p.o.:* **Fluanxol®** 0,5|2|5 mg/Drg., 50 mg/ml Lsg.

parenteral als Depot: **Fluanxol®** Depot 2|10% = 20|100 mg/ml Amp., **Flupendura®** 20|100 mg/ml Amp., **Flupentixol-neuraxpharm®** 20|100 mg/ml Amp.

Dos **Angst- und depressive Verstimmungszustände:** 1–2 mg/d p.o. **akute und chronische Schizophrenien:**

- *p.o.:* 5–60 mg/d in 2 –3 ED
- *Max-Dosis: Ambulant* 20 mg/d p.o., *stationär* bis 60 mg/d p.o.
- *i.m.:* 20–100 mg alle 2–4 Wo i.m., *Erh-Dosis* 20 mg alle 3 Wo.

PK max. Plasmakonz. 3–6 h, BV 40–50%, PEB 99%, HWZ 30 h (20–40 h), nach Depot-Inj. liegen relativ gleichmäßige Plasmakonz. über 2–3 Wo. vor, Freisetzungs-HWZ 3–8 d nach hepatischer Metabolisierung, Elimination per Fäzes

Fluphenazin *TTK p.o.: 0,80–1,20 € (3–6 mg); Depot: 15,60–44,- € (12,5–75 mg); i.v.: 4,60–9,20 € (10–20 mg); Gr 4, sl/La 2, sl*

HN *p.o.:* **Dapotum®** 5 mg/Tbl., Tropfen 4 mg/20 Trpf. = 1 ml, **Lyogen®** 1|4 mg/Tbl., ret. 3|6 mg/Ret.-Tbl., Lsg. 2,5 mg/1 ml Lsg., **Lyorodin®** 1|4 mg/Tbl.

i.m.: **Dapotum® D**, **Fluphenacin-neuraxpharm® D**, **Lyogen® D** – *alle: Depot 12,5|25|50|100|250 mg/Amp.;* **Lyorodin®** Depot 25 mg/Amp.

i.v.: **Dapotum® acutum** 10 mg/1 ml Amp., **Lyogen®** 5 mg/1 ml Amp.

Dos **akute und chronische Psychosen, psychomotorische Erregungszustände:**

- *akut parenteral:* 1–2 × 10 (– 20) mg i.m. oder i.v., ggf. nach 30 min Wdh.; *Max-Dosis:* 40 mg/d
- *p.o.: Akut* 1–6 (– 15) mg/d, später *Erh-Dosis* amb. 3–6 mg/d, stationär 10–20 mg/d
- *Depot:* 12,5–75 (– 100) mg i.m. alle 2–4 Wo.

PK hoher First-pass-Metabolismus, PEB 99%, HWZ 16 h, max. Plasmakonz. nach 2,5 h (p.o.), Metabolite werden biliär ausgeschieden, nach i.m. Depot-Inj. relativ gleichmäßige Plasmakonz. über 2–3 Wo., Freisetzungs-HWZ 7–10 d, Steady-state nach 3–6 Mo.

Fluspirilen *TTK 18,40 € (12 mg Amp.); 2–5,60 € (1,5 mg Amp.); Gr 4, sl/La 1, Kl*

HN *parenteral:* **Fluspi®**, **Fluspirilin beta®**, **Imap®** 2 mg/1 ml Inj.-Susp. – *alle: 1,5 mg/0,75 ml Inj.-Susp., 12 mg/6 ml Stechamp.*

Dos **akute und chronische Psychosen:**

- *akut:* 3–12 mg/d i.m. im Abstand von 7 d
- *subakut: initial* 1 × alle 7 d 2–10 mg i.m., dann bei Symptomrückbildung 4–8 mg als *Erh-Dosis*

PK HWZ 7 d (initial 32–300 h, später 6–50 d), max. Plasmakonz. nach 1–48 h, Wi-Dauer 1 Wo., v.a. renale Elimination, gering auch biliäre Exkretion

Haloperidol *TTK p.o.: 0,50–1,20 € (3–10 mg); i.v.: 2,40 € (5 mg); Gr 6, Kl/La 3, Kl*

HN *p.o.:* **Haldol®-Jansen**, 1|20 mg/Tbl., **Haloper®** 1 mg/Tbl., Haloperidol (**Generika**, **-neuraxpharm®** 1|4|12|20 mg/Tbl., **-ratiopharm®** 1 mg/Tbl.) – *alle: 2|5|10 mg/Tbl., Lsg. 2|10 mg/ml (1 ml = 20 Trpf.)*
i.m.: **Haldol®-Jansen** Decanoat 50 mg/3 ml Amp.
i.v.: **Haldol®-Jansen**, **Haloperidol** (**Generika**) – *alle: 5 mg/ml Amp.*

Dos **schizophrene Schübe und Manien:**

- *akut:* 5–10 mg = 1–2 ml i.v. oder i.m.; *Übergangsphase:* 3 × 2–5 mg/d p.o.; *Erh-Dosis:* 3 × 1–3 mg/d p.o.
- *Depot (nur i.m.!)*: Alle 4 Wo. 50–150 mg tief i.m. injizieren, max. 300 mg/alle 4 Wo

psychomotorische Erregungszustände:

- *leicht:* 3 × 1–3 mg/d p.o. bis zu 1–3 × 10–20 mg/d
- *schwer:* 1–2 ml i.v
- *Max-Dosis:* 60 mg i.v./d, bei geriatrischen Pat. 10 mg
- *Höchstdosis bei Erstapplikation:* 10–20 mg/d

Schwindel/Übelkeit/Brechreiz:

- *leicht:* 2–3 × 0,3–0,5 mg/d i.v./s.c.
- *schwer:* 2 × 1–1,5 mg/d i.v. oder 5 mg/d als s.c. Inf.

Alkohol-Intoxikation/Erregungszustand:

- 5–10 mg alle 30 min i.v. (/i.m./p.o.) Wdh. bis max. 30 mg; ggf. in Komb. mit niederpotenten Neuroleptika (z. B. **Levomepromazin** S. 383, **Chlorprothixen** S. 382)

- *Kinder* > 3 J.: 0,025–0,05 mg/kg KG/d p.o. bis max. 0,2 mg/kg KG/d p.o.

PK BV 50–70%, hoher First-pass-Effekt, max. Wi nach 2–3 h (p.o.), 20 min (i.m.), HWZ 12–36 h, PEB 90%, renale Elimination der Metabolite nach hepatischem Abbau

Pimozid *TTK 0,56–2,24 € (2–8 mg); Gr 6, sl/La 2, Kl*

HN *p.o.:* **Orap**® 1 mg/Tbl., -forte 4 mg/Tbl.

Dos **chronische Psychosen:** *initial* 2–4 mg/d, dann ggf. Steigerung pro Wo. um 1 mg/d, *Erh-Dosis* 2–8 mg/d; *Max-Dosis:* 16 mg/d
Psychisch bedingte Versagensängste: 1 × 1 mg/d
Trigeminusneuralgie, Gilles-de-la-Tourette-Syndrom: 4–12 mg/d p.o.

PK fast vollständige Resorption, HWZ 50–60 h, Wi-Dauer 2–3 d

Perphenazin *TTK p.o.: 0,39–0,51 € (12–24 mg); i.m.: 13,20 € /Amp.; Gr 3, sl/La 3, sl*

HN *p.o.:* **Decentan**® 4|8 mg/Tbl., Trpf. 4 mg/ml, **Perphanazin-neuraxpharm**® 8 mg/Tbl.
i.m.: **Decentan**®**-Depot** Inj.-Lsg. 76 mg/ml

Dos **Psychosen, psychomotorische Erregungszustände:**
- *p.o.:* 3 × 4–8 mg/d p.o.
- *i.m.:* 50–200 mg i.m. alle 14 d
- *Umstellung:* 24 mg/d p.o. entspr. 100 mg i.m. alle 14 d

PK BV 40%, max. Plasmakonz. nach 1–4 h (p.o.), 2–3 d (i.m.), HWZ 8–12 h, PEB 90%, renale Elimination nach Metabolisierung

15.1.4 Atypische Neuroleptika

Ind akute und chronische schizophrene Psychosen, bei Unverträglichkeit anderer Neuroleptika, medikamenteninduzierte Psychosen im Rahmen einer Parkinsonbehandlung, endogene und exogene Persönlichkeitsstörungen

Wi bei vergleichbarer Wirksamkeit zu den typischen Neuroleptika vergleichsweise geringe EPMS, wirksam bei Positiv- wie auch Negativ-Symptomatik, antipsychotisch, sedierend und psychomotorisch dämpfend wirksam

KI akute Intoxikationen und komatöse Zustände durch zentral wirksame Medikamente oder Alkohol, schwere Leber- und Niereninsuffizienz, hämatopoetische Störungen, Parkinsonsyndrom, Blasenentleerungsstörungen, Engwinkelglaukom, Epilepsie

NW zentrale Effekte (Sedierung, Dämpfung, Krampfschwelle ↓), HRST, RR-Abfall, anticholinerge NW (Übelkeit und Erbrechen, Obstipation, Akkommodations- und Miktionsstörungen), endokrine und sexuelle Störungen, serologische Effekte (BB-Veränderungen (bis zur Agranulozytose), Transaminasenanstieg), selten: malignes neuroleptisches Syndrom, EPMS

Amisulprid *TTK 3,20–8,40 € (400–800 mg); Gr 5, sl/La 1, sl*

HN *p.o.:* **Amisulprid (Generika)**, **Amisulpridlich®**, **Solian®** Lsg. 100 mg/ml – *alle: 50|100|200|400 mg/Tbl.*

Dos **akute u. chronische schizophrene Störungen:**

- *Akut-Therapie:* 2 × (200)–400 mg/d p.o.
- *Positiv-Symptomatik:* 2 × 200–400 mg/d p.o. (= 400–800 mg/d) (1–1–0)
- *Negativ-Symptomatik:* 1 × 50–300 mg/d p.o., nach klinischer Rückbildung der Negativ-Symptomatik als *Erh-Dosis* 100 mg/d p.o.
- *Max-Dosis:* 1200 mg/d

▶ *Dosisreduktion bei eingeschränkter Nierenfunktion:* GFR 30–60 ml/min um 50%, GFR 10–30 ml/min um 66%, GFR < 10 ml/min relative KI

PK BV 48%, max. Plasmakonz. nach 1 bzw. 3–4 h, PEB 16%, HWZ 12 h, PEB < 20%, geringfügige Metabolisierung, v.a. renale unveränderte Elimination

Aripiprazol *TTK 7–12,- € (15–30 mg); Gr 4, sl/La 1, KI*

HN *p.o.:* **Abilify®** 5|10|15|30 mg/Tbl.

Dos **Schizophrene Psychose:**

- *initial* 10–15 mg/d p.o., *Zieldosis* 10–30 mg/d

PK BV 87%, max. Plasmakonz. 3–5h, PEB 99%, HWZ 75h, Metabolisierung durch CYP2D6 und CYP3A4, faecale und renale Elimination der Metabolite

Buspiron *TTK 0,90–1,74 € (20–30 mg); Gr 4, KI/La 1, KI*

HN *p.o.:* **Anxut®**, **Bespar®**, **Busp®**, **Buspar®** – *alle: 5|10 mg/Tbl.*

Dos **Angst, innere Unruhe, Spannungszustände:**

- *initial:* 3 × 5 mg/d p.o., steigerbar auf 20–30 mg/d in mehreren ED
- *Max-Dosis:* 60 mg/d p.o., ED ≤ 30 mg
- *Anwendungsdauer:* ≤ 4 Mo.
- ▶ *Dosisreduktion bei Leber- u./o. Niereninsuffizienz:* siehe Fachinfo

PK BV 1–4%, max. Plasmakonz. nach 60–90 min, HWZ 2–3 h, PEB 95%, renale und hepatische Elimination

Clozapin *TTK 0,30–1,- € (25–100 mg); Gr 5, Kl/La 4, KI*

HN *p.o.:* **Clozapin** (**Generika**, **-neuraxpharm**® 200 mg/Tbl.), **Elcrit**®, **Leponex**® – *alle: 25|50|100 mg/Tbl.*

Dos **akute u. chronische schizophrene Störungen:**
- *i.m.: initial* 1–2 × 12,5 mg/d i.v., je nach Klinik möglichst rasche Umstellung auf orale Therapie (doppelte Dosis)
- *p.o.: initial* 1–2 × 12,5 mg/d p.o., dann ggf. tgl. um 25–50 mg erhöhen
- *Erh-Dosis:* 25–300 (– 450) mg/d, möglichst niedrige Dosis wählen!
- *Max-Dosis:* 300 mg/d i.m.; 600 (– 900) mg/d p.o.

PK Resorption zu 90–95%, BV 50–60%, max. Plasmakonz. nach 2–4 h, Steady-state nach 6–10 d, biphasische HWZ (6 h und 12–25 h), PEB 95%, nach Metabolisierung Elimination zu 50% renal und zu 38% über die Fäzes

Olanzapin *TTK p.o.: 3,50–12,50 € (5–20 mg; i.m.: 20,- €) 10 mg: Gr 4, Kl/Kl*

HN *p.o.:* **Zyprexa**® 2,5|5|7,5|10|15|20 mg/Tbl., **Zyprexa Velotab**® 5|10|15|20 mg/Schmelztbl.
i.m.: **Zyprexa**® 10 mg/Durchstech-Fl.

Dos **akute u. chronische schizophrene Störungen:**
- *p.o.: initial* 1 × 10 mg/d p.o., *Erh-Dosis* je nach klinischer Wi 1 × 5–20 mg/d p.o.
- *parenteral, Erw: initial* 10 mg i.m., ggf. 2 h später 2. Injektion mit 5–10 mg, max. 3 Injektionen/d, Dosisreduktion im Alter > 65 J.
- *Max-Dosis:* 20 mg/d

PK BV 80–100%, max. Plasmakonz. nach 5–8 h (p.o.), 15–45 min (i.m.), HWZ 30–52h (ältere > jüngere Pat.), PEB 93%, hepatischer Metabolismus, Elimination überwiegend als Metabolit renal (57%)

Quetiapin *TTK 4,10–8,80 € (300–450 mg); sl/KI*

HN *p.o.:* **Seroquel®** 25 | 100 | 200 | 300 mg/Tbl.

Dos **akute u. chronische schizophrene Störungen:**

- 50 mg/d (1. d), 100 mg/d (2. d), 200 mg/d (3. d), 300 mg/d (4. d) verteilt auf 2 ED/d, dann je nach Wi 300–450 mg/d p.o. (bei älteren Pat. niedrigere Dosis)
- *Max-Dosis:* 750 mg/d

▶ *Dosisreduktion bei Leberfunktionsstörungen:* um mind. 50 %

PK Eliminations-HWZ 7 h, PEB 83 %, Quetiapin-Clearance im Alter um 20–50 % geringer, hepatischer Metabolismus, überwiegend renale Elimination der Metabolite

Risperidon *TTK p.o.: 4,80–7,30 € (2–4 mg); i.m.: 137–268,- € (25–50 mg); Gr 4, sl/La 2, KI*

HN *p.o.:* **Risperdal®** 0,5 | 1 | 2 | 3 | 4 mg/Tbl., Lsg. 1 mg/ml, **Risperdal® Quicklet®** 1 | 2 mg Lingualtbl.
i.m.: **Risperdal CONSTA®** 25 | 37,5 | 50 mg Depot-Inj.

Dos **akute u. chronische schizophrene Störungen:**

- *p.o.: 1. d:* 1 × 2 mg (ältere Pat.: 2 × 0,5 mg/d), ab *2. d:* 1 × 4 mg (ältere Pat.: 2 × 1 mg/d), *Erh-Dosis:* 4 (– 6) mg/d p.o. (ältere Pat.: 2 × 2 mg/d)
- *i.m.: Standarddosis* 25 mg alle 14 Tage i.m. (Dosissteigerung auf 37,5 bzw. 50 mg alle 14 Tage möglich)

chron. Aggressivität und psychot. Symptome bei Demenz: *p.o.: 1. und 2. d:* 2 × 0,25 mg/d, ggf. Steigerung ab *3. d* auf 2 × 0,5 mg/d, *Erh-Dosis:* um 1 mg/d; *Max-Dosis:* 2 × 1 mg/d

Verhaltensstörungen bei Intelligenzminderung: > *50 kg KG:* 1. und 2. d: 1 × 0,25 mg/d, ggf. Steigerung ab 3. d auf 1 × 0,5 mg/d, *Erh-Dosis*: 1 × 0,5 mg/d (0,25–0,75 mg/d); < *50 kg KG: 1. und 2. d:* 1 × 0,5 mg/d, ggf. Steigerung ab *3. d* auf 1 × 1 mg/d, *Erh-Dosis:* 1 × 1 mg/d (0,5–1,5 mg/d)

▶ Dosisreduktion bei Leber- oder Niereninsuffizienz: *Anfangsdosis* 2 × 0,5 mg/d, indiv. *Dosisanpassung* mit tgl. Steigerung um 2 × 0,5 mg bis auf 2 × 1–2 mg/d

PK BV 66 %, max. Plasmakonz. nach 1–2 h, HWZ 3 h, PEB 88 %, v.a. renale Elimination (70 %) (400–800 mg)

Sulpirid *TTK p.o.: 1–2,- € (400–800 mg); i.v.: 2,50 € /Amp.; Kl/Kl*

HN *p.o.:* **Arminol®**, **Dogmatil®** 25 mg/5 ml Saft, **Intrasil®**, **Meresa®**, **Neogama®**, **Sulp®**, **Sulpirid (Generika, -neuraxpharm®** 100 mg/Tbl.), **Sulpivert®**, **Vertigo-Meresa®**, **Vertigo-neogamma®** 100 mg/Tbl., Saft 100 mg/ 5 ml Lsg.
– alle: 50|200 mg forte/Tbl. bzw. Kps.
i.v.: **Dogmatil®**, **Sulpivert®**, **Vertigo-neogamma®**
– alle: 100 mg/Amp. à 2 ml

Dos **akute u. chronische schizophrene Störungen:**
- *i.v.:* 200–1000 mg/d auf 3 ED verteilt je nach Schwere der klin. Symptomatik
- *p.o.: initial* 3 × 100 mg/d, ggf. Dosissteigerung auf *Erh-Dosis* von 400–800 mg/d; *Max-Dosis:* 1000 mg/d p.o., bei therapieresistenten Schizophrenien 1600 mg/d p.o.

depressive Erkrankungen: *initial* 1–3 × 50 mg/d p.o., ggf. Dosissteigerung auf *Erh-Dosis* von 150–300 mg/d p.o.
Schwindel: 1–2 × 100 mg/d i.v. als Kurz-Inf. oder 1–3 × 50 mg/d p.o., ggf. Dosissteigerung auf *Erh-Dosis* von 150–300 mg/d p.o.
Chorea: 1–2 × 100 mg/d p.o., Dosisbereich 200–1200 mg/d
- ▸ *Kinder:* > 12 J. 200 mg/d; > 7½ J. 120 mg/d; > 6 J. 70 – 100 mg/d jeweils verteilt auf 3 ED/d p.o. oder *Anfangsdosis:* 1 – 2 mg/kg KG/d p.o., *Erh-Dosis* 5 mg/kg KG/d p.o.; *Max-Dosis:* 10 mg/kg KG/d p.o.
- ▸ *Niereninsuffizienz:* GFR 30–60 ml/min. → 50%, 10–30 ml/min → 30% und < 10 ml/min → 20% der jeweiligen Tagesdosis

PK BV 14–63%, HWZ 7–9 h, max. Plasmakonz. nach 3–8 h, kaum PEB, zu 95% unveränderte renale Elimination

Ziprasidon *TTK 6–8,80 € (80–160 mg); Gr 5, sl/La 1, Kl*

HN *p.o.:* **Zeldox®** 20|40|60|80 mg/Kps., Susp. 10 mg/ml
parenteral: **Zeldox®** 20 mg/Amp. á 1 ml zur Herst. einer Inj.-Lsg.

Dos **akute u. chronische schizophrene Störungen:**
- *p.o.:* 2 × 40 mg/d, ggf. Dosissteigerung bis max. 2 × 80 mg/d; möglichst niedrige *Erh-Dosis* (oft ausreichend: 2 × 20 mg/d)
- *i.m.:* 1 × 10 mg, ggf. Wdh. alle 2 h, max. 40mg/d; mögl. früh umstellen auf p.o.

▶ *eingeschränkte Leberfkt u. Pat. > 65 J.:* evtl. Dosisreduktion siehe Fachinfo

PK BV 60% (p.o.) unter Nahrungseinnahme, 100% i.m.; max. Plasmakonz. nach 6–8h (p.o.), 30–60 min (i.m.), HWZ 6,6h (p.o.), 2,8h nach einmaliger Anw., 8–10h nach wiederh. Anw. (i.m.), PEB 99%, nach Metabolismus renale und biliäre Elimination

Zotepin *TTK 1,67–1,75 € (200–300 mg); Gr 5, Kl/La 2, Kl*

HN *p.o.:* **Nipolept®** 25|50|100 mg/Drg.

Dos **akute u. chronische schizophrene Störungen:**
- *initial* 50–100 mg/d p.o., ggf. *Dosissteigerung* auf eine mittlere Dosis von 200–300 mg/d verteilt auf mehrere ED
- *Max-Dosis:* stationär 450 mg/d

PK BV 7–13%, HWZ 14–16 h, PEB 97%, vollständige hepatische Metabolisierung (Cytochrom P_{450}) z. T. zu aktiven Metaboliten, v.a. fäkale Elimination

15.2 Anxiolytika, Hypnotika und Sedativa

15.2.1 Benzodiazepine

Ind Einsatz als: Antikonvulsivum (Grand-Mal und fokale Anfälle, Status epilepticus, Fieberkrämpfe), Hypnotikum (Erregungs- und Unruhezustände, Schlafstörungen), Tranquilizer (Spannungs-, Erregungs- und Angstzustände, Panikattacken), Delirprophylaktikum (bei Alkohol-, Drogen- und Medikamentenentzug), Kurzhypnoticum (Prämedikation, Sedierung bei Notintubation), Muskelrelaxans (Muskelverspannung, zentrale Spastik)

Wi nach Bindung an Bezodiazepinrezeptoren im ZNS → Wirkungsverstärkung des Neurotransmitters GABA → globale Dämpfung neuronaler Funktionen: antikonvulsiv, sedierend, hypnotisch, anxiolytisch, amnestisch, muskelrelaxierend, atemdepressiv

KI Myasthenia gravis, akutes Engwinkelglaukom, akute resp. Insuffizienz; *relative KI:* Ataxie, schwere Leberinsuffizienz, Alkoholintoxikation, Medikamenten- und Drogenabhängigkeit, Schlaf-Apnoe-Syndrom

NW *akut:* Sedierung, Reaktionsgeschwindigkeit ↓, paradoxe Erregung (Kinder, hohes Alter), Atemdepression, RR ↓, Laryngospasmus,

Muskelrelaxation, Amnesie, Appetitsteigerung, Thrombophlebitis (i.v.-Gabe); *bei längerer Anwendung:* Suchtentstehung, Gewöhnung (Wirkungsverlust, Toleranzentwicklung), Entzugssymptome bei abruptem Absetzen, Reboundinsomnie, Floppy-infant-Syndrom (Muskelschwäche beim Neugeborenen)

Alprazolam *TTK 0,32–2,10 €; sl/Kl*

HN *p.o.:* **Alprazolam (Generika)**, **Cassadan®**, **Tafil®**, **Xanax®** – *alle: 0,25 | 0,5 | 1 mg/Tbl.*

Dos **Spannungs-, Erregungs-, Angstzustände:**
- *initial:* 3 × 0,25–0,5 mg/d p.o., ggf. Steigerung auf 0,5–4 mg/d auf 2–3 ED verteilt p.o.
- *Max-Dosis:* 4 mg/d

PK rasche Resorption, BV 80%, max. Plasmakonz. nach 1–2 h, HWZ 12–15 h, PEB 80%, Äquivalenzdosis 1 mg, v.a. renale Elimination, zu 20% unverändert

Bromazepam *TTK 0,14–0,28 € (3–6 mg); sl/Kl*

HN *p.o.:* **Bromalich®**, **Bromazanil®** 3 mg/Tbl., **Bromazep von ct®**, **Bromazepam (Generika)**, **Durazanil®**, **Gityl®**, **Lexostad®**, **Lexotanil®**, **Neo OPT®**, **Normoc®** – *alle: 6 mg/Tbl.*

Dos **Spannungs-, Erregungs-, Angstzustände:**
- *ambulant:* 3 mg = ½ Tbl p.o. 1 h vor dem Schlafengehen
- *stationär:* bis 3 × 6 mg/d p.o.

PK Resorption 85%, max. Plasmakonz. nach 1 h, HWZ 8–20 h (im Alter HWZ ↑), PEB 70%, Äquivalenzdosis 4,5 mg, renale Elimination, metabolisiert zu 80%

Brotizolam *TTK 0,35–0,70 € (0,125–0,25 mg); Gr 4+9, Kl/Kl*

HN *p.o.:* **Lendorm®**, **Lendormin®** – *alle: 0,25 mg/Tbl.*

Dos **Ein- und Durchschlafstörungen:**
- 0,125–0,25 mg/d p.o. zur Nacht, bei älteren Pat. ½ Tbl./d p.o.
- *Max-Dosis:* 1–2 Tbl./d p.o.

PK BV 70%, max. Plasmakonz. nach 1 h, bei älteren Pat. nach 1,7 h, HWZ 9 h, PEB 89–95%, Elimination renal (66%), der Rest fäkal nach hepatischem Metabolismus

Chlordiazepoxid *TTK 0,30–0,52 € (5–10 mg Tbl.); sl/Kl*

HN *p.o.:* **Librium**® 25 mg/Tbl., **Multum**® 5|10 mg/Tbl., **Radepur**® 10 mg/Drg.

Dos **Spannungs-, Erregungs-, Angstzustände:**
- *Erw:* 5–30 mg/d p.o.; *Max-Dosis:* 60 mg/d; *max. ED:* 30 mg
- *Kinder:* > 12 J. 20 mg/d, > 7½ J. 15 mg/d, > 3 J. 10 mg/d, > 1 J. 5 mg/d p.o.

PK HWZ 10–18 h, Metabolite HWZ 20–80 h, Äquivalenzdosis 20 mg, langsame Resorption → max. Plasmakonz. nach 2–6 h, aktive Metabolite

Clobazam (CLB) *TTK 0,80–1,20 € (20–30 mg); Gr 1, 2. + 3. Trim. sl/Kl*

HN *p.o.:* **Frisium**® 10|20 mg/Tbl.

Dos **Spannungs-, Erregungs-, Angstzustände:**
- *Erw:* 2–3 × 10 mg/d p.o.
- *Kinder:* > 15 J. 2–3 × 5 mg/d, 3 –15 J. 5–10 mg/d

Anfallshäufung bei Epilesie: *akut:* 4 × 10 mg/d p.o., dann schrittweise Dosisreduktion (um 5 mg/d), Gabe so lange, bis mit anderem Antiepileptikum ausreichender Spiegel aufgebaut ist; Max-Dosis: 80 mg/d

Myoklonie-Syndrome: 10–40 mg/d (bis 80 mg/d), langsam aufdosieren

PK rasche Resorption, max. Plasmakonz. nach 1–4 h, HWZ 10–40 h, PEB 85 %, Äquivalenzdosis 20 mg, Elimination v.a. durch hepatische Clearance, Hauptmetabolit: N-Desmethyl-Clobazam, HWZ 35–133 h → Kumulationsgefahr!

Clonazepam (CZP) *TTK p.o.: 0,20–0,30 € (0,5–2 mg); i.v.: 3,44 € / Amp.; Gr 1, 2.+3. Trim. sl, 1. Trim. Kl/Kl*

HN *p.o.:* **Antelepsin**®, **Rivotril**®, Lsg. 2,5 mg/ml – *alle: 0,5|2 mg/Tbl.*
parenteral: **Rivotril**® 1 mg/1 ml Amp.

Dos **akuter epilepischer Anfall:**
- *akut:* 1–2 mg langsam i.v. (Erw, Kleinkinder 1 mg langsam i.v. oder i.m., Säuglinge 0,5 mg langsam i.v.)
- *p.o. (Dauertherapie): initial* 2–3 × 0,5 mg/d, ggf. Dosissteigerung über 1–2 Wo. auf 4–8 mg/d

- *Kinder: p.o.:* > 7½ J. 2–6 mg/d, > 3 J. 1–6 mg/d, > 1 J. 1–3 mg/d, > ¼ J. 0,5–2 mg/d p.o. jeweils in 2–3 ED/d; *i.v.:* > 12 J. max. 2–4 mg, > 7½ J. max. 2–3 mg, > 3 J. max. 1,5–2 mg, > ¼ J. 0,5–1 mg akut als ED langsam i.v. oder i.m.

Myoklonie-Syndrome: 1–8 mg/d, kann bis 24 mg/d langsam aufdosiert werden

PK Resorption 80%, BV 70–75% (p.o.), max. Plasmakonz. nach 10 min (i.v.), 1–4 h (p.o.), PEB 83–87%, HWZ 22–33(– 40) h, z. T. Metabolismus und renale Elimination bis zu 50%

Diazepam (DZP) *TTK p.o.: 0,20–0,90 € (5–40 mg); Supp.: 1,30–2,20 €/Supp.; i.v.: 0,60–1,30 €/Amp.; Gr 1, 2.+3. Trim. sl, 1. Trim. Kl/Kl*

HN *p.o.:* **Diazep** (**Generika**), **Diazepam** (**Generika**, **-ratiopharm**® 10 mg/1 ml [=20 Trpf.]), **Faustan**®, **Valium**® 10 mg/20 Trpf. *– alle: 2|5|10 mg/Tbl., Valiquid*® 10 mg/20 Trpf.
parenteral: **Diazep** (**Generika**), **Diazepam** (**Generika**), **Faustan**®, **Stesolid**® *– alle: 10 mg/2 ml Amp.*
rektal: **Diazepam-Desitin rectal**®, **Diazepam-ratiopharm**® **Faustan**®, **Stesolid**® *– alle: 5|10 mg/Rektaltube oder Supp.*

Dos **Spannungs-, Erregungs-, Angstzustände:** 5 – 40 mg/d p.o., in jeweils 2–3 ED/d oder i.v. oder i.m.

Myotonolyse: 10–40 mg/d p.o. in jeweils 2–3 ED/d für wenige Tage bis Wo.

Grand-Mal-Anfall: 10 mg langsam i.v., ggf. nach 15–30 min Wdh. mit 10–20 mg

Status epilepticus: siehe Grand-mal-Anfall bzw. 0,25 mg/kg KG (20 mg/80 kg KG) → 2–5 mg/min i.v. oder 20–30 mg rektal (bei > 40–50 mg kaum antikonvulsiver Wi-Effekt mehr zu erwarten → frühzeitiger Substanzklassenwechsel)

Intubation: 0,5–1 mg/kg KG langsam i.v.

- *Max-Dosis:* 1–2 mg/kg KG/d (= 70–140 mg/70 kg KG/d)
- *akute maximale ED:* 20–40(– 50) mg

▸ *Kinder:* **Tranquilizer:** > 12 J. 10–15 mg/d, > 7½ J. 5–10 mg/d, > 1 J. 2–5 mg/d, > ¼ J. 0,5–2 mg/d jeweils auf 2 ED/d verteilt p.o.; **Status epilepticus:** < 3 J. 5 mg Supp., > 3 J. 10 mg Supp./

p.o./i.v., ggf. Wdh. nach 15–30 min.; *Max-Dosis:* 20 mg/d bzw. 0,5 mg/kg KG/d

PK Wi-Beginn nach sek/min (i.v.), Wi-Dauer im Status epilepticus nur 15–30 min , PEB 92–98%, HWZ 30–40 h, aktiver Metabolit HWZ 50–80 h, max. Plasmakonz. 1 h (p.o.), Äquivalenzdosis definiert als 10 mg, hepatische Metabolisierung

Dikaliumclorazepat *TTK p.o.: 0,53–1,70 € (25–50 mg); i.v.: 2,20–5,- € (50–100 mg Amp.); sl/Kl*

HN *p.o.:* **Tranxilium®** 20|50 mg/Tbl., 5|10|20 mg/Kps., Tropfen 5 mg/20 Trpf.
parenteral: **Tranxilium®** 50|100 mg/Amp.

Dos **Spannungs-, Erregungs-, Angstzustände:**
- *akut i.v./i.m.:* 50–100 mg langsam i.v./i.m., Wdh. frühestens nach 2 h, max. 300 mg/d
- *p.o.:* 1–3 × 5–50 mg/d p.o.
- *Max-Dosis:* 150 mg/d *amb.*, 300 mg/d *stationär; Therapiedauer*: max. 4 Wo.

Prämedikation: 25–50 mg i.v. oder p.o.

▸ *Dosisreduktion bei Niereninsuffizienz:* 50% der Standarddosierung

PK hohe BV, max. Plasmakonz. nach 30–60 min, PEB 95%, HWZ 2–2,5 h, für N-Desmethyldiazepam (Metabolit) HWZ > 24 h (25–82 h), Äquivalenzdosis zu 10 mg Diazepam 15 mg, bereits im Magen Umwandlung in den aktiven Metaboliten

Flunitrazepam (BtMVV > 1 mg) *TTK p.o.: 0,62–0,68 € (1 mg); i.v.: 3,30 € Amp.; Gr 4, sl/La 4, Kl*

HN *p.o.:* **Fluni (Generika), Fluninoc®, Flunitrazepam (Generika), Rohypnol®** – *alle: 1 mg/Tbl.*
i.m.: **Rohypnol®** 2 mg/2 ml Amp.
parenteral: **Rohypnol®** 2 mg/2 ml Amp.

Dos **Schlafstörungen:** 0,25–0,5 (–1) mg p.o. zur Nacht
Prämedikation: 1–2 mg i.m. 30–60 min vor Narkosebeginn
Narkoseeinleitung: 1–2 mg i.v.

▸ *Kinder > 6 J.:* 0,015–0,03 mg/kg KG i.v. oder i.m.

PK rasche vollständige Resorption, HWZ 10–30 h, Metabolite 20–30 h, PEB 80%, hepatische Metabolisierung, renale Elimination > 90%, Äquivalenzdosis 1 mg (15–30 mg)

Flurazepam *TTK 0,35–0,70 € (15–30 mg); sl/Kl*

HN *p.o.:* **Dalmadorm**® 30 mg/Tbl., **Staurodorm Neu**® 27,42 mg/Tbl.

Dos **Kurzzeitbehandlung von Schlafstörungen:**

- *Erw.:* 15–30 mg/d = ½ – 1 Tbl p.o. zur Nacht
- *ältere Pat. und red. AZ:* 15 mg/d = ½ Tbl p.o. zur Nacht

PK rasche vollständige Resorption, rasche Umwandlung in aktive Metabolite, HWZ 1–2 h, Metabolit 72 h, PEB > 95%, Äquivalenzdosis 30 mg, v.a. renale Elimination

Lorazepam (LZP) *TTK p.o.: 0,27–0,40 € (1,0–2,5 mg); i.v.: 2,50 € / Amp.; Gr 1. + 2. + 3. Trim. sl, 1. Trim. Kl/Kl*

HN *p.o.:* **Durazolam**®, **Laubeel**®, **Lorazepam** (**Generika**), **Somagerol**®, **Tavor**® 0,5 mg/Tbl., **Tavor Expidet**®, **Tolid**® – *alle: 1,0 | 2,5 mg/Tbl. bzw. Plättchen*
i.v.: **Tavor**® pro injectione 2 mg/ml Amp.

Dos **Spannungs-, Erregungs-, Angstzustände:**

- *akut:* **Tavor Expidet**® 1,0–2,5 mg p.o. oder 1–2 (–4) mg i.v.
- *p.o.:* 1–3 (–6) mg/d p.o. in 3 ED (3 × 1–2 mg/d)

OP-Vorbereitung: 1–2 mg am Vorabend, präoperativ 2–4 mg 1–2 h vorher

Schlafstörungen: 1 mg zur Nacht lediglich für wenige Tage

Status epilepticus:

- 0,06–0,1 mg/kg KG i.v. (4–7 mg/70 kg KG) → 2 mg/min, Wdh. alle 15 min möglich, max. 8 mg innerhalb von 12 h
- *Perfusor:* 10 mg auf 50 ml NaCl 0,9% = 0,2 mg/ml → 10 ml/h = 2 mg/h i.v., max. 8 mg/d
- ▸ *Kinder:* 0,05 mg/kg KG i.v. (2 mg/40 kg KG), Wdh. nach 15 min möglich

PK rasche Resorption, max. Plasmakonz. 90–120 min, HWZ 15 (8–25) h, PEB 90%, Äquivalenzdosis 1–2 mg, hepatische Glukuronidierung zu 80%, renale Elimination der inaktiven Metabolite, keine aktiven Metabolite

Lormetazepam *TTK 0,60–0,80 € (1–2 mg); Gr 1, 2. + 3. Trim. sl, 1. Trim. Kl/Kl*

HN *p.o.:* **Ergocalm**®, **Loretam**®, **Lormetazepam** (**Generika**), **Noctamid**® – *alle: 0,5 | 1,0 | 2,0 mg/Kps. oder Tbl.*

Dos **Schlafstörungen:**
- *Erw:* 1 × 1–2 mg zur Nacht p.o.
- *ältere Pat. oder red. AZ:* 1 × 0,5 mg zur Nacht

Prämedikation: Am Vorabend 1–2 mg p.o. und bis zu 2 mg 1 h prä-OP

PK BV 80%, max. Plasmakonz. nach 1–2 h, HWZ 10–14 h, PEB 88%, Äquivalenzdosis 1 mg, hepatische Glukuronidierung zu inaktiven Metaboliten, renale Elimination der Metabolite

Medazepam
TTK 0,36–0,70 € (10–20 mg); Gr 4, sl/Kl

HN *p.o.:* **Medazepam** (**Generika**), **Rudotel®**, **Rusedal®** *– alle: 10 mg/Tbl.*

Dos **Spannungs-, Erregungs-, Angstzustände:**
- 1–2 × 10 mg/d p.o. oder 3 × 5 mg/d p.o. jeweils vor den Mahlzeiten
- *Max-Dosis:* 60 mg/d

PK BV 50–75%, max. Plasmakonz. nach 1–2 h, hepatischer Abbau in aktive Metabolite (u a. auch Diazepam), HWZ 50–80 h, Kumulationsgefahr

Midazolam (MDZ)
TTK p.o.: 1,10 € (7,5 mg); i.v./i.m.: 2,10 € (5 mg); Gr 5, sl/sl

HN *p.o.:* **Dormicum®** 7,5 mg/Tbl.
parenteral: **Dormicum®** 5|15|50 mg/Amp. à 1|3|10 ml, **Dormicum V®** 5 mg/Amp. à 5 ml, **Midazolam** (**Braun®** 5|15|50 mg/Amp., **-Curamed®** 1|5 mg/ml, **curasan ®** 1|5 mg/ml, **Hexal®** 5|15 mg/Amp. à 1|3 ml, **-ratiopharm®** 5|15|50|100 mg/Amp.)

Dos **Prämedikation vor OP:** 7,5–15 mg 30–60 min prä OP oder 3,5–7 mg i.m. 20–30 min prä OP

Kurznarkose/Sedierung bei Endoskopien: 2,5–5 mg i.v.

Narkoseeinleitung: 0,15–0,2 mg/kg KG (10–15 mg/70 kg KG) i.v.

Sedierung Intensivtherapie: *initial* 0,03–0,2 mg/kg KG i.v. Bolus, dann 0,03–0,2 mg/kg KG/h

Status epilepticus: 0,15–0,2 mg/kg KG (10–15 mg/70 kg KG) i.m.

▸ *Kinder:* > 12 J. 1,2 ml (6 mg); > 7½ J. 0,8 ml (4 mg); > 3 J. 0,5 ml (2,5 mg); > 1 J. 0,4 ml (2 mg); > ½ J. 0,3 ml (1,5 mg); > ¼ J. 0,2 ml (1 mg) jeweils i.v. oder i.m.

PK max. sedierender Effekt nach 2 min (i.v.), Wi-Dauer 15–30 min, Verteilungs-HWZ 15 min, HWZ 1,5–3 h (im Alter bis 10 h), hepatischer Metabolismus

Nitrazepam (NIP) *TTK 0,55–0,60 € (5–10 mg); sl/Kl*

HN *p.o.:* **Dormalon® Nitrazepam** 5 mg/Tbl., **Tropfen** 5 mg/ml, **Eatan N®** 10 mg/Tbl., **Imeson®** 5 mg/Tbl., **Radedorm®** 5 mg/ Tbl., **Mogadan®**, **Nitrazepam (Generika)**, **Novanox®** – *alle: 5 | 10 mg/Tbl.*

Dos **Schlafstörungen:**

- *Erw: initial* ¼ – 1 × 5 mg p.o. zur Nacht, ggf. bis 2 × 5 mg/d p.o. steigern
- *Kinder:* > 12 J. 5 mg; > 7½ J. 3,75 mg; > 3 J. 2,5 mg; > ½ J. 1,25 mg p.o. vor dem Schlafengehen

BNS-Krämpfe *(Kinder):* > 12 J. 5–25 mg/d; > 7½ J. 5–25 mg/d; > 3 J. 5–15 mg/d; > 1 J. 1,25–5 mg/d; > ½ J. 1,25–5 mg/d jeweils p.o.

PK BV 80 %, Benzodiazepin mit langer Wi-Dauer, lange Anflutzeit (max. Plasmakonz. nach 2 h), keine aktiven Metabolite, HWZ 20–40 h, Äquivalenzdosis 2,5 mg

Nordazepam *TTK 0,50 € (5 mg); Gr 2, Kl im 1. Trim./Kl*

HN *p.o.:* **Tranxilium®** N 5 mg/g Lsg. (= 24 Tropfen)

Dos **Spannungs-, Erregungs-, Angstzustände:**

- *Erw:* 12–30 Tropfen (= 2,5–6,25 mg)/d p.o., *max.* 72 Tropfen (= 15 mg) als ED z.N.
- *ältere Pat.:* einschleichend, evtl. reduziert dosieren

PK BV 100 %, HWZ 48 h, PEB 96 %, hepatische Metabolisierung und renale Elimination

Oxazepam *TTK 0,23 € (10 mg); sl/sl*

HN *p.o.:* **Adumbran®** forte 50 mg/Tbl., **Durazepam®** forte 50 mg/ Tbl., **Meproxam®**, **Mirfudorm®**, **Oxa von ct®** 50 mg/Tbl., **Oxazepam (Generika, neuraxpharm®** 50 mg/Tbl., **-ratiopharm®** 50 mg/Tbl., ret. 30 mg/Ret-Kps.), **Praxiten®** 15 mg/ Tbl., forte 50 mg/Tbl., **Sigacalm®** forte 50 mg/Tbl., **Uskan®** 20 mg/Tbl. – *alle: 10 mg/Tbl.*

Dos **Schlafstörungen:**
- *Erw:* 10 mg zur Nacht p.o., ggf. 20–30 mg p.o.
- *ältere Pat. und red. AZ:* 5–15 mg p.o. zur Nacht

Angstneurosen: 2 × 10 mg/d p.o.; schwere Fälle bis 3 × 20 mg/d

PK BV 80–90%, max. Plasmakonz. nach 1–3 h, mittlere HWZ 6–15 h, PEB > 95%, Elimination > 90% glukuronidiert renal; Äquivalenzdosis 30 mg

Prazepam *TTK 0,36–0,47 € (10–20 mg); Kl/Kl*

HN *p.o.:* **Demetrin®** 10 mg/Tbl., **Mono Demetrin®** 20 mg/Tbl.

Dos **Spannungs-, Erregungs-, Angstzustände:** *Erw:* 2 × 10 oder 1 × 20 mg/d p.o., ggf. steigern bis *max.* 60 mg/d, verteilt auf mehrere ED
- *eingeschränkte Nieren-/Leberfkt., hirnorganische Veränderungen, allg. Schwäche, ältere Pat.: initial* 1 × 10–15 mg/d, ggf. vorsichtig steigern

PK max. Plasmakonz. nach 0,5–4 h, HWZ 1,3 h, PEB 88%, fast vollständiger Metabolisierung zu Nordazepam, renale und biliäre Elimination

Temazepam *TTK 0,62–1,24 € (10–20 mg); sl/Kl*

HN *p.o.:* **Norkortal Tema®**, **Planum®**, **Pronervon T®**, **Remestan®**, **Temazep von ct®** – *alle: 10|20 mg/Kps.*

Dos **Schlafstörungen:**
- *initial:* 10–20 mg/d p.o z.N., ggf. Dosissteigerung bis 40 mg/d, Dosis jedoch so niedrig wie möglich wählen
- *Max-Dosis:* 60 mg/d

PK BV 90–100%, max. Plasmakonz. nach 45–50 min., HWZ 5–14 h, PEB 95–98%, nach hepatischem Metabolismus 85% renale, < 15% fäkale Elimination

Triazolam *TTK 0,84–0,90 € (0,125–0,25 mg); Gr 5+8, Kl/Kl*

HN *p.o.:* **Halcion®** mite 0,125|0,25 mg/Tbl.

Dos **Schlafstörungen:** 0,125–0,25 mg/d p.o. für max. 2 Wo., nach längerer Einnahme langsam Ausschleichen

PK Resorption > 85%, rascher Wi-Beginn, max. Plasmakonz. nach 0,65–2,3 h, HWZ 2–4 h, Äquivalenzdosis 0,25 mg, nach hepatischem Metabolismus in z. T. aktive Metabolite renale Elimination

15.2.2 Sonstige Hypnotika und Sedativa

Ind Einsatz als: Hypnotikum (Ein- und Durchschlafstörungen), *Clomethiazol:* Delirprophylaktikum und –therapeutikum (bei Alkohol-, Drogen- und Medikamentenentzug), hirnorganische Psychosyndrome, Hypnotikum (Unruhezustände und Schlafmittel für ältere Pat.)

Wi nach Bindung an Benzodiazepinrezeptoren im ZNS → Wirkungsverstärkung des Neurotransmitters GABA → globale Dämpfung neuronaler Funktionen: sedierend, hypnotisch, anxiolytisch, amnestisch wirksam
Clomethiazol: antikonvulsiv, sedierend und hypnotisch wirksam

KI Myasthenia gravis, akute resp. Insuffizienz, schwere Leberinsuffizienz, Intoxikation mit Neuroleptika, Antidepressiva anderen zentral wirksamen Substanzen, Medikamenten- und Drogenabhängigkeit, Schlaf-Apnoe-Syndrom

NW Sedierung, Reaktionsgeschwindigkeit ↓, paradoxe Erregung (Kinder, hohes Alter), Amnesie
Clomethiazol: Atemdepression, Bronchial- und Speichelsekretion ↑, Übelkeit und Erbrechen, Hypotonie, Hypovolämie, Abhängigkeitsentwicklung, selten GIT-Symptome

Chloralhydrat (Chloralum hydratum) *TTK p.o.: 0,43–0,53 € /Kps.; Supp: 1,- € /Klistier; Gr 4, KI/KI*

HN *p.o.:* **Chloraldurat®** 500 mg/Kps., **Chloraldurat rot®**, **Chloraldurat blau®** (jeweils 250 mg/Kps.)
Supp.: **Chloraldurat®** Rectiole 600 mg/Klistier

Dos **Erregungszustände:** 250–2000 mg/d p.o.
Schlafstörungen:

- *Durchschlafstörungen:* 250–1000 mg/d **Chloraldurat blau®** ½ h vor dem Schlafengehen
- *Einschlafstörungen:* 250–500 mg **Chloraldurat rot®** ½ h vor dem Schlafengehen
- ▶ *Kinder > 6 J.:* **tiefe Sedierung:** 30–100 mg/kg KG als ED; *Max-Dosis:* 300 mg/kg KG/d; **leichte Sedierung** 10–30 mg/kg KG als ED, ggf. Wdh. alle 6–8 h

PK rasche Resorption, PEB 40%, hauptsächlich hepatische Metabolisierung in den aktiven Metaboliten Trichlorethanol, HWZ 7–10 h, biliäre Elimination

Clomethiazol *TTK p.o.: 0,43 € /Kps.; 0,43–0,87 € (5–10 ml Mixtur); sl/ La 3, sl*

HN *p.o.:* **Distraneurin®** 192 mg/Kps., 31,5 mg/ml Mixtur

Dos **Entzugserscheinungen nach chron. Alkoholabusus, Prädelir und Delirium tremens:** *initial* 2–4 Kps. bzw. 10–20 ml Mixtur in 2 h p.o., dann 1–2 Kps. bzw. 5–10 ml Mixtur alle 2 h, max. 6–8 Kps. bzw. 30–40 ml Mixtur in den ersten 2 h

Verwirrtheits-, Erregungs- und Unruhezustände: 3 × 1–2 Kps./d bzw. 5–10 ml Mixtur/d

Schlafstörungen im höheren Lebensalter: 2 Kps. oder 10 ml Mixtur p.o. für kurze Zeit (Suchtpotenzial!)

▸ *Max-Dosis:* 20–24 Kps./d

PK BV 25–40%, max. Plasmakonz. nach 30 min, PEB 60–70%, hohe Lipophilie, HWZ 4–6 h (bei älteren Pat. HWZ 5–15 h, bei Alkoholabhängigen HWZ 3 h), Elimination nach hepatischer Hydroxylierung renal zu 90%

Diphenhydramin *TTK p.o.: 0,17–0,40 € (50–150 mg); Supp.: 0,65 € / Supp.; i.v.: 0,35–0,45 € Amp.; Gr 1, Kl/La 2, Kl*

HN *p.o.:* **Arbid®**, **Betadorm®** D, **Boxocalm®** S, **Dolestan®** 25 mg/ Tbl., **Dorm®**, **Dormigoa®**, **Dormutil®**, **Emesan®**, **Halbmond®**, **Hevert-Dorm®** 25 mg/Tbl., **Nervo OPT®**, **Röwo-Dorm®**, **Sediativum-Hevert®**, **Sediat®**, **Sedopretten®**, **Sleepia®** 50 mg/ Kps., **Vivinox Sleep®** 25 mg/Drg. – *alle: 50 mg/Tbl.*
rektal: **Emesan®** 10|20|50 mg/Supp.
parenteral: **Sediativum-Hevert®** 20 mg/2 ml Amp.

Dos **Einschlaf- und Durchschlafstörungen:** *p.o.:* 25–50 mg zur Nacht
vestibulärer Schwindel, Übelkeit, Erbrechen, Kinetosen:
- *Erw:* 1–3 × 50 mg/d p.o. oder Supp.
- *Kinder* < 1 J.: 1–2 × 10 mg/d rect; 1–5 J.: 1–2 × 20 mg/d rect.; 6–12 J.: 1–2 × 25 mg/d p.o.

PK rasche Resorption, BV 50%, max. Plasmakonz. nach 1,5–3 h, HWZ 5–6 h, PEB 85–95%, hepatische Metabolisierung, renale Elimination

Zolpidemtartrat *TTK 0,65–0,95 € (5–10 mg); Gr 4, Kl/La 2, Kl*

HN *p.o.:* **Amsic®**, **Bikalm®**, **Pronox®**, **Stilnox®**, **Zodormdura®**, **Zoldem®**, **Zolirim®**, **Zolpidem (Generika)**, **Zolpinox®** *– alle: 5/10 mg/Tbl.*

Dos **Kurzzeitbehandlung von Schlafstörungen:**
- < *65 J.:* 1–max. 2 Tbl.; > *65 J.: Initial* ½–max. 1 Tbl. zur Nacht
- *Max-Dosis:* 2 Tbl./d; *max. Therapiedauer* 4 Wo.
- ▶ *Dosisreduktion bei Leberinsuffizienz:* ½ Tbl./d

PK BV 70%, max. Plasmakonz. nach 1–2 h, PEB 92%, HWZ 1,5–5 h, hepatische Metabolisierung über CYP3A4, inaktiver Metabolit wird renal (56%) und fäkal (37%) eliminiert

Zopiclon *TTK 0,40–0,70 € (3,75–7,5 mg); Gr 4/9, Kl/La 2+3, Kl*

HN *p.o.:* **Espa-Dorm®**, **Optidorm®**, **Somnosan®**, **Ximovan®**, **Zodurat®**, **Zop®**, **Zopiclon (Generika)**, **Zopi-Puren®** *– alle: 3,75/7,5 mg/Tbl.*

Dos **Kurzzeitbehandlung von Schlafstörungen:**
- *initial:* 3,75 mg z N. p.o., ggf. auf 7,5 mg steigern; *Therapiedauer* max. 10 d
- *ältere Pat. und red. AZ: initial:* 1,875 mg p.o.

PK BV 70–80%, max. Plasmakonz. nach 0,5–2 h, PEB 45%, HWZ 5 h, nach Metabolisierung Elimination zu 80% renal

15.3 Antidepressiva

15.3.1 Trizyklische Antidepressiva

Ind alle Formen des depressiven Syndroms (psychogen, endogen, organ. begründbar), Melancholien, bei chron. Schmerzsyndromen, atypischer Gesichtsschmerz, Spannungskopfschmerz

Wi Hemmung der neuronalen Aufnahme von Monaminen (Serotonin, Noradrenalin) + zentrale H_1-Rezeptor-Blockade → sedierende, anxiolytische und antidepressive Wi, Blockade von D_2-Dopaminrezeptoren, α_1-antiadrenerge und anticholinerge Wi (erst Sedation, später Antriebssteigerung + Stimmungsaufhellung), indirekte und direkte analgetische Wi

KI akute Intoxikationen, Delirien, unbehandeltes Engwinkelglaukom, akute Harnverhaltung, Prostatahypertrophie mit Restharnbildung, Pylorusstenose, paralytischer Ileus; *relative KI:* AV-Block ab I, Epilepsie, keine Kombination mit MAO-Hemmern, schwere Leber- oder Nierenschäden, Prostatahypertrophie ohne Restharnbildung, Agranulozytose in der Anamnese

NW Sedierung, anticholinerge Effekte (Mundtrockenheit, Obstipation, Miktions- und Akkommodationsstörungen, Augeninnendruck ↑, Hyperhidrose), zentrale Effekte (Unruhe, Verwirrtheit, Krampfschwellensenkung, feinschlägiger Tremor, KS, Schwindel), kardiale Effekte (RR-Abfall, AV-Block, HRST, HF ↑, orthostase Reaktionen), BB-Veränderungen (Leukopenie, Agranulozytose), Transaminasenanstieg, Cholestase, Libido- und Potenzstörungen, Appetit- und Gewichtszunahme

Amitriptylin *TTK p.o.: 0,20–0,60 € (50–150 mg); i.v.: 2,80 € /Amp.; sl/sl*

HN *p.o.:* **Amineurin**® 10|25|50 mg/Tbl., 25|50|75|100 mg/ret.-Kps., **Amitriptylin** (**-beta**® 10|25 mg/Tbl., 25|50|75 mg/ret.-Kps., **-Desitin**® 25|50|75 mg/ret.-Kps., **-neuraxpharm**® 10|25|50 mg/Drg., 75|100 mg/Tbl., 25|50|75 mg/ret.-Kps., Lsg. 40 mg/ml, **von ct**® 25|75 mg/Tbl.), **Novoprotect**® 10|25 mg/Tbl., 25|75 mg/ret.-Kps., **Saroten**® 50 mg/Tbl., 75 mg/ret.-Kps., **Syneudon**® 50 mg/Tbl.
parenteral: **Saroten**® 50 mg/Amp. à 2 ml

Dos **depressive Störungen:**

- *i.v. (akut):* 2–3 × 25 mg/d oder 1 × 50 mg/d abends i.v. für 5–7 d, ggf. Umstellung auf p.o.;
- *p.o.:* 3–4 × 10 mg/d oder 2 × 25 mg ret./d p.o., dann tgl. um 25 mg bis zu *Erh-Dosis* von 150–200 mg/d steigern

chron. Schmerzsyndrome:

- *i.v. (akut):* 1 × 25–50 mg/d abends i.v. für 5–7 d, dann Umstellung auf p.o.
- *p.o.:* 1–2 × 10–20 mg/d p.o. (ret. 1–2 × 25 mg/d), dann jeden 2. Tag um 25 mg bis zu einer *Zieldosis* von 50–100 (-150) mg/d steigern

Schlafstörungen bei Depressionen: 10–25–75 mg ret p.o. zur Nacht

- *Max-Dosis: Ambulant* 150 mg/d, *stationär* 225–300 mg/d
- *Dosisanpassung bei Niereninsuffizienz:* S. 486

PK BV 40–60%, ausgeprägter First-pass-Effekt, max. Plasmakonz. nach 2–5 h, PEB 95%, HWZ 15–30 h, renale Elimination als Glukuronide

Amitriptylinoxid *TTK 0,40–0,52 € (60–120 mg); sl/sl*

HN *p.o.:* **Amioxid-neuraxpharm®**, **Equilibrin®** – *alle: 30|60|90|120 mg/Tbl. bzw. Tabs*

Dos **depressive Störungen:**

- 2 × 30–60 mg/d p.o. *ambulant*, bis 2 × 120 mg/d p.o. *stationär*
- *Max-Dosis: ambulant* 150 mg/d, *stationär* 300 mg/d p.o.

PK gute enterale Resorption, HWZ 10–20 h, stark schwankende Plasmakonz.

Clomipramin *TTK p.o.: 0,50–1,50 € (75–150 mg); i.v.: 1,60 € /Amp.; Gr 4, sl/La 2, sl*

HN *p.o.:* **Anafranil®**, **Clomipramin (Generika)**, **Hydiphen®** 25 mg/Drg. – *alle: 10|25 mg/Tbl., ret. 75 mg/Tbl.*
parenteral: **Anafranil®** 25 mg/2 ml Amp.

Dos **depressive Störungen, Zwangsstörungen, Phobien:**

- *i.v.:* 50–75 mg/d in 500 ml NaCl 0,9% morgens langsam (bis 150 mg/d) für 14 d
- *i.m.: initial* 25–50 mg/d, später bis 100–150 mg/d i.m.
- *p.o.: initial* 1 × 50 mg/d oder 1 × 75 mg/d ret. Tbl., ggf. um 25 mg in einigen d bis zu 4–6 × 25 mg/d oder 2 × 75 mg/d ret. Tbl. in der ersten Wo. (max. 300 mg/d *stationär*, in der 1. Wo. 150 mg/d)
- *Tageserhaltungsdosis:* nach klin. Besserung 2–4 × 25 mg/d oder 1 × 75 mg/d ret. Tbl.

atypischer Gesichtsschmerz: 10–150 mg/d p.o., Dosis und Verteilung nach individueller Wi

Nakrolepsie: 25–75 mg/d

- *Max-Dosis:* 300 mg/d

PK BV 50%, PEB 98%, max. Plasmakonz. nach 3–4 h (unret.), HWZ (12–)21(–36) h (Metabolit 36 h), renale Elimination zu > 60%

Desipramin *TTK p.o.: 1,40–2,10 € (100–150 mg); sl/La 2, Kl*

HN *p.o.:* **Petylyl®** 25 mg/Drg.

Dos **depressive Störungen:**
- *initial:* 2–3 × 25 mg/d, innerhalb weniger Tage *Dosissteigerung*
- *Erh-Dosis:* 100–150 mg/d verteilt auf 2–3 ED
- *Max-Dosis:* 250 mg/d bei stat. Pat. unter Spiegelkontrolle

PK BV 50%, max. Plasmakonz. nach 3–6 h, PEB 90%, HWZ 12–48 h (im Mittel 23 h), Metabolisierung zu 2-Hydroxy-Desipramin (aktiv), renale Elimination

Doxepin *TTK p.o.: 0,25–0,40 € (25–50 mg); i.v.: 2,80 € /Amp.; sl/Kl*

HN *p.o.:* **Aponal®** 5|10 mg/Drg., 75 mg/Tbl., 10 mg/20 Trpf., **Doneurin®** 10|75 mg/Kps., 50 mg/Tbl., **Doxe Tad®**, **Doxepin** (**beta®** 10 mg/Kps., **Dura®** 10 mg/Drg., **Holsten®** 75 mg/Tbl., **neuraxpharm®** 10 mg/Tbl., 40 mg/ml Lsg., **-ratiopharm®**, **Sandoz®** 10|75 mg/Kps., **STADA®**), **Doxepia®**, **Espadox®**, **Mareen®**, **Sinquan®** 10 mg/Kps.
– alle: 25|50|100 mg/Kps./Tbl. oder Drg.
parenteral: **Aponal®** 25 mg/Amp.

Dos **depressive Störungen, Angstsyndrome:**
- *p.o.: initial* 10–25 mg /d, ggf. nach 3–4 d Steigerung um 10–25 mg/d, nach 7 d ggf. erneute *Dosissteigerung*
- *Erh-Dosis:* 30–50 (– 100) mg/d als abendliche ED meist ausreichend
- *stationäre Bedingungen:* 3 × 25 mg/d p.o. oder 1 × 75 mg/d z. N.
- *parenteral:* 25–50 mg i.v. oder i.m. (bis max. 6 Amp./d)
- *Max-Dosis:* 75–150 mg/d bei amb. Pat., 300 mg/d bei stationären Pat.

PK BV 25%, max. Plasmakonz. nach 2–4 h bzw. nach 2–10 h, HWZ 11–23 h (Desmethyldoxepin [Metabolit] 33–80 h), PEB 80%, nach Metabolisierung renale Elimination

Duloxetin *TTK 2-6,- € (60–180 mg); Gr 6, SI/KI*

HN *Pflaster:* **Cymbalta®** 30|60 mg/Kps.

Dos **Depressive Episoden, schmerzhafte diabetische Polyneuropathie:**

- *initial* 2 × 60 mg/d p.o., dann je nach klin. Wi 60–180 mg/d auf 2 ED
- *Maximaldosis:* 4 × 60 mg/d p.o.

PK BV 30–80%, HWZ 8–17 h, PEB 96%, renale Elimination nach Metabolisierung

Imipramin *TTK 0,42–1,- € (50–150 mg); sl/sl*

HN *p.o.:* **Imipramin-neuraxpharm®** 100 mg/Tbl., **Pryleugan®**, **Tofranil®** – *alle: 10|25 mg Drg.*

Dos **depressive Störungen, Panik- und Angststörungen, chronische Schmerzen:**

- *p.o.: initial* 25–75 mg/d (Erw), innerhalb 1 Wo. auf 50–150 mg/d steigern
- *Max-Dosis:* 300 mg/d p.o.
- *Kinder (> 5 J.):* 10–30 mg/d (1–2 mg/kg KG/d) verteilt auf 2 ED/d p.o.

Enuresis (> 5 J.): *initial* 10 mg/d p.o., Steigerung bei 5- bis 7-Jährigen auf 20 mg/d p.o., bei 8- bis 14-Jährigen auf bis zu 50 mg/d

PK BV 30–70%, max. Plasmakonz. nach 1–2 (–4) h, PEB 90%, HWZ 6–20 h, aktive Metabolite nach hepatischem Abbau (Desipramin), renale Elimination von inaktiven Metaboliten zu 80%

Nortriptylin *TTK 0,25–0,90 € (20–100 mg); Gr 1, sl im 1.+3. Trim/La 2, ab*

HN *p.o.:* **Nortrilen®** 10|25 mg/Drg.

Dos **Depression:**

- *Erw:* 2–3 × 10–50 mg/d p.o.
- *Max-Dosis:* 3 × 75 mg/d p.o. unter stat. Bedingungen
- *ältere Pat.:* 50% Dosisreduktion

PK BV 46–59%, max. Plasmakonz. nach 4–6 h, HWZ 26,6 h, PEB: 93–95%, renale Elimination

Trimipramin *TTK 0,31–0,75 € (50–150 mg); Gr 6, Kl/La 1, Kl*

HN *p.o.:* **Eldoral®** 100 mg/Tbl., **Trimidura®** 100 mg/Tbl.; **Herphonal®**, **Stangyl®** 40 mg/40 Trpf. = 1 ml, **Surmontil®**, **Trimipramin** (**Generika**, -**neuraxpharm®** 75 mg/Tbl., 40 mg/40 Trpf. = 1 ml) – *alle:.25|50|100 mg/Tbl.*

Dos **Depression, depressive Zustände mit den Leitsymptomen Schlafstörungen, chronische Schmerzen:**
- *parenteral:* 25–50 mg/d i.m. oder i.v.
- *p.o.: initial* 25 mg/d, ggf. langsame Steigerung bis 150 mg/d p.o.
- *Max-Dosis: ambulant* bis 100 mg/d; *stationär* bis 400 mg/d

PK BV 42% (18–63%), max. Plasmakonz. nach 3 h, HWZ 23 h, PEB 95%, ausgeprägter Metabolismus, überwiegend renale Elimination

15.3.2 Tetrazyklische Antidepressiva

Maprotilin *TTK p.o.: 0,50–0,70 € (75–150 mg); i.v.: 1,73–2,70 € / Amp.; Gr 4, sl/La 2, KI*

HN *p.o.:* **Deprilept®**, **Ludiomil®**, **Maprolu®** 10 mg/Tbl., **Maprotilin (Generika)** – *alle: 25|50|75 mg/Tbl.*
parenteral: **Ludiomil®**, **Maprolu®**, **Maprotilin neuraxpharm®** – *alle: 25 mg/Amp. à 2 ml*

Dos **Depressive Erkrankungen:**
- *p.o.:* 3 × 25 mg/d; schwere Symptomatik 3 × 50 mg/d (75–150 mg/d p.o.)
- *ältere Pat. und red. AZ:* 25–50 mg/d p.o.
- *Max-Dosis:* (stationär) bis 225 mg/d p.o.
- *i.v.:* 25–75 i.v., ggf. 75–150 mg als Inf. In 2 –3h i.v., Umstellung auf p.o. innerhalb von 2 Wo.

PK gute orale Resorption, max. Plasmakonz. nach 9–16 h, HWZ 20–58 h, Steady-state nach 2 Wo., PEB 88%, hepatischer Metabolismus, renale Elimination 57% in Form der Metabolite (> 90%)

Mianserin *TTK p.o.: 0,5–1,40 € (30–90 mg); Gr 4, Kl/La 2, KI*

HN *p.o.:* **Mianeurin®**, **Mianserin (Generika, neuraxpharm®** 60 mg/Tbl.), **Prisma®**, **Tolvin®** 60 mg/Tbl. – *alle: 10|30 mg/Tbl.*

Dos **depressive Erkrankungen:**
- *initial:* 30 mg/d p.o., Einmalgabe abends möglich
- *Erh-Dosis:* 30–90 mg/d p.o.
- *Max-Dosis:* 120 mg/d p.o.

PK BV 20–30%, max. Plasmakonz. nach 3 h, HWZ 17 h, Steady-state nach 2–3 Wo., PEB 95%, nach hepatischer Metabolisierung v.a. renale Elimination

15.3.3 Monoaminooxidasehemmer (MAO-Hemmer)

Ind depressive Syndrome, soziale Phobie

Wi Antidepressiva, reversibler selektiver MAO-A-Hemmer (Moclobemid) bzw. irreversibler unselektiver MAO-Hemmer (Tranylcypromin) → geringere Metabolisierung von Noradrenalin und Serotonin → psychomotorisch aktivierend, stimmungsaufhellend, nicht sedierend wirksam

KI akute Verwirrtheitszustände, tyraminhaltige Nahrungsmittel, Kombination mit SSRI, Pethidin, Selegilin und Clomipramin, bei Kindern

NW Schlafstörungen, Unruhe, Angst, Schwindel, KS, Übelkeit, Mundtrockenheit, hypertensive Entgleisung (bei Tyramineinnahme, Phäochromozytom und Thyreotoxikose), selten auch Hautreaktionen und Überempfindlichkeitsreaktionen

Moclobemid *TTK p.o.: 0,50–1,- € (150–300 mg); Gr 4, KI 1. Trim., sl 2. +3. Trim./ La 2, sl*

HN *p.o.:* **Aurorix®**, **Deprenorm®**, **Moclix®**, **Moclobemid (Generika)**, **Moclo (Generika)**, **Moclonorm®**, **Rimoc®**
– alle: 150 | 300 mg/Tbl.

Dos **depressive Syndrome:** *initial* 2 × 150 mg/d p.o. nach dem Essen, nach Ansprechen der Therapie ggf. *Reduktion* auf 2 × 75 mg/d p.o.
soziale Phobie: 300–600 mg/d p.o.
▸ *Max-Dosis:* 600 mg/d p.o.

PK gute Resorption, BV zu Beginn 60%, später 85%, PEB 50%, HWZ 1–2 h, nach Metabolisierung in überwiegend inaktive Metabolite renale Elimination

Tranylcypromin *TTK 0,84–2,52 € (10–30 mg); Gr 5, sl/La 3, sl*

HN *p.o.:* **Jatrosom®** N 10 mg/Tbl.

Dos **depressive Syndrome:**
- *initial:* 1–3 × 10 mg/d p.o. letzte Einnahme vor 15 Uhr
- *Erh-Dosis:* 1 Tbl./d p.o. morgens
- ▸ *ältere Pat., bei zerebrovaskulären oder kardialen Erkrankungen:* langsame Steigerung unter RR-Kontrolle

PK max. Plasmakonz. nach 0,5–3 h, HWZ 1,5 h, nach Metabolisierung renal und biliäre Elimination

15.3.4 Selektiver Serotonin-Reuptake-Hemmer (SSRI)

Ind depressive Erkrankungen, Zwangsstörungen, Panikstörungen mit und ohne Agoraphobie, Bulimia nervosa

Wi Antidepressivum, Hemmung der präsynaptischen Serotonin- (gering der noradrenergen, dopaminergen und GABAergen) Wiederaufnahme → psychomotorisch neutral bis aktivierend, gute stimmungsaufhellende Wi

KI akute manische Zustände, Kombination mit MAO-Hemmern oder tryptophanhaltigen Medikamenten, akute Intoxikationen mit zentral wirksamen Substanzen, Kinder < 18 J.; *relative KI:* Epilepsie, schwere Leber- oder Nierenfunktionsstörung (Krea-Clearance < 10 ml/min)

NW GIT-Symptome (Nausea und Erbrechen, Diarrhö), allerg. Reaktionen, zentrale Symptome (Angst und Unruhe, Schlafstörungen, KS, epileptische Anfälle, EPMS), Gewichtsabnahme, Hyponatriämie, Leberwertanstieg (besonders bei Pat. mit M. Parkinson), Serotoninsyndrom, Kreislaufstörungen (RR ↑ / ↓), HRST, Störungen der Sexualfunktion, sehr selten Vaskulitis

Citalopram *TTK p.o.: 0,65–1,20 € (20–40 mg); i.v.: 5,70 € /Amp.; Gr 4, Kl/La 1, Kl*

HN *p.o.:* **Cilex®**, **Cipramil®**, **Citadura®**, **Citalich®**, **Citalon®**, **Citalopram (Generika, beta®** 30|60 mg/Tbl., **Hexal®** 30|60 mg/Tbl.), **Citalo-Q®**, **Futuril®**, **Sepram®**, **Serital®**
– alle: 10|20| 40 mg/Tbl.
parenteral: **Cipramil®** 20 mg/0,5 ml Amp. Inj.-Lsg.

Dos **depressive Erkrankungen:**
- *akut i.v.:* 20 mg als Inf. in 250 ml NaCl 0,9% oder G5% in > 1 h i.v. (Umstellungsverhältnis i.v./p.o. = 1:1)
- *p.o.:* 1 × 20 mg/d p.o., ggf. Steigerung um 20 mg/d alle 2 Wo.
- *Max-Dosis:* 60 mg/d

PK BV 80%, PEB 80%, max. Plasmakonz. nach 3 h, HWZ 30–36 h, Steady-state nach 1–2 Wo., Metabolisierung zu aktiven Metaboliten, hepatische (85%) und renale (15%) Elimination

Escitalopram *TTK 1,15–1,90 € (10–20 mg); sl/Kl*

HN *p.o.:* **Cipralex**® 10|20 mg/Tbl., 10 mg/ml Trpf.

Dos **Episoden einer Major-Depression:** 1 × 10 mg/d p.o., ggf. Dosissteigerung auf 20 mg/d
Panikstörung mit und ohne Agoraphobie und sozialer Phobie: *initial* 1 × 5 mg/d p.o. für 1 Wo., ggf. *Dosissteigerung* auf 10–20 mg/d

PK BV 80%, PEB 80%, Steady-state nach 1 Wo., HWZ 30 h, hepatische und renale Elimination

Fluoxetin *TTK 0,36–0,80 € (20–40 mg); Gr 4, Kl/La 2, Kl*

HN *p.o.:* **Fluctin**® Lsg. 20 mg/5 ml Lsg., **Fluctine**®, **Fluneurin**® 10 mg/Kps., 10|40 mg/Tabs, Lsg. 20 mg/5 ml Lsg., **Fluox** (**Generika**), **Fluoxetin** (**Generika**, **1A-Pharma**® 10|40 mg/Tbl., **Hexal**® 10|40 mg/Tbl., **-neuraxpharm**® 10 mg/Tbl., **ratiopharm**® Lsg. 20 mg/5 ml), **Fluxet**®, **Motivone**®, **Prozac**® *– alle: 20 mg/Kps. oder Tbl.*

Dos **depressive Erkrankungen:**
- *initial* 20 mg = 1 Kps. bzw. 5 ml Lsg./d p.o.
- *Max-Dosis*: 80 mg/d

Zwangsstörungen: 1 × 20–60 mg/d p.o.
- *Max-Dosis:* 80 mg/d (4 Tbl./Kps.)

▸ *Dosisreduktion bei Leberinsuffizienz:* 20 mg jeden 2. d

PK BV 85%, PEB > 90%, HWZ initial 48 h, später 96 h, Metabolit (Norfluoxetin) 7–8 d, Steady-state nach 2–3 Wo., keine lineare Dosis-Plasmabeziehung, hepatischer Metabolismus über Cytochrom P450 IID6 und renale Elimination

Fluvoxamin *TTK 0,78–1,60 € (100–200 mg); Gr 4, sl/La 2, Kl*

HN *p.o.:* **Fevarin**® Tabs. 50|100 mg/Tabs., **Fluvo** (**Generika**), **Fluvoxamin** (**Generika**, **-neuraxpharm**® 25 mg/Tbl.) *– alle: 50|100 mg/Tbl.*

Dos **depressive Erkrankungen:** *initial* 50 mg/d p.o., später ggf. 100–200 mg/d p.o.
Zwangsstörungen: 50 mg/d p.o., später bis 300 mg/d p.o. (mehrere ED)

▸ *Max-Dosis:* 300 mg/d p.o.

- *Dosisreduktion bei schwerer Leber- oder Niereninsuffizienz:* 50 mg/d

PK schnelle und vollständige Resorption, BV 50%, HWZ 15–19 h, Steady-state nach 14 d, PEB 70–80%, renale Elimination nach hepatischem Metabolismus

Paroxetin *TTK 0,60–1,40 € (20–40 mg); Gr 6, sl/La 2, sl*

HN *p. o.:* **Aroxetin**®, **Euplix**®, **Oxet**®, **Parolich**®, **Paroxat**® 40 mg/Tbl., **Paroxedura**® 30 mg/Tbl., **Paroxetin (Generika, 1A-Pharma**® 40 mg/Tbl, **beta**® 40 mg/Tbl., **ratiopharm**® 30 mg/Tbl., **Sandoz**® 40 mg/Tbl.), **Seroxat**® 2 mg/ml Susp., **Tagonis**® – *alle: 20 mg/Tbl.*

Dos **Depression, Angststörungen, soziale Phobie:**

- *initial* 1 × 20 mg/d (morgens); nach jeweils 2–3 Wo. in 10 mg-Schritten in Abhängigkeit von der Klinik auf max. 50–60 mg/d steigern
- *Max-Dosis:* Depressive Erkrankungen und soziale Phobie 50 mg/d

Zwangs- und Panikstörungen: *initial* 1 × 10 mg/d, um 10 mg/Wo. steigern, *Erh-Dosis* 40 mg/d, max. Dosis 60 mg/d p.o.

- *Dosisreduktion bei Niereninsuffizienz:* bei GFR < 30 ml/min siehe Fachinfo

PK gute orale Resorption, First-pass-Metabolismus, HWZ 24 h, PEB 95%, Inaktivierung durch Metabolisierung und Elimination über Urin und Fäzes

Sertralin *TTK 0,77–1,60 € (100–200 mg); Gr 4, sl/La 2, sl*

HN *p. o.:* **Gladem**®, **Sertra Isis**®, **Sertralin (Generika)**, **Sertralon**®, **Sertra Tad**®, **Zoloft**® Lsg.-Konzentrat 20 mg/ml – *alle: 50 | 100 mg/Tbl.*

Dos **depressive Erkrankungen:**

- *initial* 1 × 50 mg/d p.o., ggf. *Dosissteigerung* auf *Erh-Dosis* von 100–200 mg/d
- *Max-Dosis:* 200 mg/d

PK BV 70%, max. Plasmakonz. nach 6–8 h, PEB 99%, lineare Pharmakokinetik von 50–200 mg/d, HWZ 25 h, antidepressiven Wi-Beginn nach 7 d, volle Wi nach 2–4 Wo., hepatischer Metabolismus, Elimination per Fäzes und Urin

15.3.5 Andere Antidepressiva

Mirtazapin *TTK p.o.: 0,50–1,50 € (15–45 mg); i.v.: 1,60 € /Amp.; Gr 4, sl/La 2, Kl*

HN *p.o.:* **Mirtazapin** (Generika), **Mirta** (Generika), **Mirtalich**®, **Mirtazelon**®, **Mirtazza**®, **Remergil**® SolTab, **Romeron**® SolTab *– alle: 15 | 30 | 45 mg/Tbl. o. Schmelztbl.*, **Remergil**® 15 mg/ml Lsg.
i.v.: **Remergil**® 3 mg/ml mit Amp. à 2 | 5 ml

Dos **depressive Erkrankungen:**
- *p.o.: initial* 15–30 mg/d abends
- *Erh-Dosis:* 15–45 mg/d
- *i.v.: initial* 6 mg/d, ggf. schrittweise Steigerung bis zu 21 mg/d; Verdünnung in 500 ml 5%iger Glc.-Lsg.
- ▶ *Dosisreduktion bei Niereninsuffizienz:* GFR 11–40 ml/min: um 33%, GFR < 10 ml/min: um 50%

PK BV 50% (p.o.), max. Plasmakonz. nach 1 h (i.v.), 2 h (p.o.), HWZ 20–40 h (p.o.), 17–20 h (i.v.), PEB 85%, renale und biliäre Elimination nach Metabolisierung

Opipramol *TTK p.o.: 0,17–0,45 € (50–150 mg); Gr 6, sl/La 2, Kl*

HN *p.o.:* **Insidon**® Tropfen 100 mg/ml (= 24 Trpf.), **Opimol**®, **Opipra Tad**®, **Opipramol** (Generika), **Opipramol-neuraxpharm**® 150 mg/Tbl. *– alle: 50 | 100 mg/Drg. oder Tbl.*

Dos **Depression, Angst-, Unruhe-, Spannungszustände:**
- *leichte Fälle:* 1–2 × 50 mg/d abends p.o., *mittelschwere Fälle:* 2–3 × 50 mg/d p.o., *schwere Fälle:* 3 × 100 mg/d p.o.
- *Kinder:* > 6 J. 3 mg/kg KG/d

PK vollständige Resorption, HWZ 6–9 h, PEB > 90%, > 70% wird renal eliminiert, 10% davon unverändert, der Rest wird über die Fäzes ausgeschieden

Reboxetin *TTK 1,56–2,10 € (8–10 mg); Kl/kl*

HN *p.o.:* **Edronax**®, **Solvex**® *– alle: 4 mg/Tbl.*

Dos **depressive Erkrankungen:**
- *p.o.:* 2 × 4 mg/d
- *Erh-Dosis:* nach 3–4 Wo. ggf. 10 mg/d
- *Max-Dosis:* 12 mg/d

PK BV 60% (p.o.), max. Plasmakonz. nach 2 h, HWZ 13 h, PEB 97%, ca 80% renale Elimination nach Metabolisierung

Trazodon *TTK 1–2,- € (200–400 mg); Kl/Kl*

HN *p.o.:* **Thombran**® 25 | 50/Kps., Tabs 100 mg/Tbl., **Trazodon (Generika)**® 100 mg/Tbl.

Dos **Depressive Syndrome:**
- *initial* 50 mg/d p.o., ggf. Steigerung in 1–2 Wochen auf die
- *Erh-Dosis:* 200–400 mg/d p.o.
- *Max-Dosis:* 600 mg/d p.o. *stationär*

PK BV 70–90%, max. Plasmakonz. nach 1,5–2,5 h, HWZ 4–7 h, PEB 90–95%, Steady-state nach 4 d, nach hepatischer Metabolisierung zu 70% renale Elimination

Venlafaxin *TTK 2,40–4,80 € (150–300 mg); Gr 4, sl/La 2, sl*

HN *p.o.:* **Efexor**®, **Trevilor**®
– alle: 37,5 | 75 mg/Tbl., Retard 75 | 150 mg/Ret.-Kps.

Dos **depressive Erkrankungen:**
- *initial:* 2 × 37,5 mg/d p.o., ggf. Steigerung auf 2 × 75 mg/d bzw. 3 × 75 mg/d; *Dosiserhöhungen* in Abständen von 2 Wo., min. 4 d
- *schnelle Aufdosierung: initial* 2 × 37,5–75 mg/d p.o. , innerhalb von 1 Wo. Steigerung der Tagesdosis alle 2–3 d um 75 mg/d bis auf 300 mg/d
- *Max-Dosis:* 375 mg/d p.o., Dosen > 150 mg auf 3 ED verteilen
- ▸ *eingeschränkte Nierenfunktion:* GFR 10–70 ml/min → Dosisreduktion um 25–50%; Dialyse → Dosisreduktion um 50% (Einnahme nach der Dialyse)
- ▸ *eingeschränkte Leberfunktion:* Dosisreduktion

PK BV 40–45%, max. Plasmakonz. nach 2 h (ret. 5 h), HWZ 5 h (ret. 14 h), PEB 27%, v.a. renale Elimination nach hepatischem Umbau zu aktivem Hauptmetabolit

Viloxazin *TTK 1,12–2,80 € (200–500 mg); Kl/Kl*

HN *p.o.:* **Vivalan**® 100 mg/Tbl.

Dos **depressive Erkrankungen:** *initial* 2–3 × 100 mg/d p.o.; ggf. nach 10 d *Dosissteigerung* auf 5 Tbl./d p.o. (letzte Einnahme min. 3 h vor Schlafengehen)
- ▸ *sehr alte Pat.: Tagesdosis* von 150–200 mg ausreichend

PK BV 77%, max. Plasmakonz. nach 1,5–4 h, HWZ 3 h, PEB 80–90%, hepatische Metabolisierung, renale Elimination

15.4 Phasenprophylaktika

Ind Prophylaxe und Therapie der manischen Phasen bei manisch-depressiven Erkrankungen (bipolar-affektive Störungen, unipolare Depression, rez. manische Episoden, schizoaffektive Störung)

Wi Wirkungsmechanismus unklar, unter einer Behandlung liegen die Li-Spiegel etwa 250 mal so hoch wie im unbehandelten Zustand, sehr gute „antisuizidale Eigenschaften"

KI akuter Herzinfarkt (und 2 Wo. danach), zerebelläre Erkrankungen, Myasthenia gravis, myeloische Leukämie, schwere Nierenfunktionsstörungen, deutliche Hyponatriämie, M. Addison, Psoriasis

NW *allgemein:* Leichter Tremor (in 23%), Polyurie/Polydipsie (in 25%) und Durst, benigne Struma (in 22%), GIT-Symptome (Übelkeit in 14%), Muskelschwäche, Gewichtszunahme (in 10%) – alle NW zum Teil nach einigen Wo. rückläufig
> 1,2 mmol/l: Erbrechen, Diarrhö, Konfusion oder Koordinationsstörungen, Faszikulationen
> 3 mmol/l: Letale Gefährdung

Lithium *TTK 0,23–0,28 € (8,1 mmol); 1. Trim. KI, sonst sl/KI*

HN *p.o.:* **Hypnorex® ret.** 10,8 mmol/Retard-Tbl., **Leukominerase®** 4 mmol/Tbl., **Li 450®** 12 mmol/Tbl., **Lithium Apogepha®** 8 mmol/Tbl., **Lithium-Aspartat®** 3,2 mmol/Tbl., **Quilonum®** 8,1 mmol/Tbl., **Quilonum® ret.** 12,2 mmol/Retard-Tbl. (6 mmol = 330 mg Lithiumsulfat, 8,1 mmol = 536 mg Lithiumacetat, 10,8 mmol = 400 mg Lithiumcarbonat, 12,2 mmol = 450 mg Lithiumcarbonat)

Dos **Therapie und Prophylaxe manisch-depressiver Erkrankungen:**
- *initial* 2 × 8–12 mmol/d, Dosissteigerung je nach NW und WI verteilt in 2 ED (2/3 der Tagesdosis abends → Verträglichkeit ↑)
- *Ziel*: Plasmakonz. von 0,6–0,9 (–0,2) mmol/l
- Vorteil einer Umstellung auf Ret.-Präparate sollen konstantere Plasmakonz. sein – *cave:* nicht > 1,2 mmol/l!

PK vollständige Resorption, max. Plasmakonz. nach 1–2 h, HWZ 16–24 h, bei alten Menschen 30–36 h, Steady state nach 5 d, Wi-Beginn erst nach 8–10 d, Plasmakonz. korrelieren gut mit klinischer Wi und NW, renale Elimination

15.5 Psychostimulanzien

Ind hyperkinetische Verhaltensstörungen (ADHD oder HKS), Leistungs- und Antriebsschwäche, verzögerte Erholung nach Operationen und Krankheiten, Narkolepsie

Wi indirekte sympathomimetische Wi durch Freisetzung von Noradrenalin und Dopamin → ZNS-Stimulation → Medullär respiratorisch, zentral retikulär und lateral hypothalamisch; paradoxer Wirkungseffekt bei HKS

KI Abhängigkeitsanamnese, schizophrene Psychosen, Anorexia, Angsterkrankungen, Gilles-de-la-Tourette-Syndrom, kardiale Erkrankungen, Hyperthyreose, depressive Störungen, MAO-Hemmer, Kombination mit ZNS-Stimulanzien, Kinder < 6 J.
Methylphenidat: pAVK, Z.n. Apoplex, Glaukom, Prostatahyperplasie mit Restharnbildung
Pemolin: Leberfunktionsstörungen auch in der Vorgeschichte, Muskelerkrankungen, Autoimmunerkrankungen

NW Schlaflosigkeit, zentralnervöse Störungen (Nervosität, Angst, Psychosen, KS, Schwindel, Tremor, Appetitmangel mit Gewichtsverlust, epileptische Anfälle), GIT-Symptome, kardiale Symptome (RR- und HF-Anstieg)
Pemolin: Leberfunktionsstörungen

Atomoxetin *TTK 3,50–7,- € (40–80 mg); Gr 4, sl/La 1, KI*

HN *p.o.:* **Strattera**® 10|18|25|40|60 mg/Kps.

Dos **Aufmerksamkeitsdefizit-Hyperaktivitäts-Störung (HKS) > 6. LJ:**

- *< 70 kg KG: initial* 0,5 mg/kg KG/d p.o., ggf. *Dosissteigerung* alle 7 d schrittweise auf 1,2 mg/kg KG/d p.o.
- *> 70 kg KG: initial* 40 mg/d p.o., dann ggf. *Dosissteigerung* alle 7 c schrittweise auf 80 mg

PK BV 63–94%, PEB 98%, max. Plasmakonz. 1–2h, HWZ 3,6h, Metabolisierung durch CYP2D6 und überwiegend renale Elimination

Methylphenidat (BtMVV) *TTK 0,56–1,12 € (20–40 mg), ret.: 1,70–3,20 € (20–40 mg); Kl/Kl*

HN *p.o.:* **Concerta**® 18|36|54 mg/Ret.-Tbl., **Equasym**® 5|10|20 mg/Tbl., **Medikinet**® 5|10|20 mg/Tbl., 10|20|30|40 mg/Ret.-Tbl., **Methylpheni TAD**® 5|10|20 mg/Tbl., **Methylphenidat** (**Generika** 10 mg/Tbl.), **Ritalin**® 10 mg/Tbl.

Dos **Narkolepsie:**

- *p.o.:* 5–30 (– 60) mg/d p.o. in 2–4 ED, über 2–3 Wo. aufdosieren (Mehrfachgabe tgl. nötig (nicht nach 16.00 Uhr), Dosis so gering wie möglich halten),
- *Max-Dosis:* 60 mg/d p.o., retard 54 mg/d

Kinder mit Aufmerksamkeitsdefizit-Hyperaktivitäts-Störung (ADHS) ab 6 J.:

- *initial* 5 mg/d morgens p.o., alle 2–3 d *Dosissteigerung* um 5 mg in mehreren ED verteilt geben, *Erh-Dosis:* 40–90 (–120) mg/d
- *p.o.-ret.:* 1 × 18–36 mg/d morgens p.o.
- *Maximaldosierung:* 60 mg/d p.o.

PK unretardiert: rasche Resorption, BV mit Nahrungsaufnahme beschleunigt, max. Plasmakonz. nach 1–2 h, HWZ 2 h, Wi-Beginn nach 30–60 min, Wi-Dauer bei HKS 1–4 h (Mehrfachgabe tgl. erforderlich), renale Elimination der Metabolite

Modafinil *TTK 5,40–10,80 € (200–400 mg); Gr 4, sl/La 2, Kl*

HN *p.o.:* **Vigil**® 100 mg/Tbl.

Dos **Narkolepsie mit/ohne Kataplexie:** 200–400 mg/d p.o. in 1–2 ED (morgens und mittags)

obstruktives Schlafapnoe-Syndrom mit exzessiver Tagesschläfrigkeit trotz adäquater CPAP-Therapie: 200 mg/d morgens p.o., ggf. 400 mg/d

▸ *Dosisreduktion bei schwerer Leber- u./o. Niereninsuffizienz:* um 50%

PK max. Plasmakonz. nach 2–3 h, HWZ 10–12 h, PEB 62%, hepatische Metabolisierung, renale Elimination

Pemolin *TTK 0,74–1,50 € (40–80 mg); Kl/Kl*

HN *p.o.:* **Tradon**® 20 mg/Tbl.

Dos **Aufmerksamkeitsdefizit-Hyperaktivitäts-Störung (HKS):**
- *Kinder > 6 J.: initial* morgens 1 × 20 mg/d, ggf. zusätzlich mittags 10 mg p.o., *Normaldosis:* 40–80 mg/d oder 0,5–2,0 mg/kg KG/d
- *Max-Dosis:* 120 mg/d

PK gute Resorption, BV bis 50%, HWZ 9–16 h, PEB 40–50%, Elimination renal, zu 50% unverändert

15.6 Antidementiva

Ind *Donezepil, Galantamin, Rivastigmin:* leichte bis mittelschwere Demenz vom Alzheimer-Typ (DAT)
Piracetam: hirnorganisch bedingte Leistungsstörungen im Alter, hirnorganisches Psychosyndrom
Memantin: leicht- bis mittelgradige Hirnleistungsstörungen bei demenziellen Erkrankungen (Morbus Alzheimer, vaskuläre Demenz)

Wi *Donezepil, Galantamin, Rivastigmin*: Acetylcholinesterasehemmer mit hochselektiver und reversibler Bindung an die Acetylcholinesterase überwiegend im ZNS → basierend auf der „cholinergen Hypothese" der Alzheimer-Demenz, Acetylcholinkonzentration an den cholinergen Synapsen im ZNS ↑
Memantin: Amantadin-Derivat, NMDA-Rezeptor-Antagonist, exzitatorischer Neurotransmitter Glutamat im Gehirn wird durch NMDA-Antagonismus an seinen neurotoxischen Effekten gehindert

KI *Donezepil, Galantamin, Rivastigmin*: schwere Nieren- und Leberfunktionsstörung
Piracetam: schwere Niereninsuffizienz
Memantin: schwere Nierenerkrankungen, Epilepsie, schwere Verwirrtheitszustände

NW *Donezepil, Galantamin, Rivastigmin*: cholinerge NW (Übelkeit, Erbrechen, Diarrhö), abdominelle Schmerzen, Schlaflosigkeit, Müdigkeit
Piracetam: GIT-Symptome, Unruhe, Aggressivität, Herabsetzung der Krampfschwelle, Schwindel, RR-Senkung, Libidosteigerung
Memantin: Müdigkeit, Mundtrockenheit, Schwindel, Übererregbarkeit, Unruhe, Kopfdruck

Cyclandelat *TTK 1,50–2,- € (1200–1600 mg); Gr 4, Kl/Kl*

HN *p.o.:* **Natil®** 400 mg/Kps.

Dos **zerebrale Durchblutungsstörungen:**

- *initial:* 3–4 × 400 mg/d p.o. (*schwere Fälle:* 5 × 400 mg/d)
- *Erh-Dosis:* 2–3 × 1 Kps./d p.o.

PK BV 70%, HWZ 13–15 h

Dihydroergotoxin *TTK 0,54–1,10 € (4–8 mg); Gr 6, Kl/La 2, Kl*

HN *p.o.:* **Cicranol spezial®** 4,5 mg/Tbl., Lsg. 1|2 mg/ml Lsg., **DCCK ret.®** 2,5|4,5 mg/ret.-Kps., **Ergodesit®** 2 mg/Tbl., 5 mg/ret.-Tbl., **Hydergin®** 2|4 mg/Tbl., **Hydro-cebral-ratiopharm®** 2,5|5 mg/ret.-Kps., **Orphol®** 1,5|4,5 mg/Tbl., 4,5 mg/Brause-Tbl., **Sponsin®** 2,5|4,5 mg/Kps.
– alle: 1 mg/20 Trpf. oder forte 2 mg/20 Trpf.

Dos **Hirnleistungsstörung im Alter, Hirnorganisches Psychosyndrom sowie demenzielle Erkrankungen:** *Erw:* 4–8 mg/d in 3 ED oder 3 × 30 Trpf./d

PK BV 5–12%, HWZ 13–20 h, Elimination > 90% biliär

Donepezil *TTK 3,30–4,- € (5–10 mg); Gr 5, Kl/La 1, Kl*

HN *p.o.:* **Aricept®** 5|10 mg/Tbl., 5|10 mg/Schmelztbl.

Dos **Alzheimer-Demenz (DAT):**

- *p.o.: initial* 1 × 5 mg/d, nach 4–6 Wo. Dosissteigerung auf 1 × 10 mg/d p.o.
- *Max-Dosis:* 10 mg/d

PK BV 100%, max. Plasmakonz. nach 4 h, HWZ 72 h, Steady-state nach 3 d, PEB 96%, Elimination z. T. renal, z. T. Metabolisierung über Cytochrom-P450

Galantamin *TTK 3,90–4,40 € (16–24 mg); Gr 5, sl/La 1, Kl*

HN *p.o.:* **Reminyl®** **1 x Tägl.** 8|16|24 mg ret./Tbl., 4|8|12 mg/Tbl., Lsg. 4 mg/ml

Dos **Alzheimer-Demenz (DAT):**

- *initial* 2 × 4 mg/d für 4 Wo., ggf. *Dosissteigerung* auf 2 × 8 mg/d
- *Max-Dosis* 24 mg/d
- ▸ *Dosisreduktion bei Leber- und Nierenfunktionsstörungen:* Max. 16 mg/d

PK BV 88%, HWZ 7–8 h, PEB 18%, lineare Pharmakokinetik im Dosisbereich von 4–16 mg, Steady-state nach 2–3 d, Metabolisierung zu 75%, v.a. renale Ausscheidung der Metabolite (> 90%)

Memantin *TTK 1,87–3,70 € (10–20 mg); Gr 1, Kl/La 1, Kl*

HN *p.o.:* **Axura®**, **Ebixa®** – *alle: 10 mg/Tbl., 10 mg/20 Trpf.*

Dos **Alzheimer-Demenz (DAT):**
- *initial* 5 mg/d p.o., nach 1 Wo. 10 mg/d, später 15–20 mg/d p.o. in 2 ED
- *Max-Dosis:* 20 mg/d

PK rasche und vollständige perorale Resorption, max. Plasmakonz. nach 4 ± 2 h, biphasische HWZ 4–9 h und 65 h, PEB < 10%, zu 70–90% renale Elimination

Nicergolin *TTK 0,60–1,20 € (20–40 mg); Gr 6, Kl/La 1, Kl*

HN *p.o.:* **Ergobel®** 10|30 mg/Tbl., **Nicergobeta®** 30 mg/Kps., **Nicergolin®** (**von ct** 5|10 mg/Tbl., **-neuraxpharm®** 10|30 mg/Tbl., **-ratiopharm®** 5|10 mg/Kps.), **Nicerium®** 5|10 mg/Drg. bzw. 15|30 mg/Kps., **Sermion®** 30 mg/Brausetbl. bzw. Filmtbl.

Dos **Hirnleistungsstörung im Alter:**
2–3 × 10 mg/d oder 2 × 15–30 mg/d
▸ *eingeschränkte Nierenfkt.* (S-Krea > 2 mg/dl) → Dosisreduktion

PK hoher First-pass-Effekt, max. Plasmakonz. nach 2 h, HWZ Hauptmetabolit 12–17 h, PEB 82–87%, renale (80%) und biliäre Elimination nach Transformation in aktive Metaboliten

Nimodipin *TTK p.o.: 1,50 € (90 mg); i.v.: 27,- € /Amp.; Kl/La 2, Kl*

HN *p.o.:* **Nimodipin** (**Generika**), **Nimotop®** – *alle: 30 mg/Tbl.*
i.v.: **Nimotop® S** 10 mg/50 ml Lsg. in Inf.-Fl.

Dos **Hirnleistungsstörung im Alter:**
3 × 30 mg/d p.o. (für mindestens 3 Mo.)
Vasospasmen bei Subarachnoidalblutung:
- *i.v. (wenn p.o.-Gabe nicht möglich):* ersten 6 h 1 mg/h (= 5 ml Lsg. → 15 µg/kg KG/h) i.v., dann 2 mg/h für 2–3 Wo i.v. (= 10 ml Lsg. → 30 µg/kg KG/h – ggf. auf 3 mg/h steigern
- *p.o. (wacher Pat.):* 4 × 60 mg/d p.o.

PK rasche Resorption, BV 10% (p.o.), hoher First-pass-Effekt, HWZ 1–1,5 h, PEB 97–99%, sehr hohe Lipophilie → überwindet gut die

Blut-Hirn-Schranke, nahezu vollständige hepatische Metabolisierung und Elimination

Piracetam *TTK p.o.: 0,60–0,80 € (2400–3600 mg); i.v.: 7,80–13,- € (12 g); KI/KI*

HN *p.o.:* **Avigilin®**, **Cerepar® N**, **Cuxabrain®**, **Nootrop®** 1,2|1,6|2,4 g, **Nootropil®**, **Normabrain® Granulat** 1200 mg/Beutel, **Piracebral®**, **Piracetam (Generika)**, **Sinapsan®** 1,2|1,6 g Granulat – *alle: 800|1200 mg/Tbl., Trinklsg. 333 mg/ml Lsg.*
i.v.: **Avigilin®** 1000 mg/5 ml, **Nootrop®**, **Normabrain®** 3000 mg/Amp., **Piracetam (Generika)**, **Sinapsan®** *– alle: 12 g/Inf.-Flasche à 60 ml*

Dos **Demenzielles Syndrom:**
- *p.o.:* 3 × 800–1200 mg/d oder 2 × 1200 mg Granulat (auflösbar)/Trinklsg.
- *Max-Dosis:* 5000 mg/d p.o.

postkommotionelles Syndrom: 3 × 800–1600 mg/d p.o.
postanoxisches Myoklonus-Syndrom: *initial* bis 12 g/d langsam i.v. in 3–4 ED, nach 12d Dosisreduktion und Umstellung auf orale Therapie

▶ *Dosisreduktion bei Niereninsuffizienz:* S-Krea 1,25–1,7 mg/dl → um 50%, 1,7–3 mg/dl → um 75%, > 3 mg/dl → KI (s. auch S. 489)

PK BV 100%, HWZ 4–6 h, PEB 15%, unveränderte renale Elimination

Rivastigmin *TTK 1,70–3,40 € (6–12 mg); Gr 5, KI/La 1, KI*

HN *p.o.:* **Exelon®** 1,5|3|4,5|6 mg/Kps., Lsg. 2 mg/ml

Dos **Alzheimer-Demenz (DAT):**
- *initial:* 2 × 1,5 mg/d p.o., dann alle 2 Wo. Dosis um 2 × 1,5 mg/d steigern
- *Erh-Dosis:* 6–12 mg/d
- *Max-Dosis:* 12 mg/d

PK BV 36%, max. Plasmakonz. nach 1 h, PEB 40%, Wi-Dauer im Gehirn 9 h, HWZ 1 h, Metabolisierung durch die Acetylcholinesterase, v.a. renale Elimination

Tacrin *TTK 2,20–3,30 € (80–120 mg); Gr 6, KI/La 1, KI*

HN *p.o.:* **Cognex®** 10|20|30|40 mg/Kps.

Dos **Alzheimer-Demenz (DAT):**

- *initial* 4 × 10 mg/d p.o. jeweils 1 h vor dem Essen über 4–6 Wo., dann ggf. *Dosissteigerung* auf 4 × 20 mg/d
- *Erh-Dosis*: 80–120 mg/d
- *Max-Dosis:* 160 mg/d p.o.

PK BV 20%, hoher First-pass-Effekt, max. Plasmakonz. 1–3 h, HWZ 2–4 h, Abbau über Enzym CYP1 A2, Metabolite z. T. pharmakologisch aktiv

15.7 Entwöhnungsmittel

Acamprosat *TTK 1,80–2,80 € (999–2000 mg); Gr 4, KI/KI*

HN *p.o.:* **Campral**® 333 mg/Tbl.

Dos **Aufrechterhaltung der Abstinenz bei Alkoholabhängigkeit:**

- *> 60 kg KG:* 3 × 666 mg/d auf 3 ED verteilt p.o.
- *< 60 kg KG:* 4 × 333 mg/d auf 3 ED verteilt p.o.

PK nur mäßige GIT-Resorption (< 10%), Steady-state-Plasmakonz. nach 7 d, HWZ steht in linearer Beziehung zu GFR, HWZ 13–33 h

Bupropion *TTK 1,30–2,60 € (150–300 mg); KI/KI*

HN *p.o.:* **Zyban**® 150 mg/Retard-Tbl.

Dos **Raucherentwöhnung:** 1 × 150 mg/d für 6 d, dann 2 × 150 mg/d p.o. für 7–9 Wo.

PK max. Plasmakonz. nach 2,5–3 h, Steady-state nach 5–8 d, PEB 84%, der Metabolite 77% bzw. 42%, Metabolisierung über Cytochrom-P450, HWZ 20 h, Elimination zu 87% mit dem Urin

Clonidin *TTK p.o.: 0,44–0,50 € (300 mg); i.v.: 2,70–5,40 € (150–300 µg); KI/KI*

HN *p.o.:* **Catapresan**® 75 µg/Tbl., 250 µg/Depot-Perlongette, **Clonidin** (**Generika, -ratiopharm**® 75 µg/Tbl., 250 µg/ret.-Kps.), **Clonistada**®, **Haemiton**® 75 µg/Tbl., **Mirfat**® – *alle: 150 | 300 µg/Tbl.*, **Paracefan**® 100 µg/Tbl.
parenteral: **Catapresan**®, **Clonidin-ratiopharm**®, **Haemiton**®, **Paracefan**® 750 µg/ml Amp. – *alle: 150 µg/ml Amp.*

Dos **Entzugssymptomatik:**

- *i.v.: initial* 150–600 µg langsam i.v., dann 300–400 µg/d i.v. (über Perfusor 1,5–2,5 µg/kg KG/h)
- *p.o.:* 3 × 300 µg/d, am 3 d Reduktion auf 2 × 150 µg/d

PK BV p.o. 75%, max. Plasmakonz. nach 1–2 h, Wi-Dauer 8–10 h, Wi-Eintritt nach 5–8 min (i.v.), HWZ 8–11 h, PEB 30–40%, Elimination zu 60% renal

Disulfiram *TTK 1,70–3,40 € (200–400 mg); Kl/Kl*

HN *p.o.:* **Antabus®** 0,1|0,5 Dispergetten 100|500 mg/Tbl.

Dos **Alkoholabusus, Alkoholabhängigkeit:**

- *1. d* 1–3 × 500 mg/d, *2. d* 1–2 × 500 mg/d, *3. d* 1 × 500 mg/d, *ab 4. d* 200–400 mg/d jeweils als ED
- *Max-Dosis:* 500 mg/d

PK BV 80–90%, schnelle hepatische Metabolisierung, Plasma-HWZ der wichtigsten Metaboliten 12 h

Flumazenil *TTK 17–22,- € /Amp.; sl/sl*

HN *i.v.:* **Anexate®** 0,5|1 mg/Amp., **Flumazenil Hexal®** 0,5 mg/Amp.

Dos **Benzodiazepinantagonist bei Intoxikation:**

- *initial* 0,2 mg i.v., dann ggf. je 0,1 mg alle 60 sek. i.v.
- *Max-Dosis:* 1,0 mg (normal zwischen 0,3–0,6 mg)
- *Kinder:* 0,1–0,2 mg langsam i.v., Wdh. nach 1–2 min. bis max. 1 mg

PK Wi-Dauer 1–4h, PEB 50%, zu 99% nicht renale Elimination nach hepatischer Metabolisierung

16.1 Östrogene

Ind Hormonsubstitution im Klimakterium, Östrogenmangelzustände (u A. Atrophie an den Harn- u. Geschlechtsorganen), vulvovaginaler Pruritus durch Östrogenmangel

Wi *genital:* Ausbildung und Wachstum der Geschlechtsorgane, zyklische Veränderungen, Brustwachstum
extragenital: Eiweiß- und Mineraleinlagerung im Knochen ↑, Retention von Na^+ und H_2O, Glukosetoleranz ↓, Gerinnungs- und Thromboseneigung ↑, Beeinflussung des Leberstoffwechsels, peripherer Gefäßwiderstand ↓, Bildung von Serotoninrezeptoren ↑

KI östrogenabhängige maligne Tumoren, unklare Genitalblutungen, Apoplex, tiefe Beinvenenthrombose, thrombembolische Erkrankungen, schwere Leberfunktionsstörungen, Lebertumore, idiopathischer Schwangerschaftsikterus/-pruritus in der Anamnese, unbehandelte Endometriumhyperplasie, Porphyrie, Herpes gestationis in der Anamnese, Sichelzellanämie, angeborene Fettstoffwechselstörungen; *relative KI:* HI, Herzinsuffizienz, Hypertonie, Diabetes mellitus, Uterus myomatosus, Endometriose, Leiomyom, Mastopathie, Varikosis, Phlebitis, Asthma bronchiale, Migräne, Epilepsie, Multiple Sklerose, Tetanie, Otosklerose

NW Übelkeit und Erbrechen, Mastalgie, Brustspannungsgefühl, Ödeme, zervikale Hypersekretion, Schmierblutungen, KS, RR ↑, erhöhtes Thromboembolierisiko (dosisabhängig), Depressionen, Brustkrebs

Estradiol *TTK p.o.: 0,26–0,37 € (1–2 mg); Pflaster: 2,60–3,30 € (50–100 μg), Amp.: 3,60 € /Amp.; KI/KI*

HN *p.o.:* **Estradiol Jenapharm**® 2|*4 mg/Tbl.*, **Estrifam**® 1|*2 mg/Tbl.*, **Femoston**® 1|*2 mg/Tbl.*, **Merimono**® 1|*2 mg/Tbl.*
i.m.: **Estradiol-Depot Jenapharm**®, **Progynon-Depot**®
– *alle: 10 mg/Amp.*
Transdermale Pflasterapplikation: **Cutanum**®, **Dermestril**®, **Ephelia**® 37,5 μg/d, **Estrabeta**®, **Estraderm TTS**®, **Estradot**® 37,5 μg/24 h, **Estramon**®, **Fem7**®, **Femsept**®, **Tradelia**®
– *alle: 25|50|75|100 μg/d*

lokal: **Linoladiol N**® Creme 0,01 g/100 g, **Sandrena**® 0,5 | 1,0 mg Gel, Sisare® 0,5 | 1,0 ml Gel
vaginal: **Vagifem**® 25 µg/Vaginaltbl., **Gynokadin**® Gel

Dos **Östrogenmangelsyndrom mit klimakterischen Beschwerden, Atrophie an Harn- und Geschlechtsorganen:**

- *p.o.:* 1–2 mg/d für 2–3 Wo., dann 1 Wo. Therapiepause, bei nicht ausreichender Wi. Dosissteigerung auf 4 mg/d nach 2–3 Mo.
- *Creme:* 2–3 ×/d paragenital auftragen
- *Pflaster:* 2 × 25–100 µg Pflaster/Wo.; zyklische Therapie über 2–3 Wo., dann 1 Wo. Therapiepause oder kontinuierliche Therapie
- *vaginal:* 1 Vaginaltbl./d über 2 Wo., *Erh-Dosis:* 1 Vaginaltbl. 2 ×/ Wo.

PK gute und rasche Resorption, HWZ 2–4 h, hepatische Metabolisierung und überwiegend renale Elimination

Estriol *TTK p.o.: 0,25–0,65 € (1–2 mg); KI/KI*

HN *p.o.:* **Estriol Jenapharm**® 2 mg/Tbl., **OeKolp**® 2 mg/Tbl., **Ovestin**® 1 mg/Tbl., **Synapause E**® 1 mg/Tbl.
lokal: **Estriolsalbe**®, **Oekolp**®, **Oestro Gynaedron**®, **Ovestin**® *– alle: 0,5 | 1,0 mg/Ovulum, Creme/Vaginalcreme*

Dos **Östrogenmangelsyndrom mit klimakterischen Beschwerden, Atrophie an Harn- und Geschlechtsorganen:**

- *lokal: initial* 1 × 0,5–1 mg/d für 1–2 Wo., dann 2–3 × 0,5–1 mg/ Wo.
- *p.o.:* 1 × 2–4 mg/d, später nach 2 Mo. 1 × 1–2 mg/d jeweils am Abend

PK gute und rasche Resorption (p.o.), nach vaginaler Applikation 20% Resorption, hoher First-pass-Effekt, HWZ 30–60 min, PEB 90%, nach hepatischem Metabolismus renale und biliäre Elimination

16.2 Gestagene

Ind Oligo-, Poly- u. Hypermenorrhö, funktionelle Dysmenorrhö, Endometriose, Mastopathie, sekundäre Amenorrhö als Folge hormonaler Störungen, als Zusatz zu einer Östrogentherapie

Wi *genital:* Transformation des Endometriums, Bildung eines viskösen Vaginalsekretes, Tubusmotilität ↓, Vaginalepithelabschilferung ↑,

Östrogenfreisetzung ↓ *extragenital:* Körpertemperatur ↑, Natriurese ↑ (über Aldosteronhemmung)

KI Schwere Lebererkrankungen, cholestatischer Ikterus, vorausgegangene oder bestehende Lebertumore, verhaltener Abort, Blasenmole, ungeklärte vaginale Blutungen

NW Hirsutismus, Akne, übermäßige Gewichtszunahme, Prämenstruelle Spannungen, Dysmenorrhö, Libidoverlust, KS, Müdigkeit, Depressive Verstimmungen, GIT-Symptome (Übelkeit, Diarrhö, Verstopfung), Leberfunktionsstörungen

Chlormadinon *TTK 0,31–0,62 € (2–4 mg); Kl/sl*

HN *p.o.:* **Chlormadinon Jenapharm®** *2 mg/Tbl.*

Dos **Oligo-, Poly- und Hypermenorrhö:** 16.–25. Zyklustag 2–4 mg/d p.o.

Funktionelle Dysmenorrhö: über 10–14 Tage bis zum 25. Zyklustag 2 mg/d, 4–6 × zyklusgerechte Wdh.

Endometriose: 4 mg/d, beginnend am 5. Zyklustag, 4–6 Mo. lang p.o.

Sekundäre Amenorrhö als Folge hormonaler Störungen: 16.–25. Zyklustag 2 mg/d p.o. zusätzlich zu einem Östrogenpräparat

PK BV 5–10%, max. Plasmakonz. nach 1–3 h, HWZ 2,4 h in der ersten Phase, danach 80,1 h, 60% renale Elimination, 40% fäkal, nach Transformation in inaktive Metaboliten

Dydrogesteron *TTK 0,36–0,72 € (10–20 mg); Gr 4, Kl/La 2, KI*

HN *p.o.:* **Duphaston®** 10 mg/Tbl.

Dos **Zyklusanomalie infolge Corpus-luteum-Insuffizienz:** 10–20 mg/d p.o. vom 12.–26. Zyklustag

klimakterische Beschwerden: 1 × 10–20 mg/d p.o. in Kombination mit Estrogen vom 15.–28. Zyklustag

PK BV 28%, max. Plasmakonz. nach 2 h, PEB 97%, renale Elimination 56–79%

Hydroxyprogesteroncaproat *TTK 6,92–8,60 € /Amp.; Am/Am*

HN *i.m.:* **Progesteron-Depot Jenapharm®**, **Proluton® Depot** – *alle: 250 mg/Amp.*

Dos **habitueller Abort:** Nach Schwangerschaftssicherung 250–500 mg/Wo i.m.
nach früheren Aborten bestehende Corpus-Luteum-Insuffizienz: prophylaktisch etwa 3 d nach Anstieg der Basaltemp 250 mg i.m. injizieren
drohender Abort infolge Hormonmangels: *initial:* 2–3 × 500 mg/Wo i.m., bis Blutungsstillung, danach mit 250 mg über einige Wo. weiter behandeln
Primäre Amenorrhö: *initial:* 500 mg i.m, nach *14 d* 250 mg und am *16. Tag* 250 mg, etwa am *28. Tag* kommt es zu einer Entzugsblutung; *dann* mind. > 2–3 Zyklen, am *6. und 16. d* nach Beginn der Blutung je 250 mg, die zweite Inj. kombiniert mit 250 mg **Proluton®** Depot

PK BV 100%, Elimination renal 20%, hepatisch 80%

Lynestrenol *TTK p.o.: 0,42–0,84 € (5–10 mg); Kl/sl*

HN *p.o.:* **Orgametril®** 5 mg/Tbl.

Dos **Meno-, Metrorrhagie und juvenile Blutung:** 10 mg/d über 10 d in folgenden 3 Zyklen 5 mg/d vom 14.–25. Zyklustag
Polymenorrhö: 5 mg/d vom 14.–25. Zyklustag
Unterdrückung der Menstruation, Dysmenorrhoe: 5 mg/d am 1., jedoch nicht nach dem 5. Zyklustag beginnen
Endometriose: 5–10 mg/d über mindestens 6 Mo.
gutartige Erkrankungen der Brüste (z. B.: Mastopathia fibrosa cystica): 5 mg/d vom 14.–25. Zyklustag über mindestens 3–4 Mo.
unterstützende Behandlung des metastasierten Endometrium-Ca: über längere Zeitabschnitte 30–50 mg/d. Einzelgabe: 10–15 mg
Verlängerung des Zyklus: 5 mg/d, 2 Wo. vor dem erwarteten Einsetzen der Menstruation beginnen

PK max. Plasmakonz. nach 2–4 h, renale Elimination

Medrogeston *TTK p.o.: 0,35–0,70 € (5–10 mg); Kl/La 1, Kl*

HN *p.o.:* **Prothil®** 5 mg/Tbl.

Dos **Gestagenmangelbedingte Regelstörungen:** 5–10 mg/d für 10–13 d
Hormonsubstitution vom 10. bzw. 13. Tag der Behandlung mit Östrogenen bis zum 25. Tag: 5 mg/d p.o.

PK BV 60%; max. Plasmakonz. nach 2,8 h, PEB 97%, HWZ 13h nach ED bzw. 26 h nach Mehrfachgabe, renale Elimination

Medroxyprogesteronacetat *TTK p.o.: 0,33–0,66 € (5–10 mg); 2,3–5,0 € (250–500 mg); i.m.: 25–30,- € /Inj.; Gr 5, Kl/La 2, Kl*

HN *p.o.:* **Clinofem**® 2,5 | 5 | 10 mg/Tbl.; **Clinovir**® 100 | 250 | 500 mg/Tbl.; **Farlutal**® 100 | 200 | 250 | 500 mg/Tbl.; **Farlutal**® **Oralsusp.**; **MPA** 250 | 500 **HEXAL**® 250 | 500 mg/Tbl.; **MPA-beta**® 500 mg/Tbl.; **MPA GYN**® 5 mg/Tbl.
i.m.: **Depo-Clinovir**® 150 mg/Amp.; **Depot-Provera**® Fertigspritzen 150 mg/Amp.; **Farlutal**® 500 | 1000 mg Susp. zur Inj u. zum Trinken

Dos **Kontrazeption:** i.m. Inj. in Abständen von 3 Mon. Beginn während der ersten 5 Zyklustage
juvenile und prämenopausale Zyklusstörungen: 5–10 mg/d p.o. über 5–10 Tage ab dem 16.–21. Zyklustag
Ergänzung einer Östrogentherapie in den Wechseljahren: 5–10 mg/d p.o. über 10–14 d in den letzten 10–14 d der Östrogenbehandlung
Endometriose: 3 × 10 mg/d p.o. über 90 Tage
metastasierendes Mamma-Ca: 300–1000 mg/d p.o.
Endometrium-Ca: 300–600 mg/d p.o. oder 1000 mg i.m.

PK HWZ 24h (p.o.), 30–40 d (i.m.), max. Plasmakonz. nach 1–4 h, PEB 90%, renale und fäkale Elimination

Megestrolacetat *TTK p.o.: 3,18–12,- € (40–160 mg); Kl/La 1, Kl*

HN *p.o.:* **Megestat**® 40 | 160 mg/Tbl.

Dos **palliative Behandlung von fortgeschrittenen**
- **Mamma-Ca:** 160 mg/d p.o.
- **Endometrium-Ca:** 40–320 mg/d p.o.

PK max. Plasmakonz. nach 2–3 h, HWZ 15–20 h, hepatische Metabolisierung, renale und fäkale Elimination

Norethisteronenantat *TTK p.o.: 0,33–0,36 € (1 mg); i.m.: 25,- € / Amp.; Kl/sl*

HN *p.o.:* **Gestakadin**® 1 mg/Tbl.; **Primolut**® **Nor** 5 mg/Tbl.; **Norethisteron JENAPHARM**® 1 | 5 mg/Tbl.
i.m.: **Noristerat**® 200 mg/ml

Dos **Kontrazeption:** 200 mg i.m. innerhalb der ersten 5 Zykustage; die nächsten 3 Injekt. alle 8 Wo., danach alle 12 Wo.
Zwischenblutungen u. Menstruationsbeschwerden: 1–2 mg/d p.o.
prämenstruelles Syndrom: 2–5 mg p.o., jeweils vom 19.–25. Zyklustag
dysfunkt. Blutungen: 5 mg/d p.o. über 12–14 d
Zyklen und Menstruationsbeschwerden: 1,25–2,5 mg/d p.o. vom 19.–25. Zyklustag
Endometriose: 2,5–5 mg/d p.o. beginnend am 5. Zyklustag
glandulär-zystische Hyperplasie des Endometriums: 10–20 mg/d p.o. in 3 von 4 Wo. über mehrere Mon.

PK HWZ 7–9 h, PEB 97%, max. Plasmakonz. 0,5–4 h, 60% renale, 40% fäkale Elimination

16.3 Östrogene + Gestagene, synthetische Steroide

Estradiol + Cyproteronacetat *TTK 0,50 € Drg.; Kl/Kl*

HN *p.o.:* **Climen®** Drg. weiß 2 mg Estradiolalerat, Drg. rosa 1 mg Cyproteronacetat

Dos **Klimakterische Beschwerden, Atrophie an Harn- und Geschlechtsorganen, Prophylaxe postmenopausaler Osteoporose:** vom 5. – 25. Zyklustag 1 Drg./d, danach 7 d Pause

Estradiol + Dydrogesteron *TTK 0,38 € Tbl.; kA/kA*

HN *p.o.:* **Femoston®** 1/10, 2/10 mg (weiße Tbl. enthält 1 mg Estradiol, 1 graue/gelbe Tbl. enthält 1/2 mg Estradiol und 10 mg Dydrogesteron)

Dos **klimakterische Beschwerden, Atrophie an Harn- und Geschlechtsorganen, Prophylaxe postmenopauser Osteoporose:**

- erste 14 d eines 28-Tage-Zyklus 1 mg Estradiol/d p.o., in den folgenden 14 d 1 mg Estradiol und 10 mg Dydrogesteron p.o.
- Befindet sich die Patientin noch nicht in der Menopause, wird empfohlen, mit der Behandlung am 1. Tag der Menstruation zu beginnen

Estradiol + Medroxyprogesteron *TTK 0,37 € Kps.; Kl/sl*

HN *p.o.:* **Estrafemol®**, **Gianda®**, **Osmil®**, **Procyclo®**, **Sisare® 28**,

Sisare®, **Vitrena®** – *alle: 1 | 1,25 oder 2 mg Estradiol + 5 oder 10 mg Medroxyprogesteron/Kps.*

Dos **Klimakterische Beschwerden, Atrophie an Harn- und Geschlechtsorganen, Prophylaxe postmenopausaler Osteoporose:**

- **Estrafemol®**, **Gianda®**: 26 d 1 Kps./d p.o. (zuerst beige, danach braune), anschließend 2–5 d Pause
- **Osmil®**: *Beginn* mit einer weißen Tbl./d p.o. über 16 d, anschließend 1 hellblaue Tbl./d p.o. über 12 d, keine Behandlungspause
- **Procyclo®**, **Sisare®**: 1 Tbl./d über 21 d p.o., danach 7 d Pause, Frauen vor der Menopause sollten am 5. Zyklustag beginnen.
- **Sisare® 28**, **Vitrena®**: 1 Tbl./d, kein tablettenfreies Intervall. Beginn mit weiß, dann blau, dann rosa Tbl.

Estradiol + Norethisteron *TTK 0,33–0,38 € Tbl.; KI/KI*

HN *p.o.:* **Activelle®** (1 mg Estradiol + 0,5 mg Norethisteron); **Clionara®** 1 | 2 mg/Tbl. (2 mg Estradiol + 1 mg Norethisteron), **Conceplan® M** (0,03 mg Ethinylestradiol + 0,5 mg Norethisteron)

Dos **Klimakterische Beschwerden, Atrophie an Harn- und Geschlechtsorganen, Prophylaxe postmenopausaler Osteoporose: Activelle®, Clionara®:** 1 Filmtablette/d p.o. über 28 d
Kontrazeption: Conceplan® M: ab 1. Zyklustag 1 Tbl./d p.o. über 21 d, dann 7 d Pause

16.4 Antiöstrogene

Ind hormonabhängiges metastasierendes Mamma-CA nach der Menopause oder nach Ovariektomie
Tamoxifen zusätzlich: Adjuvante Therapie nach Primärbehandlung des Mammakarzinoms

Wi Kompetitive Blockade von Östrogenrezeptoren → Abnahme der Zellvermehrung in östrogenabhängigen Geweben

KI *Tamoxifen:* Kinder; *relative* KI: schwere Leukozytopenie, Thrombozytopenie, schwere Hyperkalzämie, gleichzeitige Gabe von Thrombozytenaggregationshemmern und Östrogenen
Fulvestrant: schwere Leberinsuffizienz

NW Ovarielle Überstimulation mit Ovarialzysten, Depressionen
Tamoxifen: Alopezie, GIT-Symptome (Übelkeit und Erbrechen), Flüssigkeitsretention, Serum-Triglyzeride ↑, Hyperkalzämie, Endometriumhyperplasie, Fluor vaginalis, Pruritus vulvae, Zyklusveränderungen bis hin zu völliger Unterdrückung der Menstruation, bei Pat. in der Prämenopause, klimakterische Beschwerden (Hitzewallungen), Sehstörungen, Katarakte, Korneatrübungen, Retinopathien (→ vor Theapiebeginn augenärztliche Untersuchung!)
Fulvestrant: Hitzewallungen, GIT-Störungen, HWI, venöse Thrombembolien, lokale Reaktionen, KS

Aminoglutethimid *TTK 4,80–5,30 € (500 mg); Gr 10, Kl/La 1, Kl*

HN *p.o.:* **Orimeten®** 250 mg/Tbl.

Dos **metastasierendes Mamma-Ca nach der Menopause oder nach Ovariektomie:** 2 (–4) × 1 Tbl/d (1–0–1), zusätzl. Gabe von 30 mg/d Hydrocortison oder 37,5 mg/d Cortisonacetat
Cushing-Syndrom:
- **bei NNR–Adenom im Allg.:** 2–3 × 1 Tbl./d
- **bei NNR–Karzinom:** 2–4 × 1 Tbl./d

ektop. ACTH-Syndrom: p.o.: 4–7 × 1 Tbl./d, topisch: 1–2/d

PK HWZ 9–15 h, max. Plasmakonz. 1–4 h, PEB 21–25%, renale Elimination 90–97%, fäkale Elimination 3–7%

Anastrozol *TTK 5,60 € (1 mg); Gr 4, Kl/Kl, kE*

HN *p.o.:* **Arimidex®** 1 mg/Tbl.

Dos **Mamma-Ca bei postmenopausalen Frauen:**
- 1 mg/d p.o.
- bei der adjuvanten Behandlung des nicht fortgeschrittenen Mamma-Ca wird eine Behandlungsdauer von 5 J. empfohlen

PK HWZ 40–50 h, max. Plasmakonz. 2 h, PEB 40%, hauptsächlich renale Elimination

Exemestan *TTK 5,60 € (25 mg); Gr 5, Kl/La 1, Kl*

HN *p.o.:* **AROMASIN®** 25 mg/Tbl.

Dos **fortgeschrittenes postmenopausales Mamma-Ca bei TU-Progression unter Antiöstrogenen:** 25 mg/d p.o.

PK HWZ 24 h, intensiver First–pass, max. Plasmakonz. 2 h, PEB 90%, renale und fäkale Elimination jeweils 40%

Fulvestrant *TTK 529,- € (250 mg Inj.-Lsg.); Gr 6, Kl/Kl*

HN *p.o.:* **Faslodex®** 250 mg/5 ml Inj.-Lsg.

Dos **Östrogen-positives fortgeschrittenes Mammakarzinom bei postmenopausalen Frauen:** 250 mg/Mo. i.m. gluteal

PK Max. Plasmakonz. nach > 7 d, PEB 99%, nach Metabolisierung fäkale Elimination

Letrozol *TTK 5,40–5,60 € Tbl.; Gr 4, Kl/Kl*

HN *p.o.:* **Femara®** 2,5 mg/Tbl.

Dos **hormonabhängiges fortgeschrittenes metastasierendes postmenopausales Mamma-Ca:** 1 × 1 Tbl./d

▸ *Leberinsuffizienz/-zirrhose:* nur nach Risiko-Nutzen-Abwägung!

PK HWZ 48 h, BV 99,9%; max. Plasmakonz. 1–2 h, PEB 60%, renale (88%), fäkale (4%) Elimination

Tamoxifen *TTK 0,23–0,80 € (20–40 mg); Kl/Kl*

HN *p.o.:* **Bonitam®**, **Hormofen®**, **Jenoxifen®**, **Kessar®**, **Mandofen®**, **Nolvadex®**, **Tamokadin®**, **Tamoxifen (Generika)**, **Tamox® (Generika)**, **Tamoximerck®**, **Tamoxistad®**
– *alle:* 10|20|30|40 mg/Tbl.

Dos **adjuvante und palliative Chemotherapie des Mamma-Ca mit und ohne Metastasierung:**

- 20–30–40 mg/d als *Dauertherapie* p.o.
- *Behandlungsdauer des frühen Mamma-Ca:* mind. 5 J.

PK langsame Resorption, HWZ 7–14 h, wg. Kumulation (enterohepatischer Kreislauf) später HWZ 4–7 d (!), ausgeprägte Metabolisierung in aktive Metabolite, Steady-state nach 4 Wo., biliäre Elimination

Toremifen *TTK 1,55–1,70 € Tbl.; sl, kE/sl, kE*

HN *p.o.:* **Fareston®** 60 mg/Tbl.

Dos **hormonabhängiges fortgeschrittenes metastasierendes postmenopausales Mamma-Ca:** 1 × 1 Tbl./d unzerkaut p.o.

PK HWZ 2–10 d, max. Plasmakonz. 1,5–2 h, PEB 99,5%, Elimination fäkal 90%, renal 10%

16.5 Antigestagene

Ind Medikamentöse Beendigung einer intakten intrauterinen Schwangerschaft bis zum 49. Tag der Amenorrhö in sequent. Anwendung mit Prostaglandin, Erweichung und Dilatation der Cervix uteri vor einem instrument. Schwangerschaftsabbruch während des 1. Trimenon

Wi Progesteronrezeptorblockade → Progesteronwirkung am Endometrium ↓, Freisetzung von Prostaglandin F2a aus Dezidualzellen ↑ → Ablösung des Embryos aus der Uterusschleimhaut

KI chron. Niereninsuffizienz, Asthma bronchiale, KI für das Prostaglandinanalogon

NW Übelkeit, Erbrechen, Bauchschmerzen, Appetitlosigkeit, KS, Mastodynie

Mifepriston (RU 486) *TTK 26,33 € Tbl.; s. o./KI*

HN *p.o.:* **Mifegyne®** 200 mg Tabletten

Dos **Medik. Beendigung einer intakten intrauterinen Schwangerschaft:** 600 mg als orale ED, nach 36–48 Std. Verabreichung eines Prostaglandinanalogons, z. B. Misoprostol 400 µg p.o. oder Gemeprost 1 mg vaginal
Dilatation der Cervix uteri vor einem instrument. Schwangerschaftsabbruch: 200 mg 36–48 h vor instrument. Schwangerschaftsabbruch

16.6 LH-RH-Agonisten

Goserelin *TTK 177,- € (3,6 mg); 499,- € (10,8 mg); kA/kA*

HN *s.c.:* **Zoladex®** 3,6 mg/Fertigspritze, **Zoladex®** 10,8 mg/Fertigspritze, **Zoladex®-Gyn** 3,8 mg/Fertigspritze

Dos **Prostata-Ca:** 3,6 mg oder 10,8 mg/Mo s.c. unter die Bauchdecke
Mamma-Ca: 1 × 3,6 mg/28 d s.c. unter die Bauchhaut
zur Unterdrückung der ovariellen Hormonbildung: Zoladex®-Gyn : 1 × 1 Fertigspritze/28 Tage s.c. unter die Bauchhaut

PK HWZ 2,3–4,2 h, PEB 25%, BV Männer 100%, BV Frauen 87%

Leuprorelin *TTK 177,- € /Depot-Spritze; Kl/Kl*

HN *s.c./i.m.:* **Eligard**® 7,5 | 22,5 mg/Inj.-Lsg., **Enantone**® Monats-Depot 3,75 mg/1 ml, **Trenantone**® Inj.-Lsg. 11,25 mg/2 ml, Fertigspritze 11,25 mg/1 ml, **Uno-Enantone**® Inj.-Lsg. 14 mg/ 2,8 ml

Dos **Mamma-Ca prä- und perimenopausal, Endometriose, Uterus myomatosus:** 3,75 mg s.c. alle 4 Wochen
Fortgeschrittenes Prostata-Ca: 1 × 1 mg/d s.c. oder 3,75–7,5 mg s.c. alle 4 Wo. oder 11,25–22,5 mg s.c. alle 3 Mo.

16.7 Hormonelle Kontrazeptiva

16.7.1 Kombinationen

Ethinylestradiol + Norethisteron *TTK 5,70–16,70 € /21 d; Kl/sl*

HN *p.o.:* **Conceplan**®**M**, **EVE**®, **Nora-ratiopharm**®, **Synphasec**®, **TriNovum**® – *alle: 0,02 | 0,03 oder 0,035 mg Ethinylestradiol/Tbl. + 0,5 | 0,75 oder 1 mg Norethisteron/Tbl.*

Dos **hormonelle Kontrazeption:**

- ab 1. Zyklustag 21 d lang tgl. 1 Tbl., dann 7 d Einnahmepause
- **TriNovum**®: Im 1. Einnahmezyklus Beginn der Einnahme am 1. d der Menstruation; dann 7 d lang 1 weiße Tbl., 7 d lang 1 hellrosa Tbl., 7 d lang 1 rosa Tbl., dann 7 d Pause

Ethinylestradiol + Levonorgestrel *TTK 5,50–7,80 € /21 d; Kl/sl*

HN *p.o.:* **Femigoa**®, **Femranette**® **mikro**, **Gravistat**®, **Leios**®, **Microgynon**®, **Minisiston**®, **Miranova**®, **MonoStep**®, **Neogynon**®, **NovaStep**®, **equilar**®, **Sequilar**®, **Trigoa**®, **Triquilar**®, **Trisiston**®, **TriStep**® – *alle: 0,05 | 0,075 oder 0,125 Levonorgestrel + 0,03 oder 0,04 Ethinylestradiol/Drg.*

Dos **hormonelle Kontrazeption:** 1 × 1 Tbl./d ab dem 1. Zyklustag, mit 7 Tage Einnahmepause

Ethinylestradiol + Lynestrenol *TTK 5,33–12,33 € /21 d; Kl/Kl*

HN *p.o.:* **Lyn-ratiopharm**®**-Sequenz** Kapseln, 1 orange Kps. enth.: Ethinylestradiol 0,05 mg, 1 gelbe Kps. enth.: Lynestrenol 2,5 mg. Ethinylestradiol 0,05 mg; **Ovoresta**® M Tabletten

Dos **hormonelle Kontrazeption:** 1 × 1 Tbl. ab dem 1. Zyklustag, nach 22d 6d Pause (siehe Gebrauchsinfo)

Ethinylestradiol + Desogestrel *TTK 6,10–8,- € /21 d; Kl/Kl*

HN *p.o.:* **Biviol®**, **Cyclosa®**, **Desmin®** 20/-30, **LAMUNA®** 20/-30, **Lovelle®**, **Marvelon®**, **Novial®**, **Oviol® 22**, **Oviol® 28** – *alle: 0,02 | 0,03 | 0,035 | 0,04 oder 0,05 mg Ethinylestradiol + 0,025 | 0,05 | 0,125 oder 0,15 mg Desogestrel/Tbl.*

Dos **hormonelle Kontrazeption:** 1 × 1 Tbl./d ab dem 1. Zyklustag, je nach Produkt mit und ohne Einnahmepause

Ethinylestradiol + Drospirenon *TTK 0,45 € Tbl.; Kl/sl*

HN *p.o.:* **Angeliq®**, **Petibelle®**, **Yasmin®** – *alle: Film-Tbl.*

Dos **hormonelle Kontrazeption:** 1 Tbl./d über 21 d, gefolgt von 7-tägiger Einnahmepause

Ethinylestradiol + Gestoden *TTK 0,44 € Tbl.; Kl/Kl*

HN *p.o.:* **Femovan®** Drg., **Minulet®** Drg.

Dos **hormonelle Kontrazeption:** 1 Tbl./d über 21 d, gefolgt von 7-tägiger Einnahmepause

Ethinylestradiol + Dienogest *TTK 0,40 € Tbl.; Kl/Kl*

HN *p.o.:* **Climodien®**, **Lafamme®**, **Valette®** – *alle : Drg.*

Dos **hormonelle Kontrazeption:** 21 d 1 Drg./d., anschließend 7 Tage Pause

Ethinylestradiol + Norgestimat *TTK 0,46 € Tbl.; Kl/sl*

HN *p.o.:* **Cilest®** Tbl.; **Pramino®** – *alle: 0,035 mg Ethinylestradiol + 0,18 | 0,215 oder 0,25 mg Norgestimat/Tbl*

Dos **hormonelle Kontrazeption:** 1 × 1 Tbl./d ab dem 1. Zyklustag, je nach Produkt mit und ohne Einnahmepause

Ethinylestradiol + Chlormadinon *TTK 0,37 € Tbl.; Gr 4, Kl/La 2*

HN *p.o.:* **Belara®**; **Neo-Eunomin®** – *alle: 0,05 mg Ethinylestradiol + 1 oder 2 mg Chlormadinon/Filmtbl.*

Dos **hormonelle Kontrazeption:** 1 × 1 Tbl./d ab dem 1. Zyklustag, je nach Produkt mit 6 oder d Einnahmepause

16.7.2 Minipille

Desogestrel *TTK 0,30 € Tbl.; Kl/ab*

HN *p.o.:* **Cerazette®** Film-Tbl.

Dos **hormonelle Kontrazeption:** Vom 1. Zyklustag an ohne Unterbrechung 1 Tbl./d p.o.

PK HWZ 30 h, BV 70%, PEB 95,5–98%, max. Plasmakonz. 1,8 h, renale Elimination 60%, fäkale Elimination 40%

Levonorgestrel *TTK 8,20–8,60 € (750 µg); 0,22 € (Kontrazeption); Kl/La 2, sl*

HN *p.o. (Notfallkontrazeption):* **duofem**® 750 µg/Tbl.; **Levogynon**® 750 µg/Tbl.
p.o. (Kontrazeption): **Microlut**®, **Mikro-30 Wyeth**®, **28 mini**® *– alle: 0,03 mg/Drg.*

Dos **Notfallkontrazeption („Pille danach"):** Zwei Tabletten sollten so bald wie möglich, vorzugsweise innerhalb von 12 Stunden und in jedem Fall innerhalb von 72 Stunden nach einem ungeschützten Geschlechtsverkehr eingenommen werden.
Kontrazeption: 1 Drg. tgl. vom 1. Zyklustag an, zur gleichen Tageszeit; keine Einnahmepause

PK HWZ 24 h, max. Plasmakonz nach 1 h, renale und fäkale Elimination, PEB 65%, BV 82%

16.7.3 Depotpräparate

Medroxyprogesteronacetat *TTK kA; Kl/sl*

HN *p.o.:* **Clinofem**® 2,5|5|10 mg/Tbl., **Clinovir**® 100|250|500 mg/Tbl., **Farlutal**® 100|200|250|500 mg/Tbl., **Farlutal**® **OralSusp.**, **MPA** 250|500 **HEXAL**® Tbl., **MPA-beta**® 500 mg/Tbl., **MPA GYN**® 5 mg/Tbl.
i.m.: **Depo-Clinovir**® Fertigspritzen; **Farlutal**® 500|1000 mg Susp. zur Inj u. zum Trinken

Dos **Kontrazeption:** i.m. Inj. in Abständen von 3 Mon. Beginn während der ersten 5 Zyklustage
juvenile und prämenopausale Zyklusstörungen: 5–10 mg/d p.o. über 5–10 Tage ab dem 16.–21. Zyklustag
Ergänzung einer Östrogentherapie in den Wechseljahren: 5–10 mg/d p.o. über 10–14 d während der letzten 10–14 d der Östrogenbehandl.
Endometriose: 3 × 10 mg/d p.o. über 90 Tage.

metastasierendes Mamma-Ca: 300–1000 mg/d p.o.
Endometrium-Ca: 300–600 mg/d p.o. oder 1000 mg i.m.

PK HWZ p.o. 24 h, i.m. 30–40 d, max. Plasmakonz. nach 1–4 h, PEB 90%, renale und fäkale Elimination

Norethisteronenantat *TTK p.o.: 0,32–0,35 € Tbl.; i.m.: 24,60 € (200 mg); Kl/sl*

HN *p.o.:* **Gestakadin®** 1 mg/Tbl., **Norethisteron JENAPHARM®** 1 | 5 mg/Tbl., **Primolut®**-Nor-5 | 10 mg/Tbl.
i.m.: **Noristerat®** 200 mg/ml

Dos **Kontrazeption:** 200 mg/ i.m. innerhalb der ersten 5 Zyklustage; die nächsten 3 Injekt. alle 8 Wo., danach alle 12 Wo.
Zwischenblutungen u. Menstruationsbeschwerden: 1–2 mg/d p.o.
prämenstruelles Syndrom: 2–5 mg p.o., jeweils vom 19.–25. Zyklustag
dysfunktionelle Blutungen: 5 mg/d p.o. über 12–14 d
Zyklen- u. Menstruationsbeschwerden: 1,25 bis 2,5 mg/d p.o. vom 19.–25. Zyklustag
Endometriose: 2,5 bis 5 mg/d p.o. beginnend am 5. Zyklustag.
Glandulär-zystische Hyperplasie des Endometriums: 10–20 mg/d p.o. in 3 von 4 Wo. über mehrere Mo.

PK HWZ 7–9 h, PEB 97%, max. Plasmakonz. 0,5–4 h, 60% renale, 40% fäkale Elimination

16.8 Wehenfördernde Mittel

Ind *Methylergometrin:* Blutungen nach Abort, verstärkte postpartale Blutung und Subinvolutio uteri im Wochenbett bei nicht stillenden Frauen
Oxytocin: Geburtseinleitung, prim u. sek. Wehenschwäche, Nachgeburtsblutungsprophylaxe, Beschleunigung der Plazentaablösung, Stillschwierigkeiten durch mangelhafte Milchejektion

Wi *Methylergometrin:* am graviden Uterus lang anhaltende tetanische Kontraktion, in niedriger Dosierung Kraft und Frequenz rhythmischer Uteruskontraktionen ↑
Oxytocin: rhythmische Unteruskontraktionen ↑, Kontraktion an myoepithelialer Zellen der Milchdrüse

KI *Methylergometrin:* KHK, Hypertonie, schwere Leber- oder Niereninsuffizienz, postpartal nach Präeklampsie und Eklampsie, Sepsis, Schwangerschaft (nicht in der Eröffnungs-/Austreibungsperiode vor Durchtritt des Kopfes und bei regelwidriger Lage erst nach der Geburt anwenden)
Oxytocin: EPH-Gestose, drohende kindliche Asphyxie und Uterusruptur, Lageanomalien, mechanisches Geburtshindernis, Placenta praevia, unreife Cervix

NW Übelkeit und Erbrechen, Blutdrucksteigerung, Schwindel, Schweißausbruch, KS, Tachykardie, Bradykardie, Uteruskontraktionsschmerz, verminderte Stillleistung

Methylergometrin

TTK p.o.: 0,60 € /Drg.; i.v./i.m.: 2,70 € /Amp.; Kl/sl

HN *p.o.:* **Methergin**® 0,125 mg/Drg., Tropfen 0,25 mg/ml (= 25 Trpf.), **Methylergobrevin liquidum**® 0,24 mg Wirkstoff/g (= 20 Trpf.)
parenteral: **Methergin**®, **Methylergometrin-Rotexmedica**® *– alle: 0,2 mg/Amp. à 1 ml*

Dos **Blutungen nach Abort, verstärkte postpartale Blutung, Subinvolutio uteri bei nicht stillenden Frauen:**
- *i.v.:* 0,05–0,1 mg langsam i.v. (max. 3 ×/d = 0,3 mg/d)
- *i.m.:* 1–3 × 0,2 mg/d i.m. (max. 3 ×/d = 0,6 mg/d)
- *p.o.:* 1–3 × 0,125–0,25 mg/d
- *Abort/Kürettage:* 0,25–0,5 mg i.v., ggf. nach 2 h bis zu 2-mal wiederholen

PK gute perorale Resorption, BV 60%, rascher Wi-Eintritt nach 40 sec (i.v.), nach 3–5 min (p.o.), nach 2–10 min (i.m.), HWZ 30–120 min, Wi-Dauer 3 h, Elimination 90% biliär, Milch/Plasma-Quotient 0,3

Oxytocin

TTK 1,20–1,80 € /Amp.; 3,- € /Nasenspray; Am/Am

HN *parenteral:* **Oxytocin** (**Generika, HEXAL**® 5 IE/ml Inj.-Lsg.), **Orasthin**®, **Syntocinon**® *– alle: 3|10 IE/ml Inj.-Lsg.,*
lokal: **Syntocinon**® 40 IE/ml Spray

Dos **Geburtseinleitung sowie bei Wehenschwäche:**

- *i.v.:* 1 IE in 100 ml NaCl 0,9 oder G5% Lsg. verdünnen; *initial* 1–2 m IE/min ggf. schrittweise Dosissteigerung um 1–2 m IE/min alle 15 min. *Max. Infusionsgeschwindigkeit* 20–30 m IE/min
- wenn nach 500 ml (5 IE) noch keine regelmäßigen Kontraktionen des Uterus eingesetzt haben, sollte die Geburtseinleitung abgebrochen werden. Ggf. Wdh. am Folgetag
- *bei Sectio caesarea:* unmittelbar nach Extraktion des Kindes werden 5 IE intramural od. langsam i.v. injiziert

Nachgeburtsperiode (atonische Blutungen): 5–10 IE i.m. od. 5 IE langsam i.v.

Laktationsstörung, Mastitisprophylaxe: Spray: etwa 2–3 min vor dem Stillen od. Abpumpen 1 Spraystoß (4 IE) nasal

PK bei nasaler Gabe Wirkeintritt nach wenigen Minuten, HWZ (i.v. und i.m.) 1–12 min, Elimination renal und hepatisch nach Inaktivierung durch plazentale Aminopeptidase

16.9 Wehenhemmende Mittel

Fenoterol *TTK p.o.: 1,60–3,20 (20–40 mg); i.v.: 4,20 € (5 mg Amp.); sl/sl*

HN *p.o.:* **Partusisten**® 5 mg/Tbl.
parenteral: **Partusisten**® 0,5 mg/10 ml Amp., **Partusisten**® **intrapartal** 0,025 mg/ml Amp.

Dos **Hemmung vorzeitiger Wehentätigkeit 20.- 37. SSW**:

- *p.o.:* 4–8 × 5 mg/d = 20–40 mg/d
- *i.v.:* 0,5–3 µg/min (0,72–4,32 mg/d) (Dosierung individuell nach Wi und Verträglichkeit)
- *Infusion:* 1,0 µg/min = 15 ml/h = 5 Trpf./min (2 Amp. à 0,5 mg in 230 ml Trägerlösung → 4 µg/ml [=20 Trpf.])
- *Perfusor:* 1,0 µg/min = 6 ml/h (1 Amp. à 0,5 mg in 40 ml Trägerlösung → 10 µg/ml)

▸ *Dosisreduktion bei Niereninsuffizienz:* S. 487

Intrauterine Asphyxie durch pathologische Wehentätigkeit:

- *i.v.:* 25 µg über 2–3 min i.v. (25 µg auf 5 ml mit G5% verdünnen = 5 µg/ml), ggf. Wdh.

PK orale BV 1,5%, hoher First-pass-Effekt, PEB 40–55%, HWZ 6–7 h, Wi-Max. nach 10/30 min (i.v./p.o.), Wi-Dauer 6 h (i.v./p.o.), renale Elimination überwiegend als Metabolite

16.10 Prolaktinhemmer

Ind prolaktinbildende Hypophysenadenome (Mikroprolaktinome, idiopathische Hyperprolaktinämie, primäres und sekundäres Abstillen, Akromegalie

Wi Dopaminagonist an D_2-Rezeptoren im ZNS auf der hypothalamisch-hypophysären Ebene → Prolaktinsekretion ↓ + Schrumpfung der Prolaktin-produzierenden Hypophysenadenome + Hemmung der Laktation

KI Überempfindlichkeit gegenüber Mutterkornalkaloiden, schwere Leberinsuffizienz, gleichzeitige Anwendung antipsychotischer Medikation oder Wochenbettpsychose in der Anamnese, Präeklampsie bzw. post partum Hypertonie

NW GIT-Symptome (Übelkeit und Erbrechen), RR ↓, HF ↓, periphere Durchblutungsstörungen, orthostatische Dysregulation, Ödeme, KS, Schwindel

Bromocriptin *TTK 0,44–0,70 € (2,5 mg), 0,84–1,30 € (5 mg), 1,60–2,30 € (/10 mg); sl/sl*

HN *p.o.:* **Bromocriptin** (**Generika**), **kirim**®, **Pravidel**®
– alle: 2,5 mg/Tbl., 5 | 10 mg/Kps.

Dos **Hyperprolaktinämie:** 2–3 × 2,5 mg/d für 10–14 d, dann nach klinischem Effekt und Prolaktinspiegel dosieren
Laktationshemmung: 1. Tag 2 × 1,25 mg/d, dann 14d 2 × 2,5 mg/d
Akromegalie: *initial* 2–3 × 1,25 mg/d, je nach NW/Wi schrittweise Steigerung auf 10 –20 mg/d

PK BV 3–6% (First-pass-Effekt), max. Plasmakonz. nach 70–100 min, PEB 90–96%, HWZ 3–6 h, 2,5 mg p.o. wirken 1–6 h lang, Elimination über Fäzes

Cabergolin *TTK 4,75–12,20 € (2–6 mg/d); Gr 4/La 5*

HN *p.o.:* **Cabaseril®** 1|2|4 mg/Tbl., **Dostinex®** 0,5 mg/Tbl.

Dos **Primäres Abstillen:** innerhalb 24 h nach Geburt 1 × 2 Tbl. = 1,0 mg
Hyperprolaktinämie: *initial* 1 × 0,5 mg/Wo, später 0,25–2 (–4,5) mg/Wo p.o.

PK lange HWZ von 65–110 h, Wi-Dauer mind. 24 h (30–35 h), Steady-state nach 4 Wo., PEB 42%, extrahepatische Metabolisierung, zu 80% biliäre Elimination

Lisurid *TTK 0,75–0,92 €; Gr 1, Kl/La 2 + 5, sl*

HN *p.o.:* **Dopergin®** 0,2|0,5 mg/Tbl. (0,4–0,6 mg)

Dos **primäres Abstillen:** innerhalb der ersten 24 h nach Entbindung 2–3 × 0,2 mg/d für 14 d
sekundäres Abstillen: 1. Tag: 0,2 mg, 2. Tag: 2 × 0,2 mg, 3.–14. Tag: 3 × 0,2 mg, Beendigung der Behandlung 4 d nach Versiegen des Milchflusses
Galaktorrhö, prolaktinbedingte Amenorrhö, prolaktinbedingte Infertilität: 1. Tag: 0,1 mg, 2. Tag: 2 × 0,1 mg, ab 3. Tag: 3 × 0,1 mg, dann in Abhängigkeit des Prolaktinspiegels dosieren
Akromegalie: s. Galaktorrhö, Dosissteigerung nach Wi und Verträglichkeit bis max. 2 mg/d

PK BV 10–20%, HWZ 2–3 h, max. Plasmakonz. nach 30–60 min, PEB 60–70%, klinische Wi dauert länger als es die HWZ, Elimination über Fäzes und Urin

Quinagolid *TTK 1,70–3,13 € (75–150 µg); Gr 4, sl/La 1 + 5, Kl*

HN *p.o.:* **Norprolac®** 75|150 µg/Tbl.

Dos **Hyperprolaktinämie:**
- *initial:* Tag 1–3: 1 × 25 µg/d; Tag 4–6: 1 × 50 µg/d; dann 1 × 75–150 µg/d vor dem Schlafengehen
- *Erh-Dosis:* 1 × 75–150 µg/d; individuelle Dosisfindung nach Wi und NW

PK HWZ 11,5 h, PEB 90%, max. Plasmakonz. 4–6 h, renale und fäkale Elimination jeweils 50%

17.1 Topische Antimykotika

Amorolfin *TTK Creme: 10,- € (20 g); Lsg.: 33,50 € (3 ml); Gr 5, Kl/La 1, Kl*

HN *lokal:* **Loceryl®** 2,5 mg/g Creme, 50 mg/ml Nagellack 5%

Dos **Haut- und Nagelmykosen:**

- *Creme:* 1 × tgl. (abends) auf betroffene Haut auftragen
- *Nagellack:* 1–2 × pro Wo. auf befallene Finger- oder Fußnägel für ca. 3–6 Mo. auftragen

Bifonazol *TTK Creme: 4–5,- € (20–50 g); Lsg.: 6–9,- € (20–50 g); Gr 5, sl/nicht im Brustbereich anwenden*

HN *lokal:* **Bifomyk®**, **Bifon®**, **Canesten® Extra**, **Mycospor®** – *alle: 10 mg/g bzw. 10 mg/ml als Creme, Gel oder Lsg.* (20 u. 50 g)

Dos **Hautmykosen:**

- *lokal:* 1 × tgl. dünn auf betroffene Areale auftragen
- *Therapiedauer:* 2–4 Wo.

Ciclopirox (-olamin)) *TTK 13–15,- € (20 g Creme o. Lsg.); Gr 1+4, sl/La 1, Kl*

HN *lokal:* **Batrafen®** Creme, -Lsg., -Puder, 10 mg/g bzw. /ml, -Gel 7,7 mg/g, **Nagel Batrafen®** Lsg. o. Lack, 80 mg/g, **Batrafen® S Shampoo**, **Inimur® Myko**, **Sebiprox®** 1,5% Lsg., 15 mg/g
vaginal: **Batrafen®**, **inimur® myko** – *alle: Vaginalcreme und -zäpfchen, 10 mg/g bzw. 100 mg/Vag.-Supp.*

Dos **Mykosen Haut/Nagelbett:** *Lsg. und Creme:* 2 × tgl. bzw. *Puder* 1–2 × tgl. bis zum Abklingen der Symptome + 1–2 Wo. dünn auftragen

Vaginalmykose: 1 × 5 g/d abends tief einführen

Zwischenzehenmykose: Gel: 2 × tgl. über 4 Wo. dünn auftragen

Seborrhoische Dermatitis bei Männern: 2 × tgl. dünn auftragen

Nagelmykose:

- **Nagel Batrafen®**: im 1. Mo.: jeden 2. d, im 2. Mo.: min. 2 × /Wo., ab dem 3. Mo.: 1 × /Wo. dünn auftragen
- **Sebiprox®**: 2–3 × /Wo. auftragen, 3–5 min einwirken lassen und ausspülen; Anwendung über 4 Wo.

Clotrimazol *TTK 2–3,- € (20 g Creme); 4–6,- € (20–30 ml Lsg.); sl im 1. Trim./nicht im Brustbereich anwenden*

HN *lokal:* **Antifungol®**, **Apocanda®**, **Canesten®**, **Canifug®**, **Cloderm®**, **Clotrigalen®**, **Clotrimazol** (**Generika**), **Fungizid-ratiopharm®**, **Kadefungin®**, **Mykofug®**, **Mykofungin®**, **Uromykol®** – *alle: Vaginaltabletten, Vaginalcreme, Lsg., Puder, Creme, Pumpspray*

Dos **Hautmykosen:** 2–3×tgl. auf die befallene Haut auftragen für 2–4 Wo.

Vaginalinfekte: 1 × tgl. als Vaginalsupp. für 1–6 d und 1 × tgl. als Vaginalcreme

Econazol

TTK Creme: 9,80 € (20 g); Ovulum: 14,70 €; Gr 6, sl/La 1, sl

HN *lokal:* **Epi-Pevaryl®** Creme, -Lotio, -Puder, -Spray – *alle: 10 mg/g bzw. ml*

vaginal: **Gyno-Pevaryl®** Creme 10 mg/g, -Depot-Ovulum 50| 150 mg/Vaginalovulum

Dos **Hautmykose, Pityriasis versicolor:** 2 × tgl. (Puder: 2–3 × tgl.) auf betroffene Areale auftragen, Anwendung 2 Wo. über Verschwinden der Beschwerden hinaus

Vulvo-/vaginale Mykose: 1 × 5 g Creme/d und 1 × 1 Depot-Ovulum/d tief vaginal einbringen

Ketoconazol

TTK 6,45 € (15 g Creme); 14,80 € (60 ml Lsg.); Am/Am

HN *lokal:* **Nizoral®**, **Terzolin®** Lsg. 20 mg/ml – *alle: Creme 300 mg/ Tube à 20 mg/g Creme*

Dos **Hautmykose:**

- *leichter Befall:* 1 × tgl. für 2–4 Wo. auftragen
- *starker Befall:* 2 × tgl. für 2–8 Wo. auftragen und/oder Lsg. ¼ Füllung des Schraubverschlusses tgl. oder jeden 2. d als Shampoo für 3–6 Mo. verwenden

Miconazol

TTK ca. 6,- € (20 g Gel); 4–10,- € (20–25 g Creme); Kl/Kl

HN *lokal:* **Daktar®**, **Fungur®**, **Micotar®** (ZP) Paste, Lsg. 20 mg/1 ml, **Mykoderm®**, **Mykotin®** – *alle: Mundgel 20 mg/1 g (124 mg/1 Messl.), Creme, 20 mg/1 g*

vaginal: **Fungur®** Vaginalcreme/Vaginalovula, **Gyno-Daktar®** 100 mg/Ovula, Vaginalcreme

Dos **Hautmykose:** *Creme* 2 × tgl. auftragen und leicht einreiben (über 2–5 Wo.)

Nagelmykose: *Lsg.* 2 × tgl. auftragen über 2–6 Mo.

Vaginalmykose: 1 × tgl. 5 g *Creme* mittels Applikator über 1–2 Wo.
Mund-/Rachen-Mykose: 4 × tgl. ½ Messlöffel *Gel* (2,5 g Gel = 50 mg) auf die Schleimhaut auftragen, einwirken lassen und schlucken, Anwendung über 1–2 Wo.
Säuglinge: 4 × tgl. ¼ Messlöffel *Gel* (1,25 g Gel = 25 mg)
▸ *Max-Dosis (tgl.):* 20 mg/kg KG

Naftifin *TTK 9,45 € (20 g Creme oder Gel); 11,75 € (25 ml Lsg.); sl, kE/sl, kE*

HN *lokal:* **Exoderil®** Lsg., -Creme, -Gel; 10 mg/g bzw. /ml

Dos **Hautmykose:** 1 × tgl. dünn auftragen
Nagelmykose: 2 × tgl. auf die erkrankten Nägel auftragen
▸ *Anwendungsdauer:* 1–2 Wo. über Abklingen der Symptome hinaus, max. 6 Mo.

Nystatin *TTK 7,- € (20 g Creme), 6–8,- € (25 ml Susp.); sl, kE/sl, kE*

HN *lokal:* **Adiclair®**, **Biofanal®**, **Candio-Hermal®**, **Moronal®**, **Mykundex®**, **Nystatin** (**Generika**) (**Creme**, **Salbe**, **Mundgel**), **Nystaderm®** – *alle: Tbl./Drg. 500.000 I.E., Vaginal-Tbl. 100.000 I.E., Salbe, Creme und Suspension 100.000 I.E./g bzw. ml oder Mundgel 100.000–250.000 I.E.*

Dos **Candida-Haut-/Schleimhautmykose:**
- *Haut:* 2–3 × tgl. auftragen; 8–10 d über Abklingen der Beschwerden hinaus
- *vaginal:* 1 × 1–2 Vag.-Tbl./d tief vaginal einführen
- *enoraler/ösophagealer Soor:*
  - *Erw:* 3–6 × 100.000 I.E./d p.o.
  - *Säuglinge:* 3–6 × 50.000–100.000 I.E. Susp./d p.o.

▸ *Anwendungsdauer*: 2 Wo. über Abklingen der Beschwerden hinaus

Sertaconazol *TTK 7,80 € (20 g Creme); Gr 5, sl/La 1, sl*

HN *lokal:* **Mykosert®**, **Zalain®** Nagelpflaster – *alle: 20 mg/g Creme*

Dos **Hautmykosen:** 2 × tgl. auftragen, Anwendung über 4 Wo.
Nagelmykosen: auf betroffenen Nagel aufkleben

Terbinafin *TTK p.o.: 3–4,30 €/Tbl.; Gr 4, sl/La 2, KI*

HN *p.o.:* **Amiada®**, **Lamisil®**, **Myconormin®**, **Onymax®**, **Terbiderm®**, **Terbigalen®**, **Terbinafin** (**Generika**, **Hexal®** 125 mg/Tbl.) – *alle: 250 mg/Tbl.*

lokal: **Lamisil®** Creme, DermaGel, Spray - *alle: 10 mg/g*

Dos **Hautmykose:** *p.o.:* 1 × 250 mg/d in der Regel für 3 Mo., ggf. auch länger
lokal: über 4–6 Wo. 1–2 × tgl. auf befallene Hautstellen
Nagelmykose: Fingernägel über 6 Wo., Zehennägel über 3–6 Mo. 1–2 × tgl. Creme/Spray anwenden
▸ *Dosisreduktion bei Nieren- (GFR < 50 ml/min) oder Leberinsuffizienz:* um 50% bei p.o.-Gabe

PK p.o.: Resorption 85%, max. Plasmakonz. nach 1,3–2 h, PEB 99%, HWZ 16–21 h, zu 80% renale Elimination nach rascher Metabolisierung durch das Cytochrom-P_{450}-System, Gewebeakkumulation

Tioconazol *TTK 9,50 € (25 g Creme oder Lotion); Gr 4, sl/Am*

HN **Mykontral®** Creme, -Lotion, -Puder, -Spray; 10 mg/g

Dos **Haut- und Schleimhautmykose:** 2 × tgl. lokal auftragen

17.2 Wundbehandlungsmittel

Dexpanthenol (Pantothensäure) *TTK ca. 4,- € (50 ml Lsg. o. 20–50 g Salbe); Am/Am*

HN *lokal:* **Bepanthen®** Lsg., Salbe, Emulsion, **Panthenol** (**Generika**)

Dos **Förderung der Wundheilung:** 1–3 × tgl. auf betroffene Haut auftragen

Enzyme *TTK 23,50 € /25 g Salbe; 25,- € /74 g Puder Spray; Am/Am*

HN *lokal:* **Iruxol®** N Salbe, 0,52–3,75 mg Filtrat von Clostridium histolyticum + andere Proteasen/g; **Pulvo®** Pulver u. Treibmittel, 800.000 I.E. Catalase aus Pferdeleber/Dose

Dos **enzymatische Reinigung von oberflächlichen Geschwüren (z. B. Ulcus cruris, Dekubitus, schlecht heilende Wunden):**
- **Iruxol N®**: 1 × 1 mm dick/d auftragen, in Ausnahmefällen: 2 × tgl. mögl.; Anwendung i d R. 1–3 Wo.
- **Pulvo®**: 2 × nach Wundreinigung/d aufsprühen

17.3 Andere antientzündlich wirksame Substanzen

Benzocain *TTK 4,40 € (20 g Creme); 4,60 € (100 ml Lsg.); Am/Am*

HN *lokal:* **Anaesthesin®** **N**-Puder 60 mg/g, -Salbe, -Creme

50 | 100 | 200 mg/g; **Labocane**® Salbe 100 mg/g, **Subcutin**® N Lsg.

Dos **lokale Schmerzen der Haut:** *lokal:* ein bis mehrmals täglich dünn auf betroffene Areale auftragen

Bufexamac *TTK 4–5,- € (25 g Creme o. Salbe); Am/Am*

HN *lokal:* **Bufederm**®, **Bufexamac-ratiopharm**®, **duradermal**®, **Jomax**®, **Malipuran**®, **Parfenac**®, **Windol**®, **Malipuran**® *– alle: 50 mg/g Creme, Salbe, Fettsalbe oder Milch*

Dos **Entzündung der Haut bei Neurodermitis und chron. Ekzem:** 3 × tgl. auf erkrankte Areale auftragen

▸ *max. Therapiedauer:* 6 Mo.

Clemastin *TTK p.o.: 0,34 € (1 mg Tbl.); Gr 1, Kl/La 2, Kl*

HN *p.o.:* **Tavegil**® 1 mg/Tbl., 0,5 mg/10 ml Sirup
lokal: **Tavegil**® 0,3 mg/g Gel

Dos **Allergien, Pruritus,** *lokal:* **juckende Hautveränderungen, Urticae, Insektenstichverletzungen:**

- *p.o.:* 2 × 1–6 mg/d (*Max-Dosis:* 6 Tbl./d oder 120 ml Sirup)
- *lokal:* mehrmals tgl. auf betroffene Haut auftragen

▸ *Kinder: p.o.:* 7–12 J. 0,5–1 mg/d (2 × ½ – 1 Tbl. oder 10–20 ml Sirup), 4–6 J. 0,5 mg/d, 1–3 J. 0,25–0,5 mg/d jeweils verteilt auf 2 ED

PK *p.o.:* Wi-Dauer 1–12 h, HWZ 3,6 und 37 h, hepatische Metabolisierung, v.a. renale Elimination

Dimetinden *TTK p.o.: 0,70–1,40 € (3–6 mg); Gr 1+4, Kl/La 2, sl*

HN *p.o.:* **Fenistil**® 1 mg/Drg., 24-Stunden-ret.-Kps. 4 mg/Kps., Tropfen 1 mg/20 Trpf., Sirup 0,122 mg/1 ml
lokal: **Fenistil**® 1 mg/1 g Gel

Dos **Allergien, z. B. Urtikaria, Kontaktdermatitis, Neurodermitis, Ekzeme anderer Genese u. andere juckende Dermatosen:**

- *p.o.:* 3 × 1–2 mg/d oder 1 × 4 mg ret.-Kps./d abends für max. 25 d
- *lokal:* 2–4 × tgl. auf betroffene Hautareale auftragen

▸ *Kinder:* 1–8 J. 3 × 10–15 Trpf./d oder 3 × 1 Teelöffel Sirup/d p.o., > 9 J. 3 × 20 Trpf./d oder 3 × 1 ½ Teelöffel Sirup/d p.o.

PK rasche Resorption, BV 70%, Wi-Beginn nach 30–60 min, Wi-Dauer 4–5 h, PEB 90%, HWZ 6 h (ret.-Form 11 h)

Gerbstoff *TTK 4,60 € (20 g Creme); 7,50 € (100 g Lotion); Am/Am*

HN *lokal:* **Tannosynt®** Creme, Fettcreme, -Gel, -Lotio, -Puder 10 mg/g, **Tannosynt®** flüssig (Badezusatz)

Dos **Entzündl., nässende u. juck. Hauterkrankungen:** 1–2 × tgl. dünn auf erkrankte Areal auftragen; Anwendung über 1–2 Wo. ausreichend; T-flüssig, Voll- und Teilbäder, Waschungen, Umschläge mehrmals tgl.; Erw: 1:1000, Kdr.: 1:5000 verdünnt

17.4 Antipsoriatika

17.4.1 Topische Antipsoriatika

Calcipotriol *TTK 18,55 € (15 g Creme); 28,- € (30 ml Lsg.); Gr 4, Kl/La 1, Kl*

HN *lokal:* **Daivonex®**, **Psorcutan®** *– alle: 0,05 mg/g Creme oder Salbe;* **Daivonex®**, **Psorcutan®** *– alle: 50 µg/ml Lsg.*

Dos **Psoriasis vulgaris vom Plaque Typ:** *initial* 2 × tgl. auf die betroffene Haut auftragen, ggf. später 1 × tgl.

- *Max-Dosis Erw:* 15 g/d oder 100 g/Wo.; bei < 100 g/Wo. nur für 6–8 Wo., bei < 50 g/Wo. nur für 12 Mo.
- *Max-Dosis Kinder:* < 12 J. 50 g/Wo., > 12 J. 75 g/Wo.

Tacalcitol *TTK 81–86,- € (100 g Salbe); 48,- € (50 ml Emulsion); Gr 4/La 1*

HN *lokal:* **Curatoderm®** *0,04 mg/g Salbe, Emulsion (4 µg)*

Dos **Psoriasis vulgaris:** 1 × tgl. auf die betroffene Haut auftragen

- *Max-Dosis Erw:* 10 g/d 8 Wo. Max. 15% der ges. KOF oder max. 2–3,5 g/d auf bis zu 10% der KOF für max. 18 Mo.
- *Emulsion:* 1 × abends dünn auftragen, max. 70 ml/Wo. Für max. 8 Wo.

Dithranol + Harnstoff *TTK 29,60 € (50 g Creme); Kl für große Flächen/ Ki bei Anw. an der Brust*

HN *lokal:* **Psoradexan®** 0,5 mg/1 mg/2 mg Dithranol/170 mg Harnstoff/g Creme

Dos **subakute und chronische Psoriasis vulgaris:** 2 × tgl. auf die befallene Haut für 4–6 Wo. auftragen

Dithranol + Salicylsäure *TTK 28–30,- € (50 g Creme); KI für große Flächen/Ki bei Anw. an der Brust*

HN *lokal:* **Psoralon®** MT 0,5%/1%/2%/3% (0.5 g/1 g/2 g/3 g Dithranol 0,5 g/1 g/2 g/3 g Salicylsäure/100 g Salbe)

Dos **Psoriasis vulgaris:** Behandlung mit niedriger Dosis beginnen (10 min Einwirkzeit, bei guter Verträglichkeit 20 min), *Behandlungsdauer* 4–6 Wo.

Efalizumab *TTK 338,50 € /Durchstechfl.; Gr 5, KI/La 1, sl*

HN *i.v.:* **Raptiva®** *100 mg/ml Fertig-Lsg.*

Dos **mittelschwere bis schwere Psoriasis vulgaris vom Plaque-Typ bei Erw > 18. J.:** *initial* 0,7 mg/kg KG i.v., dann 1,0 mg/kg KG/Wo., Max.-Dosis: 200 mg

Steinkohlenteer *TTK 22,- € (100 ml Gel), 20,- € (25 g Creme); KI/KI*

HN *lokal:* **Berniter®** 5 mg/g Kopfhaut-Gel, **Teer-Linola®** 2 g/100 g Fettcreme

Dos **seborrhoische Dermatitis der Kopfhaut, gesteigerte Talgproduktion, vermehrte Schuppenbildung der behaarten Kopfhaut, Psoriasis der Kopfhaut: Berniter®**: 1–2 × /Wo. Haare und Kopfhaut mit H_2O befeuchten, eine Portion einmassieren; gründlich mit Wasser ausspülen; anschließend erneut auftragen und 5 Min. einwirken lassen; dann Haare und Kopfhaut mit Wasser spülen
chronische Ekzeme und chronische Formen der Neurodermitis: Teer-Linola®: 1 × tgl. dünn und kleinflächig auf die betroffenen Hautareale
▸ *Behandlungsdauer:* 4 Wo. (Kopfhaut und Haut)

17.4.2 Systemische Antipsoriatika

Acitretin *TTK 1,40–3,- € (10–25 mg Kps.); KI/KI*

HN *p.o.:* **Neotigason®** 10|25 mg/Kps.

Dos **Psoriasis vulgaris:**
- *Erw: initial* 30 mg/d zu den Mahlzeiten p.o. für 2–4 Wo., danach ggf. *Dosissteigerung* bei ausbleibendem Behandlungserfolg, *Erh.-Dosis:* 30 mg/d für weitere 6- 8 Wochen; *Max-Dosis:* 75 mg/d

- *Kinder:* 0,5 mg/kg KG/d p.o., ggf. *Steigerung* auf 1 mg/kg KG/d; *Erh.-Dosis:* 0,1 mg/kg KG/d – max. 0.2 mg/kg KG/d; *Max-Dosis:* 35 mg/d p.o.

Verhornungsstörungen: *Erh.-Dosis* möglichst niedrig (< 10 mg/d)

PK BV 36–95%, max. Plasmakonz. nach 1–4 h, PEB 99,9%, HWZ 50 h, Elimination erfolgt in Form von Metaboliten zu 50% über die Galle und zu 50% über die Nieren

17.5 Antibiotika und Chemotherapeutika

Chloramphenicol + Natriumbituminosulfonat *TTK 16,60 € (25 g Creme); 18,- € (50 g Lsg.); Kl/Kl*

HN *lokal:* **Ichthoseptal®** Creme 2 g Na-bituminosulfonat + 1 g Chloramphenicol/100 g, **Ichthoseptal®** Lsg. 0.5 g Na-bituminosulfonat + 1 g Chloramphenicol/100 g

Dos **Impetiginisierte Dermatosen, z. B. Ekzeme, Akne, Pyodermien, Impetigo, Follikulitis:** 2–3 × tgl. dünn auftragen

Chlortetracyclin *TTK 17,40 € (25 g Salbe); sl/sl*

HN *lokal:* **Aureomycin®** 30 mg/g Salbe

Dos **bakteriell infizierten Wunden:** 2 × tgl. auf betroffene Hautstelle auftragen

Framycetin *TTK 14,50 € (5 g Puder); 19,- € (15 g Salbe); Kl/Kl*

HN *lokal:* **Leukase® N** Puder/Salbe 20 mg/g

Dos **antibiotische Behandlung von Pyodermie, Ulcus cruris, Dekubitus, infizierten Wunden, Impetigo, Verbrennungen, superinfizierte Ekzeme:** 1 × tgl. dünn auftragen; großflächige Wunden sollten nicht länger als 8 d behandelt werden

17.6 Virustatika

Aciclovir *TTK p.o.: 2–3,- € (1000–2000 mg); i.v.: 37–84,- € (1050–2100 mg); sl/La 2 Kl*

HN *p.o.:* **Ab Aciclovir®**, **Acic®**, **Aciclo (Generika)**, **Aciclovir (Generika)**, **Herpetad®**, **Juviral®**, **Mapox®**, **Virax-Puren®**, **Virzin®**, **Zovirax®** – *alle: 200| 400|800 mg/Tbl.;* **Zovirax®** *Suspension 200 mg/5 ml*

lokal-Haut: **Aciclo von ct®**, **Aciclobeta®**, **Aciclostad®**, **Aciclovir®** **(Generika)**, **Dynexan**,® **Juviral®**, **Mapox®**, **Virax Puren®**, **Virzin®**, **Zovirax®** – *alle: Creme 50 mg/g*
i.v.: **Acic®**, **Acivir®**, **Aciclovir (Generika)**, **Mapox®**, **Supraviran®**, **Zovirax®** – *alle: 250|500 mg/Amp. (Trockensubstanz)*

Dos **Herpes zoster:** 3 × 5–10 mg/kg KG/d i.v. für 5–7 (–10) d oder 5 × 800 mg/d p.o. für 5–7(–10) d
Herpes genitalis + labialis: 5 × 200 (–400) mg/d p.o. (für 5–10 d) bzw. frühzeitig mind. 5 × tgl. Creme lokal auftragen
Herpes simplex (Prophylaxe): Abhängig vom Immunstatus des Pat. max. 12 Mo p.o.
- *Dosierungsintervallreduktion bei Niereninsuffizienz* (GFR in ml/min → Intervall): > 50 → alle 8 h, 50–25 → alle 12 h, 25–10 → alle 24 h, < 10 → alle 24 h halbe Dosis
- *Kinder:* 3 Mo. – 12 J. 3 × 250 mg/m² KOF/d i.v.; bei Varizelleninfektion und Immundefizit 3 × 500 mg/m² KOF/d i.v.; < 3 Mo. 3 × 10 mg/kg KG/d i.v.

PK BV 20% (p.o.), max. Plasmakonz. nach 1,5–2 h, HWZ 2–3 h, Elimination bis zu 90% über die Nieren

Brivudin
TTK 13,70 € /Tbl.; Gr 4, Kl/La 2, Kl

HN *p.o.:* **Zostex®** 125 mg/Tbl.

Dos **Herpes-zoster-Infektion der Haut:** 125 mg/d für 7 d p.o.

Foscarnet
TTK i.v.: 67,- € (250 ml Inf.-Fl.); Gr 6 + 11, Kl/La 4, Kl

HN *parenteral:* **Foscavir®** 15,4 mg/ml Inf.-Lsg.
lokal: **Triapten®** Antiviralcreme 2 g/100 g

Dos **Aciclovir-resistente Herpesinfektion bei Jugendlichen und Erw:** 3 × 40 mg/kg KG/d (= 3 × 1,7 ml/kg KG/d) i.v. für 2–3 Wo.
rez. Haut- und Schleimhautinfektionen durch Herpes-simplex-Virus Typ 1/2: mindestens 6 mal/d auftragen
- *Dosisanpassung bei Niereninsuffizienz:* siehe Fachinfo

PK i.v.: PEB < 20%, terminale HWZ 1–8 d, Elimination renal

Famciclovir = Penciclovir
TTK 27–30,- € (750 mg); Gr 4, Kl/Kl

HN *p.o.:* **Famvir®** 125|250 mg/Tbl., **Famvir Zoster®** 250 mg/Tbl.

Dos **Herpes genitalis:** 3 × 250 mg/d für 5 d, immunsuppr. Pat. 2 × 500 mg/d

Herpes zoster: 3 × 250 mg/d für 7 d (in den USA 3 × 500 mg/d)

▸ *Dosisreduktion bei Niereninsuffizienz:* GFR >/= 40 ml/min. → 3 × 250 mg/d; 30–39 ml/min./1,73 m^2 → 2 × 250 mg/d; 10–29 ml/min./ 1,73 m^2 → 1 × 250 mg/d

PK BV 77% und rasche Umwandlung in den aktiven Metaboliten Penciclovir, max. Plasmakonz. nach 45 min, PEB < 20%, HWZ 2 h, in infizierten Zellen HWZ 9 h (!), unveränderte renale Elimination der Metabolite

Idoxuridin *TTK 20,25 € (10 g Salbe); 34,- € (5 ml Lsg.); Kl/Kl*

HN *lokal:* **Virunguent®** 0,3 g/100 g Salbe, **Zostrum®** 50 mg/ml Lsg.

Dos **Herpes-simplex- und Herpes-zoster-Infektion der Haut:**

- *Creme + Salbe: initial* alle 2–3 h, später 3 × tgl. auftragen
- *Lsg.*: 4 × tgl. auftragen

Valaciclovir *TTK 3,30–4,10 € /Tbl.; Gr 6, Kl/La 2, ab*

HN *p.o.:* **Valtrex®** 500 mg/Tbl.

Dos **Herpes-zoster-Infektion der Haut:** 3 × 1000 mg/d p.o.

Rez. sowie prim. Herpes-genitalis: 2 × 500 mg/d p.o.

▸ *Dosisreduktion bei Niereninsuffizienz:* Krea-Clearance 15–30 ml/min./1,73 m^2 2 × 1000 mg/d, bei Hämodialyse 1 × 1000 mg/d

17.7 Topische Kortikosteroide

17.7.1 Schwach wirksam

Hydrocortison *TTK k.A.; Gr 3, sl/La 2, sl*

HN *lokal:* **Alfason®**, **Dermallerg-ratiopharm®** (10 mg Hydrocortison/g), **DermoPosterisan®** (2.5 mg Hydrocortison/g), **Hydrocutan Creme** (10 mg Hydrocortison/g), **Hydrocutan Salbe** (1 mg Hydrocortison/g), **Hydroderm** (5 mg Hydrocortison/g), **Hydrogalen®** (10 mg Hydrocortison/g), **Hydro-Wolff®** 0,5%/-1% (0.5 g/1 g Hydrocortison/100 g), **Hydro-Wolff® Lotio** (0.5 g Hydrocortison/100 g), **Remederm® HC** (1 g Hydrocortison/100 g), **Systral®** (2.5 mg Hydrocortison/g)

Dos **entzündliche/allergische/pruriginöse Hauterkrankungen:**

- *Erw und Kinder:* 1–3 × tgl. aufgetragen, bei Ansprechen 1 × tgl. bzw. *Reduktion* auf alle 2–3 d für *max.* 4 Wochen
- *Säuglinge und Kindern bis 4 J.:* für max. 3 Wochen

17.7.2 Mittelstark wirksam

Clobetason *TTK 16,- € (25 g Creme oder Salbe); sl/Am*

HN *lokal:* **Emovate®** 0,5 mg/g Salbe o. Creme

Dos **Ekzeme, seborrhoische Dermatitis, andere auf lokale Kortikoidbehandlung ansprechende leichtere Hauterkrankungen:** *Erw:* 2 × tgl. dünn auftragen (bis zu 6 Mo. Dauer)

Clocortolon *TTK 13–13,66 € (20 g Creme oder Salbe); Am/Am*

HN *lokal:* **Kaban®** Creme/Salbe, **Kabanimat®** Creme/Salbe

Dos **auf lokale Kortikoidbehandlung ansprechende Hauterkrankungen:**

- *Erw:* 1–2 × tgl. auftragen auch als Okklusivverbände für 24h (Creme)
- *Säuglinge und Kinder bis 4 J.: max. Anwendung* über 2 Wo.

Flumetason *TTK 13,6–15,70 € (15–25 g Creme); sl/sl*

HN *lokal:* **Cerson®** Creme/Salbe, **Locacorten®** Creme – *alle: 0,02 g/100 g*

Dos **Ekzem: Locacorten®:** 1–3 × tgl. dünn auftragen bis Symptome über 1 Wo. abgeheilt sind
Endogenes/exogenes Ekzem, Verätzung, Verbrühung, Verbrennung 1./2. Grad, Insektenstich, Lichen ruber, Lupus erythematodes chronicus discoides, Lichtdermatosen, Prurigo chronica, Psoriasis: Cerson®: 1 × tgl. Salbe/Creme aufgetragen

Flupredniden *TTK 14,80 € (20 g Creme oder Salbe); Gr 3 + 7, Kl/La 2*

HN *lokal:* **Decoderm®** Salbe 0,5 mg/g, Creme 1 mg/g, Paste 0,1 g/100 g

Dos **atopisches Ekzem; Kontaktekzem (Salbe/Creme):**

- *Erw:* Applikation erfolgt 1 × tgl. dünn auf die erkrankten Hautstellen
- *Kinder:* Anwendung möglichst < 2 Wo.

Chronisches Ekzem (v.a. nässend) Intertrigo (Paste): Applikation erfolgt 1–3 × tgl. auf die betroffenen Hautareale

Prednicarbat *TTK 18,50–20,50 € (50 g Creme und Salbe); Gr 3 + 8 im 1. Trim, Kl bei Dauerbehandlung*

HN *lokal:* **Dermatop®** Lsg., **Prednitop®** – *alle: 2,5 mg/g Creme/Salbe/Fettsalbe*

Dos **Ekzeme, Neurodermitis, Psoriasis, Verbrennung 1. Grades:**
- *Salbe/Creme/Fettsalbe:* 1 (–2) × tgl. dünn auftragen und leicht verreiben
- *Lsg.*: für behaarte Regionen, Fußsohlen, Handinnenflächen: 1 (–2) × tgl.
- *Behandlungsdauer:* Erw 4 Wo., Kinder 2 Wo. (möglichst kurz)

Triamcinolon/Triamcinolonacetonid *TTK 12,5 € (10 g Creme), 14,70 € (20 g Salbe); Gr 6, sl/La 2, sl*

HN *lokal:* **Delphicort®** Creme, Salbe, **Volon A®** Creme, Fettsalbe, Salbe, Spray, Lotio N, **Triam-Creme®**, **Triam-Salbe®**

Dos **auf lokale Kortikoidbehandlung ansprechende Hauterkrankungen:** *1–2 × tgl.* auf befallene Stellen auftragen

17.7.3 Stark wirksam

Amcinonid *TTK 15,- € (20 g Lotio oder Salbe); Gr 3 + 7 + 8, Kl/La 2, Kl*

HN *lokal:* **Amciderm®** Creme/Fettsalbe/Lotio/Salbe – *alle: 1 mg/g*

Dos **auf lokale Kortikoidbehandlung ansprechende Hauterkrankungen:**
- 1–2 × tgl. dünn auf die betroffenen Hautbezirke auftragen
- *Therapiedauer:* bis zu 4 Wochen

Betamethason *TTK k.A.; Gr 6, Kl bei Dauerbehandlung/La 2*

HN *lokal:* **BetaCreme Lichtenstein®**, **BetaSalbe Lichtenstein®**, **Betalgen®** Creme, -Lsg., -Lotion, -Salbe; **Beta-Wolff®**, **Betnesol® V** Creme 0,1%, -Lotio 0,1%, -Salbe 0,1%; **Celestan®-V** Creme, -Salbe; **Soderm®** Creme, -Lotio, -Salbe; **Deflatop®** 0,1% Schaum; **Soderm®** – *alle: 1 mg/g*; **Cordes® Beta** Creme, -Salbe – *alle: 1 mg/100 g*; **Diprosis®** Gel, -Salbe; **Diprosone®** Creme, -Salbe, -Lsg. – *alle: 0,5 mg/g*

Dos **auf lokale Kortikoidbehandlung ansprechende Hauterkrankungen:**
- *Erw: initial* 1–2/d dünn auf die Haut auftragen, dann 1 × tgl., max. für 3–4 Wo.
- *Kinder > 1 J.:* 1 × tgl., max. für 2 Wo. auf die Haut auftragen

- *Kopfhaut > 6 J. (***Deflatop**® *0,1% Schaum): initial* golfballgroße Menge 2 × tgl., bei Besserung 1 ×, max. 7 d

Desoximetason *TTK 21,48 € (50 g Salbe); Gr 6 + 8, Kl/La 2, Kl*

HN *lokal:* **Topisolon**® 2.5 mg/g Fettsalbe/Salbe

Dos **auf lokale Kortikoidbehandlung ansprechende Hauterkrankungen:** 1–2 × tgl. dünn auftragen ggf. Dosissteigerung auf 3 × tgl.

Dexamethason *TTK 13,- € (20 ml Lsg.); Gr 3, sl/La 2, sl*

HN *lokal:* **Cortidexason Crinale**®, **Cortidexason Salbe**®, **Supra-son**®, **Tuttozem**® *– alle: Salbe*

Dos **Behandlung von entzündlichen, allergischen, pruriginösen Hauterkrankungen sowie Dermatitiden:** 1–2 × tgl. auftragen

Fluocinolon *TTK 13,30 € (15 g Creme oder Salbe); Gr 3 + 8, sl*

HN *lokal:* **Flucinar**® Creme/Salbe 0,25 mg/g, **Jellin**® Creme/Salbe 0,25 mg/g, **Jellisoft**® 0,1 mg/g

Dos **Alle auf eine lokale Kortikoidbehandlung ansprechenden Hauterkrankungen:** 1 × tgl. dünn auf die betroffenen Hautstellen auftragen

Fluocinonid *TTK 13,8 € (15 g Creme o. Salbe); 14,- € (15 ml Lsg.); Gr 3 + 8, sl*

HN *lokal:* **Topsym**® Salbe/Creme (0,5 mg/g), Lsg. 0,5 mg/ml

Dos **auf lokale Kortikoidbehandlung ansprechende Hauterkrankungen:** 1–2 × tgl. dünn auf die erkrankte Haut auftragen und leicht einreiben für 2–3 Wo.

Mometason *TTK 15,40 € (20 g Creme oder Lsg.); Gr 6, sl/La 2, sl*

HN *lokal:* **Ecural**® 1 mg Mometasonfuroat/g Fettcreme/Lsg./Salbe

Dos **Psoriasis, atopische Dermatitis, Reiz-, allergische Kontaktdermatitis:**

- Fettcreme/Salbe dünn auf die betroffenen Hautstellen auftragen
- Lsg. für den behaarten Kopf für 3 Wo. anwenden

17.7.4 Sehr stark wirksam

Clobetasol *TTK 17–20,75 € (50 g Creme und Lotion); Gr 6, Kl im 1. Trim., sl/La 2, sl*

HN *lokal:* **Clobegalen**®, **Dermoxin**®, **Dermoxinale**® Lsg., **Karison**® – *alle: 0,5 mg/g (Creme/Lotion/Lsg./Salbe)*

Dos **therapieresistente steroidsensible Dermatosen:** 1 × tgl. auf befallene Stelle auftragen für 2–3 Wo.; *Max-Dosis:* 50 g/Wo.

Diflucortolon *TTK 14,45–17,- € (30 g Creme und Salbe); Gr 3, KI im 1. Trim.*

HN *lokal:* **Nerisona**® Creme/Fettsalbe/Salbe – *alle: 1 mg Diflucortolon/g*

Dos **kortikoid-sensible Hauterkrankungen:**

- 1–2 × tgl. dünn auf die betroffenen Haut aufgetragen; behandelte Fläche darf 20 % der Körperoberfläche nicht überschreiten
- *max. Behandlungsdauer:* < 3 Wo.

17.8 Antiseptika und Desinfektionsmittel

Ethacridin *TTK 10,- € (50 g Salbe); 8,20 € (500 ml Lsg.); Gr 5, KI/La 1, KI*

HN *lokal:* **Ethacridinlactat**® 0,1 % 1 mg/ml Lsg., **Rivanol**® Lsg. 0,1 g/100 ml, Salbe 2 mg/g, **Solutio Ethacridini**® 0,1 % 1 mg/ml Lsg.

Dos **antiseptische Behandlung der Haut:**

- *Salbe:* 3 × tgl. auf die betroffenen Hautstellen auftragen
- *Umschläge, Spülungen oder z. B. in Form von Handbädern:* 2 × tgl. 0,1 %ige Ethacridin-Lsg. für mindestens 30 min einwirken lassen

17.9 Aknemittel

17.9.1 Antibiotikahaltig, topisch

Erythromycin *TTK 13,- € (25 g Gel); 13,- € (25 ml Lsg.); Gr 4, KI/La 1, KI*

HN *lokal:* **Aknederm**® Ery, **Erydermec**®, **Inderm**®, **Sanasepton**®, **Scid Gel E**® – *alle: 2 % | 4 % Gel;* **Aknemycin**® Lsg., Salbe

Dos **Acne vulgaris:** *lokal:* 1–2 × tgl. auftragen

Clindamycin *TTK 19,- € (20 ml Gel); 22,- € (30 ml Lsg.); Gr 2, sI/La 2, Am*

HN *lokal:* **Basocin Akne**® Gel, **Zindaclin**® 1 % Gel

Dos **Acne vulgaris:** *lokal:* 1–2 × tgl. auftragen

Nadifloxacin *TTK 21–31,- € (25–50 g Creme); Gr 4, sl/La 2, Kl*

HN *lokal:* **Nadixa**® 10 mg/g Creme

Dos **Acne vulgaris:** *lokal: Erw > 14 J.:* 2 × tgl. dünn auftragen

Tetracyclin *TTK 13,90–20,50 € (20 g Salbe); Gr 5, sl*

HN *lokal:* **Achromycin**®, **Imex**® *– alle: 30 mg/g Salbe*

Dos **Acne vulgaris:** 1–3 × tgl. dünn auftragen

17.9.2 Ohne Antibiotika, topisch

Adapalen *TTK 19,33 € (20 g Creme o. 25 g Gel); Gr 5, sl/La 1, sl*

HN *lokal:* **Differin**® 1 mg/g Creme o. Gel

Dos **Acne vulgaris:** 1 × tgl. z. N. auf die Haut für 4–8 Wo. auftragen (Haut zuvor reinigen)

Azelainsäure *TTK 21,30 € (30 g Creme o. Gel); sl/sl*

HN *lokal:* **Skinoren**® 0,2 g/g Creme, **Skinoren**® 0,15 g/g Gel

Dos **Acne vulgaris:** 2 × tgl. Creme auf die gereinigte Haut auftragen
leichte/mittelschwere papulopustulöse Akne Gesicht: 2 × tgl. Gel dünn auf die befallene Haut auftragen und vorsichtig einreiben

Benzoylperoxid *TTK k.A.; Gr 5, sl/La 1*

HN *lokal:* **Aknederm**® 30 mg/g Gel, **Aknefug**® 3|5|10 g/100 g Gel, **Akneroxid**® 50|100 mg/g Gel, **Akneroxid**® 4 g/100 g Susp., **Benzaknen**® 50|100 mg/g Gel; 50 mg/ml Susp., **Benzoyt**® 50|100 mg/g, **Benzperox**® 100 mg/g Gel, **Brevoxyl**® 40 mg/g Creme, **Cordes**® 0,03|0,05|0,1 g/g Gel, **Dercome**® 4 g/100 g Susp., **Klinoxid**® 50|100 mg/g Creme; 50 mg/g Gel, **Marduk**® 0,05 g/g Gel, **Panoxyl**® 2,5|5 g/100 g Creme; 5 g/100 g Lotion; 5|10 g/100g Gel; 10 g/100 g Emulsion, **Sanoxit**® 25|50|100 mg/g Gel

Dos **Acne comedonica, Acne papulopustulosa:**

- *Creme, Lotion:* 1–2 × tgl. auf die befallene Haut auftragen
- *Gel:* 1–2 × tgl. dünn auftragen
- *Emulsion:* 2 × tgl. auf die vorher angefeuchtete Haut auftragen, 1–2 min leicht einreiben und anschließend gründlich mit Wasser abwaschen

- *Susp.:* 2 × tgl. auf die angefeuchtete Haut auftragen und verreiben; nach 1–2 min gründlich abspülen.

Isotretinoin *TTK 18–19,- € (40 g Creme); 18,- € (25 g Gel); Kl/Kl*

HN *lokal:* **Isotrex®** 0,5 | 1 mg/g Creme, 0,5 mg/g Gel

Dos **schwere Akne (schwere Acne papulopusta, Acne conglobata, Acne cystica):** *lokal:* Creme, Gel: 1–2 × tgl. anwenden

Tretinoin *TTK 13,40–14,10 € (20–25 g Creme); Gr 6, Kl/Am*

HN *lokal:* **Airol®** 0,5 mg/g Creme, 0,5 mg/ml Lsg., **Cordes Vas®** (50 mg/100 g Creme)

Dos **Acne vulgaris, Halogen-Akne, Acne medicamentosa**: 1–2 × tgl. auf betroffene Haut auftragen
Acne comedonica, Acne papulopustulosa, bei heller und empfindlicher Haut: 1 × tgl. oder jeden 2. Tag

17.9.3 Systemisch

Isotretinoin *TTK 0,90 € /20 mg Kps.; Kl/Kl*

HN *p.o.:* **Aknefug®**, **Aknenormin®**, **Isoderm®**, **Isotret-HEXAL®**, **Isotretinoin** (**Generika**), **Roaccutan®** – *alle: 10 | 20 mg/Kps.*

Dos **schwere Akne (Acne conglobata, Acne cystica):** *initial:* 0,5–1 (–2) mg/kg KG/d, *Dauertherapie:* 0,5–1,0 mg/kg KG/d, ggf. *Gesamtdosis pro Behandlung* 120 mg/kg KG

PK HWZ 10–20 h, Metabolisierung 20–50 h, max. Plasmakonz. nach 2–4 h, hohe PEB

Minocyclin *TTK 0,30–0,35 € /50 mg Tbl. o. Kps.; Kl/Kl*

HN *p.o.:* **Aknosan®**, **Minakne®**, **Minoclir®**, **Minocyclin** (**Generika**), **Mino-Wolff®**, **Skinocyclin®** – *alle: 50 mg/Tbl. oder Kps.;* **Klinomycin®**, **Minoplus®**, **Skid®** **Minocyclin** (**Generika**), **Udima®** – *alle: 50 | 100 mg/Tbl o. Kps.*

Dos **Acne vulgaris, minocyclin empfindliche Infektionen:**
- *Erw u. Jugendliche > 50 kg KG: initial* 1 × 200 mg, dann 2 × 100 mg/d (alle 12 h)
- *Kinder > 8 J.: initial* 4 mg/kg KG, dann 2 × 2 mg/kg KG/d

PK HWZ 12–17 h, max. Plasmakonz. nach 1–2 h, PEB 7 5%, hohe Gewebekonz. in Leber und Gallenblase, v.a. hepatische Elimination, 10–15% renale Elimination

Doxycyclin s. auch Seite 52 *TTK 0,60–1,10 €; sl, ab 16. SSW Kl/Kl*

HN *p.o.:* **Antodox®**, **Doxy (Generika)**, **Doxycyclin (Generika)**, **Doxymerck®**, **Doxymono®**, **Supracyclin®**, **Vibramycin®** *– alle: 100|200 mg/Tbl./Tabs/Kps.*

Dos **Acne vulgaris, Doxycyclin-empfindliche Infektionen:**

- *p.o.:* 1–2 × 100 mg/d
- *Kinder 8–12 J.:* 4 mg/kg KG/d verteilt auf 1–2 ED/d, ab 2. d ggf. Dosisreduktion auf die Hälfte

PK BV 90%, max. Plasmakonz. nach 1–2 h, PEB 80–90%, Wi-Dauer bis zu 1 d, HWZ 15–24 h, Elimination renal (Menge indiv. sehr unterschiedlich, 35–60%)

17.10 Andere Dermatika

Finasterid *TTK 1,76 € (1 mg); 1,40 € (5 mg); 25,- € (60 ml Lsg. Frauen); 39,50 € (60 ml Lsg. Männer)*

HN *p.o.:* **Propecia®** 1 mg/Tbl., **Proscar®** 5 mg/Tbl.

Dos **Alopezie:** 1 mg/d p.o. als *Dauertherapie*

PK BV 80%, max. Plasmakonz. nach 2 h, PEB 93%, HWZ 5–6 h, nach Metabolismus Elimination per Fäzes

Minoxidil *TTK 25,- € (60 ml Lsg. Frauen); 39,50 € (60 ml Lsg. Männer); Gr 4, sl/La 2 Kl*

HN *lokal:* **Regaine®** Frauen 20 mg/ml, Männer 50 mg/ml Lsg.

Dos **Alopezie:** 2 × tgl. 1 ml Lsg. auf die betroffenen Stellen der Kopfhaut über die Ränder hinaus auftragen

18.1 Abschwellende Mittel

Ind akute Rhinitis, Rhinitis vasomotoria und allergica, Sinusitis, Nasenblutung

Wi β_1-Sympathomimetika, Imidazolderivate, Schleimhautabschwellung durch Vasokonstriktion, Rebound-Phänomen nach 4–6 h mit verstärkter Schleimhautschwellung

KI Rhinitis sicca, Kinder < 2 Lj., *relative KI:* Engwinkelglaukom, Herzkrankheiten, HRST, Hypertonie, Phäochromozytom, Diabetes mellitus, manifeste Hyperthyreose, fortgeschrittene Arteriosklerose

NW lokales Brennen, Tachykardie, HRST, AP, KS, bei längerer Anwendung Rhinitis sicca, Privinismus

Naphazolin *TTK 6,60 € (10 ml Lsg); 4,98 € (10 g Salbe), 2,75 € (10 ml Nasenspray); KI/KI*

HN *lokal Nase:* **Privin®** 1 mg/ml Lsg., **Siozwo®** 50 mg/100 g Salbe, **Rhinex®** K Nasenspray 0,05 %

Dos **akute u. chronische Rhinitis, Katarrh**: 3–4 × Salbe oder 1–3 × 1 Sprühstoß in jedes Nasenostium
Adstringenz bei Schleimhautoberflächenanästhesie: 2–4 Trpf. **Privin®** Lösung 1: 1000 pro ml Anästhetikum

Oxymetazolin *TTK ca. 5,- € (10 ml Lsg.); KI/KI*

HN *lokal Nase:* **Nasivin®** 10|25|50 mg/100 ml Trpf./Spray, **Wick® Sinex** 50 mg/100 ml Lsg.

Dos **Rhinitis acuta/vasomotorica/allergica/chronica, Sinusitis, Tubenmittelohrkatarrh, Otitis media:**

- *Erw und Schulkinder:* Lsg. 2–3 × 1–2 Trpf. od. 1 Sprühstoß (Konz.: 0,05 %)/d bds. nasal
- *Kleinkinder:* 2–3 × 1 Sprühstoß (Konz.: 0,025 %)/d bds. nasal bis zu max. 10 d
- *Säuglinge:* erste 4 Lebens-Wo.: 2–3 × 1 Trpf. (Konz.: 0,01 %)/d bds. nasal; 5. Lebens-Wo. – 1. Lj.: 2–3 × 1–2 Trpf./d bds. nasal, max. für 5–7 d

PK Wi-Eintritt nach wenigen Min. für 6–8 h, renale und fäkale Elimination

Tramazolin *TTK 4,70–5,80 € (10 ml Trpf. und Spray); Gr 4, sl/La 1, sl*

HN *lokal Nase:* **Ellatun®** (0,632 | 1,264 mg/ml Trpf. od. Spray), **Rhinospray®** (1,264 | 1,265 mg/ml Spray)

Dos **Rhinitis allergica, vasomotoria:** 1–3 × 1 Sprühstoß/d in jedes Nasenostium. Dosierung nach der klinischen Wi

Tetryzolin *TTK 2,80–4,70 € (10 ml Spray o. Trpf.); Kl/Kl*

HN *lokal Nase:* **Rhinex®** (0,1 g/100 g Spray), **Tetrilin®** (5 | 10 mg/ 10 ml Spray), **Sanopinwern®** T (10 mg/10 g Spray und Trpf.)

Dos **Abschwellung Nasenschleimhaut:**
- *Erw u. Kinder ab 6 J.:* 1 Sprühstoß/Nasenostium oder 2–4 Trpf./ Nasenostium, Wdh. ggf. alle 4 h, *Therapiedauer* 3–5 d
- *Kinder von 2–6 J.:* (5 mg/10 ml) 1 Sprühstoß/Nasenloch

Xylometazolin *TTK 2,50–5,- € (10 ml Lsg.); Gr 5, sl/La 1, sl*

HN *lokal Nase:* **Axea®**, **Balkis®**, **Espa Rhin®**, **Gelonasal®**, **Imidin N®**, **Nasan®**, **Nasengel (Generika)**, **Nasenspray (Generika)**, **Nasentropfen (Generika)**, **Olynth®**, **Otriven Lösung®**, **Rhinex®**, **Siozwo®**, **Snup®**, **Stas®**, **Xylo (Generika)**
– *alle: Nasen-Trpf., -Spray, -Lsg., -Gel*

Dos **Abschwellung der Nasenschleimhaut, Rhinitis vasomotorica/ allerg.:** Wiederholt pro Tag als Nasenspray, -tropfen, -lösung, -gel zur kurzfristigen Behandlung (< 14 d) bei Erkältungskrankheiten und Rhinitis

PK Wi-Beginn nach 5–10 min. (Nasentrpf., -spray)

18.2 Antiallergika, s. auch Seite 316.

Ind allerg. Rhinitis und Konjunktivitis

Wi *Cromoglicinsäure:* Mastzellstabilisator durch Degranulationsinhibition → Hemmung der Freisetzung von Entzündungsmediatoren (Sofort- und Spätreaktion)

KI *Cromoglicinsäure: relativ KI:* Kinder < 2 J. (p.o.)
Levocabastin: relativ KI: Niereninsuffizienz

NW *Cromoglicinsäure:* Geschmacksirritation, KS, Überempfindlichkeitsreaktionen
Levocabastin: Brennen der Nasenschleimhaut

Cromoglicinsäure (Dinatriumcromoglykat, DNCG) *TTK k.A.; Gr 1, sl 1. Trim./La 2, sl*

HN *lokal:* **Allergo®, Allergocrom®, Cromo (Generika), DNCG (Generika), Intal®, Prothanon®, Siozwo Allerg Nasenspray®, Vividrin®** – *alle: Nasenspray*

Dos **Ganzjährige und saisonale allergische Rhinitis:** *Erw und Kinder:* bis zu 4 × 1 Sprühstoß/d in jedes Nasenostium

Levocabastin *TTK 16,05 € (10 ml Spray); Gr 4, Kl im 1. Trim., sl im 2.+3. Trim./Am*

HN *lokal:* **Livocab®** 0,05 mg/Sprühstoß – ca. 0,1 ml Susp.

Dos **allergische Rhinitis:** *Erw und Kinder:* 2 × 2 Sprühstöße/d in jedes Nasenostium, ggf. Steigerung bis max. 3–4 × 2 Sprühstöße/d

PK BV 60–80% bei intranasaler Appl., HWZ 35–40 h, PEB 55%, unveränderte renale Elimination

18.3 Kortikoide

Ind Therapie und Prophylaxe der allergischen Rhinititis, Nasenpolypen

Wi lokale antiallergische, antiexsudative und antiödematöse Wirkung

KI Bakterielle Infektionen und Mykosen der Atemwege, Lungentuberkulose, Heiserkeit, Soor der Mund- und Rachenschleimhaut

Beclometason *TTK 19,- € (50 µg Sprühfl.); Gr 6, sl/La 2*

HN *lokal:* **Beclomet Nasal Aqua Orion®/Nasal®** Nasenspray 50 | 100 µg, **Beclo (Generika)**, **Beclometason (Generika)** 50/100 µg Susp.

Dos **Vorbeugung und Behandlung allergischer Rhinitiden:**

- *Erw und Kinder:* 2 × 2 ED Nasenspray/d (2 × 100 µg/d) bis zu 4 × 1 ED/d in jedes Nasenloch; *Max-Dosis:* 20 ED (10 ED pro Nasenloch)
- *Kinder < 12 J.:* 2 × 100–200 µg/d; *Max-Dosis* 500 µg/d

Budesonid *TTK 20–22,- € (Pumpspray); sl/sl*

HN *lokal:* **Aquacort®, Pulmicort®** Topinasal – *alle: Nasenspray*

Dos **Behandlung/Vorbeugung saisonale allerg. Rhinitis:** *chron./allergische Rhinitis:* initial 2 × 200 µg/d in jedes Nasenostium, bei klinischem Ansprechen Reduktion auf die niedrigste notwendige Dosis

Flunisolid *TTK 17,19 € (20 ml Lsg.); Gr 3, Kl im 1. Trim, 2.+3. Trim. sl/La 1, sl*

HN *lokal:* **Syntaris®** 0,25 mg/ml Lsg.

Dos **Allergische Rhinitis:**

- *Erw:* 2–3 × 2 ED pro Nasenostium/d (200–300 µg); *max.* 12 ED/d
- *Kinder* > 5 J.: 3 × 1 ED pro Nasenostium (150 µg); *max.* 6 ED/d
- *Langzeittherapie*: möglichst niedrige Dosis wählen

Fluticason *TTK 27,96 € (Sprühfl.); 1,19 € /Amp.; Gr 5/La 1*

HN *lokal:* **Flutide® Nasal Susp.** 0,05 mg/Sprühstoß, Nasetten 0,4 mg/Amp.

Dos **Regelm. Behandl. v. Nasenpolypen u. begleitenden Sympt. der nasalen Obstruktion:** *Erw:* 1–2 × /d den Inhalt einer Kunststoff-amp. auf beide Nasenostien gleichmäßig verteilen oder 1–2 × 1 Sprühstoß in jedes Nasenostium

18.4 Andere

Polymyxin B + Bacitracin + Hydrocortison *TTK 16,48 bzw. 28,50 € (5 bzw. 25 g Salbe); Am/Am*

HN *lokal:* **Polyspectran® Hc** (7500 I.E. Polymyxin + 300 I.E. Bacitracin + 10 mg Hydrocortison/g Salbe)

Dos **Bakterielle/allerg. Entzündung äußeres Ohr, Nebenhöhlen:**

- **Gehörgangsinfektionen und -ekzeme:** 1–2 × Salbe direkt einbringen o. mittels getränkten Gazestreifen
- **Rhinitis purulenta:** Mehrmals tägl. Salbe in jedes Nasenloch einbringen und verteilen
- **Sinusitis:** 2–4 ml Salbe mit einer Spritze durch die Kanüle in die ausgespülte Nebenhöhle einbringen

19.1 Antibiotika

19.1.1 Aminoglykoside

Ind Bakterielle Konjunktivitis, Keratitis, Lidrandentzündung, Gerstenkorn, Hordeolum

Wi Wi auf bakterielle Proteinsynthese → Synthese falscher Proteine → Hüllstruktur wird zerstört, bakterizid

KI Anwendung am Ohr (*Gentamycin*), fortgeschrittene Niereninsuffizienz, Innenohrschwerhörigkeit, neuromuskuläre Vorerkrank., gleichz. Anw. von nephro- u. ototoxischen Pharmaka (*Tobramycin*)

NW leichtes Brennen, allergische Reaktionen

Gentamycin = Gentamicin *TTK ca. 11,- € (5 g Salbe bzw. 5 ml Trpf.); Gr 5+7*

HN *lokal:* **Gentamycin (Generika), Gentamytrex®, Gentamicin-POS®, Gentanit®, Gent-Ophtal®, Refobacin®, Sylmycin®, Terramycin®** – *alle: Augensalbe, Augentropfen und Creme*

Dos **Bakterielle Infektionen des vorderen Augenabschnitts:** 2–3 ×/d Salbenstrang ins Auge geben oder 4–6 ×/d Trpf. ins Auge träufeln

Tobramycin *TTK 15,88 € (3,5 g Salbe bzw. 5 ml Trpf.); Gr 5, sl*

HN *lokal:* **Tobramaxin®** Augensalbe 3,5 g (1 g = 3 mg) und Augentrpf. (5 ml) 3 mg/ml

Dos **Bakterielle Infektionen des vorderen Augenabschnitts:** 1 Trpf. alle 4 h oder 2–3 × 1,5 cm langen Streifen Salbe tgl. ins Auge geben

Kanamycin *TTK 11,40–13,60 € (2,5 g Salbe bzw. 5 ml Trpf.); Am/Am*

HN *lokal:* **Kanamycin-POS®, Kana-Stulln®, Kan-Ophtal®** – *alle: 5 mg/g Salbe, 5 mg/ml Trpf.*
Kanamytrex® 6,2 mg/g Salbe, 6,2 mg/ml Trpf.

Dos **Bakterielle Infektionen der vorderen Augenabschnitte:**

- *Trpf.*: 1 Trpf. wiederholt (alle 2 bis 3 h /d in den Bindehautsack eintropfen)
- *Salbe:* 1 cm langer Salbenstrang in den Konjunktivalsack alle 3–4 h/d geben
- *Maximale Therapiedauer:* 14 d

19.1.2 Chinolone

Ind Bakterielle Entzündungen des vorderen Augenabschnitts (Hornhautulzera, Konjuktivitis, Blepharitis)

Wi Hemmung der bakteriellen DNA-Gyrase → keine Aufwicklung der DNA mehr möglich, bakterizide Wirkung

KI Kinder < 1 Lj. (*Lomefloxacin*)

NW leichtes Brennen, allerg. Reaktionen, Lidödeme, Fremdkörpergefühl, Juckreiz, Hornhautinfiltrate, Hornhautverfärbungen

Ciprofloxacin *TTK 15,58 € (5 ml Trpf.); Gr 4, sl/La 2, sl*

HN *lokal:* **Ciloxan**® 3 mg/ml AT

Dos **Konjunktivitis, Blepharitis:** tagsüber an Tag 1 und 2 alle 2 h 1 Trpf. in den Bindehautsack, dann alle 4 h 1 Trpf. über 7 d
Hornhautulzera: Tag 1 während der ersten 6 h 2 Trpf. alle 15 min, während weiterer 18 h alle 30 min in das betroffene Auge, Tag 2 2 Trpf./h, Tag 3–14 2 Trpf. alle 4 h

Ofloxacin *TTK 14,74 € (3 g Salbe bzw. 5 ml Trpf.); Gr 5, sl/La 1, sl*

HN *lokal:* **Floxal**® Augensalbe 3 g (3 mg/g) und Augentropfen 5 ml (3 mg/ml)

Dos **Bakterielle Infektionen der vorderen Augenabschnitte:** 4 × 1 Trpf. in den Augenwinkel tropfen

Lomefloxacin *TTK 14,06 € (5 ml Trpf.); Gr 5/La 2*

HN *lokal:* **Okacin**® 5 mg (3 mg/ml Trpf.)

Dos **Bakterielle Infektionen der vorderen Augenabschnitte:** *Erw und Kinder > 1 J.: initial:* 1 Trpf./h für 6–10 h, dann 2–3 × 1 Trpf./d ins betroffene Auge; *Behandlungsdauer:* max. 10 d

19.1.3 Andere Breitspektrumantibiotika

Ind Bakterielle Entzündungen des vorderen Augenabschnitts

Wi *Chlortetracyclin/Oxytetracyclin:* Tetrazyklin, Wi auf 30 S-Untereinheit der Ribosomen → bakterielle Proteinsynthese ↓, bakteriostatisch
Chloramphenicol: Hemmung der bakteriellen Peptidyl-Transferase in der Elongationsphase → Proteinbiosynthese, bakteriostatisch

KI *Chlortetracyclin/Oxytetracyclin:* Augentuberkulose, Mykosen *Chloramphenicol:* schwere Leberfunktionsstörung, Blutkrankheiten, akute intermittierende Porphyrie, Kleinkinder

NW *Chlortetracyclin/Oxytetracyclin:* Photodermatosen, allergische Reaktionen
Chloramphenicol: Neuritis nervi optici, LZ-Therapie: Störungen der Hämatopoese (Panzytopenie)

Chlortetracyclin *TTK 17,41 € (5 g Augensalbe); 17,- € (25 g Salbe); sl/sl*

HN *lokal:* **Aureomycin®** 5 g (10 mg/g Augensalbe), 25 g (30 mg/g Salbe)

Dos **Bakterielle Infektionen der vorderen Augenabschnitte:** alle 2 h 1,5 cm langen Salbenstreifen in den Bindehautsack einbringen

Oxytetracyclin *TTK 15,21 € (5 g Salbe); Gr 3, sl/La 2, sl*

HN *lokal:* **Oxytetracyclin-Augensalbe JENAPHARM®** 5 g (10 mg/g Salbe)

Dos **Bakterielle Infektionen der vorderen Augenabschnitte:**
- 3–6 × 1 cm langen Salbenstrang/d ins erkrankte Auge
- *Behandlungsdauer:* Nach Symptomfreiheit noch 3 d, max. 14 d

Fusidinsäure *TTK 18,14 € (3 g Trpf.); Gr 5, sl*

HN *lokal:* **Fucithalmic®** 3 g (10 mg/g Augentrpf.)

Dos **Bakterielle Infektionen der vorderen Augenabschnitte:** 2 × 1 Trpf./d in das Auge träufeln

PK HWZ 4–6 h, hoher Gehalt von Fusidinsäure in Tränenflüssigkeit (> MHK d. meisten Erreger), Kumulationseffekt → 2 × tgl. geben!

Chloramphenicol *TTK 12,75–13,39 € (5 g Salbe); KI/KI*

HN *lokal (Augensalbe):* **Posifenicol®** C 1%, **Thilocanfol®** C 1%

Dos **Bakterielle Infektionen der vorderen Augenabschnitte:**
- *lokal:* einen 0,5–1 cm langen Salbenstrang in den Bindehautsack einbringen
- *Behandlungsdauer:* max. 2 Wo.

Sulfacetamid + Prednisolonacetat *TTK 16,83 € (3,5 g Salbe); sl im 3. Trim./sl*

HN *lokal:* **Blephamide®** 105 mg Sulfacetamid + 2 mg Prednisolonacetat/g Salbe

Dos **Bakterielle Infektionen der vorderen Augenabschnitte:**
- 3–4 x/d und nachts 1–2 mal einen Salbenstrang von ½ cm Länge (ca. 15 mg) in den Bindehautsack einbringen
- Bei Entzündung der Augenlider direkt auf die Lider auftragen (vor erneuter Anwendung Lider mit warmem Wasser abwaschen)

Polymyxin B + Neomycin + Gramicidin *TTK 14,96 € (5 ml Trpf.); 16,48 € (5 g Salbe)*

HN *lokal:* **Polyspectran®** 7500 I.E. Polymyxin B + Neomycin 3500 I.E. + 20 µg Gramicidin/ml Trpf. und Salbe

Dos **Bakterielle Infektionen der vorderen Augenabschnitte:** 3–5 × 1 Trpf./d ins kranke Auge tropfen; max. alle 2 h

19.2 Antimykotika

Natamycin *TTK 15,08 € (5 g Salbe)*

HN *lokal:* **Pima-Biciron®** 5 g (10 mg/g Salbe)

Dos **Pilzinfektionen des Auges, der Lider und der Tränenwege:** alle 2 h u. vor der Nachtruhe 1 cm langen Salbenstrang ins Auge geben. Häufigere Anwendung ist möglich.

19.3 Antivirale Mittel

Ind Herpes simplex Virus bedingte Hornhautentzündung

Wi *Aciclovir:* durch Einbau von Aciclovirtriphosphat in die DNA → vorzeitiger Abbruch der DNA-Kettensynthese, Inaktivierung der DNA-Polymerase → Hemmung der viralen DNA-Synthese

KI Tragen von Kontaktlinsen, Metaherpetische Keratopathie (*Trifluridin*)

NW *Aciclovir:* Augenbrennen, Keratitis superficialis punctata nach lngerer Anwendung (reversibel)
Trifluridin: Beeinträchtigung der Heilungstendenz v.a. bei trophischen Keratitiden, Epithelschäden

Aciclovir *TTK 20–22,- € (4,5 g Salbe); Am/Am*

HN *Lokal- Auge:* **Acic-Opthal®, Virupos®, Zovirax®**
– *alle:* Augensalbe *4,5 g (30 mg/g)*

Dos **Herpes-simplex-Infektionen der Hornhaut des Auges:**
- 5-mal tagsüber alle 4 Std. einen ca. 1 cm langen Salbenstrang in den unteren Bindehautsack/auf die Lippe auftragen
- Behandlung nach Abheilung der Hornhautentzündung noch mind. 3 Tage lang weiterführen

Trifluridin *TTK 20,90 € (5 ml Trpf.); Gr 1, KI*

HN *lokal:* **Triflumann®** 5 ml (10 mg/ml Trpf.)

Dos **Herpes-simplex-Infektionen der Hornhaut des Auges:**
- tagsüber alle 3 h 1 Trpf. in den Bindehautsack eintropfen
- *Tageshöchstdosis:* max. 3 mg/d. *Behandlungsdauer* max. 21 d

19.4 Antiphlogistika

19.4.1 Kortikoide

Ind nicht infektiöse entzündliche Erkrankungen der Bindehaut und des vorderen Augenabschnittes

Wi lokale antiallergische, antiexsudative und antiödematöse Wirkung

KI bakterielle, virale oder Pilz-Infektionen des Auges bei Monotherapie, Hornhautulzerationen oder Verletzungen

NW Augenbrennen, Glaukom, Katarakt, verlangsamte Wundheilung, erhöhte Perforationsgefahr

Dexamethason *TTK 13–15,- € (5 g Salbe o. 5 ml Trpf.); sl/sl*

HN *lokal:* **Dexa Edo®, Dexagel®, Dexamethason Augensalbe Jena®, Dexapos®, Dexa-sine®, Isopto Dex®, Spersadex®**
– *alle: Augensalbe oder -tropfen*

Dos **Allergische Konjunktivitis, Iritis, Iridozyklitis, Uveitis, Chorioretinitis, postoperative Reizzustände:**
- *Trpf.: akut* 1. Tag 1–2 Trpf. stdl. in den unteren Bindehautsack eintropfen, dann 1–2 Trpf. alle 4 h, später genügt eine 3–4 x/d, *max. Therapiedauer* über 4 Wochen
- *Salbe:* 1–3 x/d ca. 1 cm Salbe in den Bindehautsack einstreichen

Fluorometholon *TTK 13–15,50 € (5 ml Trpf.); sl/sl*

HN *lokal:* **Efflumidex Liquifilm®**, **Fluoro-Ophtal®**, **Fluoropos®**, **Isopto-Flucon®** – *alle: 1 mg/ml Trpf.*

Dos **Entzündungen des vorderen Augenabschnittes, Allergien, Entzündungen nach OP, schwere Formen der Bindehaut- und Hornhautentzündung:** 2–4 × 1–2 Trpf./d in den Bindehautsack einträufeln. In den ersten 24–48 h kann die Appl. stündlich erfolgen

Hydrocortison *TTK 12,- € (2,5 g Salbe); 15,- € (5 ml Trpf.); sl/sl*

HN *lokal:* **Ficortril®** 0,5% | 1,5%, **Hydrocortison Pos N®** 1% | 2,5% – *alle: 5 mg/g Augensalbe, 15 mg/ml Augentrpf.*

Dos **nicht infektöse Entzündungen der vorderen Augenabschnitte:**

- *initial:* 2–3 × 1 cm Salbenstrang/d in den Bindehautsack einbringen
- *Trpf.:* 4–6 × 1 Trpf./d in den Bindehautsack geben
- *Erh-Dosis:* 1–2 x/d

Loteprednol *TTK 19,81 € (5 ml Trpf.); Kl/Kl*

HN *lokal:* **Lotemax®** 5 ml (5 mg/ml Augentropfen)

Dos **postoperative Entzündungen am Auge:** *initial* 4 × 1–2 Trpf./d in den Bindehautsack einträufeln

Prednisolon *TTK 13–18.- € (5 g Salbe bzw. 5 ml Trpf.); sl/sl*

HN *lokal:* **Inflanefran®** 1,2 | 10 mg/ml Trpf., **Predni-Ophtal®** 10 mg/g Gel, **Predni-POS®** 0,5 | 1% 5 | 10 mg/ml Trpf., **Prednisolon-Augensalbe JENAPHARM®** 2,5 mg/g, **Ultracortenol®** 5 mg/g Salbe oder ml Trpf.

Dos **nicht infektiöse Entzündungen des vorderen Auges:**

- *Trpf.: initial* (24–48 h): 1–2 Trpf. stdl. 2–4 × 1–2 Trpf./d in den Bindehautsack einträufeln
- *Salbe:* 3–6 × 1 cm Salbe/d in den Bindehautsack

Rimexolon *TTK 18,90 € (5 ml Susp.); sl/sl*

HN *lokal:* **Vexol®** 5 ml (10 mg/ml Susp.)

Dos **Postoperative Entzündungen:** *initial* 24 h post-Op 4 × 1Trpf./d ins betroffene Auge eintropfen über 2–4 Wo.

Steroid-empfindliche Entzündungen: 4 × 1 Trpf./d ins betroffene Auge eintropfen. *Max. Therapiedauer* über 4 Wo.

Uveitis: 1. Wo. tagsüber stdl. 1 Trpf., 2. Wo. tagsüber alle 2 h 1 Trpf., 3. Woche 4 × 1 Trpf./d

19.4.2 Antibiotika + Kortikoide

Chloramphenicol + Prednisolon *TTK 14,65 € (10 ml Trpf.); Kl/La 4, Kl*

HN *lokal*: **Aquapred®-N Augentropfen** 1 mg Chloramphenicol + 1 mg Prednisolondihydrogenphosphat-Dinatrium

Dos **bakterielle Infektionen des vorderen Augenabschnittes:** *lokal: initial* 1 × 1 Trpf./h, dann 3–6 × 1 Trpf./d

Gentamicin + Dexamethason *TTK 12–14,- € (2,5 g Salbe bzw. 5 ml Trpf.); sl/sl*

HN *lokal*: **Dexa-Gentamicin®**, **Dexamytrex®** – *alle: 5 mg Augentrpf. (Gentamicin + 0,3 mg Dexamethason/g);* **Dexa-Gentamicin®**, **Dexamytrex®** – *alle: 3 mg Augentrpf. (Gentamicin + 1 mg Dexamethason/ml Lsg.)*

Dos **bakterielle Infektionen des vorderen Augenabschnittes:**

- 4–6 × 1 Trpf./d bzw. 2–3 × 1 cm Salbe/d
- *Maximale Therapiedauer*: 2–3 Wo.

Gentamicin + Prednisolon *TTK 15,90 € (5 ml Trpf.); Gr5, sl/La 1, sl*

HN *lokal*: **Inflanegent® Liquidfilm Augentropfen** (10 mg Prednisolonacetat + 5,5 mg Gentamicinsulfat/ml)

Dos **bakterielle Infektionen der vorderen Augenabschnitte:** *initial* (erste 24–48 h) 1 Trpf./h, danach 2–4 × 1 Trpf./d

Gentamicin + Fluorometholon *TTK 14–16,- € (4 g Salbe bzw. 5 ml Trpf.); sl/sl*

HN *lokal*: **Cibaflam® Augensalbe** (3 mg Gentamicin + 1 mg Fluorometholon/g), **Cibaflam® Augentropfen** (3 mg Gentamicin + 1 mg Fluorometholon/ml Lsg.)

Dos **bakterielle Infektionen des vorderen Augenabschnittes:**

- *Trpf.: initial* 1–4 × 1 Trpf./d (1 Wo.), dann reduzieren
- *Trpf. + Salbe:* 3 × 1 Trpf./d und z. N. 0,5 cm Salbe in den Konjunktivalsack

Neomycin + Polymyxin B + Dexamethason *TTK 15–17,- € (5 ml Trpf. bzw. 3,5 g Salbe); sl/sl*

HN *lokal:* **Dexa-Polyspectran®** 1 mg Dexamethason + 7500 I.E. Polymyxin B + 3500 I.E. Neomycin/ml Augentropfen, **Isopto-Max®**

1 mg Dexamethason + 6000 I.E. Polymyxin B + 3500 I.E. Neomycin/ml Augentropfen bzw. g Augensalbe

Dos **bakterielle Infektionen der vorderen Augenkammer:**
- *lokal:* 1–6 × 1Trpf./d bzw. 3–4 × kleine Menge Salbe/d
- *Behandlungsdauer:* einige d nach Symptomende weiterführen, insgesamt max. 3 Wo.

19.4.3 Nichtsteroidale Antiphlogistika

Ind Entzündungen des vorderen Augenabschnitts nach Augen-Op's, zur Vermeidung einer Mydriasis nach Augen-Op's, nicht infektiöse Entzündungen

Wi Prostaglandinsynthesehemmer → entzündungshemmend, analgetisch

KI dendritische Keratitis (*Flurbiprofen/Ketorolac*)

NW Augenbrennen, Keratitis punctata (*Diclofenac*)

Flurbiprofen *TTK 19–25,- € (5 ml Trpf.); Gr 5, KI/La 1, KI*

HN *lokal:* **Ocuflur®** *5 ml (0,3 mg/ml Augentrpf.)*

Dos **Vermeidung introperativer Miosis:**
4 Trpf. innerhalb von 2 h vor der Operation lokal (½ h Intervall)
Entzündungen der vorderen Augenabschnitte nach chirurgischen Eingriffen: 4 × 1 Trpf./d (min 1 Wo., max. 2 Wo.)

Ketorolac *TTK 20–23,- € (5 ml Trpf.); Gr 5+9, KI/La 2, KI*

HN *lokal:* **Acular®** 5 ml (5 mg/ml Augentrpf.)

Dos **Therapie und Prophylaxe postoperativer Entzündungen des Auges:** *lokal:* 3–4 × 1 Trpf. (alle 6–8 h) ins Auge träufeln

19.5 Glaukommittel und Miotika

19.5.1 Lokale Betablocker

Ind Erhöhter Augeninnendruck bei chron. Weitwinkelglaukom, Aphakieglaukom, okuläre Hypertension

Wi lokale β-Rezeptorenblockade → Kammerwasserproduktion ↓ → intraokulärer Druck ↓

KI Herzinsuffizienz (NYHA III und IV), SA-Block, AV-Block II und III, Sick sinus, HF < 50/min, COPD, Asthma-bronchiale, Ernährungsstörungen der Cornea, schwere Hypotonie, schwere allergische Rhinitis

NW Bindehautreizung, trockenes Auge; systemische NW: KS, Bronchospasmen, HRST, HF ↓, RR ↓, Verstärkung einer Herzinsuffizienz, depressive Verstimmungen

Carteolol *TTK 5,90 € (5 ml Trpf.); Gr 4, sl*

HN *lokal:* **Arteoptic®** 5 ml (1%|2% 10|20 mg/ml Augentropfen)

Dos **erhöhter Augeninnendruck, chron. Weitwinkelglaukom:** *lokal:* 2 × 1 Trpf./d ins Auge geben (morgens u. abends)

PK BV ca. 90%, max. Plasmaspiegel nach 1–2 h, HWZ 5–7 h, PEB ca. 15%, ca. 65% unverändert renale Elimination

Levobunolol *TTK 6,90 € (5 ml Trpf.); Gr 4, sl/La 1, sl*

HN *lokal:* **Vistagan Liquifilm®** 5 ml (0,1%|0,25%|0,5% mit 1|2,5|5 mg/ml Liquifilm Augentrpf.)

Dos **erhöhter Augeninnendruck, chron. Weitwinkelglaukom:** *initial:* 2 × 1 Trpf./d (gilt für alle Konz.), bei gut eingestelltem Augeninnendruck 1 × 1 Trpf./d bzw. 2 × 1 Trpf. 0,1%/d

PK max. Gewebekonz. (okulär) nach 15–30 min, Wi-Eintritt nach 1 h, signifikante Druckreduktion für 12h

Metipranolol *TTK 5,80 € (5 ml Trpf.); Gr 8, sl*

HN *lokal AT:* **Betamann®** 5 ml (0,1%|0,3%|0,6% mit 1|3|6 mg/ml Augentropfen)

Dos **erhöhter Augeninnendruck, chron. Weitwinkelglaukom:** 2 × 1 Trpf./d (gilt für alle Konz.)

Timolol *TTK 5,50–5,80 € (5 ml Trpf.); Gr 5, sl/La 4, sl*

HN *lokal (AT):* **Chibro-Timoptol®**, **Nyogel®**, **Timo** (Generika), **Timolol** (Generika), **Timomann®**, **Tim-Ophtal®**
– alle: 0,1 = 1 mg/ml;
Arutimol®, **Chibro-Timoptol®**, **Dispatim®**, **Timo** (Generika), **Timolol** (Generika), **Timomann®**, **Tim-Ophtal®**
– alle: 2,5% = 2,5|5% = 5 mg/ml

Dos **erhöhter Augeninnendruck, chron. Weitwinkelglaukom:** *initial* 2 × 1Trpf./d, *Erh.-Dosis* 1 × 1 Trpf./d

19.5.2 Lokale Cholinergika (Parasympathomimetika)

Ind chronisches Weit- und Engwinkelglaukom, akuter Glaukomanfall

Wi direkte M-Cholinorezeptoragonisten → Miosis, Erweiterung des Trabekelwerkes → Kammerwasserabfluss ↑

KI Malignes Glaukom, linsenbedingte Sekundärglaukome; *relative KI:* Asthma bronchiale, Hyperthyreose, schwere Herzinsuffizienz, GIT-Ulzera, GIT-Stenosen (z B. Ileus), M. Parkinson

NW Augenrötung, Miosis, Akkommodationsstörungen, Augenschmerzen, KS, Tränensekretion ↑

Carbachol *TTK 9–10,80 € (10 ml Trpf.); sl, insb. im 1. Trim./sl*

HN *lokal:* **Carbamann®** 10 ml (Augen-Trpf. 1%|2%|3% = 10|20|30 mg/ml), **Isopto-Carbachol®** 10 ml (Augen-Trpf. 1,5%|2,25%|3% = 7,5|15|22,5|30 mg/ml)

Dos **erhöhter Augeninnendruck (primär chronisches Glaukom):** 3 × 0,75% – 3% Augentrpf./d

Pilocarpin *TTK 4,30–5,- € (10 ml Trpf.); Gr 5, KI/La 1, KI*

HN *Augentrpf.:* **Boracarpin S®**, **Pilocarpin Ankerpharm®**, **Pilomann®**, **Pilopos®**, **Pilo-Stulln®**, **Spersacarpin®**
– alle: 0,5%/1%/2%/2,5% oder 3%
Augenöl: **Pilocarpin ankerpharm®**, **Pilomann®**
– alle: 2% 20 mg/g
Augensalbe: **Pilocarpol®**, **Spersacarpin®**
– alle: 1%/2% 10|20 mg/g
p.o.: **Salagen®** 5 mg/Tbl.

Dos **erhöhter Augeninnendruck (primär chronisches Glaukom):** 2–4 × 1Trpf./d (15 min Intervall), Öl oder Salbe zur Nacht

19.5.3 Sympathomimetika

Ind Offenwinkelglaukom, Engwinkelglaukom (*Clonidin*), okuläre Hypertension
Apraclonidin: Adjuvans zur Kurzzeittherapie des chron. Glaukoms bei nicht ausreichender max. Standardtherapie

KI *Clonidin:* Hypotonie, Gefäßsklerose, Sick sinus
Brimonidin: Kombination mit MOA-Hemmern, trizyklischen Antidepressive oder Mianserin
Dipivefrin: Engwinkelglaukom, Kinder < 2. Lj.; *rel. KI:* Kinder, KHK, RR ↑, HRST, Hyperthyreose, Phäochromozytom, schwere Arteriosklerose, Diabetes mellitus, Komb. mit MAO-Hemmern
Apraclonidin: schwere instabile Herz-Kreislauf-Erkrankungen, Komb. mit MAO-Hemmern, Sympathomimetika oder trizyklischen Antidepressiva; *rel. KI:* schwere KHK, akuter HI, RR ↑, Gefäßsklerose, M. Parkinson. Niereninsuffizienz

NW *alle:* Augenbrennen, okuläre Hyperämie, Verschwommensehen, Sehstörungen, Fremdkörpergefühl, Mundtrockenheit, trockene Nasenschleimhaut, KS
Clonidin: RR ↓, Sedierung, Schwindel, Übelkeit
Brimonidin: Müdigkeit, Schwindel, GIT-Smyptome
Dipivefrin: Mydriasis, HF ↑, RR ↑, Angina pectoris, Tremor, Schwitzen
Apraclonidin: Tränen, Lidödem

Apraclonidin *TTK 27–32,- € (5 ml); Gr 6, sl/La 1, sl*

HN *lokal*: **Iopidine**® 5 ml (5 mg/ml Augentropfen)

Dos **chronisches Glaukom:** *lokal > 12 J.:* 3 × 1 Trpf./d für max. 1 Mo.

PK nach lokaler Applikation Wi-Eintritt nach 1 h, max. Druckreduktion nach 3–5 h, signifikante Druckreduktion für 12 h

Brimonidin *TTK 20–27,- € (5 ml Trpf.)*

HN *lokal*: **Alphagan**® 5 ml (2 mg/ml Augentropfen)

Dos **Offenwinkelglaukom oder okuläre Hypertension:** 2 × 1 Trpf./d (12-h-Intervall)

PK rasche Resorption und renale Elimination, HWZ 3 h, PEB 29%, max. Druckreduktion nach 2 h, signifikante Druckreduktion für 12h

Clonidin *TTK 5,70–7,50 € (10 ml Trpf.); KI/KI*

HN *lokal:* **Clonid-Ophtal**® 1/16%|1/8%, **Isoglaucom**® 1/16%|1/8%|1/4%

Dos **Glaukom, sowie okuläre Hypertension:** 2–3 × 1 Trpf./d in den Bindehautsack eintropfen; Ersteinstellung mit 1/16%

Dipivefrin *TTK 16,- € (5 ml Trpf.); Kl/Kl*

HN *lokal:* **D-Epifrin® 0,1%, Glaucothil® 0,1%**
– *alle:* 1 mg/ml Augen-Trpf.

Dos **Glaucoma simplex mit weitem Kammerwinkel:**
1 × 1 Trpf./d (12h Intervall)

19.5.4 Carboanhydrasehemmer

Systemische Carboanhydrasehemmer

Ind Glaukom, respirat. Insuffizienz mit respirat. Azidose, Epilepsie, Morbus Menière, Hirnödem, Verringerung der Liquorproduktion, Prophylaxe der Höhenkrankheit

Wi Wi durch vermehrte Wasser- und Elektrolytausscheidung → Kammerwasserproduktion ↓

KI Leber- oder Niereninsuffizienz, Hypokaliämie, Hyponatriämie, Hypovolämie, Hyperkalzurie, Nephrolithiasis, Nebenniereninsuffizienz, Sulfonamidüberempfindlichkeit

NW metabolische Azidose, Hypokaliämie, Hyperglykämie, Verwirrtheit, Bewusstseinsstörung, Blutdruckabfall

Acetazolamid *TTK p.o.: 1,20–1,70 € (500 mg ret.-Kps.), parenteral: 17,30 € /Amp.; Kl/Kl*

HN *p.o.:* **Diamox®**, **Diuramid®**, **Glaupax®** – *alle: 250 mg/Tbl.*, **Diamox ret.®** *500 mg/Kps.*
parenteral: **Diamox®** 500 mg/Amp.

Dos **Kurzzeit- u. Langzeitbehandlung des primären u. sekundären Glaukoms:**
Anfangsdosis 500 mg i.v. oder p.o. gefolgt von 125–250 mg p.o. alle 4 h, nach Abklingen der Beschwerden 125–500 mg/d p.o.

PK max. Wi nach 2–3 h, Wi-Dauer 4–6 h, PEB 90%, HWZ 7–8 h, nahezu vollständige unveränderte renale Elimination

Lokale Carboanhydrasehemmer

Ind okuläre Hypertension und Offenwinkelglaukom

Wi Durch Hemmung der Carboanhydrase in den Ziliarfortsätzen des Auges wird die Kammerwasserproduktion gesenkt

KI schwere Niereninsuffizienz, Sulfonamidallergie, hyperchlorämische Azidose

NW Augenbrennen, okuläre Hyperämie, Verschwommensehen, Sehstörungen, Fremdkörpergefühl, Tränen, Augenschmerzen, Mundtrockenheit, Nasenbluten, KS, Übelkeit, Urolithiasis

Brinzolamid *TTK 16–23,- € (5 ml Trpf.); Gr 6, KI/La 1, KI*

HN *lokal*: **Azopt®** 5 ml (10 mg/ml Augentropfensusp.)

Dos **okuläre Hypertension und Offenwinkelglaukom:** *lokal:* 2 × 1 Trpf./d (als Mono- und Zusatztherapie)

Dorzolamid *TTK 18–25,80 € (5 ml Trpf.); Gr 6/La 1*

HN *lokal*: **Trusopt®** 5 ml (20 mg/ml Augentropfen)

Dos **okulärer Hypertension, Offenwinkelglaukom und Pseudoexfoliationsglaukom:**

- *lokale Monotherapie:* 3 × 1 Trpf./d
- *bei Kombination mit topischem Betablocker:* 2 × 1 Trpf./d

PK systemische Absorption nach lokaler Applikation, überwiegend unveränderte renale Ausscheidung, max. Druckreduktion nach 2 h, signifikante Druckreduktion für 12 h, PEB 33 %

19.5.5 Prostaglandinderivate

Ind chron. Offenwinkelglaukom, okuläre Hypertension

Wi Verstärkung des Kammerwasserabflusses über das Trabekelwerk sowie eine Erhöhung des uveoskleralen Abflusses → Senkung des Augeninnendrucks

KI Kontaktlinsen, Kinder

NW okuläre Hyperämie, Veränderung der Wimpern, Augenbrennen, Verschwommensehen, Sehstörungen, Fremdkörpergefühl, Tränen, Augenschmerzen, Lichtscheu, Uveitis, Iritis, KS, Asthmaverschlechterung (*Letanoprost*), RR ↑ (*Bimatoprost*), RR ↓ und HF ↓ (*Travoprost*)

Bimatoprost *TTK 22–29,60 € (3 ml Trpf.); Gr 5, sI/La 1, sI*

HN *lokal*: **Lumigan®** 3 ml (0,3 mg/ml Augentropfen)

Dos **chron. Offenwinkelglaukom u. okulärer Hypertension:** *lokal > 18 J.*: 1 × 1 Trpf./d ins Auge träufeln (abends)

PK überwiegend unveränderte renale Ausscheidung, max. Druckreduktion nach 8–12 h, signifikante Druckreduktion für 24 h, PEB 88%

Latanoprost *TTK 22,70–30,- € (2,5 ml Trpf.); Gr 6, KI/La 2, KI*

HN *lokal*: **Xalatan**® 2,5 ml (50 µg/ml Augentropfen)

Dos **Offenwinkelglaukom und okuläre Hypertension:** *lokal*: 1 × 1 Trpf./d (abends); bei Kombination mit anderen Ophthalmologika mind. 5 min. Abstand

PK max. Drucksenkung nach 12–24 h, signifikante Druckreduktion für 24 h, max. Kammerwasserkonz. nach 2 h, hepatischer Metabolismus, HWZ Plasma 17 min

Travoprost *TTK 21–28,- € (2,5 ml Trpf.); Gr 6, KI/La 2, KI*

HN *lokal*: **Travatan**® 2,5 ml (40 µg/ml Augentropfen)

Dos **Offenwinkelglaukom und okuläre Hypertension:**
- 1 × 1 Trpf./d (abends)
- bei Komb. mit anderen Ophthalmologika > 5 min. Abstand

PK max. Drucksenkung nach 12 h, Wi-Dauer 24 h, max. Kammerwasserkonz. nach 1–2 h, hepatischer Metabolismus, HWZ Plasma < 30 min

19.5.6 Kombinationen

Dorzolamid + Timolol *TTK 22–30,- € (5 ml Trpf.); Gr 6/La 4*

HN *lokal*: **Cosopt**® 20 mg Dorzolamid + 5 mg Timolol/ml Augentrpf.

Dos **erhöhter Augeninnendruck bei Offenwinkelglaukom oder Pseudoexfoliationsglaukom:** *lokal*: 2 × 1 Trpf./d ins Auge träufeln

Guanethidin + Dipivefrin *TTK 16,60 € (5 ml Trpf.); KI/KI*

HN *lokal*: **Thilodigon**® 0,5% (5 mg Guanethidin + 1 mg Dipivefrin/ml)

Dos **Glaucoma chronicum simplex mit weitem Kammerwinkel:** *lokal*: 2 × 1 Trpf./d

Latanoprost + Timolol *TTK 24–32,- € (2,5 ml Trpf.); Gr 6, KI/La 2, KI*

HN *lokal AT*: **Xalacom**® 2,5 ml (50 µg Latanoprost + 5 mg Timolol/ml)

Dos **erhöhter Augeninnendruck bei Offenwinkelglaukom:**
- 1 × 1Trpf./d (morgens) ins Auge träufeln
- *Komb. mit anderen Ophthalmologika:* mind. 5 min Abstand

PK max. Drucksenkung nach 8–12 h, signifikante Druckreduktion für 24 h

Pilocarpin + Metipranolol *TTK 13–21,- € (10 ml) ; sl, insb. im 1. Trim./sl*

HN *lokal:* **Normoglaucon®** 10 ml (20 mg/ml, **mite** 5 mg/ml Augentropfen, jeweils + 1 mg Metipranolol)

Dos **erhöhter Augeninnendruck bei Offenwinkelglaukom:** 2–4 × 1 Trpf./d ins Auge träufeln

Pilocarpin + Timolol *TTK 11–16,- € (5 ml); Gr 5, Kl/La 4, Kl*

HN *lokal:* **Fotil®**, **Timpilo®** *– alle: 20 mg Pilocarpin + 5 mg Timolol/ml Augentropfen,* **Timpilo®** *forte 40 mg Pilocarpin + 5 mg Timolol/ml Augentropfen,* **TP-Opthal®** 10 mg Pilocarpin + 5 mg Timolol/ml Augentropfen

Dos **erhöhter Augeninnendruck bei Offenwinkelglaukom:** 2 × 1 Trpf./d ins Auge träufeln

PK max. Drucksenkung nach 1–2 h, signifikante Druckreduktion für 12 (–24) h

19.6 Mydriatika und Zykloplegika

Ind *alle:* Refraktionsbestimmung, Pupillenerweiterung für diagnostische Zwecke
Atropin/Cyclopentolat: zur Ruhigstellung von Iris und Ziliarkörper bei Entzündungen (z. B. Iritis, Uveitis, Keratitis, Skleritis)

Wi Parasympatholytika → blockiert die cholinergen Reaktionen des Sphinktermuskels der Iris und des Akkommodationsmuskels des Ziliarkörpers → Erweiterung der Pupille (Mydriasis) und zu einer Akkommodationslähmung (Cycloplegie)

KI *alle:* Glaukom bes. Engwinkelglaukom
Atropin/Tropicamid/Tropicamid: rel. KI: Blasenentleerungstörung, Tachykardie, Megacolon, akutes Lungenödem, Hyperthyreose
Phenylephrin: Kinder < 2. Lj.; *rel. KI:* Kinder, KHK, Phäochromozytom, Hypertonie, HRST, Hyperthyreose, schwere Arteriosklerose, Diabetes mellitus, Komb. mit MAO-Hemmern, Kinder

NW *alle:* Glaukomanfall (Engwinkelglaukom), Akkommodationsstörung, Bindehautreizung
Atropin/Cyclopentolat/Tropicamid: mögliche systemische NW: Mundtrockenheit, HF ↑, Miktionsstörungen, Flush, psychiatrische Störungen, KS
Phenylephrin: mögliche systemische NW: HF ↑, RR ↑, Angina pectoris, Tremor, Schwitzen, KS, Tremor

Atropin *TTK 11–12,- € (10 ml Trpf.); 1./2. Trim. sl, 3. Trim. Kl/Kl*

HN *lokal:* **Atropin 1% Dispersa N®**, **Atropin-POS®** 0,5|1%, **Oculog Atrop® 0,25%** – *alle: 10 ml Augentrpf.*

Dos **Refraktionsbestimmung, Pupillenerweiterung für diagnostische Zwecke, zur Ruhigstellung von Iris und Ziliarkörper bei Entzündungen:** *lokal:* 1–3 × 1 Trpf./d ins Auge träufeln

Cyclopentolat *TTK 16,80 € (10 ml); 14,90 € (20 × 0,5 ml); sl/sl*

HN *lokal:* **Cyclopentolat Alcon®** 0,5|1% mit 5|10 mg/ml, **Zykolat EDO®** 0,5 ml 5 *mg/ml*

Dos **Diagnostik (Zykloplegie/Mydriasis), zur Ruhigstellung von Iris und Ziliarkörper bei Entzündungen:**
- *Diagnostik:* 2 × 1 Trpf. in 5–10 min. Abstand
- *Therapie:* 1 Trpf. alle 5–6 h

PK max. Drucksenkung nach 0,5–1 h, signifikante Druckreduktion für 24 h

Tropicamid *TTK 11–12,- € (10 ml); Gr 5, Kl/La 1, Kl*

HN *lokal (AT):* **Mydriaticum Stulln®**, **Mydrum®** – *alle: 10 ml (5 mg/ml)*

Dos **Diagnostische Pupillenerweiterung, Refraktionsbestimmung:** 1 Trpf. in den Bindehautsack eintropfen
Akkommodationslähmung:
- 6 Trpf. o. mehr in Abständen von 6–12 min in den Bindehautsack eintropfen
- *bei Frühgeborenen:* Verdünnung 1:1, Meidung systemischer anticholinerger Wi

PK Höhepunkt der Mydriasis wird gewöhnlich nach 20–40 min erreicht, Wi-Dauer 1–2 h , nach 5–8 h ist die Ausgangsweite der Pupille wieder erreicht

Scopolamin *TTK 12,50 € (10 ml Trpf.); sI im 3. Trim. und bei Geburt/KI*

HN *lokal:* **Boro-Scopol N®** 10 ml (3 mg/g Augentrpf.)

Dos **Skiaskopie:** 2 × 1 Trpf./d über 3 d in beide Augen eintropfen
Amblyopiebehandlung: 2 × 1 Trpf./Wo. ins betroffene Auge eintropfen
Uveitistherapie: 1–3 × 1 Trpf. ins betroffene Auge eintropfen

Phenylephrin *TTK 14,60–15,80 € (10 ml Trpf.); KI/KI*

HN *lokal:* **Neo-Mydrial®** 10% 100 mg/ml, **Neosynephrin-POS®** 5 | 10% 50 | 100 mg/ml, **Visadron®** 125 mg/ml Augentrpf.

Dos **Refraktionsbestimmung, Pupillenerweiterung:** 1–2 × 1 Trpf.
Synechiensprengung: zusätzlich 3 × d für 5–10 min heiße Kompressen aufgelegen

19.7 Dekongestiva und Antiallergika

Ind allergische Konjunktivitis

Wi Antiallergische Effekte über unterschiedliche Ansätze

KI *Azelastin:* Kinder < 4. Lj.

NW *alle:* konjunktivale Hyperämie, Augenbrennen, Chemosis, Verschwommensehen, Geschmacksirritation
Emedastin: KS, Liedödem, Infiltrate, Hornhautverfärbung

Azelastin *TTK 10–11,- € (6 ml Trpf.); Gr 5, sI/KI*

HN *lokal:* **Allergodil®**, **Loxin®**, **Vividrin®** – *alle: 6 ml (0,5 mg/ml Augentrpf.)*

Dos **Saisonal allerg. Konjunktivitis:** *Erw u. Kinder > 4 J.: initial* 2 × je 1 Trpf./d in jedes Auge einträufeln, ggf. Dosissteigerung auf 4 × 1 Trpf./d – bei zu erwartender Allergenbelastung sollten die Tropfen vorbeugend angewendet werden
Perenniale allerg. Konjunktivitis: *Erw u. Kinder ab 12 J.:* 2 × je 1 Trpf./d in jedes Auge einträufeln, ggf. Dosissteigerung auf 4 × je 1 Trpf./d für max. 6 Wo.

Cromoglicinsäure (Dinatriumcromoglykat, DNCG) *TTK 5–6,- € (10 ml Trpf.); Gr 2, sl/La 2, sl*

HN *lokal:* **Alerg®**, **Allergocrom®**, **Allergo-Comod®**, **Cromo (Generika)**, **DNCG (Generika)**, **Intal®**, **Opticrom®**, **Prothanon Cromo®**, **Vividrin®** – *alle: Augentrpf.*

Dos **Allerg. bedingte, akute und chron. Konjunktivitis:** 4 × 1 Trpf./d in den Bindehautsack bds.

Epinastin *TTK 19,30 € (5 ml Trpf.); Gr 4, sl/La 1, sl*

HN *lokal:* **Relestat®** *5 ml (0,5 mg/ml Augentrpf.)*

Dos **Saisonal allerg. Konjunktivitis:** 2 × je 1 Trpf./d in jedes Auge einträufeln

Emedastin *TTK 23,- € (5 ml Trpf.); Gr 4, Kl/La 1, Kl*

HN *lokal:* **Emadine®** 5 ml (0,5 mg/ml Augentrpf.)

Dos **sympt. Behandlung einer saisonalen allerg. Konjunktivitis:** *Erw u. Kinder > 3 J.:* 2 × 1 Trpf./d in jedes Auge eintropfen

Levocabastin *TTK 10,70–14,30 € (3 und 4 ml Trpf.); Gr 4, Kl im 1. Trim., sl im 2.+3. Trim./La 1, Kl*

HN *lokal AT:* **Livocab®** *4 ml,* **Livocab Direkt®** *3 ml – alle: 0,5 mg/ml Augentrpf.*

Dos **Allerg. Konjunktivitis:** *initial* 2 × 1 Trpf./d in jedes Auge., ggf. Steigerung auf 3–4 × 1 Trpf./d

Lodoxamid *TTK 11,60 € (5 ml Trpf.); Gr 4, sl/La 1, sl*

HN *lokal:* **Alomide®** 5 ml (1 mg/ml Augentrpf.)

Dos **Allerg. Konjunktivitis:** *Erw u. Kinder > 4 J.:* 4 × 1 Trpf./d in jedes Auge

Nedocromil *TTK 14,- € (5 ml Trpf.); Gr 4, sl im 1. Trim.*

HN *lokal:* **Irtan®** 5 ml (18,83 mg/ml Augentrpf.)

Dos **Saisonal allerg. Konjunktivitis:** 2 × 1 Trpf. in beide Augen eintropfen, ggf. Dosissteigerung auf 4 × 1Trpf./d
Perenniale allerg. Konjunktivitis u. Konjunktivitis vernalis: 4 × 1 Trpf. in beide Augen eintropfen

Olopatadin *TTK 17,50 € (5 ml Trpf.); Gr 4, sl/La 1, sl*

HN *lokal:* **Opatanol®** *5 ml (1 mg/ml Augentrpf.)*

Dos **Saisonal allerg. Konjunktivitis:** 2 × je 1 Trpf./d in jedes Auge einträufeln, Behandlungsdauer bis zu 4 Mo.

19.8 Lokalanästhetika

Ind Oberflächen- bzw. Lokalanästhesie am Auge, Komb. mit *Fluorescein*: zur Vorbereitung einer Tonometrie, zur Feststellung von Hornhautschäden, bei oberflächlichen Fremdkörpern

Wi Hemmung der lokalen Nervenfunktion → lokale Anästhesie und Ruhigstellung

NW Hornhautschäden bei LZ-Anwendung, allergische Reaktionen

Oxybuprocain *TTK 12,70 € (10 ml); 15–20,- € (20 × 0,4 | 0,5 ml); KI/KI*

HN *lokal:* **Benoxinat SE Thilo**® 0,4 ml (4,5 mg/ml Trpf.), **Conjuncain EDO**® 0,5 ml (2 mg/0,5 ml Trpf.), **Novesine**® *0,4% 10 ml (4 mg/ml Augentrpf.)*

Dos **zur Tonometrie sowie vor retrobulbären u. subkonjunktivalen Injektionen:** 1–2 × im Abstand von 30 sek je 1 Trpf. in das Auge eintropfen
kleine chirurg. Eingriffe: 3–6 × alle 30–60 sek je 1 Trpf. in das zu behandelnde Auge eintropfen

Oxybuprocain + Fluorescein *TTK 14,60 € (10 ml); 12,70 € (10 ml Trpf.)*

HN *lokal:* **Thilorbin**® 10 ml (4 mg Oxybuprocain + 0,8 mg Fluorescein/ml)

Dos **Tonometrie und Kontaktglasuntersuchung:** 1–2 × alle 30 sek je 1Trpf. in das Auge eintropfen
oberflächliche Hornhautfremdkörper, Betäubung Tränennasenkanal: 3 × 1 Trpf. im Abstand von 30 sek in das zu behandelnde Auge eintropfen

Proxymetacain *TTK 12,70 € (10 ml Trpf.); 12,70 € (10 ml Trpf.)*

HN *lokal:* **Proparakain 0,5% POS**® 10 ml (5 mg/ml Augentrpf.)

Dos **Tonometrie:** 1–2 Trpf. 30 sek vor Tonometrie
Anästhesie bei kleinen chirug. Eingriffen: *initial* 1 Trpf., zur *Aufrechterhaltung* (ca. 60 min.) alle 5–10 min 1 Trpf.; *max.* 7 Trpf.

19.9 Hornhautpflegemittel

Dexpanthenol (Pantothensäure) *TTK 4–5,- € (10 g Salbe); Am/Am*

HN *lokal:* **Bepanthen®** Augen- und Nasensalbe, **Corneregel®** Augengel, – Fluid Augentrpf., **Pan-Ophtal®** Gel, Augensalbe

Dos **Adjuvans bei Hautläsionen an der Bindehaut und Hornhaut:** *lokal:* 1–3 ×/d auf Haut- oder Augenläsion auftragen

Übersichtstabelle (nach Bücherle)

HD = Hämodialyse; PEB = Plasmaeiweißbindung; VV = Verteilungsvolumen; E. = Elimination; ND = Normaldosis; GF = Glomeruluminfiltrat

Wirkstoff	Verlust bei HD [%]	PEB [%]	V V [L/65kg KG]	renale E. [%]	Dosierungsangabe in% der ND bei einer GFR von		
					> 50 ml/min	10–50 ml/min	< 10 ml/min
Acetyldigoxin	< 10	30	k.A.	75	75–100	30–60	20–30
Acetylsalicylsäure	10–25	85	< 30	100	75–100	50	50
Aciclovir	25–50	15	30–100	90	100	30–50	15
Ajmalin	–	76	> 300	–	100	100	100
Allopurinol	25–50	2	30–100	90	100	50–75	10–30
Amikacin	k.A.	4–10	k.A.	60–80	1 g/24 h	500 mg/24 h	125 mg/24 h
Amiodaron	< 10	95	> 300	15	100	100	100
Amitriptylin	< 10	95	> 300	80	100	75	50–75
Amoxicillin	25–50	20	< 30	90	75	40–50	10–20
Amphotericin B	< 10	95	100–300	10	100	100	75
Ampicillin	25–50	15	< 30	70	75	40–50	10–20
Atenolol	25–50	3	30–100	100	100	50	25
Azathioprim	25–50	30	30–100	60	100	75	50
Benzylpenicillin	gering	50	20–26	100	8 stdl. 5 Mega	12 stdl. 5 Mega	12 stdl. 3 Mega
Bromhexin	k.A.	100	> 400	80	100	50	KI
Buprenorphin	< 10	95	100–300	20	100	100	100
Butylscobalamin	10–25	10	100–300	90	100	100	75
Captopril	25–50	25	30–100	100	75	50 KI bei <30ml/min	KI
Carbamazepin	10–25	75	30–100	75	100	100	75
Carboplatin	10–25	85	< 30	90	75–100	30–40	KI
Cefazolin	25–50	80	< 30	90	2 g/12 h	1 g/12 h	1 g/24 h
Cefotaxim	25–50	35	< 30	70	100	50	20–30
Cefotiam	> 50	40	< 30	70	2 g/8 h	2 g/12 h	1 g/12 h
Ceftizoxim	10–25	90	< 30	50	2 g/8 h	1 g/12 h	1 g/24 h
Cefuroxim	> 50	60	< 30	95	60–100	30	15
Chinidin	< 10	80	100–300	100	100	100	100
Cimetidin	10–25	20	30–100	90	100	75	50

Wirkstoff	Verlust bei HD [%]	PEB [%]	VV [L/ 65kg KG]	renale E. [%]	Dosierungsangabe in% der ND bei einer GFR von		
					> 50 ml/min	10–50 ml/min	< 10 ml/min
Ciprofloxacin	10–25	30	100–300	75	100	50	50
Cisplatin	10–25	90	30–100	90	Kumulation	KI	KI
Clindamycin	< 10	90	30–100	60	100	100	100
Clonazepam	< 10	60–80	100–300	80	100	100	100
Clonidin	< 10	30	100–300	90	100	50–75	50
Cotrimoxazol	10–25	60	< 30	80	75	50	KI
Cyclophosphamid	25–50	13	30–100	99	75–100	75	50
Diazepam	10–25	90	< 30	90	100	100	100
Diazoxid	25–50	90	< 30	100	100	100	100
Diclofenac	< 10	99	< 30	65	100	100	100
Digitoxin	< 10	95	30–100	60	100	100	70–80
Digoxin	< 10	25	> 300	70	75–100	30–60	20–30
Dihydralazin	< 10	90	> 300	80	100	100	75–100
Diltiazem	< 10	80	30–100	95	100	100	100
Disopyramid	< 10	60	30–100	100	100	50	25
Domperidon	< 10	80	> 300	30	100	100	25
Doxycyclin	< 10	85	30–100	20–60	100	100	100
Enalapril	25–50	45	30–100	60	75	50	25
Erythromycin	< 10	54	30–100	10	100	100	75–100
Famotidin	10–25	20	30–100	70	100	50	25–50
Fenoterol	10–25	40	100–300	100	100	100	75–100
Fentanyl	< 10	80	100–300	90	100	100	100
Flecainid	< 10	52	> 300	100	100	100	50–75
Flucloxacillin	< 10	95	< 30	60–90	50–100	50	20–40
5-Fluorouracil	25–50	0	< 30	15	100	100	100
Furosemid	25–50	98	< 30	80	100	100	100
Gentamicin	> 50	10	< 30	90	30–70	15–30	10
Glibenclamid	< 10	98	< 30	50	75–100	50–75	Kumulation
Haloperidol	< 10	90	> 300	50	100	100	100
Hydrochlorothiazid	< 10	40	100–300	100	100	100	100
Ibuprofen	< 10	99	< 30	90	100	100	100

Wirkstoff	Verlust bei HD [%]	PEB [%]	VV [L/65kg KG]	renale E. [%]	Dosierungsangabe in% der ND bei eineR GFR von		
					> 50 ml/min	10–50 ml/min	< 10 ml/min
Imipenem	> 50	20	< 30	90	100	50–75	30
Indometacin	< 10	95	30–100	60	100	100	100
Levodopa	25–50	5	30–100	80	70–100	50–75	50
Lisinopril	> 50	0	100–300	100	70–100	50 KI bei < 30ml/min	KI
Melperon	< 10	50	> 300	70	75–100	50	< 50
Metamizol	10–25	20	< 30	95	75–100	75	50–75
Methotrexat	< 10	95	< 30	85	50–75	50	vermeiden
Methyldopa	> 50	20	< 30	80	100	75	50
Methyl-prednisolon	< 10	60–80	> 300	85	100	100	100
Metoclopramid	10–25	40	100–300	100	100	75	50
Metoprolol	10–25	12	> 300	100	100	100	100
Metronidazol	> 50	20	30–100	50	100	100	20–30
Mexiletin	< 10	55	> 300	100	100	100	50
Mezlocillin	25–50	30	< 30	60	75	40–50	10–20
Midazolam	–	96	> 300	100	100	100	100
Molsidomin	25–50	5	30–100	90	100	100	100
Morphin	25–50	25	100–300	90	100	100	100
Nifedipin	< 10	99	30–100	70	100	100	100
Nitrandipin	< 10	98	> 300	80	100	100	100
Ofloxacin	25–50	10	100–300	95	70–100	50–70	10–30
Omeprazol	< 10	95	< 30	85	1100	75	50
Oxacillin	< 10	92	< 30	50	100	100	50–75
Paclitaxel	< 10	90	100–300	13	Kumulation	Kumulation	vermeiden
Paracetamol	25–50	10	30–100	100	100	100	100
Penicillin G	10–25	40	30–100	85	100	75	15–50
Pentazozin	< 10	70	> 300	100	100	100	100
Pentoxifyllin	10–25	0	100–300	90	50–100	50	25
Phenobarbital	10–25	50	30–100	95	100	75–100	50–75
Phenoxybenzam	k.A.	k.A.	k.A.	k.A.	100	100	100
Phenprocoumon	–	98	> 300	15	100	100	100
Phenytoin	< 10	90	30–100	80	100	100	100

Wirkstoff	Verlust bei HD [%]	PEB [%]	VV [L/ 65kg KG]	renale E. [%]	Dosierungsangabe in% der ND bei einer GFR von		
					> 50 ml/min	10–50 ml/min	< 10 ml/min
Pindolol	< 10	60	30–100	90	100	100	75
Piracetam	k.A.	15	39	100	50	25	KI
Piperacillin	25–50	20	< 30	80	75	40–50	10–20
Pirenzepin	10–25	12	100–300	50	100	75	50
Piritramid	k.A.	k.A.	k.A.	4	100	100	100
Prajmalin	< 10	60	> 300	50	100	100	100
Prazosin	< 10	95	30–100	15	100	100	100
Prometazin	< 10	90	> 300	70	100	75	50
Propafenon	< 10	95	> 300	40	100	75–100	50–75
Propranolol	< 10	93	30–100	100	100	100	100
Propylthiouracil	10–25	80	< 30	80	100	75–100	50–75
Ranitidin	10–25	15	100–300	70	100	75	50
Rifampicin	< 10	85	30–100	30	100	100	100
Salbutamol	25–50	5	100–300	80	100	75–100	50–75
Sotalol	25–50	0	100–300	95	100	30	15–30
Spironolacton	25–50	95	> 300	50	100	KI	KI
Tamoxifen	< 10	99	< 30	15	100	100	100
Terbutalin	25–50	20	30–100	90	100	50	KI
Theophyllin	25–50	40	30–100	90	100	100	100
Thiamazol	25–50	5	< 30	90	100	100	75
Thyroxin	0	100	30–100	< 10	100	100	100
Tilidin	–	40–50	k.A.	90	100	100	100
Tobramycin	> 50	5	< 30	90	1,5–2 mg/ kg KG	80 mg/24 h	30 mg/ 24 h
Tramadol	25–50	4	> 300	85	100	75–100	50–75
Urapidil	< 10	80	30–100	60	100	75	50
Valproinsäure	10–25	90	< 30	90	75–100	75	vermeiden
Vancomycin	< 50	5	30–100	90	50	15	5–10
Verapamil	< 10	90	> 300	90	100	75	50
Vincristin	< 10	75	> 300	15	100	100	100
Xipamid	< 10	98	< 30	100	100	50–100	vermeiden

Informationen zu Giftnotrufzentralen unter www.giftinfo.de oder www. giftnotruf.de

Übersichtstabelle (Auswahl); nicht körpergewichtsbezogene Dosierungsangaben gelten für normalgewichtige Erwachsene; ausführlichere Informationen, Nebenwirkungen (NW), Kontraindikationen (KI) s. einzelne Kapitel und Produktinformationen der Substanzen); (modifiziert nach Ziegenfuß Checkliste Notfallmedizin, 3. Auflage, Georg Thieme Verlag, 2005)

NW = Nebenwirkungen; KI = Kontraindikationen; HZV = Herzzeitvolumen; i.m = intramuskulär; i.v. = intravenös; p.i. = per inhalationem; s.l. = sublingual

Wirkstoff (häufig verwendetes Präparat), Seitenverweis	Zubereitung	Notfallmedizinische Indikationen Bemerkungen	Dosierung
Acetylsalicylsäure i.v. (**Aspirin**), S. 128	Inj.-Flaschen 0,5 mg Trockensubstanz Ampullen 5 ml Lösungssubstanz Tabletten 500 mg/Tbl. 100 mg/Tbl.	akutes Koronarsyndrom (Myokardinfarkt, instabile Angina pectoris), leichtere Schmerzzustände, Fieber	500–1000 mg i.v. (oder p.o.)
Adenosin (**Adrekar**), S. 169	Inj.-Flaschen 6 mg/2 ml	paroxysmale supraventrikuläre Tachykardie Rasche Bolusinjektion über 1–3 sek	6 mg i.v.; ggf. nach 1–2 min erneut 12 mg i.v. (ggf. 1 x wiederholen)
Adrenalin (**Suprarenin**), S. 172	Ampullen 1 mg/1 ml Stechflaschen 25 mg/25 ml Fertigspritzen 1 mg/10 ml	CPR, Schock, schwere Bradykardie, schwerer Bronchospasmus, schwere Hyperkaliämie	CPR: 0,01mg/kg (1 mg) i.v. bzw. 3 mg (0,03–0,05 mg) in 10 ml NaCl 0,9% endobronchial kontinuierlich: 0,1–1 µg/kg/min i.v.
Ajmalin (**Gilurytmal**), S. 162	Ampullen 50 mg/2 ml 50 mg/10 ml	ventrikuläre und supraventrikuläre Tachyarrhythmie	0,5–1 mg/kg i.v. (50 mg) i.v.
Amiodaron (**Cordarex**) S. 167	Ampullen 150 mg/3 ml	ventrikuläre und supraventrikuläre Tachyarrhythmie notfallmedizinisch Mittel der Wahl bei den meisten schweren supraventrikulären und ventrikulären Tachyarrhythmien sowie bei defibrillationsresistentem Kammerflimmern	4 mg/kg (300 mg) i.v. über 15 min; dann ggf. weitere 600 mg über 1 h

Wirkstoff (häufig verwendetes Präparat), Seitenverweis	Zubereitung	Notfallmedizinische Indikationen Bemerkungen	Dosierung
Antistreptase (**Eminase**), S. 236	1 Injektionsfl. (Trockensubstanz) enth. 30 E	Myokardinfarkt, Lungenembolie (Stadium III--IV)	30 E. in 5 min i.v.
Atropinsulfat (**Atropin**), S. 139	Ampullen 0,5 mg/1 ml 1,0 mg/1 ml 2,0 mg/1 ml 100 mg/10 ml	Bradykardie, Vergiftungen mit Alkylphosphaten und Carbamaten, muskarinhaltigen Pilzen, Überdosierung von Physostigmin bei Asystolie erwägen: 3 mg i.v.	Bradykardie: 5–10 µg/kg (0,5 mg) i.v. Alkylphosphatintoxikation: 50–100 µg/kg (5–10 mg) i.v.; Dosissteigerung, bis Bronchial- und Speichelsekretion sistiert
Beclomethason (**Junik**), S. 303	Dosieraerosol 100 µg/Hub	Rauchgasintoxikation	Initial 4 Hübe, nach 30 min. weitere 4 Hübe, dann alle 2 h jeweils 4 Hübe
Biperiden (**Akineton**), S. 360	Ampullen 5 mg/1 ml	neuroleptikainduzierte Extrapyramidalsymptomatik	0,04 mg/kg (3–5 mg) i.v.
Butylscopolamin (**Buscopan**), S. 138	Ampullen 20 mg/1 ml	Koliken	0,3 mg/kg (20 mg) i.v.
Chloralhydrat (**Chloraldurat**) S. 404	Rectiolen 0,6 g/Rectiole	Sedierung und Krampfanfälle im Kindesalter	Säuglinge: 0,3 g; Kleinkinder: 0,6 g rektal
Clemastin (**Tavegil**), S. 318, 449	Ampullen 2 mg/5 ml	leichte anaphylaktoide Reaktionen	2–4 mg i.v.
Clonazepam (**Rivotril**), S. 397	Ampullen 1 mg	Krampfanfall	0,5–1 mg langsam i.v.
Clonidin (**Catapresan**), S. 178, 425	Ampullen 0,15 mg/1 ml	hypertensive Krise langsam injizieren; Gefahr der initialen Hypertension bei zu schneller Injektion	0,075–0,15 mg i.v.

Wirkstoff (häufig verwendetes Präparat), Seitenverweis	Zubereitung	Notfallmedizinische Indikationen Bemerkungen	Dosierung
Dehydrobenzperidol (**DHB**)	Ampullen 5 mg/2 ml	akuter Erregungs- und Verwirrtheitszustand, Agitiertheit, akute Psychose, Delir, starke Übelkeit, Adjuvans zur Narkose starke antiemetische Wirkung bereits mit 0,5–1 mg! NW: proarrhythmische Wirkung, Torsades des pointes	0,02–0,2 mg/kg (1,25–12,5 mg) i.v.
Dexamethason (**Fortecortin**), S. 32	Ampullen 40 mg/5 ml 100mg/10 ml	Asthmaanfall, schwere anaphylaktoide Reaktion	0,5–2 mg/kg (40–100 mg) i.v.
Diazepam (**Valium**), S. 398	Ampullen 10 mg/2 ml Tabletten 5/10 mg Rectiolen 5/10 mg	Erregungszustand, Krampfanfall, Narkoseaufrechterhaltung	Ampullen: 0,1 mg/kg (5–10 mg) i.v. Tabletten: 5–10 mg p. o. Rectiolen: Kinder < 15 kg: 5 mg; Kinder > 15 kg: 10 mg rektal
Digoxin (**Lanicor**), S. 159	Ampullen zu 0,25mg	Tachyarrhythmia absoluta (Vorhofflimmern mit schneller Überleitung)	0,2–0,6 mg langsam i.v.
Dihydralazin (**Nepresol**), S. 183	Ampullen zu 25mg/2 ml	hypertensive Krise bei Bradykardie	25 mg mit NaCl 0,9 % auf 10 ml verdünnen, fraktioniert je 2 ml i.v. unter RR-Kontrolle
Dimetiden (**Fenistil**), S. 318, 449	Ampullen 4mg/4 ml	leichte anaphylaktoide Reaktionen	0,1mg/kg (4–8mg) langsam i.v.
Dobutamin (**Dobutrex**), S. 171	Inj.-Flaschen 250 mg	akute Herzinsuffizienz, kardiogener Schock Cave: Möglichkeit des Blutdruckabfalls; ggf. Kombination mit Dopamin oder Noradrenalin	2–10 µg/kg/min kontinuierlich i.v. evtl. kombiniert mit Dopamin (Verhältnis 1:1 oder 2:1)
Dopamin (**Dopamin Giulini**) S. 171	Ampullen 50 mg/5 ml 200 mg/10 ml 250 mg/50 ml 500 mg/50 ml	Schock, akute Herzinsuffizienz, Kreislaufstabilisierung nach CPR	2–30 µg/kg/min kontinuierlich i.v.

Wirkstoff (häufig verwendetes Präparat), Seitenverweis	Zubereitung	Notfallmedizinische Indikationen Bemerkungen	Dosierung
Esmolol (**Brevibloc**), S. 197	Infusionslösung 100 mg/10 ml Infusions-konzentrat 2,5 g/10 ml	Tachyarrhythmie, Myokardinfarkt relative KI: Asthma bronchiale und COPD	35 mg (0,5 mg/kg) über 1 min i.v. dann evtl. 50–100 µg/kg/min kontinuierlich i.v.
Fenoterol (**Berotec**), S. 300	Dosieraerosol 0,2 mg/Hub	Asthmaanfall, dekompensierte COPD, Reizgasinhalation, vorzeitige Wehen, lebensbedrohliche Hyperkaliämie NW: Tachykardie, Angina pectoris	Bronchodilatation, Tokolyse: 2(–5) Hübe à 0,1 mg p.i.
Fenoterol (**Partusisten**), S. 442	Ampullen Partusisten: 0,5mg/10 ml Partusisten intrapartal: 0,025mg/1 ml	vorzeitige Wehentätigkeit	25 µg langsam i.v.; dann evtl. 0,5–3 µg/kg/min kontinuierlich i.v.
Flumazenil (**Anexate**), S. 426	Ampullen 0,5mg/5 ml 1mg/ 10 ml	Benzodiazepin-Überdosierung/-Intoxikation	3–30 µg/kg (0,2–2 mg) i.v. (Titration!)
Furosemid (**Lasix**), S. 187	Ampullen 20 mg/2 ml 40 mg/4 ml 250 mg/25 ml	Hyperhydratation, kardiogenes Lungenödem, hypertensive Krise, forcierte Diurese (z. B. Intoxikationen)	10–80 mg i.v.
Glucose 40 %, S. 270	Ampullen 0,4 mg/ml	Schwere Hypogykämie	Initial 20 ml i.v., ggf. Wdh. nach BZ Spiegel
Glycerolnitrat (**Nitrolingual**), S. 174	Spray 0,4 mg/Hub Kapseln 0,8 mg/Kps. Ampullen 5 mg/5 ml 25 mg/25 ml 50mg/50 ml	Angina pectoris, Myokardinfarkt, Linksherzinsuffizienz, Lungenödem, hypertensive Krise, kolikartige Schmerzen	Spray: 2–3 Hübe s.l. Kapseln: 1 Kps. à 0,8 mg s.l. Ampullen: 0,01–0,1 mg i.v. bzw. 0,3–3 µg/kg/min kontinuierlich i.v.
Haloperidol (**Haldol**), S. 389	Ampullen 5 mg/1 ml	akuter Erregungs- und Verwirrtheitszustand, Agitiertheit,akute Psychose, Delir, starke Übelkeit NW: proarrhythmische Wirkung, Torsades des pointes	0,1 mg/kg (5–10 mg) i.v.

Wirkstoff (häufig verwendetes Präparat), Seitenverweis	Zubereitung	Notfallmedizinische Indikationen Bemerkungen	Dosierung
Heparin (**Liquemin**), S. 221	Ampullen 5000 I.E./1 ml 25000 I.E./5 ml	Akutes Koronarsyndrom (Myokardinfarkt, instabile Angina pectoris), Lungenembolie	100 I.E./kg (5000–7500 I.E.) i.v.; dann ggf. 10–20 I.E./kg/h (700–2000 I.E./h) kontinuierlich i.v.
Isosorbiddinitrat, ISDN (**Isoket**), S. 175	Dosieraerosol 1,25 mg/Hub Ampullen 10 mg/10 ml 25 mg/50 ml	Akutes Koronarsyndrom (Angina pectoris, Myokardinfarkt), Linksherzinsuffizienz, Lungenödem, hypertensive Krise, kolikartige Schmerzen NW: Reflextachykardie	Aerosol: 1–3 Hübe s.l. Ampullen: 2–10 mg/h kontinuierlich i.v.
Ketamin (**Ketanest**), S. 337	Stechflaschen 10 mg/5 ml 10 mg/20 ml 50 mg/2 ml 50 mg/10 ml	starke Schmerzen (Trauma), Analgesie und Narkose in unübersichtlichen Situationen, Narkoseeinleitung, insb. bei schwerem Asthmaanfall	Analgesie: 0,2–0,5 mg/kg (20–40 mg) i.v. 1–2 mg/kg (50–200 mg) i.m. Narkose: 1–2 mg/kg (50–200 mg) i.v. 5–12 mg/kg (300–1000 mg) i.m.
Lidocain (**Xylocain** 2%), S. 163, 340	Ampullen 100 mg/5 ml	ventrikuläre Tachyarrhythmie, Lokalanästhesie	1–2 mg/kg i.v. (50–100 mg) i.v.
Magnesium-Sulfat (**Cormagnesin**), S. 129, 259	Ampullen 200 = 8,3 mmol/10 ml 400 = 16,6 mmol/10 ml	Torsade de pointes	Initial 8 – 16 mmol i.v. über 15–30 min., dann Perfusor mit 4–8 mmol/h
Metamizol (**Novalgin**), S. 21	Ampullen 1 g/2 ml	Schmerzen, insb. Koliken NW: sehr selten Agranulozytose; Hypotension bei zu rascher Injektion	1–2,5 g langsam i.v. (am besten als Kurzinfusion)
Methylprednisolon (**Urbason**), S. 34	Ampullen Urbason: 10/25/50/250/1000 mg	Asthmaanfall, schwere anaphylaktoide Reaktion, Rückenmarktrauma	1–4 mg/kg i.v. (40–250 mg) i.v. Rückenmarktrauma: 30 mg/kg (2000–3000 mg) i.v., dann 5,4 mg/kg i.v. für 23 h

Wirkstoff (häufig verwendetes Präparat), Seitenverweis	Zubereitung	Notfallmedizinische Indikationen Bemerkungen	Dosierung
Metochlopramid (**Paspertin**), S. 140	Ampullen 10mg/1 ml	Übelkeit, Erbrechen NW: Extrapyramidalsymptomatik	01–0,2mg/kg (10 mg) i.v.
Metoprolol (**Beloc**), S. 198	Ampullen 5mg/5 ml	Tachyarrhythmie, akutes Koronarsyndrom und Angina pectoris relative KI: Asthma bronchiale und COPD	2,5–5mg langsam i.v.
Morphin (**Morphium hydrichloricum**), S. 5	Ampullen 10mg/1 ml 20mg/1 ml	starke Schmerzen, kardiogenes Lungenödem NW: Atemdepression bei Überdosierung Blutdruckabfall	0,1 mg/kg (5–10 mg) i.v.
Naloxon (**Narcanti**), S. 10	Ampullen 0,4 ml/1 ml	Opioidintoxikation/-überdosierung	0,5–10 µg/kg (0,04–1 mg) i.v. (Titration!)
Natriumbikarbonat 8,4%	Infusionslösung 8,4 g/100 ml (1 mmol/ml)	schwere Azidose, lebensbedrohliche Hyperkaliämie, prolongierte CPR (?)	während CPR alle 10 min 50 ml Nabic i.v. in Kenntnis des pH-Wertes nach Astrup-Formel
Nifepidin (**Adalat**), S. 205	Kapseln 10mg/Kps.	hypertensive Krise NW: Reflextachykardie	1–2 Kps. p.o.
Noradrenalin (**Arterenol**), S. 173	Ampullen 1 mg/1 ml	schwerer Schock	0,05–0,2 mg i.v. kontinuierlich: 0,05–1 µg/kg/min i.v.
Oxytocin (**Syntocinon**), S. 441	Ampullen 3 I.E./1 ml 10 I.E./1 ml	Geburtsstillstand, postpartale Blutung	3–5 I.E. langsam i.v.
Phenytoin (**Phenhydan**), S. 165, 335	Ampullen 250mg/5 ml	Status epilepticus, Ventrikuläre Tachyarrhythmie Cave: Starke Venenreizung	3–4 mg/kg (250 mg) über 10–20 min i.v.
Piritramid (**Dipidolor**), S. 7	Ampullen 15 mg/2 ml	Starke Schmerzen	7,5–15 mg langsam i.v., i.m. oder s.c.,

Wirkstoff (häufig verwendetes Präparat), Seitenverweis	Zubereitung	Notfallmedizinische Indikationen Bemerkungen	Dosierung
Prednisolon (**Solu-Decortin H**), S. 35	Ampullen 10/25/50/250/ 1000 mg	Asthmaanfall, schwere anaphylaktoide Reaktion	1–10 mg/kg (40–1000 mg) i.v.
Prednison (**Rectodelt**), S. 35	Suppositorien 5/10/30/100 mg	bei Kindern: Krupp-Syndrom, Asthma bronchiale, Anaphylaxie	5–20 mg/kg rektal
Promethazin (**Atosil**), S. 384	Ampullen 50 mg/2 ml	akuter Verwirrtheits- und Erregungszustand, Agitiertheit, akute Psychose, Delir leichtere anaphylaktoide Reaktion	0,5 mg/kg (25–50 mg) i.v.
Propafenon (**Rytmonorm**), S. 165	Ampullen 70 mg/20 ml	ventrikuläre und supraventrikuläre Tachyarrhythmie	1 mg/kg (70 mg) i.v.
Reteplase (**Rapilysin**)	Injektionsflaschen zu 10 E	Myokardinfarkt Lungenembolie (Stadium III–IV)	2 Bolus-Injektionen im Abstand von 30 Min. (10+10 E) jeweils langsam i.v.
Salbutamol (**Sultanol**), S. 229	Dosieraerosol0,1 mg/Hub	bronchiale Obstruktion	2–5 Hübe à 0,1 mg p.i.
Streptokinase (**Streptase**), S. 223	Inj.-Flaschen 250.000 I.E., 750.000 I.E. , 1.500000 I.E.	Lysetherapie bei akuten Myokardinfarkt, Lungenembolie (Stadium III-IV)	1,5 Mio I.E. i.v. über 30–60 min
Tenecteplase (**Metalyse**), S. 235	Durchstechampullen: 8000 U (40 mg) 10 000 U (50 mg)	Präklinische Lysetherapie bei akuten Myokardinfarkt	0,5 mg/kg (bis maximal 50 mg) i.v. (Bolus über 10 sek)
Terbutalin (**Bricanyl**), S. 300	Ampullen0,5mg/ 1 ml	Schwere bronchiale Obstruktion	Bronchodilatation: 0,25–0,5 mg s.c.
Theophyllin (**Euphyllin**), S. 307	Ampullen 0,12 g/2 ml 0,24 g/10 ml	Schwere bronchiale Obstruktion	5 mg/kg (200–400 mg) langsam i.v. Kontinuierlich: 0,6–1 mg/kg/h

Wirkstoff (häufig verwendetes Präparat), Seitenverweis	Zubereitung	Notfallmedizinische Indikationen Bemerkungen	Dosierung
Thiopental (**Trapanal**), S. 336	Ampullen 0,5 g/20 ml 1 mg/20 ml	Narkoseeinleitung bei schweren Traumen	3-7 mg/kg (200–500 mg/70 kg KG) über 30 sek i.v., ggf. nach 5–10 min. die Hälfte der Initialdosis nachinjizieren
Triamcinolonacetonid (**Volon A solubile**), S. 36, 127	Ampullen 40 mg/1 ml 80 mg/1 ml 200 mg/ 5 ml	Asthmaanfall, schwere anaphylaktoide Reaktion	1–3 mg/kg (80–200 mg) i.v.
Urapidil (**Ebrantil**), S. 181	Ampullen 25 mg/5 ml 50 mg/10 ml	hypertensive Krise bevorzugtes Antihypertensivum bei neurologischen Notfällen	0,2–0,5 mg/kg (12,5–50 mg) i.v.
Urokinase (**Corase**) S. 235	Inj.-Flaschen 500.000 I.E.	Lysetherapie bei akuten Myokardinfarkt, Lungenembolie (Stadium III–IV)	1,5 Mio. I.E. i.v. (Bolus), dann 1,5 Mio. I.E. kontinuierlich über 90 min i.v.
Verapamil (**Isoptin**), S. 208	Ampullen 5 mg/2 ml	supraventrikuläre Rhythmusstörungen, v.a. Tachyarrhythmia absoluta Nur bei Tachyarrhythmien mit engen Kammerkomplexen einsetzen! Keine Kombination mit β-Blockern.	0,05–1 mg/kg (5mg) i.v.

Quellenverzeichnis

Rote Liste – ECV Edition Cantor Verlag für Medizin und Naturwissenschaften GmbH, Postfach 12 55 in 88322 Aulendorf (www.ecv.de)

Ifap-index – ifap Service-Institut für Ärzte und Apotheker GmbH, Einsteinstraße 39a in 82152 Martinsried/München (www.ifap.de)

DIMDI-Datenbank – Deutsches Institut für medizinische Dokumentation und Information, Waisenhausgasse 36–38a in 50676 Köln (www.dimdi.de)

ABDA-Datenbank – Bundesvereinigung Deutscher Apothekerverbände, Jägerstraße 49/50 in 10117 Berlin (www.abda.de)

Arzneiverordnung in Schwangerschaft und Stillzeit, Schaefer C. (Hrsg.); Spielmann H. (Hrsg.); Vetter K., 6. Auflage, Elsevier Urban & Fischer 2001

blau = Handelsnamen (außer Generika)

A